U0230475

"十三五"国家重点出版物出版规划项目
国家自然科学基金重大项目

国家出版基金项目
NATIONAL PUBLICATION FOUNDATION

应对老龄社会的基础科学问题研究丛书

主编 彭希哲

中国健康老龄影响因素与有效干预基础科学问题研究

曾 毅 等/著

本书是一项由曾毅教授(北京大学国家发展研究院)担任课题组组长,陆杰华教授(北京大学社会学系)、雷晓燕教授(北京大学国家发展研究院)、米红教授(浙江大学公共管理学院)和闵军霞教授(浙江大学转化医学研究院)担任课题组副组长的国家自然科学基金委员会管理科学部"应对老龄社会的基础科学问题研究"重大项目课题二"健康老龄化—老年人口健康影响因素及有效干预的基础科学问题研究"(项目批准号:71490732)全体成员合著的集体科研成果,是课题二的结项成果之一。我们衷心感谢国家自然科学基金委员会管理科学部、国家出版基金和北京大学国家发展研究院的大力支持,衷心感谢李曼、刘旻辉、姚尧和徐鸿诚的研究协助。

科 学 出 版 社
龍 門 書 局
北 京

内 容 简 介

本书汇集我们的中国健康老龄化课题历时五年的主要研究成果。全书合计31章，分为四篇。第一篇的第1章对本书研究的意义、国内外相关研究综述、研究目标、主要研究内容和主要研究成果等进行概述和讨论；其他各章聚焦于老年心理健康和认知功能影响因素及其对健康长寿的作用。第二篇聚焦于老年生理健康和社会参与的影响因素及干预研究。第三篇聚焦于全国和分省城乡生命表和老年健康期望寿命研究。第四篇报告关于遗传及其与环境交互作用对健康长寿的影响的研究成果，最后一章"结语"概述本书研究的主要结论和本项目的不足之处，以及继续深入研究的前景展望。

本书适合相关领域学者、大学师生、企业管理人员、政府官员和社会公众阅读和参考。

图书在版编目（CIP）数据

中国健康老龄影响因素与有效干预基础科学问题研究 / 曾毅等著. —北京：龙门书局，2021.12

（应对老龄社会的基础科学问题研究丛书 / 彭希哲主编）

"十三五"国家重点出版物出版规划项目　国家出版基金项目　国家自然科学基金重大项目

ISBN 978-7-5088-5886-9

Ⅰ. ①中… Ⅱ. ①曾… Ⅲ. ①老年人－健康状况－影响因素－研究－中国 ②老年人－保健－研究－中国 Ⅳ. ①R161.7

中国版本图书馆 CIP 数据核字（2020）第 248952 号

责任编辑：杭　玟　魏如萍 / 责任校对：贾娜娜
责任印制：霍　兵 / 封面设计：无极书装

科学出版社
龙门书局 出版

北京东黄城根北街 16 号
邮政编码：100717
http://www.sciencep.com

三河市春园印刷有限公司 印刷
科学出版社发行　各地新华书店经销

*

2021 年 12 月第 一 版　开本：720 × 1000　1/16
2021 年 12 月第一次印刷　印张：35
字数：720 000

定价：286.00 元
（如有印装质量问题，我社负责调换）

丛书编委会

主　　编：彭希哲

副主编：（以姓氏笔画为序）

　　　　左学金　　何文炯　　曾　毅　　翟振武

编　　委：（以姓氏笔画为序）

　　　　于景元　　左学金　　李树茁　　李善同

　　　　杨　泽　　吴开亚　　何文炯　　汪寿阳

　　　　胡　湛　　彭希哲　　辜胜阻　　曾　毅

　　　　翟振武

"应对老龄社会的基础科学问题研究丛书"序

人口老龄化是一个世界性议题，它是人口再生产模式从传统型向现代型转变的必然结果，也是当今社会经济发展和社会现代化的一个重要趋势，并已成为中国社会的常态。在目前的社会经济制度安排下，我们仍对这种前所未有的人口学变化及其所带来的影响缺乏必要和及时的反应、适应和调整，中国人口老龄化的特殊进程亦使得这种挑战更显严峻。

人口老龄化首先表现为人口问题，我们不仅要对人口进行更深入的研究与调控，更要考虑到社会、经济、环境等多元要素对老龄化进程的制约。老龄化的影响已经逐渐渗透到中国社会的各个方面，并与各种历史的、当前的和未来的社会发展要素不断地相互影响，形成一个超复杂的经济社会系统问题。因此，应对老龄社会需要统筹中国社会的各种资源以形成合力，对整个社会的组织和运行进行改革和再设计，以使中国社会在老龄化的背景下继续健康、协调地运行和发展。

为此，国家自然科学基金委员会经过两年的论证，于2014年启动了重大项目"应对老龄社会的基础科学问题研究"（71490730）的招标工作。其主要目标有两方面。

其一，立足中国经济、社会和环境的现实，针对中国老龄社会的自身特征，在全球化、市场化、信息化的时代背景下，充分考虑中国人口转变和社会转型的进程，响应城乡统筹、代际和谐发展的时代要求，深入研究面向社会整合和可持续发展的应对中国老龄社会的重大基础科学问题，进行理论创新和前瞻性研究，提出符合中国实践的新理论和新方法。

其二，根据我国转变经济发展方式、保障和改善民生的重大需求，针对老龄化的发生发展规律、现在及未来老年人群体的新特征、老龄社会的社会支持系统与经济形态，以及相关制度安排和政策重构等科学问题展开系统研究，支撑国家宏观决策和治理实践需求，并造就一支在国内外有影响的跨学科研究队伍。

最终，经过选拔和评审，以复旦大学作为牵头单位并联合中国人民大学、北京大学、浙江大学、上海社会科学院所组成的跨学科研究团队承担了这一重大项目，首席科学家为复旦大学的彭希哲教授，经费量1800万元，执行期自2015年起至2019年止。项目涵盖5个相互独立却又紧密关联的专项课题：

课题一"特征、规律与前景——老龄社会的人口学基础研究"（71490731）由中国人民大学承担，负责人为翟振武教授；课题二"健康老龄化——老年人口健康影响因素及有效干预的基础科学问题研究"（71490732）由北京大学承担，负责人为曾毅教授；课题三"代际均衡与多元共治——老龄社会的社会支持体系研究"（71490733）由浙江大学承担，负责人为何文炯教授；课题四"公平、活力与可持续——老龄社会的经济特征及支持体系研究"（71490734）由上海社会科学院承担，负责人为左学金研究员；课题五"整体性治理——应对老龄社会的公共政策和公共管理体系重构研究"（71490735）由复旦大学承担，负责人为彭希哲教授。整个项目的核心团队成员超过 50 人，聚集了一批人口学、管理学、经济学、社会学、心理学、医学、生物学、数学、环境科学、信息科学、政治学等领域的一流专家学者，其中不乏教育部长江学者、新世纪百千万人才工程专家等顶尖人才。经过团队成员五年多的鼎力合作，产生了一大批高质量的科研成果，在《中国社会科学》、*The Lancet*、*Demography*、*Governance* 等国内外重要学术期刊发表论文近 400 篇，由其形成的决策咨询报告多次得到国家领导人批示，获得第八届中华人口奖、第七届高等学校科学研究优秀成果奖（人文社会科学）、第八届高等学校科学研究优秀成果奖（人文社会科学）、第七届中国人口科学优秀成果奖、第三届中国老年学奖、第七届钱学森城市学金奖等各类国家及省部级奖项近 60 种，并参与资助了两项大型老龄社会追踪调查：CLASS（China Longitudinal Aging Social Survey，中国老年社会追踪调查）和 CLHLS（Chinese Longitudinal Healthy Longevity Survey，中国老年健康影响因素跟踪调查）。

为了推动这些成果在更大的范围内共享，促进相关学科领域的发展和高水平研究队伍的建设，为老龄社会相关的制度、政策与法规的设计、制定和运行提供理论指导与方法支撑，项目组和科学出版社合作，论证设计了"应对老龄社会的基础科学问题研究丛书"出版计划，并于 2018 年入选"十三五"国家重点出版物出版规划项目，2020 年获得国家出版基金支持。丛书计划持续出版系列老龄科学研究领域的学术专著，并于 2021～2022 年推出第一批17 部。

作为国家自然科学基金重大项目"应对老龄社会的基础科学问题研究"的重要研究成果集群，本丛书的出版是多方通力合作、协同努力的结果。我们首先衷心感谢国家自然科学基金委员会的大力支持，感谢吴启迪、何鸣鸿、李一军、高自友、杨列勋、刘作仪等基金委时任领导的鼓励与指导，感谢于景元、辜胜阻、汪寿阳、李善同、李树苗、杨泽等学术领导小组专家的指点与建议，感谢吴刚、霍红、方德斌、卢启程、杜少甫、张江华等基金委工作人员的细致工作和周到服务，感谢原新、丁金宏、李娟、林义、黄鲁成、凌

六、冯帅章等专家学者的帮助，感谢复旦大学、中国人民大学、北京大学、浙江大学、上海社会科学院的支持及在管理上提供的便利，感谢复旦大学公共管理与公共政策研究国家哲学社会科学创新基地、复旦大学人口与发展政策研究中心、中国人民大学人口与发展研究中心、北京大学国家发展研究院、浙江大学老龄和健康研究中心、上海社会科学院经济研究所的团队支持，感谢全国老龄工作委员会、中国老龄协会、国家卫生健康委员会、民政部、人力资源和社会保障部、国家统计局及各级政府部门的帮助，感谢兄弟院校和合作科研机构及团队的帮助，感谢项目组全体成员和参与项目工作的博士后及研究生们的辛勤劳动。此外还要感谢科学出版社的认可及支持，尤其是马跃和魏如萍老师对于我们申报"十三五"国家重点出版物出版规划项目和国家出版基金的鼎力协助。我们将再接再厉，为推动建设一个"不分年龄人人共建共治共享"的社会而奋斗。

"应对老龄社会的基础科学问题研究"项目组

2020 年 12 月

目　　录

第三篇　全国及分省城乡生命表和老年健康期望寿命研究

第一篇　项目研究概述以及老年心理健康和认知功能影响因素研究

第1章　中国健康老龄影响因素与有效干预基础科学问题研究概述[①]

作为本书的前言和概述，本章对"中国健康老龄影响因素与有效干预基础科学问题研究"的意义、国内外相关研究综述、研究目标、主要研究内容以及主要研究成果等进行简明扼要的阐述和讨论。

1.1　研究意义和国内外相关研究综述

1.1.1　研究意义

中国正经历着快速的人口老龄化和老年人口高龄化。我国65岁及以上老人将从2010年的1.19亿人（占总人口的8.9%）快速增加到2050年的3.7亿人，等于2010年的3.1倍；日常生活中最可能因健康欠佳需要照料的80岁及以上高龄老人将从2010年的1930万人迅猛增加到2050年的1.2亿人，约为2010年的6倍，其增长速度约为65~79岁较年轻老人的两倍（曾毅，2015）。我国老年人口年均增长速度是西方大国的2倍以上。例如，2010年时，我国65岁及以上老年人口占总人口比例比美国低37.8%，而在2035年后将显著超过美国，在2050年我国老年人口比例将比美国高16.6%（United Nations Dynamics，2019）。

与此同时，先进医疗科技的不断发展与推广使得更多患病老人被"救"而继续生存并延长寿命。但是，如果老人健康平均水平得不到显著改善，被"救"老人（尤其是寿命延长后的高龄老人）中大多数将带病生存，生活不能自理，增加家庭照料者的负担，导致老人本身及其家庭成员生活质量下降（Zeng et al.，2017）。显然，我国面临人口快速老化从而可能因老龄健康（尤其是高龄老人健康）及照护问题而对老、中、青、少生活质量产生严重负面影响的严峻挑战。这些挑战不仅影响到老年人自身健康，增加家庭照料者的负担，增加社会负担，同时也直接关系到国家社会经济发展大计。因此，深入研究社会经济特征、健康行为、心理调适、社会参与、饮食营养等个人层面因素和社区层面的社会经济发展、环境污染等因素（以下参照国际文献，统称为环境因素，即外因）对老年人心

[①] 本章由课题二负责人曾毅代表该课题研究团队执笔撰写。

理健康和生理健康的影响等基础科学问题，以及环境（外因）和遗传（内因）交互作用对老龄健康的影响，不仅有助于提出有针对性的有效干预措施，提高老年健康水平，而且也为积极应对人口老龄化的实践路径提供科学依据。这与以往仅从被动的治疗疾病角度进行的研究不同，"主动健康"视角下的研究不仅有助于揭示如何使老人更有效地预防疾病和促进健康的"远虑"，还将大大降低老人医疗与日常照料的家庭和社会负担的"近忧"，实现老、中、青、少生活质量的不断改善。毋庸置疑，这对"未富先老"的中国来说，现实意义尤为重大，是具有良好应用前景，关系到百姓民生、社会发展和国家长治久安的重要基础科学研究。

1.1.2 国内外相关研究综述

正如世界卫生组织所定义（WHO，2006），健康是指生理、心理及社会参与三个方面全部良好的一种状况，而不仅仅是指没有生病或者体质健壮。下面对本书分析讨论的对老年心理健康、生理健康、健康期望寿命和老年家庭结构及照料需求/成本预测分析，以及环境—遗传因素及其交互作用对老龄健康的影响等方面的国内外研究进行简要综述。

1. 老年心理健康特征和影响因素研究

研究表明，社会文化、环境和人际交往因素等对老年心理健康影响明显（von Heydrich et al.，2012）。基于中国老年健康影响因素跟踪调查（简称中国老年健康调查；英文名称为 Chinese Longitudinal Healthy Longevity Survey，CLHLS）数据，顾大男和仇莉（2003）的研究表明，良好的生活方式、丰富的闲暇活动、适当的锻炼、积极的心态显著改善了高龄老人的认知功能和心理健康。宋璐等（2013）的研究结果显示，高强度照料孙子女比低强度照料对祖父母认知功能的保护作用更大，尤其是对祖父的认知衰退有明显保护作用。

人的心理和生理健康是密不可分的（Pozuelo et al.，2009）。人们一般将心理健康和生理健康简称为身心健康。迄今，国内学术界对于身心健康交互作用的研究相对比较薄弱，主要采用横截面和队列数据分析生理健康与心理健康之间的关系。癌症患者、心脑血管疾病和糖尿病患者等患短期与长期抑郁的比例远高于其他人（Katon et al.，2007）。反之，有心理疾病的人也会有更高的罹患其他慢性病和遭受意外伤害的风险。基于 52 国病例对照数据的一项研究得出结论，32.5%的心肌梗死风险可归因于心理因素，如心理压力、抑郁和控制感等（Rosengren et al.，2004）。心理健康对生理健康、治疗、康复和社会参与有至关重要的影响。许多研究发现，"无心理健康则无健康"，因为心理障碍会显著增加患病率（Prince et al.，

2007），负面情绪和抑郁往往是生理健康问题的前兆。世界精神卫生联盟提出，"没有健康就无法发展，没有心理健康就无法真正实现健康"。

相对来说，包括我国在内的发展中国家开展的心理健康及其与生理健康的交互作用研究数量仍较少。同时，现有研究主要集中于青年和中年人群，对于老年人群的相关研究比较匮乏。如第 1.3.2 节将阐述，本课题开展中国老年心理健康及其影响因素数据收集并进行深入分析，努力填补这一领域的空白。

2. 老年生理健康特征和影响因素研究

以往研究表明，老年人群慢性病患病率远高于其他人群，为全体人群的 2.5～3.0 倍。与 20～29 岁年轻人群相比，老年人群患恶性肿瘤的可能性是其 131 倍，高血压是其 115 倍，糖尿病是其 100 倍，脑血管病是其 135 倍（曾光，2006）。老年人的生活自理能力和躯体功能随着年龄增加而迅速下降。例如，根据中国老年健康调查数据，65～69 岁、70～79 岁、80～89 岁、90～99 岁和 100 岁及以上年龄组老人生活完全自理的比率分别为 98.4%、95.0%、88.1%、72.5%和 47.8%（曾毅和沈可，2010）。

良好的行为习惯和生活方式（如参加体育锻炼、不吸烟）对老年人生理健康有显著的正面影响（Gallant and Dorn，2001）。社会经济和婚姻状况与老年人的健康密切相关（Goldman，1993）。与年轻人相比，老年人（尤其是高龄老人）对周边的自然环境更为敏感，更易受到环境恶化的冲击（Balfour and Kaplan，2002）。我们的前期研究表明，空气污染显著提高了老人日常生活自理能力残障、认知功能降低与累计健康亏损指数上升的可能性（曾毅等，2014）。

3. 老年社会参与状况及其对生理和心理健康的影响研究

社会参与（包括社会网络）是老龄健康的一项重要内容（WHO，2006）。社会参与这一概念本身强调应该努力创造条件让老年人回归社会，重返包括"社会、经济、文化、精神和公益事务"等在内的各种社会实践领域。社会参与有助于实现老年人的社会意义和老龄生命的终极价值，是老年人追求自我实现的一种基本权利（邬沧萍和姜向群，2006）。目前，作为积极老龄化的主要内容，老年人全方位的社会参与已经成为国际社会积极应对人口老龄化严峻挑战的普遍共识。

近年来国内研究表明，社会参与对于提升老年心理健康水平具有积极作用（刘颂，2006a）；且老年人的社会活动参与明显表现出自我性、差异性和参与度低等鲜明的特点（陈茗和林志婉，2004；王莉莉等，2011）。社会参与活动能够显著地改善老年人认知功能，显著降低老年人抑郁发生的水平（Hsu，2007），促进老年躯体健康的改善（Glei et al.，2005），并降低老年人的死亡风险（Hsu，2007）。

现阶段国内学界对老年人社会参与的研究主要在理论探讨方面，实证研究相对比较薄弱。有限的一些实证研究内容比较单一，主要集中于老年参与体育活动或锻炼情况，缺少对社会参与的多维度和全方位考察。其中一个很重要的原因就是缺少大规模的具有代表性的调查数据。同时，目前国内对社会参与的研究主要集中在社会学和政治学领域，缺乏社会科学和自然科学的融合，从而极大地限制了对社会参与问题研究的深度和广度。本书将对拓展这一领域研究的广度和深度做出贡献。

4. 关于健康期望寿命的研究

在健康期望寿命的研究中，Sullivan 方法和多状态生命表都得到了广泛应用。Sullivan 方法简单且所需数据比较容易获得，而多状态生命表方法虽然比较精细，但按"年龄—性别"分的健康状态转换数据不易获取，很难用于对较多区域不同时点进行的对比分析。在国外，有学者采用 Sullivan 方法计算了 1978～1998 年澳大利亚老年人的健康期望寿命变化趋势（Doblhammer and Kytir，2001）。还有学者用这一方法研究了荷兰不同地区间的健康期望寿命的差异及影响因素（Groenewegen et al.，2003）。日本学者 Saito 等（2002）总结了亚洲六个国家的健康期望寿命，并分析了应用 Sullivan 方法和多状态生命表方法结果的差异性，结论是两个方法都有效，取决于数据可获性。在我国，钟军等（1996）首次运用 Sullivan 方法对中国城市居民的健康期望寿命进行了分析。此后，有诸多学者（曾毅等，2001；高向阳和康晓平，2010；汤哲等，2005）针对不同的问题，分别用 Sullivan 方法或多状态生命表对老年健康预期寿命进行了研究。

5. 老年健康与家庭照料需求及成本预测

老年人健康状况、家庭结构和家庭照料需求/成本预测是具有重大科学和现实意义的研究问题。许多研究表明，老年人的家庭结构、婚姻、健康状况以及照料需求和成本密切相关。例如，无配偶或独居老人对居家有偿服务的需求和成本都比有配偶或与子女同住的老人高得多，而与子女同住的老人获得的家庭照料较多（Grundy，2000）。我国上一辈的老人平均有 5～6 个子女。然而，20 世纪五六十年代生育高峰期出生，于 2015 年后步入老年的庞大人群中，很多人只有 1 个子女，平均不到 2 个子女，家庭的空巢化将加速发展；而空巢老人将面临无人照料而对健康和生活质量产生负面影响的困境。快速老龄化使得我国未来老年人家庭照料基础大大削弱，子女平均每人对老年父母的家庭照料负担和机会成本将大大提高。如果对这些问题没有深入研究和科学对策，必将对我国老、中、青、少的生活质量和经济社会发展产生负面影响。

曾毅研究组应用多维家庭人口预测模型，采用 2000 年普查和 2005 年小普查数据，承担并胜利完成全国老龄工作委员会（简称全国老龄委）重大项目"人口老龄化态势与发展战略研究"关于全国 31 个省区市分城乡人口家庭预测的子课题,已有较好研究基础,但该前期研究没有应用 2010 年人口普查及之后的最新数据,没有包括 31 个省区市老年健康和家庭照料需求成本预测分析(曾毅和王正联,2010)。国家自然科学基金资助的本重大项目课题的创新亮点之一在于首次进行 31 个省区市分城乡老年健康与家庭照料需求及成本预测,虽然工作量很大,但具有重要的科学和实际意义;该研究的成果在本课题另一本结项专著《多维家庭人口预测方法创新与应用研究》中报告。

6. 环境与遗传因素交互作用对老龄健康的影响研究

许多研究表明,人类个体寿命和健康差异的 1/4 左右受遗传内因控制,3/4 取决于社会环境与个人行为、心理等外因及其与遗传内因的交互作用(Herskind et al.,1996a),而交互作用至关重要(Institute of Medicine,2006;Guo et al.,2008)。国内外文献和本书所讨论分析的"交互作用",是指相同的环境因素对健康的影响在携带或不携带某一基因类型的人群中显著不同(Institute of Medicine,2006),或指携带某一基因类型对健康的影响对于具有不同环境因素的人显著不同。随着表观遗传学(epigenetics)研究的逐渐深入,人们认识到环境因素可通过 DNA 甲基化和组蛋白修饰调控基因表达及其功能,使其作用被加强或被削弱,从而引起免疫功能和精神心理状态发生变化,导致或抑制疾病而影响健康(Wilson and Jones,1983);改善生活方式和增加合理营养可调控基因的修复,进而对老龄健康与寿命延长产生有益影响。因此,必须采用交叉学科的方法深入分析评估环境和遗传因素交互作用对老龄健康的影响。也就是说,我们探讨如何通过环境外因来调动或抑制遗传内因的积极或消极作用,即针对具有不同基因类型的人群,采取不同的健康干预措施,有的放矢,提出科学实用的老年健康保障对策。这不仅有利于促进个人健康改善,而且有助于更有效地利用有限的社会经济与医疗资源,提高医疗体系和健康管理运作的效率,同时降低成本,从而显著提高健康干预效益。

随着人类遗传图谱等生命科学革命性进展,研究环境与遗传交互作用如何改善人的健康逐渐成为可能。这就是十几年来欧美国家高度重视并超大力度投入老龄健康交叉学科研究的动因。例如,美国科学院于 2004 年底成立由著名自然和社会科学家组成的"社会行为和遗传因素交互作用对健康影响评估委员会",经过深入研讨后,2006 年正式发布报告,宣布切实加强这一领域的交叉学科研究。美国国立老龄研究院(National Institute of Ageing,NIA)于 2006 年宣布投入 1.6 亿美元的"社会、行为、环境与基因启动计划(2007—2010)"。美国国立卫生研究院(National Institute of Health,NIH)于 2008 年史无前例地同时在基础、应用和成果推广三大领域分别发布题为"社会行为和遗传因素交互作用对健康影响"的招标公告,鼓励交叉学科的学者申请补充资助,在已获资助的项目中新增或进一步加强社会行为与遗传因素交互作用对健康影响的研究。NIA 于 2011 年 8 月 22 日发布公告，宣布投入巨资，对美国"健康与退休"跟踪调查 20 000 人样本进行全基因组扫描。该公告鼓励学者申请 NIA/NIH 项目研究经费资助，利用这些已发布的全基因组数据和已发布的跟踪调查数据，开展关于社会、行为、环境、遗传及其交互作用如何影响美国老龄健康的研究[①]。欧盟科研和创新计划于 2013 年 12 月发布题为"个体化健康与照料"（personalized health and care）研究方向招标，强调遗传与社会行为交互作用影响老龄健康途径和机制及个体化健康干预创新研究，资助总额为 3.03 亿欧元。耶鲁大学著名教授 Davis Reiss 于 2010 年 9 月在学术会议上提出，"经典的社会理论将因在数据分析中增加遗传影响因素（即基因分型）信息交叉学科研究而予以修改"。NIA 行为与社会研究部主任 Suzman 博士于 2012 年 3 月公开在 NIH 网站和媒体明确指出，"在跟踪调查数据库中增加基因数据，有可能引发行为与社会科学革命"。无独有偶，我国国家自然科学基金委员会管理学部原主任郭重庆院士于 2012 年 5 月在复旦大学召开的关于"人口政策与应对老龄化策略"研讨会上的总结发言（后来正式发表）中，明确指出（郭重庆，2013）："我们不能囿于学科的界限。学科是人划分的，但不一定就反映了学科本身普遍联系性的规律。解决人口老龄化问题的最基本前提是改善老龄健康，而老龄健康与社会、经济、行为、环境、遗传因素密切相关。国内外研究证明，社会、行为、环境、遗传因素交互作用是影响老龄健康关键。"

近年来，研究环境与遗传因素交互作用对健康影响的经济学和管理学的文献不断涌现，越来越受到重视。例如，Fletcher 和 Lehrer（2009）利用 *DAT1*、*DRD2*、*DRD4* 等基因做健康的工具变量以此来识别健康对教育的影响。该论文荣获美国 "Forum for Health Economics & Policy" 的 "Victor R. Fuchs award" 学术奖，获奖理由是"该论文开辟了健康经济学及其政策研究的一个潜在的新领域"（Cawley et al.，2011）。

国内学界在老龄健康交叉学科研究方面同样取得了可喜进展。例如，北京大学曾毅教授团队已开展 8 次、跨度长达 20 年（1998～2018 年）的中国老年健康调查；北京大学赵耀辉教授负责，自 2011 年启动基线调查的中国健康与养老追踪调查；中国老龄科学研究中心组织的中国城乡老年人口状况追踪调查；中国科学院昆明动物研究所的孔庆鹏教授牵头的团队在海南省开展的百岁老人健康长寿跟踪调查研究，国家卫生健康委北京老年医学研究所杨泽教授团队在广西红水河流域（包括巴马壮族地区）对长寿老人及对照组进行的跟踪调查，以及复旦大学金力教授团队自 2007 年 11 月启动的江苏如皋地区长寿人群健康跟踪调查等项目为

---

① 参见 http://grants.nih.gov/grants/guide/pa-files/PA-11-318.html。

我国老龄健康交叉学科研究奠定了良好的数据和研究基础，并已发表了相关研究成果。

国内学者在环境外因与遗传内因交互作用对健康的影响交叉学科研究方面，取得了一些有意义的发现。例如，体育锻炼、睡眠时间与维生素 D 受体基因的交互作用被发现对青少年的体能有影响（胡明月等，2011）；超重肥胖与 *SOCS3* 基因的交互作用能够进一步增大患高血压的风险（张晶晶等，2014）。覃健等（2011）发现自然地理条件与 *ACE* 基因多态性对巴马长寿现象存在促进性的交互作用。如本书第四篇所报告，我们团队关于环境因素与基因类型交互作用对高龄老人健康影响的前期研究取得了可喜进展（Zeng et al.，2014a，2013a，2013b，2011）。

毫无疑问，中国学者的相关研究为我国老龄健康交叉学科研究奠定了必要基础。但是，我国关于环境和遗传因素交互作用对老龄健康影响的交叉学科研究还处于起步阶段，远远落后于国际先进水平，与我国应对人口老化严峻挑战的重大需求极不适应。本课题致力于改变我国在这一研究领域落后的现状，为我国乃至世界健康老龄化做出贡献。

1.2　研究目标和主要研究内容

本课题的总体目标是基于深入的实证和理论分析，科学地认识个体和社区层面各种因素及其交互作用对老龄健康的影响，深入研究中国人口健康老龄化有效干预的基础科学问题。我们就老年生理、心理健康和社会参与的特征、时空演变及其影响因素，以及环境因素与基因类型的交互作用对老龄健康的影响进行深入分析与规律探寻。我们的研究以定量实证分析和相关的理论分析为主，以人类学田野式观察定性研究为补充。虽然本课题聚焦于基础科学问题的交叉学科研究，而并非具体干预行动应用研究；但是这些研究将为探索我国健康老龄化的精准管理和有效干预机制与途径提供科学依据。本课题围绕以下八个方面的目标和内容深入开展研究。

（1）组织实施中国老年健康调查第 8 次调查，并进一步扩展老年心理健康和认知功能的数据收集。

（2）深入分析老年心理健康和认知功能的特征、时空动态变化、影响因素及其对老龄健康有效干预的可能贡献。基于实证数据分析，探讨老年心理健康与生理健康的相互影响机制及其制约因素。

（3）深入分析老年生理健康特征、时空动态变化、影响因素及其对健康老龄化的影响，以及如何通过合理调控老年健康影响因素来提高干预效益。

（4）深入分析社会参与（包括社会网络）特征、变化趋势和影响因素，以及社会参与对老年心理和生理健康的影响，为提高老龄健康干预效益找到新的切入点。深入研究如何通过推进社会参与来提高老龄健康的干预效益。

（5）从生命历程角度深入研究老龄健康（包括心理和生理健康）的影响因素及其社会经济机制，包括儿童和成年时期社会经济状况对老年健康的影响及其对老龄健康有效干预的可能贡献。

（6）对全国和 31 个省区市分城乡男女健康期望寿命的变动趋势和区域差异进行深入分析。进一步开发由我们中国学者创建的多维家庭人口预测方法和软件，深入开展全国和 31 个省区市城乡未来老年健康与家庭照料需求及成本预测分析研究，把握未来发展动态，为国家健康老龄化科学决策管理以及充分考虑区域差异的老龄健康有效干预提供科学依据。

（7）科学地筛选和分析清楚影响中国老年健康的社会经济、行为、饮食营养、社区等环境因素外因，搞清楚它们分别对老龄健康产生影响的方向和力度，为老龄健康有效干预提供科学依据。深入研究环境外因与遗传基因内因的交互作用对老年健康的影响方向、力度、机制和路径；探索如何通过环境外因的适当调整和干预来调动或抑制遗传内因的积极或消极作用，为显著提高"健康老龄"干预效益奠定科学基础。我们将特别关注研究其中比较容易付诸健康干预实践的环境因素与相关遗传因素的交互作用。

（8）通过对已收集数据和遗传样本的处理分析、整合分类，建设符合中国国情、世界上高龄老人样本量最大、有足够数量的较年轻老人和中年对照组、已跟踪 20 年（1998～2018 年）并已进行 8 次调查、具有很大研究开发潜力的老龄健康环境和遗传交互作用研究数据库，实现全国资源共享。

上述研究目标和主要研究内容既为本课题科学分析老龄健康影响因素及有效干预的机制和途径奠定实证研究科学基础，又为本重大项目其他课题关于应对老龄社会的社会经济支持体系、老年长期护理等社会服务需求与成本分析以及公共管理体系重构和政策研究提供老龄健康相关的数据基础素材支持。例如，本课题数据库将为其他课题提供包括老人日常生活照料和医疗服务需求、现金和机会成本，参加农保和医保情况，所在社区是否提供老龄服务等全国大样本跟踪调查数据，用于关于老龄社会的社会经济支持体系和公共管理架构改革的深入研究。除了 11.3 万位存活老人跟踪调查数据外，本课题数据库包括近 3 万位已去世调查对象的死亡日期、死因、死亡前住院和卧床不起天数、照料和医疗成本数据，可用于其他课题关于死亡率（尤其是制约人口老化速度和规模的高龄老人死亡率）水平、群组差异及其变动趋势影响因素的深入研究，还可用于老人死亡前社会和经济照料支持需求及成本的深入研究。本课题创新建设的老龄健康环境—遗传因素交互作用研究数据库及时向本重大项目其他课题组提供以及向学界社会免费开放使用，共同充分开发应用。本课题关于"全国和 31 省分城乡未来老年健康与家庭照料需求及成本预测"结果第一时间提供给需要的其他课题研究使用。

1.3　中国老年健康调查的实施、扩展及研究资源共享

1.3.1　中国老年健康调查第 8 次调查基本概况

北京大学中国老年健康调查是本书各章节研究的主要数据来源,更为许多其他研究人员从事中国健康老龄化研究提供数据支持。中国老年健康调查 1998～2018 年 8 次调查及数据库建设和交叉学科研究由国家自然科学基金委员会主任基金应急项目、重大项目、重点项目及国际合作项目,国家社会科学基金特别委托项目、教育部"211 工程"、科学技术部 973 项目和国家科技支撑计划、NIA/NIH 和联合国人口基金等联合资助。

中国老年健康调查 1998～2005 年第 1、2、3、4 次调查的组织实施工作由北京大学与中国老龄科学研究中心及北京美兰德信息公司(国家统计局原信息中心改制)密切合作开展;2008～2009 年、2011 年、2014 年和 2017～2018 年第 5、6、7、8 次调查的组织实施工作由北京大学与中国疾病预防控制中心(简称中国疾控中心)密切合作开展;2020～2021 年第 9 次调查的组织实施工作由北京大学、中国人口与发展研究中心和中国疾控中心环境与健康相关产品安全所(简称环境健康所)密切合作开展。

众所周知,与较年轻老人相比,80 岁及以上高龄老人是最有可能因健康问题而需要照料且增速最快的群体。因此,高龄老人是我国人口快速老化进程中最需要关注与深入研究的重点和难点。几乎所有其他的老龄健康抽样调查都采用一般认可的人口等比例抽样方法。但是,由于高龄老人,尤其是高龄男性老人数量很小,等比例抽样必然导致高龄老人样本量相比年轻老人和中年人要小得多,高龄男性老人样本量相比高龄女性老人更要小得多,而难以对高龄老人展开全面且深入的研究。然而,我们的中国老年健康调查数据库有一大特色:具有大约 2/3 的 80 岁及以上高龄老人样本量,1/3 为统计分析样本适量可比的 65～79 岁中低龄老人对照组;这对于研究老龄(尤其是高龄老人)健康状况及其影响因素是一独特优势。

中国老年健康调查在 23 个省区市随机抽取的一半县、市进行,包括辽宁、吉林、黑龙江、河北、北京、天津、山西、陕西、上海、江苏、浙江、安徽、福建、江西、山东、河南、湖北、湖南、广东、广西、四川、重庆和海南,覆盖了大约 85% 的全国总人口。中国老年健康调查包括全国 23 个省区市 860 个县、县级市和区样本点,是全世界唯一的样本点分散到这么多社区环境条件差异很大的县/市地

区的老龄健康调查。显然，中国老年健康调查为本项目和其他学者提供了一个将个体社会经济行为、饮食营养特征、基因类型和社区环境数据相结合，以更好地开展多领域、多层次的老龄健康研究的良好机遇。

中国老年健康调查 1998 年基础调查和 2000 年随访只包括了 80 岁及以上高龄老人；从 2002 年开始包括 65 岁及以上所有老人群体，已成为世界上高龄老人样本最大并有相匹配的较年轻老人对照组样本的长期跟踪调查研究项目，其独特研究潜力优势没有其他任何项目可以替代。中国老年健康调查第 1～5 次调查既对存活老人调查对象进行随访，又对死亡和失访老人进行替补，因此可以利用 2008～2009 年和 1998 年调查数据进行 10 年区间的全国大样本纵向和横向比较分析；因为 2011 年和 2014 年调查时 NIA 经费大减而对所有项目大幅压缩经费预算（尤其大大压缩国际合作项目），同时考虑到 2011 年和 2014 年距 2008～2009 年的时间跨度不大，中国老年健康调查 2011 年和 2014 年调查除 8 个长寿地区典型调查点外，全国 23 个省区市 860 个调查样本点只跟踪存活老人，而没有对死亡和失访老人进行替补，2011 年和 2014 年第 6、7 次调查数据只能用于相同队列内部纵向研究，无法进行不同年龄组同一时点以及不同队列在不同时点处于相同年龄的全国大样本横向和纵向比较分析。因此，我们将只追踪不替补的 2011 年和 2014 年第 6、7 次调查扩展为已经成功实施的既跟踪又新增被访老人的 2017～2018 年第 8 次调查，即递补死亡、失访老人，使其 65 岁及以上老人样本规模与 2002～2009 年调查类似，具有完全可比性，以便进行 1998～2018 年高龄老人 20 年区间以及 2002～2018 年 65 岁及以上所有老人年龄组 16 年区间的全国大样本纵向和横向比较分析，具有重大科学和实际意义。

我们与中国疾控中心密切合作的于 2017～2018 年开展的中国老年健康调查第 8 次调查，于 2019 年 1 月底胜利完成；2019 年上半年完成数据录入和清理。与第 5、6、7 次调查类似，第 8 次调查的全国 23 个省区市 860 个样本点的面上调查只有入户问卷访谈调查和应用方便使用的唾液采集器由老人自己采集唾液遗传样本，没有包括医生体检和血尿样检测。

为了探索为什么我国有的地区的老人比其他普通地区的老人更加健康长寿以达到改善全体中国人民健康的目标，我们在中国老年健康调查第 5、6、7、8 次调查中选取了 8 个健康长寿典型调研地区，包括江苏如东、山东莱州、河南夏邑、湖北钟祥、湖南麻阳、广东三水、广西永福、海南澄迈。这些健康长寿典型调研地区是在中国老年学学会正式评定发布的"中国长寿之乡"中经专家进一步评估而精心挑选出来的。由中国疾控中心环境健康所组织中国老年健康调查 8 个健康长寿典型地区调查，除了入户问卷调查之外，还有专业医务人员对受访者进行健康体检，并在完全自愿前提下采集被访者的血液及尿液样本，委托首都医科大学的国家级生物样品检测中心进行生物医学指标检测。

中国老年健康调查第 8 次调查全国面上调查合计完成入户访谈 65 岁及以上存活老人 13 049 人，访谈死亡老人家属 1419 人；失访或拒访率 14.7%。全国面上调查共完成唾液样本收集 11 210 份，占所有被调查存活老人的 85.9%。8 个长寿地区典型调查入户访谈和医生体检（包括采集血尿样）65 岁及以上存活老人 2825 人；访问 807 位死亡老人的家属；失访拒访率 5%。血浆、尿液样本通过冷链运往首都医科大学进行相关生化指标检测，共完成血生化检测 2531 人。全国面上调查和 8 个长寿地区典型调查在知情自愿前提下，总计完成访谈存活老人（包括随访和新增替补）15 874 人，合计访谈 2226 位死亡老人家属；合计失访或拒访率 11.8%。总共完成遗传样本（包括血样和唾液）收集 14 035 份，占所有被调查存活老人的 88.42%。

我们对调查数据质量进行了认真评估，撰写了存活老人和死亡老人调查数据质量评估报告，结果令人比较满意，第 8 次调查数据已经于 2020 年 3 月中旬向学界免费开放。

1.3.2　中国老年健康调查第 8 次调查关于老年心理健康数据收集的扩展

1. 加强老年认知功能及心理健康数据收集的重要科学意义

随着我国经济社会发展和人口家庭结构变迁，空巢老人越来越多，传统的家庭支持精神慰藉功能弱化，老年人在精神健康方面所面临的问题日趋严重。例如，痴呆发病率随年龄增加呈指数增长，年龄每增加 5.9 岁，痴呆发病率翻一倍，从 60～64 岁的 3.1‰到 95 岁及以上的 175‰。当前中国约有 950 万名痴呆患者，等于 1990 年的 3.58 倍。最新研究显示，与 1990 年相比，2013 年中国老年痴呆死亡率上升 121%（Naghavi et al.，2015），痴呆已成为仅次于心血管病、癌症和脑卒中的第四大杀手（Wimo et al.，2015）。一项对全国 2000～2012 年发表的 46 篇社区老年期抑郁研究进行的荟萃分析显示，60 岁及以上人群的抑郁障碍率约 22.4%，我国当前大约有 4356 万名老年抑郁患者，高龄、独身以及农村老人抑郁障碍比例更高（聂晓璐等，2013）。根据世界卫生组织推算，中国精神疾病负担到 2020 年将上升至疾病总负担的 1/4。本课题组副组长雷晓燕等的研究发现，我国中老年人群抑郁症状的发生率远超过印度尼西亚等其他东亚国家（Lei et al.，2014）。曾毅等（2017）的研究表明，1998 年至 2008 年期间，我国高龄老人各年龄组的认知功能均显著下降。

认知功能和心理健康对生理健康、治疗、康复和社会参与都有至关重要的影响，负面情绪和抑郁往往是生理健康问题的前兆。老年人罹患认知功能损伤和心理障碍的风险较高，若不加以防范，则给家庭和社会带来巨大负担。研究显示，在控制慢性病影响后，老年抑郁症与医疗费用大幅度增长显著相关（Unützer et al.，1997）。显然，加强对老人认知功能与心理健康及其影响因素的数据收集和深入研究对于实现健康老龄化和改善亿万民众生活质量具有重大意义。

目前我国除中国老年健康调查以外，对高龄老人认知功能和心理健康的调查几乎没有，已有的关注高龄老人相关调查多局限于某一地区。中国老年健康调查的1998～2014年前七次跟踪调查数据为各界学者研究中国老年人认知功能和心理健康影响因素提供了多项测量指标，包括国际通用的认知功能简易精神状态量表（mini-mental state examination，MMSE）和情绪相关问题，来测量老年人的心理健康水平；这些数据已被学者广泛应用，产生了丰硕成果，发表在国内外著名期刊上。然而，我国老龄健康相关调查对于认知功能与心理健康数据的收集仍然难以满足当前和今后因老年心理障碍比例和人数较快增长产生的研究需求，例如，中国老年健康调查前七次调查仅采用MMSE来评估认知功能，而MMSE对于中重度认知受损和痴呆早中期症状灵敏度较高，但对于轻度认知受损灵敏度较低，而轻度认知受损者是老年痴呆发生的高危人群，他们处于认知功能干预的关键时期。因此，本课题2017～2018年进行的中国老年健康调查第8次调查显著扩展老年认知功能测试，增加了对轻度认知受损具有更好灵敏度的简明社区痴呆筛查量表，以及老年人认知功能下降知情者问卷测试等相关内容，结合MMSE测试对老年人认知受损进行筛查，为开展认知受损的早期干预工作奠定坚实的数据和研究基础。

2. 存活老人问卷的显著扩展

（1）"B2性格和情绪特征"部分，在原有4个问项基础上，新增4项取自国际通用的"积极消极情感简明量表"的情绪问项。

（2）"B3抑郁量表（流调抑郁自评量表）"，在中国老年健康调查问卷原有的与抑郁相关的6个问项基础上，新增了4个国际通用的抑郁相关问项。

（3）"C6简明社区痴呆筛查量表（认知功能部分）"（community screening instrument for dementia；cognition），在中国老年健康调查原有的与简明社区痴呆筛查直接相关的5个问项基础上，新增了7个国际通用的社区痴呆筛查问项，合计12个问项组成同时适合高龄和较低龄老人的"简明社区痴呆筛查量表（认知功能部分）"。

考虑到老年（尤其是高龄老人）问卷访谈调查时间不宜太长，在新增上述显著扩展老年认知功能和心理健康数据收集问项的同时，我们经过仔细论证，删除了已被多期数据分析证明对老年健康研究意义不太大的原A5-3、D7-7、D7-8、D7-9、D7-10、F4-1a和F4-3等问项。

3. 访问死亡老人家属问卷的显著扩展

新增了关于"死亡老人死亡前 3~6 个月认知功能的知情者问卷"16 个问项；同时删除了已被多期数据分析证明对老年健康研究意义不太大的原 1、2-3、2-5、21-1 和 27-4 等问项。

毫无疑问，本课题显著扩展老年人认知功能和心理健康数据收集，大大有助于国家和社会更好地了解老年人（尤其是最需照料的高龄老人高风险人群）的认知功能和心理健康状况，有利于广大研究人员结合中国老年健康调查已有的非常丰富的个体层面数据（包括心理生理健康、社会经济行为和遗传基因）以及社区环境数据，进行更加深入的跨学科研究，搞清楚认知功能和心理健康的影响因素，为认知功能有效干预策略和措施的制定奠定科学基础，从而为国家应对人口老龄化严峻挑战做出突出贡献，具有重大的科学和现实意义。

1.3.3　出版中国老年健康调查第 8 次调查的《中国人口与发展研究》英文专刊

由本课题组骨干成员郑真真教授主编的聚焦于中国老年健康调查第 8 次调查的《中国人口与发展研究》（*China Population Development Studies*）英文期刊专刊于 2020 年 3 月上旬由 Springer 出版社出版发行。该英文期刊专刊主要内容包括：①中国老年健康调查 20 年八期调查的综述，介绍中国老年健康调查的抽样设计和问卷内容及主要变化，并总结了应用中国老年健康调查数据发表论文的主要内容构成；②中国老年健康调查第 8 次调查 65 岁及以上调查对象的主要个人特征、家庭状况和居住情况，包括年龄结构、婚姻状况、生育状况、受教育程度、60 岁以前主要从事工作、主要经济来源、居住安排、居住偏好、代际支持和代际关系、住房情况等；③中国老年健康调查第 8 次调查 65 岁及以上老年人的健康状况和照料需求，包括自报健康和慢性病患病情况、日常生活活动能力和工具性日常生活活动能力、照料需求、医疗花费主要来源和保健服务利用情况；④中国老年健康调查第 8 次调查认知功能和心理健康调查情况，包括分性别、年龄组、城乡和受教育程度等老年群体的认知功能状况（MMSE 评分）和心理健康状况（抑郁指数评分），以及社区助老服务的需求、供给和缺口情况。

1.3.4　发布中国老年健康调查三个专题研究数据集

在中国老年健康调查跟踪调查数据已公开发布并得到广泛应用的基础上，我们于 2017 年 10 月在北京大学开放研究数据平台（http://opendata.pku.edu.cn/）向学界和社会发布以下与老年健康调查对象个体数据有机链接整合的三个专题数据集，欢迎国内外同仁免费使用。

1. 老年调查对象的成年子女配对数据

我们于 2002 年和 2005 年在 8 个省区市（广西、广东、福建、江苏、浙江、山东、北京、上海）收集的 4478 位老人与其 35～64 岁成年子女配对的家庭以及代际关系互动十分详细的两次跟踪调查数据。

2. 中国老年健康影响因素生物医学指标数据

我们在 2009 年、2012 年和 2014 年进行的 8 个健康长寿地区典型调查中，与中国疾控中心密切合作，组织医生对老年调查对象进行健康体检，采集及提取生物医学指标共 7334 人，包括血常规检查、尿常规检查及血浆生化检查等三个方面共 30 多项生物医学指标。

3. 中国老年健康影响因素跟踪调查社区数据

具体包括全国 23 个省区市 860 个县、县级市或区的社会经济、医疗和老龄服务、空气污染和其他环境污染等社区信息，并与中国老年健康调查个体数据相匹配和有机链接。

1.3.5　建设中国老年健康调查研究资源共享数据库，并已得到广泛应用

中国老年健康调查 1998～2018 年在全国 23 个省区市随机抽取大约一半县市进行八次跟踪调查，累计入户访问 11.27 万人次，其中最需照料的 80 岁及以上高龄老人占总样本的 67.4%，其余为较低龄老人和中年对照组，包括 1.95 万人次百岁老人，2.67 万人次 90～99 岁老人，2.97 万人次 80～89 岁老人，2.55 万人次 65～79 岁老人，1.13 万人次 35～64 岁中年人；同时访问 2.89 万位 65 岁及以上已死亡被访老人的直接家庭成员，收集了老人死亡前健康状况、生活质量与医疗和照料需求成本等详细数据。1998～2018 年 8 次跟踪调查同时合计收集 40 812 万位被访者的血样或唾液遗传样本，包括 8431 位百岁老人、8773 位 90～99 岁长寿老人、8860 位 80～89 岁老人、10 139 位 65～79 岁老人和 4609 位 40～64 岁中年对照组，以及其长期跟踪调查数据。中国老年健康调查数据库已成为世界上高龄老人样本量最大，有足够中、低龄老人和中年对照组样本，最具研发潜力的关于改善老龄健康保障机制和科学管理效益的研究数据资源。

中国老年健康调查 1998～2018 年 8 次跟踪调查合计 11.3 万人次跟踪调查数据在删除个人隐私信息后已向社会和学界免费开放，包括：存活老人生理心理健

康、认知功能、社会参与、行为、饮食营养、生活习惯、社会经济状况、家庭结构、代际关系、老年家庭照料需求、照料提供和成本等非常丰富的个体微观数据，以及 65 岁及以上已死亡老人死亡前健康状况、照料成本与生活质量等丰富的个体微观数据，除了为国家健康老龄化科学决策应用研究服务外，已通过北京大学开放研究数据平台和中国人口与发展研究中心执行的"人口宏观管理与决策信息系统"（Population Administration Decision Information System，PADIS）和"全民健康保障信息化工程"数据库平台向学界和社会开放免费使用。

据不完全统计，截至 2020 年 4 月 5 日，8480 位学者（不包括其学生和项目成员）正式注册免费使用中国老年健康调查数据；这些学者使用该调查数据已发表成果有：专著 17 本，国际匿名评审 SCI（Science Citation Index，科学引文索引）和 SSCI（Social Sciences Citation Index，社会科学引文索引）学术刊物论文 356 篇，国内期刊论文 455 篇，通过答辩博士论文 35 篇、硕士论文 104 篇，递交政策咨询报告 58 篇。

1.4　本课题 2015～2020 年的研究成果概述

1.4.1　本课题 2015～2020 年的论文、著作和政策咨询报告概述

1. 本课题团队成员 2015～2020 年已发表成果统计

本课题团队成员 2015 年 1 月至 2020 年 2 月期间发表标注了本项目批准号的成果：国外发表 SCI/SSCI 期刊英文论文 67 篇；国内发表中文期刊论文 68 篇；国内出版中文专著 11 本；向政府部门递交政策咨询报告 16 篇；在学院官方网站上发布政策研究简报 23 篇。

2. 本课题关于健康老龄化研究五本集体成果结题专著

1）本课题集体成果结题专著《中国健康老龄影响因素与有效干预基础科学问题研究》

本课题集体成果结题专著《中国健康老龄影响因素与有效干预基础科学问题研究》已入选"十三五"国家重点出版物出版规划项目，由国家出版基金资助出版。该书汇集我们的中国健康老龄化课题历时 5 年的主要研究成果。全书合计 31 章，分为四篇。第一篇的第 1 章对本课题研究的意义、国内外相关研究综述、研究目标、主要研究内容和主要研究成果等进行概述和讨论，其他各章聚焦于老年心理健康和认知功能影响因素及其对健康长寿的作用。第二篇聚焦于老年生理健康和社会参与的影响因素及干预研究。第三篇聚焦于全国和分省城乡生命表和老年健康期望寿命研究。第四篇报告本课题关于遗传及其与环境交互作用对健康长寿的影响研究成果。该书最后的

"结语"概述该书研究的主要结论和本项目的不足之处，以及如何继续深入开展中国健康老龄交叉学科研究，为祖国健康老龄化做出更多贡献的前景展望。

2）本课题集体专著《中国健康老龄发展趋势和影响因素研究》入选国家哲学社会科学成果文库（2017 年度）

2017 年 8 月，经专家评审、社会公示和全国哲学社会科学规划领导小组批准，全国哲学社会科学规划办公室在网上正式公布：国家哲学社会科学成果文库（2017 年度）"共申报 426 项，有 39 项成果入选。入选成果政治方向正确，具有重要的理论意义和实践价值，具有较强的创新性和开拓性，体现了本研究领域的前沿水平。全国哲学社会科学规划办公室将按照'统一标识、统一封面、统一形式、统一标准'的方式组织出版入选成果，并对入选作者进行表彰"。我们课题的中期成果集体专著《中国健康老龄发展趋势和影响因素研究》（主编：曾毅、陆杰华、雷晓燕、施小明）是全国 39 项入选成果（其中社会经济管理学科一共 8 项）之一，已由科学出版社于 2018 年出版。这是对我们本课题的集体科研成果的认可。

这部集体专著包括四篇（合计 28 章）以及附录。这四篇内容是：第一篇，中国健康老龄发展趋势分析；第二篇，老年健康的影响因素研究；第三篇，老龄人群的生物医学指标分析；第四篇，健康老龄相关政策分析。附录为中国老年健康调查第六、七次跟踪调查数据质量评估报告，以及本课题组织的国内国际学术研讨会和培训概述。

3）本课题数据库建设成果集体专著《中国老年健康调查及数据库建设》

我们题为《中国老年健康调查及数据库建设》的集体专著（郑真真、施小明、雷晓燕、曾毅等著）旨在为致力于老龄研究的学者提供老年健康实证研究的资料和参考依据。该书已入选"十三五"国家重点出版物出版规划项目，由国家出版基金资助和科学出版社出版。该书由四篇组成。第一篇回顾中国老年健康调查的 20 年历程，综述 1998 年以来八次追踪调查的延续和变化；第二篇介绍 2017～2018 年中国老年健康调查第 8 次调查的设计、关于老年心理健康和认知功能数据收集的扩展和第 8 次调查实施方案；第三篇展示 2017～2018 年调查的主要描述性结果，第四篇介绍中国老年健康调查数据库，并综述近 20 年学者利用老年健康追踪调查的相关研究成果。

4）《多维家庭人口预测方法创新与应用研究》成果专著

该书已入选"十三五"国家重点出版物出版规划项目，由国家出版基金资助和科学出版社出版。该书聚焦于系统阐述和讨论曾毅等中国学者创建的 ProFamy 多维家庭人口预测方法及其在中国和美国的应用。该书主要内容分为四篇。第一篇阐述和讨论用于家庭户与居住安排预测的 ProFamy 多维家庭人口预测方法创新、所需数据及其估算、预测模型精度评估、小区域家庭户和居住安排预测方法、退休金缺口率预测方法，以及若干相关实例分析案例。第二篇聚焦于应用最新数据，ProFamy 多维家庭人口预测方法在中国的应用，包括：中国全国和东北、东部、中部、西北和西南五大区域及分省区市城乡家庭户和居住安排预测分析；全国和五大区域及分省区市老年家庭结构、残障状态及照料需求/成本预测和对策探讨；我国家庭人口和生育水平变化对社会经济发展的影响，河北省家庭户住房需求预测，河北省家庭户能源需求预测分析与政策建议；以及延迟退休年龄对我国人力资本的影响，住房和家庭户能源需求和家庭金融预测等。第三篇报告在美国全国、50 个州、华盛顿特区和加利福尼亚州六县，加拿大，奥地利，巴西，伊朗的家庭人口预测及应用，包括未来残障老人家庭照料需求/成本、老年宜居住房需求、家庭人口老化对未来碳排放和环境保护的影响、家用汽车需求预测分析等。第四篇介绍多维家庭人口预测人际友好免费软件（ProFamy 网络版和微机版最新版本）关于建立预测模型、输入数据准备、计算和预测结果管理等内容的用户指南。该书最后一章概述总结全书各部分的主要内容和创新发现，并讨论了 ProFamy 方法/软件的局限性和未来进一步深入研究的展望。该书适合健康老龄和人口、家庭户预测研究领域的学者，大学与专科学校师生，家庭户消费和服务相关企业管理人员，政府官员和社会公众阅读和参考，既是研究专著也是教科书。

5）《中国老年健康生物标志物研究》课题研究成果专著

《中国老年健康生物标志物研究》课题研究成果专著（主编：施小明；副主编：毛琛、殷召雪、吕跃斌）已入选"十三五"国家重点出版物出版规划项目，由国家出版基金资助和科学出版社出版。随着我国人口老龄化的加剧，识别影响老年人群功能状态和死亡风险的生物标志物具有重要的社会经济和公共卫生意义。该书第一篇对中国老年健康影响因素跟踪调查长寿地区项目及其生物医学指标研究进行了概述，包括中国老年健康调查简介和生物医学指标的定义及分类、相关理论及技术、在医疗健康中的作用，并对老年健康相关的生物医学指标、中国老年健康调查生物样本库进行了介绍。第二、三篇主要基于中国老年健康调查 8 个长寿地区调查前瞻性队列研究数据，通过流行病学调查、健康体检和实验室检测等多种手段，开展了为期 10 年的随访调查以及老年健康各种生物标志物的深入分析研究。第四篇主要根据现有研究，对未来老年健康生物标志物研究发展进行展望。

1.4.2　老年健康特征、时空动态变化及其影响因素

1. 老年人口高龄化是"胜利的成本"还是"胜利的失败"？

基于对"中国老年健康调查"近两万名 80＋岁高龄老人数据分析，本课题组曾毅等研究发现（Zeng et al., 2017），对于 2008 年 80～89 岁、90～99 岁或 100～105 岁的男女高龄老人，其死亡率比早出生 10 年、1998 年调查时处于同样

三个年龄组的高龄老人有所下降，年均变化率在–0.2%～–1.3%，而其日常生活自理能力残障指数也有显著下降，年均变化率在–0.8%～–2.8%（图1.1和表1.1）。

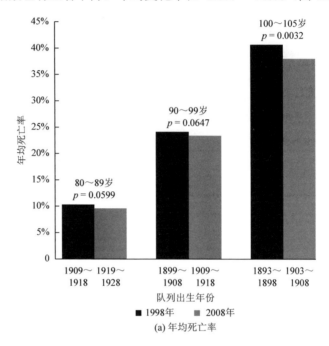

(a) 年均死亡率

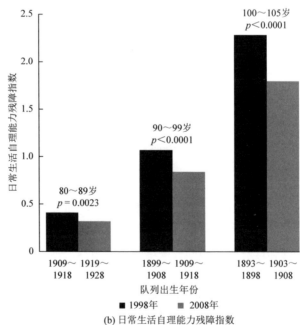

(b) 日常生活自理能力残障指数

图1.1　1998年和2008年高龄老人年均死亡率和日常生活自理能力残障指数的比较

但是，2008 年调查时 80～89 岁、90～99 岁或 100～105 岁的男女高龄老人的躯体功能指数比早 10 年出生的高龄老人不但没有改善，反而全部显著变差（图 1.2），年均变化率在 –0.4%～–3.8%（表 1.1）。而针对 MMSE 的数据分析表明，2008 年调查时 80～89 岁、90～99 岁或 100～105 岁的男女高龄老人的认知功能指数比早 10 年出生的高龄老人全部显著变差（图 1.2），年均变化率在 –0.7%～–2.2%（表 1.1）。

表 1.1　1998～2008 年高龄老人年龄别死亡率、日常生活自理能力残障指数、躯体功能指数和认知功能指数的年均变化率

项目		1998 年和 2008 年调查时 80～89 岁，出生间隔 10 年的高龄老人队列的年均变化率			1998 年和 2008 年调查时 90～99 岁，出生间隔 10 年的高龄老人队列的年均变化率			1998 年和 2008 年调查时 100～105 岁，出生间隔 10 年的百岁老人队列的年均变化率		
		男女合一	男性	女性	男女合一	男性	女性	男女合一	男性	女性
年龄别死亡率年均变化率		–0.7%[#]	–1.3%[#]	–0.3%	–0.3%[#]	–0.6%	–0.2%	–0.7%[**]	–1.0%[#]	–0.4%[*]
日常生活自理能力残障指数年均变化率		–2.4%[**]	–2.8%[*]	–2.5%[*]	–2.3%[***]	–2.2%[**]	–2.3%[**]	–2.3%[***]	–0.8%[**]	–2.8%[***]
躯体功能指数年均变化率	从椅子上站起来	–0.7%[***]	–0.6%[***]	–0.9%[***]	–1.0%[***]	–0.8%[***]	–0.9%[***]	–0.8%[***]	–1.0%[***]	–0.5%[*]
	从地上捡起一本书	–0.6%[***]	–0.4%[***]	–0.6%[***]	–1.3%[***]	–1.1%[***]	–1.4%[***]	–1.3%[***]	–1.4%[***]	–1.0%[***]
	自转一圈	–1.1%[***]	–0.9%[***]	–1.4%[***]	–2.7%[***]	–2.4%[***]	–2.8%[***]	–3.3%[***]	–3.8%[***]	–2.8%[***]
认知功能指数年均变化率		–0.8%[***]	–0.7%[***]	–0.9%[***]	–1.6%[***]	–1.4%[***]	–1.7%[***]	–2.2%[***]	–1.7%[***]	–2.2%[***]

#表示 $p<0.1$，*表示 $p<0.05$，**表示 $p<0.01$，***表示 $p<0.001$

如何理解上述表面上看似乎互相矛盾的现象？我们认为可从两个方面来解释。其一，近十几年来生活水平的提高、医疗的进步和健康生活方式的改善，使主要慢性病的死亡风险和致残率下降，从而使高龄老人年龄别死亡率下降和健康状况有所改善，导致日常生活能力残障比例下降，即体现了“病残压缩理论”效应（Christensen et al.，2013）。但是，与此同时，健康状况较差的高龄老人存活率也有所提高，不少按以前医疗和生活条件可能已死亡的高龄老人被“救”，导致高龄老人的平均躯体功能残障率增高，即反映了“病残扩张理论”效应（Waidmann et al.，1995）。也就是说，本章研究的实证数据分析证明了“病残压缩理论”效应和“病残扩张理论”效应在中国高龄老人群体中同时存在而产生协同作用。其二，高龄老人日常生活自理能力残障情况既取决于老年人自身健康状态，又取决于日常生活（室内行走、如厕、洗澡）的辅助设施条件是否具备。十几年来中国高龄

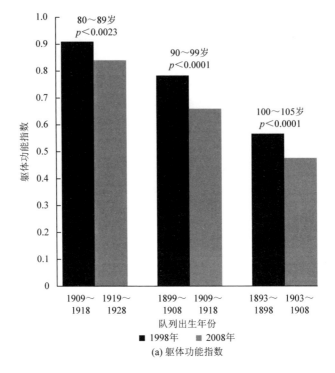

(a) 躯体功能指数

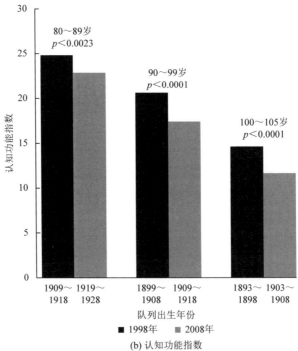

(b) 认知功能指数

图 1.2　1998 年和 2008 年高龄老人的躯体功能指数和认知功能指数的比较

老人日常生活自理能力的提高，除了老年人自身能力确有改善外，也与改革开放以来，生活水准的迅速提高、日常生活辅助设施可得性大大增强有关。这种经济水平的大大提升，使得老人日常生活的辅助设施条件不断改善，由此可以部分解释为何日常生活自理能力残障比例在近期高龄老人比 10 年前相同年龄组显著下降（Zeng et al.，2017）。

根据以上发现和分析，我们认为，国际相关文献中与"病残扩张理论"广泛并行使用的"胜利的失败"的理论概念太过悲观，所以建议将它修正为更加客观、准确的理论概念"胜利的成本"，并将"胜利的胜利"相应修正为"胜利的效益"。其核心思想是：人类寿命提高（胜利）带来效益的同时，也有一定的成本，而这种成本不是以往不少国际文献所称的"胜利的失败"，因此没有必要为此而恐慌，但需要积极奋发应对，研究制定和实施一系列行之有效的政策措施，全社会共同努力，争取实现人口和经济社会健康老龄化。

2. 中国老年人口生理健康状况的变动趋势、特征和影响因素研究

基于中国老年健康调查数据分析，本课题组骨干成员李建新教授及其学生对中国老年人口生理健康状况的变动趋势、特征和影响因素进行了深入研究，从流行病学转变、社会经济地位、丧偶、生育史、老年人低体重指数等宏观、中观、微观的社会因素、家庭因素和个人因素等角度，分析研究这些因素对老年人口慢性病患病情况、自评健康和死亡风险的影响（夏翠翠和李建新，2018）。研究发现，当前我国老年人口出现"病痛老龄化"的现象，老年人口慢性病患病比例逐年攀升，所患疾病类型正在由传统型疾病向现代型疾病转变。在这一转变过程中，从社会影响因素来看，社会经济地位较高的群体更容易患有现代型疾病，社会经济地位较低的群体更容易患有传统型疾病，不同的健康行为方式、肥胖、生活条件等因素起到中介作用。从家庭影响因素来看，生育史、丧偶是重要的因素，初次生育过早、未曾生育会减少老年女性的存活时间；再婚、与子女同住和减少晴老有利于改善老年人口的心理健康状况。从个人因素来看，低体重指数将会增加老年人口的死亡风险（张浩和李建新，2018）。这些成果为改善老年人口生理健康状况、出台相关政策干预措施提供了研究支持。

3. 高龄老人的健康变化轨迹异质性

本课题组骨干成员董恒进教授及其学生采用 1998～2018 年中国老年健康调查的 8 次跟踪调查数据，基于组基轨迹模型，探索了高龄老人的日常生活自理能力失能发展轨迹、认知功能变化轨迹及其分别对应的死亡轨迹，并从人口学特征、社会经济情况、儿童期特征等角度对轨迹类型归属进行解释。分析结果表明，高龄老人的健康变化轨迹存在异质性，失能发展轨迹可以分为 3 种类型，认知功能

发展轨迹可以分为 4 种类型。女性高龄老人更容易归属到不利的健康变化轨迹类型中，同时居住地和职业类型与轨迹类型归属有关联（Hu et al.，2019）。因此，政府应重视对高龄女性高强度的照料需求和照料负担，适当加强对她们的帮扶和保障力度，并推进长期照护体系建设，努力满足家庭和社会对长期照护的迫切需要。同时，国家应进一步加大对农村地区的医疗卫生支出，改变卫生资源分布不均衡的格局，减小健康公平的城乡差距。

4. 中国老年健康长寿影响因素研究

本课题组骨干成员阎丽静教授研究组聚焦中国老人健康长寿以及死亡的影响因素研究，重点分析了饮食、运动、吸烟、饮酒、性格情绪、自评健康、环境等因素对健康长寿的影响。主要创新发现：①应用中国老年健康调查数据库，建立了"简化健康饮食指数"，这一简化指数与健康长寿有显著的线性相关关系（Zhou et al.，2016）；②创立了适合中国老年健康调查队列和数据库的综合健康生活方式指数，并首次得出在我国高龄老人中综合健康生活方式指数与健康长寿显著相关，为在整个生命周期（包括 80 岁以上高龄老人）健康生活方式的作用研究领域提供了新的科学证据和政策支持；③在一系列的生理、认知、心理、社会参与和自评健康等因变量分析研究中，深入剖析了这些因素与健康长寿的关系是否受到了其他因素如性别、年龄、城乡、教育水平和疾病状况的影响，并进行国际比较分析（GBD 2016 Risk Factors Collaborators，2017）。

1.4.3　深入分析老年认知功能和心理健康特征及其影响因素

1. 中国老年人群认知功能变化轨迹及其影响因素研究

基于中国老年健康调查随访数据，本课题组骨干成员王华丽教授及其研究组深入分析了中国 65 岁及以上老人的认知功能变化轨迹，并分析了认知功能变化轨迹的相关影响因素，我们发现基线认知功能、年龄、受教育年限、婚姻状况及睡眠时长等指标与认知功能的变化轨迹显著相关（Gao et al.，2017）。研究结果提示认知功能随年龄增大不意味着一定显著下降，那些自觉认知功能下降的人应积极寻求专业帮助，还提示提高公众文化水平、维持良好的婚姻关系及改善老年人的睡眠对维持良好的认知功能具有重要实践意义。

2. 睡眠时长对老年认知功能的影响研究

应用中国老年健康调查数据，王华丽教授及其研究组深入分析了睡眠时长与认知功能的关系，研究结果提示睡眠时长大于等于 10 小时者发生认知功能损害的风险较 6~9 小时者更高，其中男性、高龄及非文盲群体中睡眠时长大于等于 10 小时者发生认知功能损害的风险更高（详见本书第 4 章）。这一研究结果提示老年人群合理安排睡眠时间对预防认知功能损害甚至痴呆的发生可能有重要意义。

3. 深入分析老年认知功能下降与生理健康及死亡的关系

王华丽教授及其研究组使用中国老年健康调查数据，深入分析了老年人群认知功能下降速度与生理健康及死亡的关系，发现控制基线认知功能和其他混杂因素后，老年认知功能下降速度与生理健康及死亡风险呈单调正相关关系，即认知功能下降速度越快，生理健康恶化和死亡风险越高，尤其是对于相对年轻、基线认知功能正常的人群（Lv et al.，2019）。该研究结果提示，使用 MMSE 或其他简易的认知功能筛查工具监测认知功能的变化具有重要的公共卫生意义，监测老年人群认知功能的变化对降低老年人群健康状况恶化及死亡风险有重要实践意义，尤其是对相对年轻、认知功能正常的老年人。

1.4.4　老年社会参与、生活满意度、生命历程和代际关系及其对生理心理健康的影响研究

1. 老年人群社会参与对认知功能的影响

充分利用中国老年健康调查 2002~2014 年五次随访数据，王华丽教授及其研究组从老年人社会参与、社会人口特征、生活方式、营养及躯体健康等方面探讨了老年人群认知功能的影响因素，并探讨了基线、随访期间认知功能的衰退与死亡的关系以及社会参与等因素的作用，发现不同性别、不同年龄组、不同文化程度人群的认知功能变化趋势不同，社会参与等因素的作用程度也不一样，不同年龄组认知功能对死亡的预测价值不同（详见本书第 4 章）。

2. 老年人社会参与和自评健康相互影响研究

本课题组副组长陆杰华教授及其研究组充分利用中国老年健康调查数据，深入开展了"中国老年人社会参与和自评健康相互影响关系"的实证分析，得出了社会参与对老年健康至关重要，必须引起社会和政府高度重视的结论，成果于 2017 年在《人口研究》发表（陆杰华等，2017a）。

3. 老年人健康和生活满意度的自我评价及其影响因素研究

本课题组骨干成员郑真真教授关于"老年人健康和生活满意度的自我评价及其影响因素"研究应用中国老年健康调查 2011 年和 2014 年两次调查数据，分析

在此期间个体或家庭因素的变化对老年人自评健康和自评生活满意度的影响。多变量统计分析结果显示，家庭经济状况改善和享有医疗保险对老年人的自评生活满意度改善有显著的积极作用，而享有养老保险和医疗服务利用并未起到预期作用。在对自评健康改善的影响方面始终存在显著的城乡差距，居住在城市和镇的老年人具有明显优势，更有可能从最近的社会经济变革中受益。跟踪调查同一批老年人，可以较为有效地推断政策、制度和社会经济变化的作用（郑真真和封婷，2018）。该研究发现，本应惠及广大老年人口的国家层面战略、规划、政策及其实施，具有明显的滞后效应和城乡差异，而老年保障在改善老年人生活质量方面尚未起到显著作用。

4. 从生命历程角度深度研究老龄健康的影响因素及其社会经济机制

董恒进教授和胡晓茜博士研究生关于"早期的社会经济因素对中国老年人健康轨迹的影响"研究，利用中国老年健康调查大型数据库，从儿童期和中年期生命历程的社会经济因素寻找影响老年人健康状况差异的原因及其社会经济机制，并提出对策思考和建议（Hu et al., 2019）。

5. 代际关系对老年人死亡风险影响研究

本课题组骨干成员李春华和吴望春（2017）关于"代际关系对老年人死亡风险的影响"研究，应用中国老年健康调查 2002～2012 年四期追踪调查数据，使用倾向值加权方法、虚弱指数 Cox 模型（frailty Cox model）去寻找代际关系对老人死亡风险的影响作用和机制。研究结论为：和睦的代际关系（含物质互动、日常互动以及子辈对父母辈的精神抚慰）有效地降低了老年人的死亡风险；得到儿媳妇帮助有助于降低女性老年人的死亡风险；由同住变为不同住老人的死亡风险最高。

1.4.5　老年人临终关怀研究

1. 中国老年人去世原因和去世地点的研究

本课题组骨干成员周云教授利用中国老年健康调查数据分析表明，我国人口死亡率不断下降促使更多老年人存活至高龄，但他们更可能患有慢性疾病并因此去世。中国老年人去世原因和去世地点的现状引起我们思考人们如何离世以及临终关怀问题，人们已经开始思考和讨论死亡准备和生前遗嘱的问题，更多的中国人了解到这是人们决定如何离世的一个可供选择。随之而来的是对临终关怀的呼唤。然而，与临终关怀的需求与服务提供相比，我们的前面还是一条漫长的努力之路。该项研究成果已经于 2016 年在国际期刊 *Development and Society* 发表（Zhou, 2016）。

临终阶段是人生的一个特殊阶段，关注这一时期生活质量问题更能凸显社会的进步与对逝者的人文关怀。目前老年人临终去世问题还未引起社会的足够重视；这与临终关怀也仅仅是在最近几十年才在中国开始受到关注有直接的关系。周云教授利用在山东省乳山市农村地区访谈经历过长辈去世的村民所获的资料，研究了去世老年人的家人对老年人去世时健康状况的认识、照料提供的类型与模式、照料过程的主观感受以及对老年人去世原因的解释等。该项研究从临终照料的主体——临终者和照料者的角度，力争对临终照料研究做出有益贡献（周云等，2018）。

2. 中国老年人临终前生活质量和临终关怀的研究

应用中国老年健康调查 2008～2014 年三期跟踪调查数据，郑真真教授和周云教授从健康状况、家庭和社会支持以及离世地点三个方面分析了近年来老年人临终生活质量的基本情况。研究发现，1/3 老年人临终意识不清醒，至少七成在临终前卧床不起，超过八成的老年人在临终前需要完全依赖他人照料。大多数高龄老年人临终前已经丧偶，不过绝大多数都住在家中。老年人的临终照料主要依靠家人，子女、孙子女及其配偶既是重要的照料者，也多是与老年人同住的家庭成员。大多数老年人在家中去世，享有医疗保险的城市老年人在家中去世的比例相对农村老年人较低。未来的人口与家庭变化将导致家庭照料能力明显下降。缩短老年人完全失能期、改善老年人的认知健康以及高质量的照料都有助于改善老年人的临终生活质量，而来自社会服务的支持也至关重要。老年人临终照料问题与长期护理具有不同特点，需要引起公共政策和社会的更多关注（郑真真和周云，2019）。此外，该项研究结果也提示，不少老年人是在患病相对少、生活状态相对好的情况下离世的，这些老年人也应该是研究关注的对象。我们可以从他们的生活归纳出一定的经验，以及丰富健康、无痛苦离世的知识和实践，以期不断提高老年人的临终生活质量。

1.5　家庭人口、老年健康与家庭照料需求/成本预测以及健康期望寿命研究

1.5.1　全国和 31 个省区市分城乡家庭人口和老年健康与家庭照料需求/成本预测分析[①]

本课题与中国人口与发展研究中心及神州医疗科技股份有限公司（简称神州

① 本节概述的研究内容的详细数据结果和分析讨论已包括在本课题的成果专著之一：曾毅等著，《多维家庭人口预测方法创新与应用研究》，科学出版社，2021 年。

医疗）密切合作，并获得国家统计局人口和就业统计司及局领导大力支持，同意我们到国家统计局使用 2010 年普查 10%微观数据（样本量为 1.34 亿人），提取家庭人口预测所需要的变量信息，开展了以下深入分析。

（1）根据分省区市的人口普查等各种数据来源，我们估计了排除漏报并经过反复认真验证的 2010 年全国及 31 个省区市分城乡分胎次的总和生育率。

（2）根据 2010 年人口普查 10%微观数据库里包括的普查时点前一年内城乡育龄妇女是否生育，如"是"，何年何月生育和胎次等详细信息，我们估计了全国，东北、东部、中部、西南和西北五大区域，以及 31 个省区市合计 148 套分城乡单岁年龄孩次别生育率和单岁年龄孩次别生育发生/风险率，并根据各省区市人口普查和其他数据来源估算与验证的 2010 年调整漏报后的城乡总和生育率，对各大区域和各省区市城乡年龄别生育率漏报进行了适当调整。

（3）根据 2010 年人口普查 10%微观数据库里包括的初婚年月信息，我们估算了普查时点前一年全国，东北、东部、中部、西南和西北五大区域，以及 31 个省区市 148 套分城乡男女单岁年龄别初婚频率和初婚发生/风险率。

（4）我们整合中国家庭追踪调查（China Family Panel Studies，CFPS）2010 年、2012 年、2014 年、2016 年和 2018 年五期调查数据（合计总样本量为 17 万余人），估算了全国及五大区域合计 36 套分城乡男女单岁年龄别离婚、离婚后再婚以及丧偶后再婚的发生/风险率。

（5）我们根据 2010 年人口普查数据和中国疾控中心关于死亡监测与死亡漏报的相关数据，以及国内外相关文献的认真检索分析，对 2010 年人口普查中 31 个省区市原始死亡数据进行了描述分析，指出原始数据中可能存在的问题，估计了排除漏报后的 2010 年 31 个省区市分城乡男女婴儿死亡率、1～4 岁幼儿死亡率，并分年龄组对城乡死亡数据进行了适当调整，对调整后的城乡男女年龄别死亡率进行平滑处理，得到了城乡男女零岁预期寿命。我们根据分省区市的各种相关人口数据来源、教育水平和人类发展指数以及相关文献，对 31 个省区市城乡男女零岁预期寿命进行了进一步估算和调整，进而构建了可供学界同仁和政府及企业部门使用的全国和 31 个省区市 128 套分城乡男女 0～100 岁单岁生命表。

（6）根据 2010 年人口普查 10%微观数据库，我们估算了普查时点前一年 31 个省区市 124 套分城乡男女年龄别迁入率与迁出率标准模式以及全国和 31 个省区市 64 套国内及省内男女单岁年龄别农村—城镇净迁移率标准模式。

（7）我们根据 2010 年人口普查 10%微观数据库，估算了 31 个省区市按城乡、性别、单岁年龄、婚姻状态以及是否与子女同住状态分的老年人健康与生活自理能力状态频率分布。

（8）我们根据 2010 年人口普查 10%微观数据和公布的 100%汇总数据估算

了预测起始年 2010 年 31 个省区市的分城乡、性别、单岁年龄、婚态和家庭状态的预测起点基数家庭人口分布。

基于上述大量的数据估算工作以及改进完善后的 ProFamy 多维家庭人口预测软件，得到了全国及 31 个省区市分城乡家庭人口预测结果，成为本课题题为《多维家庭人口预测方法创新与应用研究》的专著的第二部分。

1.5.2　ProFamy 家庭人口预测网络版软件开发

作为我们的家庭人口预测研究内容的一部分，本课题研究组与中国人口与发展研究中心及神州医疗同仁密切合作，成功地开发了 ProFamy 家庭人口预测软件网络版（http://www.profamy.com.cn/），已成为人口宏观管理与决策信息系统的重要研发子项目之一，并已被美国、英国、加拿大、巴西、墨西哥、新加坡、印度、巴基斯坦、斯里兰卡、韩国等其他国家学者所应用。ProFamy 家庭人口预测软件网络版在 2017 年 10 月 29 日至 11 月 4 日于南非召开的国际人口科学研究联盟（International Union for the Scientific Study of Population，IUSSP）第 28 届世界人口大会上发布，中国、新加坡、巴西和墨西哥等四个国家的学者在会上宣读了应用中国学者创新研发的 ProFamy 家庭人口预测新方法和软件进行的家庭人口、老年居住安排、一人户发展趋势与家用能源和汽车消费需求研究的论文。

1.5.3　31 个省区市分城乡男女健康期望寿命的变动趋势和区域差异

本课题组骨干成员米红教授研究组运用 Sullivan 方法和 2010 年人口普查数据，估计了 31 个省区市分城乡、年龄、性别的老年健康期望寿命。其中关键的老年健康状况指标采用人口普查和小普查问卷 R28 问项（60 周岁及以上的人填报）收集的数据，将老龄健康状况分为四类：健康、基本健康、不健康但生活能自理、不健康而且生活不能自理。米红教授研究组对 31 个省区市分城乡男女健康期望寿命的变动趋势和区域差异进行了深入分析研究（李成等，2018）。该研究组还应用中国老年健康调查第 5、6、7 次跟踪调查数据，合并后共获得 34 601 份 65 岁及以上的跟踪样本数据（其中包括城镇男性 6273 人，农村男性 8674 人，城镇女性 7880 人，农村女性 11 774 人），按照日常生活自理能力健康评价标准，将六项日常生活能力都无需他人帮助的老年人归为"自理"老人，有一项或以上需要他人帮助者归为"不能自理"老人。米红教授研究组运用多增减生命表方法估计了全国分城乡、年龄、性别的老年健康期望寿命，制作完成 65 岁及以上老人的多状态健康生命表，并进行了认真的分析研究。

1.6 中国健康长寿全基因组关联分析、全基因组测序和环境—遗传交互作用跨学科研究

1.6.1 百岁老人和中年对照组关于长寿的全基因组关联分析

本课题联合我们的 973 项目子课题，与深圳华大基因研究院（现深圳华大生命科学研究院，后文均简称华大基因研究院）密切合作，已经胜利完成了对中国老年健康调查 2178 名百岁老人和 2299 名中年对照组关于长寿的全基因组关联分析（genome-wide association study，GWAS），我们的百岁老人样本量是世界上在我们之前已发表百岁老人 GWAS 研究最大样本量（美国）的 2.7 倍。基于扎实严谨的数据分析，我们发现了 11 个与长寿显著相关并在中国南北方人群中得到相互验证的基因位点，其中 2 个新发现的基因位点与长寿相关达到 $p < 5 \times 10^{-8}$ 全基因组显著性水平；而国际上在我们这一成果发表之前欧洲和美国分别发现 1 个与长寿相关达到全基因组显著性水平的基因位点。

我们新发现 4 条主要信号通路（MAPK，淀粉、蔗糖和外源物质代谢，免疫应答和炎症，钙离子信号）与长寿显著相关。我们发现的 4 条通路中的 3 条（MAPK、免疫应答和炎症，钙离子信号）与 10 年跟踪的欧洲双胞胎老人队列发现得到相互验证。此外，我们在汉族人群中发现的 8 个与长寿显著相关的基因位点在欧洲长寿基因研究联盟和美国新英格兰百岁老人研究提供的相关 GWAS 数据中得到了验证，符合国际自然科学一流期刊关于生物遗传新发现必须在至少一个其他研究项目得到验证以避免假阳性的国际标准要求。此项研究成果论文已于 2016 年在《自然》杂志子刊 *Scientific Reports* 正式发表（Zeng et al.，2016a）。

1.6.2 全球首次分性别关于健康长寿的全基因组关联分析

我们团队的全球首次、百岁老人样本最大的分性别关于健康长寿 GWAS 已取得鼓舞人心的创新成果，新发现 11 个只与男性长寿显著相关的独立基因位点和 11 个只与女性长寿显著相关的独立基因位点。我们发现 NAD^+ 代谢通路可能为女性长寿特异性通路，而炎症及免疫通路可能为男性长寿特异性通路。该创新成果已在世界健康科学顶级杂志 *JAMA*（*Journal of American Medical Association*，《美国医学协会学刊》）（影响因子 44.4）的子刊 *JAMA Network Open* 正式发表（Zeng et al.，2018）。

1.6.3　首次发现遗传基因与长寿的相关性在女性中显著比男性强

我们首次发现遗传基因与长寿的相关性在女性中显著比男性强,这一创新发现可以部分解释国际上尚未得到答案的"男女健康-存活悖论"(male-female health-survival paradox,即女性老人平均寿命显著长于男性但健康指标显著比男性差)科学之谜。基于这一发现,我们认为女性基因构成比男性更有利于长寿,很可能是人类进化过程中为了适应女性生殖和养育子孙后代的功能而形成的遗传结构及其作用机制性别差异。我们关于"遗传基因与长寿的相关性在女性中显著比男性强"的研究成果论文已向 SCI 一流期刊投稿,正在按匿名评审专家意见修改完善后复审之中。

1.6.4　老龄健康候选基因位点的大样本基因分型

本课题组与华大基因研究院密切合作,将我们根据中国老年健康调查全基因组扫描数据分析发现的与中国人群健康长寿相关性较为显著的基因位点〔单核苷酸多态性(single nucleotide polymorphism,SNP)〕,以及根据国内外相关文献和数据库报道过的所有可能与老龄健康和疾病相关的基因位点,在 13 226 位中国老年健康调查调查对象样本中用定制芯片成功地进行了 27 656 个老年健康候选基因位点基因分型;按国际标准方法进行插补(imputation),最后形成每人 287 898 个老年健康相关基因位点数据集,并与多年跟踪调查数据有机整合,欢迎项目团队成员及其学生分享使用。

1.6.5　中国健康长寿全基因组测序研究

截至本书成稿时,世界上规模最大的、关于健康长寿的全基因组测序研究是美国斯科利普斯转化科学研究所的 511 名 80 岁及以上且没有慢性疾病的健康高龄老人,并与 686 个普通人基因组数据进行比较分析。北京大学、浙江大学、华大基因研究院已经正式签署合作协议,由北京大学健康老龄团队提供 1000 位百岁健康长寿老人(即没有严重疾病,生理和心理功能均较好)遗传样本及其长期跟踪调查数据,浙江大学转化医学研究院的本课题组副组长闵军霞教授研究组和华大基因研究院出资,已经正式启动并深入开展全球最大规模的"中国健康长寿千人百岁高深度全基因组测序"研究。

北京大学医学部和校本部的健康老龄团队、浙江大学闵军霞教授研究组和华大基因研究院已经正式达成协议,多方筹措的经费也已基本落实,目前正在按规定进行人类遗传研究行政许可申报审批,我们希望尽快启动全球独创、中国老年健康调查长期跟踪调查对象特大样本"中国健康长寿万人 5x 全基因组测序"项目。我们课题组的全球前所未有的"中国健康长寿千人百岁高深度全基因组测序"和"中国健康长寿万人 5x 全基因组测序"项目,对中国及全人类健康长寿研究具有十分重大战略意义,将有力推动我国精准健康管理和干预的社会科学—生物医学交叉学科研究及开发平台建设,力争为中国和全人类健康老龄化做出中国科学家独特的杰出贡献!

1.6.6　社会行为环境—基因交互作用对老龄健康的影响分析

　　基于中国老年健康调查所收集的遗传与调查数据,运用 Cox 比例风险模型,我们发现携带 FOXO1A-209 基因类型和喝茶之间的交互作用显著降低高龄老人的死亡风险。这一显著关联在中国老年健康调查数据中两个独立的汉族老人出生队列中得到相互验证。我们发现,相比于不携带 FOXO1A-209 基因类型的老年人,喝茶与降低死亡率的相关性在 FOXO1A-209 基因类型携带者中强得多;喝茶还能够使携带 FOXO1A-209 等位基因对死亡率产生的显著负面影响有效逆转为可观的正面影响。这种影响在携带 FOXO1A-209 两份次要等位基因的高龄老人中,比仅携带 FOXO1A-209 一份次要等位基因的高龄老人显著更强。研究表明,喝茶能够抑制 FOXO1A-209 基因表达及其生物功能,以此来降低 FOXO1A-209 基因负面影响,并为高龄老人抵御死亡风险起到保护作用。这一创新成果已于 2016 年在国际一流 SCI 期刊 *Rejuvenation Research* 正式发表 (Zeng et al.,2016b)。
　　本课题研究组胜利开展了关于基因和环境交互作用研究,重点关注载脂蛋白 E(apolipoprotein E,ApoE)与动物蛋白质和生活方式等的交互作用对老年人与认知和死亡的影响;我们还发现绿化有助于降低认知功能衰退的遗传易感性。这些研究已经在 SCI 一流期刊发表。

1.6.7　我们全基因组关联分析发现的长寿相关基因的生物功能验证

　　为了进一步明确影响老龄健康的遗传及环境因素的交互作用生物学机制,为有效进行老龄健康的个体干预提供科学基础,本课题组负责遗传分析的副组长闵军霞教授(浙江大学)实验室运用多组学大数据分析、人类成纤维细胞、基因敲除/转基因小鼠及斑马鱼等多种生物学模型,对我们的 GWAS 新发现进行生物功能验证,特别是对男女长寿特异信息通路进行了部分基因的功能验证。

1.7　老龄健康生物医学指标与跟踪调查数据综合分析

本课题特别强调社会科学和生物医学的前沿交叉学科研究。"生物医学指标"（biomarkers）概念是从 20 世纪 90 年代开始从生物医学领域被逐步引入社会科学领域，用来帮助理解社会环境对健康的作用机制。简单来说，一系列实证研究中已经充分证明了许多社会环境因素（如社会经济地位、社会关系等）对健康有重要影响。因此，必须进一步重点分析这些影响是通过何种机制传导给人的机体从而最后显著影响健康的。在这一新的研究导向下，通常使用的健康状况指标（如生活自理能力、认知功能、躯体活动能力、是否患慢性病）无法提供机制和过程信息。于是，研究者希望找到一些中介变量，以帮助揭示社会环境等外部影响对健康作用的中间路径与调节机制。生物医学指标可以作为社会医学研究领域中比较理想的中介变量。它的优势主要体现在两个方面：其一，医学界对各项健康相关生物医学指标的功能已经了解得比较透彻，其测量与应用技术也比较成熟；其二，相对来说，生物医学指标测量的成本较低，可以获得较大的样本，能很好地与社会科学研究领域中的大型抽样调查相结合。然而，与国际前沿水平相比，目前我国社会科学与健康科学关于生物医学指标的交叉学科研究非常薄弱。作为本课题健康老龄研究团队骨干成员的中国疾控中心环境健康所所长施小明教授牵头的中国疾控中心研究组与本课题社会科学研究成员密切合作，在老龄健康生物医学指标与跟踪调查数据综合分析方面取得突出成果，应用中国老年健康跟踪调查和生物医学指标数据，2015～2019 年已经发表论文近 30 篇，其中包括 SCI 论文十几篇；一本题为《中国老年健康生物标志物研究》的专著由科学出版社出版。

1.8　应对人口老龄化严峻挑战的有效干预对策的科学基础研究

1.8.1　《中国普遍二孩政策的效应》论文被《柳叶刀》以封面文章发表

曾毅和伦敦大学/浙江大学 Therese Hesketh（何丽莎）联署的题为《中国普遍二孩政策的效应》（*The Impacts of China's Universal Two-Child Policy*）被国际医学顶级学术期刊《柳叶刀》（*Lancet*）（影响因子 59.1）以封面重头文章发表。这篇论文的主要观点被列为《柳叶刀》第 388 期第 10 054 号封面主要内容。该文引言部分简明扼要地阐述 2015 年 10 月中国政府宣布全面实施一对夫妇可生育两个孩子政策之前，人口学家对独生子女政策可能会导致的不良后果的预警分析。在此基础上，作者就普遍二孩政策对生育率、人口增长、人口老龄化、劳动力供给和经济发展、出生性别比、人口健康与家庭福祉等人口社会经济各方面的深远影响，进行了比较全面的深入分析和讨论。该文最后就如何尽快在全国城乡全面有效实施普遍二孩政策提出了思考和建议（Zeng and Hesketh，2016）。

1.8.2　马尔萨斯人口论仍然是错的——应邀解读 125 个全球最具挑战性的科学问题之一

曾毅应邀就美国《科学》杂志创刊 125 周年之际公布的 125 个全球最具挑战性的科学问题之一 "Will Malthus continue to be wrong？"（马尔萨斯人口论仍然是错的吗？）进行解读，该论文经匿名评审后已于 2017 年在中国科学院主办的顶级期刊《科学通报》发表（曾毅，2017）。

1.8.3　从新国情到新国策研究

陆杰华教授研究组自 2015 年课题启动以来，主要使用中国老年健康调查、中国健康与养老追踪调查和中国老年社会追踪调查等数据资料，重点围绕中国健康老龄化、老年人社会参与、养老照料与服务体系建设、老龄健康指标体系、老年心理健康、老龄公共政策治理、临终关怀等选题做了比较深入的研究。此外，一些研究成果还转化为积极应对人口老龄化国情报告主报告、政协提案、内参等多种形式，这些成果不仅得到新闻界和公众的广泛关注，同时也得到了政策制定者的肯定。例如，陆杰华教授的《从新国情到新国策——积极应对人口老龄化的战略思考》（《国家行政学院学报》，2016 年第 5 期）一文全文在《新华文摘》、中国人民大学复印资料《人口学》转载，部分论文要点在《红旗文摘》《中国社会科学文摘》等转载，获得了学界的积极反响和认可（陆杰华和郭冉，2016）。

1.8.4　加强构建社区养老服务体系研究

王华丽教授研究组基于中国老年健康调查收集的居家老人照料需求状况对如何加强构建社区养老服务体系进行了探索，发现居家养老的老人对于"上门看病、送药""提供保健知识"的社区服务需求最高；独居与非独居老人对社区服务存在需求差异，独居老人对各项社区服务的需求均高于非独居老人；社区服务缺位，社区照顾在家庭照顾方面的替代性较弱。基于居家老人现实需求，社区居家养老服务体系构建可从以下几个方面着手：①大力发展社区医疗与保健，实现社区内的医养结合；②兼顾不同老年群体的需求，提供多样化、多层次的社区服务；

③全面提升社区服务的质量，促进社区服务走向信息化与精细化；④强化社区服务中心的功能，加快培育发展社会服务组织（熊茜等，2016）。

1.8.5　老年健康经济学及其政策咨询研究中的应用

本课题组副组长雷晓燕教授研究组运用中国健康与养老追踪调查数据，详细分析了我国老年人经济支撑、多维贫困的现状及其与主观福利的关系，并评估了政府转移支付在其中的作用，为更有效的公共转移支付和政策支持提供理论和实证分析基础。雷晓燕教授于 2015~2019 年在经济学领域核心期刊发表了 12 篇关于老年健康经济学研究中英文学术论文，涉及中国的医疗、保险、养老、收入不平等、转移支付、家庭行为等方面，包括国际排名前列的经济学杂志 *Review of Economics and Statistics*，以及 *Journal of Population Economics*、*Journal of Population Research*、*Economic Development and Cultural Change*、*Health Economics China Economic Journal*、*Review of Economics of the Household*、*The Journal of the Economics of Ageing*、《经济学（季刊）》等杂志。

1.8.6　绿化对我国老年人群健康和死亡风险的影响及其政策效应研究

阎丽静教授研究组通过计算中国老年健康调查社区问卷调查收集的住宅周边地区绿化程度指标（归一化植被指数），深入分析研究绿化对我国老年人群的认知功能、日常生活能力和死亡风险的影响，发现增大绿化面积可减少认知能力的下降和阿尔兹海默病的发生，预防老年人日常生活自理能力失能，进而延长寿命。我们关于环境与遗传基因的交互作用分析结果显示绿化有助于降低认知功能衰退的遗传易感性。因此，中国在城市规划及相关政策制定的过程中应高度关注居住社区的绿化情况，这有助于减少老龄化带来的医疗负担。这些关于绿化有助于老龄健康的实证研究成果已在顶级期刊《自然》子刊 *Scientific Reports* 和《柳叶刀》子刊 *The Lancet Planetary Health* 发表（Ji et al.，2019）。

1.9　政策咨询研究为党和政府科学决策提供理论和实证分析支持

我们项目团队成员于 2015 年 1 月至 2020 年 4 月向中央高层领导和相关政府机构递交了以中国老年健康调查和其他数据实证分析、理论探讨和基层调研为基础的政策咨询报告。下面按由近至远时间顺序简述几份有代表性的政策咨询报告。

1.9.1　关于"进一步完善人口政策并提倡尊老爱幼代际互助家庭模式"的建议

　　基于本课题相关研究撰写的题为《关于"进一步完善人口政策并提倡尊老爱幼代际互助家庭模式"的建议》政策咨询报告于 2020 年 4 月上旬递交国家发展和改革委员会"十四五"规划办公室参阅。基于深入的数据分析和基层调查研究，该政策咨询报告建议继续改革完善人口政策，尽快实施将生育决策回归家庭并鼓励二孩，并尽快实施为老人与子女同住或紧邻居住家庭提供适当经济补贴和精神奖励的政策，努力把正在逐渐失落的家庭价值观找回来，以促进国家发展、提高应对诸如新冠肺炎疫情暴发等天灾人祸突发事件能力和改善亿万家庭福祉。2021 年 5 月底，中共中央政治局召开会议，审议《关于优化生育政策促进人口长期均衡发展的决定》并指出，实施一对夫妻可以生育三个子女政策及配套支持措施，并大力弘扬中华民族孝亲敬老传统美德。我们题为《完善人口政策和提倡尊老爱幼代际互助家庭模式》的论文已于 2021 年春季在《科技导报》公开发表。

　　曾毅撰写的关于"进一步完善生育政策并鼓励二孩——赴农村贫困地区调研及实证分析"的政策咨询报告由国家发展和改革委员会主管的《改革内参·高层报告》于 2018 年 9 月刊发，于 2018 年 11 月由《社会科学报》刊发（曾毅，2018）。

1.9.2　关于"整合卫生、计划生育与老龄工作"的建议

　　本课题研究组曾毅和胡鞍钢于 2016 年递交党中央国务院题为《关于"整合卫生、计划生育与老龄工作"的建议》咨询报告主要包括两方面政策建议。其一，尽快将老龄工作系统并入国家卫生和计划生育委员会（简称国家卫计委，2018 年 3 月更名为国家卫生健康委员会，简称国家卫健委）系统，承担农村和城镇养老保障组织动员工作，全面组织发动所有农村和城镇居民从年轻时就积极参加由政府配套支持保底的新型城乡一体化社会养老保险。其二，在国家卫计委和全国老龄委基础上组建"国家健康与家庭福祉委员会"，主要职能是促进全民健康、计划生育、医养结合的老龄服务、家庭发展，"四位一体"，实际上是将"计划生育"扩展深化为包括计划生育和老龄服务等的"家庭福祉"建设，在生育率很低和人口老化压力加剧的新常态下，实现亿万家庭的和谐发展和福祉改善。

　　曾毅应邀于 2016 年 7 月 2 日在国家卫计委流动人口计划生育服务管理司与北京大学国家发展研究院联合举办的"第三届新型城镇化与流动人口社会融合论坛"

大会做主旨演讲时,谈到将全国老龄委及老龄工作系统并入国家卫计委,组建"国家健康与家庭福祉委员会"的政策建议时，引起全场自发的热烈掌声（参会者包括国家卫计委机关和每省 3 位共 100 多位卫计委干部,加上专家学者和学生合计 200 人左右）。关于将老龄工作系统并入卫计委系统的政策咨询建议已被党中央和国务院采纳,国家卫健委于 2018 年 3 月成立。曾毅和胡鞍钢的题为《整合卫生计生服务与老龄工作,促进亿万家庭福祉》的政策咨询论文在《人口与经济》2017 年第 4 期公开发表。

1.9.3　尽快实施"普遍允许二孩软着陆",促进人口经济社会均衡发展

曾毅撰写的题为《尽快实施"普遍允许二孩软着陆",促进人口经济社会均衡发展》被国家发展和改革委员会主管的《改革内参·高层报告》选为 2015 年 4 月 16 日出版的第 8 期主报告；党中央于 2015 年底发布实施"普遍允许二孩"政策。曾毅撰写的题为《尽快实施城乡"普遍允许二孩"政策既利国又惠民》的政策咨询论文在《人口与经济》2015 年第 5 期公开发表。

1.9.4　本课题创建扎实研究基础,推动获得关于健康老龄化研究的其他项目资助

基于本课题组 2015 年 7 月组织的"老龄健康的环境—遗传交互作用与有效干预"协同攻关研讨会和中国科学院（简称中科院）合作者与我们于 2015 年 12 月组织的"老龄健康的科学基础及有效干预研究""十三五"重点研发计划研讨会, 由本项目课题组和中科院同仁联合组织的这些会议与会代表达成基本共识：实现人口健康老龄化,必须由自然科学和社会科学协同攻关研究和实施有效干预示范试点, 形成了专家集体建议书,由中科院科技促进发展局、国家卫计委科技教育司和教育部科学技术司于 2016 年 3 月向科学技术部（简称科技部）联合行文推荐, 全国老龄委办公室也于 2017 年初发文推荐北京大学和中科院共同建议的关于促进老龄健康的国家重点研发计划,特别强调了自然、社会科学多学科联合攻关。经科技部社会发展科技司组织的多次专家会议反复论证,已被正式纳入"主动健康与老龄化科学应对"国家重点研发计划。该计划指南已于 2018 年 2 月 14 日发布进行全国招标。这是中国第一次国家层面的老龄健康交叉学科大型科技研发计划。如下面第 2 点概述,本课题组骨干成员牵头的科技部重点专项 2 个课题申请已经获得批准正式立项启动。

1.10　本项目创建扎实研究基础，推动获得关于健康老龄化研究的其他项目资助

（1）获得科技部"主动健康和老龄化科技应对"国家重点研发专项课题资助。本课题健康老龄研究团队与中科院昆明所（首席）、北京医院、复旦大学、浙江大学等单位同仁密切合作，分别牵头 5 个课题，组成"中国健康长寿大人群多队列的系统研究"协同攻关团队，申报了科技部"主动健康和老龄化科技应对"国家重点专项，已获正式批准立项，为期 5 年，于 2019 年 1 月正式启动；其中由本课题组骨干成员雷晓燕担任课题组组长、曾毅等为核心骨干成员的北京大学健康老龄团队关于"健康长寿大人群队列的遗传环境作用的综合研究"课题获得批准经费 548 万元，由本课题组骨干成员闵军霞担任课题组组长的浙江大学关于"长寿人群基因组大数据综合分析平台及健康老龄促进的适宜技术整合、推广和策略"课题获得批准经费 491 万元。这一国家重点专项（其中包括本项目课题核心骨干牵头的两个课题）立项，得益于国家自然科学基金支持的本课题研究奠定的坚实基础，也是本课题研究结题以后的继续深化研究方向。

（2）曾毅为课题负责人，雷晓燕为副负责人申请的关于中国老年健康调查第 8 次调查的国家自然科学基金委员会管理科学部主任基金应急项目于 2017 年 9 月获得批准。

（3）曾毅申请的人口宏观管理与决策信息系统关于中国老年健康调查数据库建设项目于 2017 年 8 月获得批准。

（4）曾毅负责承担了国务院研究室关于"人口政策与人口老龄化问题研究"国家高端智库政策咨询研究项目（2017 年 1～12 月）。

（5）陆杰华教授于 2015～2017 年承接了与本项目相关的攻关项目，包括教育部人文社会科学重点基地重大项目"实现人口经济社会健康老龄化的对策研究"和广东省卫计委"健康老龄化十三五规划"等课题。

（6）2015～2017 年雷晓燕教授受中央财经领导小组办公室（简称中财办）委托，负责承担"中国人口和就业形势研究"课题。该研究成果已经以政策咨询报告的形式呈报中财办，并由中国社会科学出版社于 2018 年出版由雷晓燕教授及其主要合作者主笔的专著。

（7）雷晓燕教授于 2015～2017 年负责承担了国家卫计委流动人口计划生育服务管理司委托课题"居留意愿、落户意愿及其影响因素"。该报告已经完成并递交国家卫计委。

（8）雷晓燕教授负责承担了国家自然科学基金—北京大学管理科学数据中心

智库课题"经济支持、贫困状况及其对老年人主观福利的影响兼公共政策效果评估"，2017 年顺利通过中期评审，并于 2018 年结题。

1.11　国内外学术交流、国际合作、队伍建设与人才培养

1.11.1　我们团队组织的国际学术会议

1. "老龄化的健康与社会风险：中英比较研究"国际研讨会

本课题组副组长雷晓燕教授受国家自然科学基金委员会管理科学部委托，于 2019 年 6 月 25～26 日在北京大学国家发展研究院成功组织中英双方专家交流会议，主题为"老龄化的健康与社会风险：中英比较研究"，中国国家自然科学基金委员会管理科学部和国际合作部与英国经济与社会研究理事会、英国医学研究理事会分别邀请了二十几位中国知名学者和二十几位英国知名学者参会，为中英科研资助机构联合公开招标开展中英健康老龄化合作研究项目指南提供专家咨询意见。本课题组组长曾毅教授应国家自然科学基金委员会管理科学部的邀请在这一中英研讨会上作主旨报告。

2. 家庭人口分析与可持续发展国际研讨会

作为本课题组的国际交流学术活动之一，我们与中国人口与发展研究中心合作，于 2019 年 5 月 9～11 日在北京大学国家发展研究院以及中国人口与发展研究中心成功举办了"家庭人口分析与可持续发展国际研讨会及国际培训班"，共有 120 多位国内外专家学者及研究生参会。该次会议和培训班由中国人口与发展研究中心、北京大学国家发展研究院健康老龄与发展研究中心及瑞意高等研究所、联合国人口基金驻华代表处联合主办，新加坡国立大学家庭与人口研究中心协办。家庭发展一直受到各国政府、专家学者和决策者的高度关注，近年来随着社会经济的转型、城镇化的持续推进、低生育社会人口老龄化程度的不断加深，家庭的规模和结构等发生一系列的变化，给社会经济带来重要影响。该次会议旨在凝聚国内外专家学者之力，深化研究各国家庭人口发展的变化规律，为科学决策提供依据，促进人口与社会经济资源环境的协调可持续发展。

出席此次研讨会的有来自国家发展和改革委员会、国家卫健委、国家统计局、联合国人口基金驻华代表处、联合国社会事务部人口司、国际人口科学研究联盟、中国人口与发展研究中心、北京大学国家发展研究院等单位的领导和嘉宾，还有来自 15 个国家和地区的 120 位代表以及国内高校与研究机构的专家学者。

在这次国际研讨会的闭幕式上，我们正式启动了"家庭人口预测分析与可持续发展国际网络"，协调国际专家和机构进行相关合作研究和实践，曾毅教授为主要发起人，参与单位包括北京大学健康老龄与发展研究中心、中国人口与发展研究中心、中国科学院数学与系统科学研究院预测科学中心、上海大学亚洲人口研究中心、新加坡国立大学家庭与人口研究中心、加拿大魁北克大学等。我们已决定于 2021 年 12 月初在新加坡国立大学家庭与人口研究中心召开下一届"家庭人口预测与可持续发展"国际研讨会，新加坡国立大学家庭与人口研究中心已经筹集到了召开这一国际研讨会所需的经费。

3. "健康老龄前沿交叉学科研究"国际研讨会

作为本课题的重要学术活动，我们于 2017 年 11 月 10～11 日成功举办了"健康老龄前沿交叉学科研究"（Interdisciplinary & Frontier Research on Healthy Aging）国际研讨会。此次会议不仅邀请了包括北京大学、复旦大学、浙江大学、中国科学院等十多所国内高校与科研院所共 50 多位在不同学科领域从事健康老龄研究的国内知名专家学者，还有来自美国、德国、丹麦、日本、意大利、瑞典、瑞士、加拿大、韩国、新加坡等十多个国家共 19 位国际健康老龄领域知名学者，欧洲、美洲及亚洲健康老龄研究项目的主要负责人（或其代表）应邀参会。与会学者围绕以下八个相互联系的专题报告宣读了 41 篇研究成果论文：百岁老人研究，老年认知、痴呆与心理健康，健康老龄影响因素与应对策略，生物医学指标分析，健康长寿相关基因与性别差异，健康长寿遗传的生物功能与多组学研究，环境—基因交互作用分析，人口老化、死亡与医疗保险。大家就健康老龄前沿交叉学科问题展开了非常热烈而富有建设性的讨论，国内外与会者一致反映收获很大，会议异乎寻常地成功。

4. 与美方合作组织"Unequilibrium and Inequality：Multi-generation Migration Workers，Urbanization and Social Integration in China"国际研讨会

本课题组副组长米红教授带领其团队成员与美方合作，于 2017 年 2 月 12～13 日在美国奥兰多成功举办了主题为"Unequilibrium and Inequality：Multi-generation Migration Workers，Urbanization and Social Integration in China"的国际研讨会。会议由美国奥兰多大学、浙江大学公共管理学院人口大数据与政策仿真研究基地和浙江大学公共管理学院主办。会议邀请到中国国家卫计委流动人口计划生育服务管理司司长、中国和美国知名学者参会。与会者发言讨论交流热烈，例如，米红教授就中国农民工的退休和养老进行发言，并对中国农民工退休金短期（2017～2020 年）和长期（2021～2050 年）的目标进行预测和规划。

5. 亚洲抗老年痴呆学会第十届国际会议暨 ADC2016 年会

本课题组骨干成员王华丽教授作为学术委员会主席和承办单位主要负责人之一，带领研究团队于 2016 年 10 月 20～23 日在杭州成功举办了亚洲抗老年痴呆学会（Asian Society Against Dementia，ASAD）第十届国际会议暨 ADC（Alzheimer's Disease China，中国老年保健协会阿尔茨海默病分会）2016 年会，500 余名来自国内外的专家学者参加了此次大会，与会者对老年痴呆临床诊治、神经生物学、公共卫生与社会服务以及转化医学研究等论题的研究进展与前沿热点进行了深入交流和研讨。

6. 组织"养老专题国际研讨会"

本课题组骨干成员董恒进教授研究组于 2016 年 10 月 24～25 日在浙江大学成功组织"养老专题国际研讨会"，邀请了来自中国、新西兰、澳大利亚等国的多位研究学者参会。本课题组成员在研讨会上汇报了题为《儿童期、成年期状况对中国老年人生理健康的影响》的研究，获得与会嘉宾的好评。

7. 被特邀组织和主持"第 13 届国际人类遗传学大会"的健康长寿交叉学科研究分会

曾毅被第 13 届国际人类遗传学大会（13th International Congress of Human Genetics，2016 年 4 月 3～7 日在日本京都市召开）特邀组织和主持有欧洲、北美洲、南美洲和亚洲学者参加的"健康长寿交叉学科研究"分会，并作题为"Associations of novel loci，pathway-specific polygenic scores and G×E interactions with longevity and cognition in Han Chinese"的特邀报告，大会还支付曾毅的往返公务舱机票和旅馆费用；这是国际遗传学界对我们中国学者的健康长寿交叉学科研究项目的认可。

8. 长期照护和健康老龄交叉研究国际会议

本课题组组长曾毅教授、副组长米红教授和陆杰华教授及其他骨干成员齐心协力于 2015 年 5 月 22～23 日在浙江大学成功举办长期照护和健康老龄交叉研究国际会议，此次会议收到了 70 多篇投稿，吸引了来自中国、美国、英国、德国、荷兰、丹麦、意大利、俄罗斯、澳大利亚、韩国、印度的共计 95 位专家学者前来参会，其中包括国外学者 29 位。在两天的会期中，分别就健康老龄化的跨学科研究、老年护理需求和劳动力供给、长期照护的国际比较、社会行为环境心理因素对健康老龄化的影响、有活力老龄化、成功老龄化、老年人的社会和家庭照护、基因组学和基因—社会行为环境交互作用分析等主题举行了 4 个全体大会和 12 个分会，合计宣读了 64 篇论文，海报展示 8 篇论文。

9. "友好老龄化顶层设计——国际经验和中国发展"国际研讨会

本课题组副组长米红教授研究组于 2015 年 12 月 6～7 日在浙江大学举办"友好老龄化顶层设计——国际经验和中国发展"国际研讨会。邀请了海内外专家学者围绕中国友好老龄化顶层设计方案进行讨论,美国雅茅斯老年城代表团也受邀参会,来自中国、美国、巴基斯坦共 3 个国家的共计 40 余位专家学者前来参会,其中包括 8 位国外学者,共宣读了 19 篇论文。

1.11.2　我们团队组织的国内学术会议

1. "健康长寿前沿交叉学科研究"学术研讨会

我们于 2016 年 11 月 11～12 日举办"健康长寿前沿交叉学科研究"学术研讨会,围绕"健康长寿与对照组人群队列研究""健康长寿与老年疾病影响因素研究""健康长寿与衰老机制研究""环境—遗传交互作用研究""老年认知功能、心理健康与有效干预"五个专题展开。来自全国各地高校和科研机构四十多位专家学者参会,23 位专家学者用精心准备的 PPT 在大会上发言,展开了非常热烈深入的讨论,并就有关资源共享、跨学科协作等重要事项达成共识。

2. 协办 2017 年老年精神医学科研与临床能力培训暨老年精神医学高峰论坛

本课题组骨干成员王华丽教授作为主要协办人之一,于 2017 年 10 月 27～28 日在成都举办了 2017 年老年精神医学科研与临床能力培训暨老年精神医学高峰论坛,来自海峡两岸的近 200 名老年精神医学专家学者就老年精神医学研究的前沿问题与人才培养进行了深入交流。

3. "老龄健康的环境—遗传交互作用与有效干预"协同攻关研讨会

作为本项目学术活动之一,北京大学健康老龄与发展研究中心与北京大学医学部科研处合作,曾毅负责学术协调组织,于 2015 年 7 月 12 日在北京大学成功召开了全国性的"老龄健康的环境—遗传交互作用与有效干预"协同攻关研讨会,合计 42 位健康老龄领域知名学者参会,中国科学技术协会主席、全国政协副主席、著名健康科学家韩启德院士,中科院副院长、著名生物遗传学家张亚平院士,以及国家卫计委疾病预防控制局、国家老龄委、科技部社会发展科技司、中国疾控中心的领导出席。有 19 位著名专家在此次会上用 PPT 简短发言(包括本项目 3 位骨干成员)。2015 年 7 月 12 日下午深入讨论如何向科技部建议健康老龄化"十三五"国家重点专项立项。会后经过与会专家继续认真讨论,39 位知名专家联署于

7 月底向科技部递交了题为《促进老龄健康的遗传—环境交互作用及有效干预研究》的"十三五"国家重点专项立项建议书。

4. "老龄健康的科学基础及有效干预研究""十三五"重点研发计划研讨会

在我们于 2015 年 7 月 12 日在北京大学召开的协同攻关项目研讨会基础上,作为本项目学术活动之一,中科院科技促进发展局与本项目团队密切合作,于 2015 年 12 月 17 日在中科院(北京)召开关于"老龄健康的科学基础及有效干预研究""十三五"重点研发计划研讨会。会议由中科院副院长张亚平院士和曾毅教授主持,中国科学技术协会主席、全国政协副主席韩启德院士等相关部委领导在开幕式上讲话,出席研讨会的有中科院、北京大学、华大基因研究院、中国社会科学院、卫生部北京老年医学研究所、中国医学科学院、解放军总医院、中国疾控中心、首都医科大学,复旦大学、浙江大学、上海交通大学等 26 家单位共计 83 位专家(包括 10 位院士),22 位专家用 PPT 分别做 10 分钟简要发言。下午会议用 2.5 小时就老龄健康跨学科、跨系统和跨行业重点研发计划建议书进一步修改完善展开深入讨论,并商讨下一步计划。

1.11.3　巴西 Campinas 大学举办为期一周的"ProFamy 家庭人口预测新方法及应用"国际培训班

巴西 Campinas 大学人口系于 2016 年 9 月 26～30 日举办以关于家庭人口预测方法和应用的英文专著为教材、为期一周的"ProFamy 家庭人口预测新方法及应用"培训班,Campinas 大学特邀曾毅教授和王正联博士讲课,Campinas 大学和巴西及阿根廷等其他南美洲国家高校的合计 22 位教员和研究生全程参加培训。

1.11.4　其他国际学术交流与合作

(1)本课题组 4 位骨干成员代表团(曾毅、雷晓燕、王华丽、阎丽静)于 2016 年 10 月 6～7 日成功访问了美国密西根大学以及美国退休与健康调查研究总部。中方代表团在美国的当地费用全部由美方提供。

(2)本课题组 5 位骨干成员代表团(曾毅、陆杰华、闵军霞、阎丽静、李建新)于 2016 年 10 月 3～6 日成功访问了美国杜克大学、北卡罗林那大学以及曾获得美国老年长期照料"最佳服务质量奖"的养老院。中方代表团在美国的当地费用全部由美方提供。

(3)本课题组成员应邀参加国际学术会议 80 余人次。本课题组成员应邀出席国际和国内重要学术会议并做老龄研究相关特邀报告清单详见课题结题报告附录4。

（4）我们的中国老年健康调查受到国际上的高度重视，例如，曾毅被西班牙Bankinter Innovation Foundation（Bankinter 创新基金会）特邀并支付公务舱往返机票和旅馆等费用，出席 2017 年 11 月 30 日至 12 月 1 日在马德里举行的主题为"Future Trends Forum：How Will Longevity Reshape the World？"的大会，并做主旨演讲，报告北京大学中国老年健康调查（1998～2018 年）的相关创新研究成果，为扩大我国健康老龄研究的国际影响做出了有益贡献。

（5）本课题组注重国际学术联系，聘请了一些资深国外专家到国内访问和合作交流，举办学术讲座。邀请海外学者访问和做报告近五十人次。

1.11.5　队伍建设与人才培养

1. 充分发挥杰出青年骨干的核心领导作用

我们健康老龄化课题组在项目启动 2.5 年后，增加两位杰出青年学者（北京大学国家发展研究院雷晓燕教授和浙江大学转化医学研究院闵军霞教授）为课题组副组长，与副组长陆杰华教授、副组长米红教授和组长曾毅教授共同领导健康老龄课题的研究工作。陆杰华教授仍然主要负责健康老龄实证分析；米红教授仍然主要负责全国与 31 个省区市健康期望寿命研究以及国际研讨会在杭州举行的组织工作等；雷晓燕教授主要负责协调老年健康经济学研究；闵军霞教授主要负责我们中国老年健康调查研究项目的基因分析和实验室验证工作。雷晓燕教授 2007 年从美国获博士学位后回国来北京大学国家发展研究院工作，成果丰硕，现任北京大学健康老龄与发展研究中心主任，2019 年入选教育部"青年长江学者"，2021 年 10 月入选教育部"长江学者"特聘教授。闵军霞教授 2006 年从美国获博士学位后，先后在美国哈佛大学医学院（博士后）及诺华制药（Group Leader）从事前沿研究，成果丰硕；2014 年由浙江大学按"浙江省千人"创新学者人才引进。陆杰华、米红、雷晓燕、闵军霞和曾毅组成的领导小组与其他项目成员精诚合作，共同努力，努力推进本课题研究更上一层楼。

2. 博士、硕士研究生和博士后人才培养

结合本项目研究，我们培养并已于 2015～2019 年毕业的博士研究生 16 人，硕士研究生 31 人，已出站博士后 6 人；2019 年以后毕业博士研究生 10 人，硕士研究生 16 人，出站博士后 3 人。

1.12　本项目组成员获得奖励和荣誉情况

（1）曾毅于 2021 年荣获国际人口科学研究联盟（International Union for the Scientific Study of Population，IUSSP）的 IUSSP Laureate 奖，该奖是全球人口科学界的最高荣誉，每年授予 1 人，曾毅是该奖第一位来自中国乃至发展中国家学者获奖人。国际人口科学联盟是全球唯一成员包括五大洲所有国家的人口学者的学术组织。

（2）雷晓燕于 2021 年 10 月入选教育部"长江学者"特聘教授。

（3）雷晓燕于 2019 年入选教育部"青年长江学者"。

（4）曾毅于 2019 年 9 月获中共中央、国务院、中央军委颁发的"庆祝中华人民共和国成立 70 周年"纪念章。

（5）李成、米红、孙凌雪的论文《利用 DCMD 模型生命表系统对"六普"数据中死亡漏报的估计》于 2018 年 8 月荣获"第七届人口科学优秀成果奖"论文一等奖（中国人口学会）。

（6）施小明、曾毅、杨泽、吕跃斌、雷晓燕、孙亮、殷召雪、陆杰华、朱小泉、石文惠、顾军、原慧萍的"高龄老人重要健康相关指标的流行病学研究与应用"项目于 2018 年 11 月荣获中华医学科技奖医学科学技术奖二等奖。

（7）曾毅于 2018 年 11 月当选为发展中国家科学院院士。

（8）博士研究生屠丽回（指导老师：王华丽、吕晓珍、于欣）的论文《我国社区老人认知功能的变化轨迹及其影响因素》于 2019 年 10 月 26 日获得中国阿尔茨海默病论坛—青年论坛三等奖。

（9）米红、杨明旭的论文《总和生育率、出生性别比的修正与评估研究——基于 1982—2010 年历次人口普查、1%抽样调查数据》于 2015 年 1 月 31 日获得"出生人口性别比治理体系创新"征文活动二等奖（国家卫计委计划生育家庭发展司、中国人口学会）。

（10）董恒进、胡晓茜的论文荣获"积极应对人口老龄化：促进老年健康　推动老有所为"2019 年学术大会优秀论文奖。

1.13　项目成果介绍网站展示和媒体关注情况

本项目一些相关成果，包括"中国老年健康调查"研究设计、问卷、相关技术文件和国内外学者利用这一调查发表的成果清单，已经在北京大学健康老龄与发展研究中心/北京大学开放研究数据平台展示。

　　本课题的创新研究获得了媒体的重视和关注。因篇幅限制，仅举两个典型例子。其一，曾毅教授等关于中国高龄老人健康与存活以及相关战略策略的论文在国际健康科学顶级期刊《柳叶刀》发表后，《柳叶刀》杂志集团将曾毅等所著的这一论文作为重要科学发现专门举行了面对全球的网上新闻发布，宣布"这是世界上规模最大的高龄老人研究，其发现对中国和其他所有面临人口老化挑战的国家都有重要意义"，产生了重大的国际影响，也为中国人民增了光。其二，本课题的"中国高龄老人存活与健康调查分析"被《医学科学报》、《中国科学报》、科学网和《科学新闻》杂志选为"2017 中国十大医学进展"45 个候选科研杰出成果之一[①]。

1.14　小　　结

　　如前面各节所概述，经过本项目全体成员五年来的共同努力，我们按照原设计方案，提炼整合本课题各方面研究成果，形成了这部书名为《中国健康老龄影响因素与有效干预基础科学问题研究》的项目成果集体专著，包括四篇，合计 31 章。第一篇共 10 章，聚焦于老年心理健康和认知功能影响因素及其对健康长寿的作用，包括：项目研究概述，老年心理健康和认知功能的动态变化特征及其社会经济行为影响因素，情绪、认知与生理健康的交互作用，膳食多样性对于老年认知功能的影响，心理健康对减少多病共患的作用，心理弹性对健康长寿的显著贡献，海南省男女百岁老人心理健康及其影响因素研究，老年认知功能与死亡率的相关关系研究，以及老年心理健康对死亡率的影响等。第二篇共 9 章，聚焦于老年生理健康和社会参与的影响因素及干预研究，包括：老年生理健康的动态变化特征及影响因素，高龄老人失能发展轨迹及死亡轨迹研究，儿童和成年期社会经济状况对老年生理健康的直接和间接影响，老年人社会参与的现状及其社会经济行为影响因素，农村老年人休闲活动影响因素及有效干预研究，老年人旅游的发展现状及其影响因素，老年社会参与、社会支持、社会休闲活动和旅游对老年生理健康的影响机理，以及旨在改善老年健康的社会参与和行为干预政策建议等。第三篇共 5 章，聚焦于全国和分省城乡生命表和老年健康期望寿命研究，包括：全国及分省分城乡男女生命表估算问题、方法评述与 0～105 岁单岁生命表研究，以及健康期望寿命的研究方法创新及其在全国和各省区市的应用等。第四篇共 7 章，报告本课题关于遗传及其与环境交互作用对健康长寿的影响研究成果，包括：高龄老人健康长寿的家庭遗传调查数据实证分析，汉族长寿全基因组关联分析，全球首次关于长寿性别差异的全基因组关联分析，*FOXO1A* 与 *FOXO3A* 基因与中国汉族人群长

---

① 参见 http://news.sciencenet.cn/htmlnews/2017/12/398160.shtm。

寿相关分析，*FOXO* 基因与饮茶交互作用对老龄健康的影响，*ADRB2* 基因类型与长寿的相关分析和 *ADRB2* 基因与经常锻炼、社会休闲活动、负面情绪的交互作用显著影响高龄老人健康，以及结语等。

　　本项目还有较多不足之处，需要进一步深化拓展研究，以充分发掘其巨大潜力。我们在本书最后一章"结语"部分概述我们团队关于本项目的不足之处，以及如何继续深入开展中国健康老龄交叉学科研究，为祖国健康老龄化做出更多实实在在贡献的前景展望。

　　最后，我们衷心感谢国家自然科学基金委员会管理科学部的大力支持，衷心感谢中国疾控中心和各省、地、县级疾控中心，各级老龄工作部门所有参与及支持中国老年健康调查的同志的辛勤劳动与被访老人及其家属的积极配合；衷心感谢本项目课题组全体成员以及参与课题研究的研究生，衷心感谢本书各章作者的贡献以及李曼、姚尧、刘旻晖、徐鸿诚、代晶和郑靖诒的协助。我们将继续发扬不畏艰难、勤奋严谨和求实创新的科学精神，继续为中国人口经济社会健康老龄化奉献高质量的跨学科学术和政策应用研究成果。

第2章　老年心理健康的变化特征及社会经济影响因素[①]

2.1　引　　言

当前，随着老龄化进程的不断加剧，老年人的心理健康问题日益成为一个全球性的公共卫生与社会议题，引起各国政府的广泛关注。根据世界卫生组织的估计，全球 60 岁及以上老年人中有超过 20%的老人存在不同程度的心理与精神障碍。因心理与精神障碍而残疾失能的老人，更是占到所有残疾老人的6.6%。在已知的所有老年心理与精神疾病中，抑郁症状（depressive symptom）的出现尤为普遍，全球老年人中有大约 7%的老人存在抑郁症状（超过老年痴呆 5%的患病率）（WHO，2017）。当然，由于早期筛查诊断及干预的普遍不足，老年心理健康的实际情况可能更加严重。大量临床与实证研究显示，抑郁等负面情绪对老年人的健康损害极大，即便同患有诸如高血压、糖尿病等慢性疾病的老年人相比，存在抑郁症状的老人不仅生理机能受损程度更甚，而且他们对自我健康，特别是对生活质量的评价往往也更差（Pinto et al.，2016；Mhaoláin et al.，2012b）。

中国是老龄大国，截至 2018 年末，60 岁以上老年人口已经达到 2.49 亿。面对老年人口规模的持续扩张，老龄健康，特别是心理健康问题日益引起社会各界的关注。实际上，早在 20 世纪 90 年代，就有学者开始注意到中国老人的心理健康问题（陈未生等，1994；范振国等，1994；Mong and Xiang，1997）。有趣的是，根据 Chen 等（1999）的研究，20 世纪 90 年代中国老人抑郁症状的发生率平均不到 4%（3.86%），远低于欧美国家（12%）。学者认为，这一方面得益于中国孝道文化的影响，家庭与社会给予了老年群体更多的关心、尊重和支持（Li et al.，2014）；但另一方面，传统社会对心理精神疾病的"污名化"及相关诊断手段的缺失也在很大程度上造成统计上的"低估"。此后，随着相关调查与研究的增多，中国老年人心理健康问题日益引起学者的关注（Zhang et al.，2011；Yu et al.，2012）。Yu 等（2012）通过针对 2009 年全国 29 个城市 4945 名老人的调查研究发现，约 40%的老人存在明显的抑郁情绪。Lei 等（2014）利用中国健康与养老追踪调查 2011～

---

① 本章由白晨（中国人民大学劳动人事学院讲师）和雷晓燕（北京大学国家发展研究院教授）撰写。

2012 年数据，基于 CES-D 量表较为全面地考察了中老年人群的抑郁状况，结果发现，大约有 34.5%的男性受访老人和 49.8%的女性受访老人存在抑郁症状。国家卫健委公布的数据显示，中国城市老年人心理健康率仅为 30.3%，农村老年人心理健康率更低，仅为 26.8%。

造成老年人抑郁等负面情绪出现的因素有很多，其中社会经济因素的影响尤为突出。已有文献中关于社会经济地位的差异对老年人心理健康影响的讨论主要集中在老年人的教育、家庭收入及社会资本（或社会支持）维度，更高的教育水平、家庭收入及社会资本往往与更好的心理健康状态密切相关（Nyberg et al.，2018；Han et al.，2018；Carvalhais et al.，2008）。此外，越来越多的研究证明儿时的社会经济状况（Tani et al.，2016）及所在社区的社会经济环境（Wee et al.，2014）对老年人的心理健康状况有着持久的影响。在针对中国老人的研究中，Lei 等（2014）发现教育与家庭人均支出水平往往与抑郁症状存在着显著的负相关性。在针对中国高龄老人的研究中，Han 和 Shibusawa（2015）利用中国老年健康调查 1998～2008 年的数据发现，儿时更好的社会经济状况（居住在城市、生病能够医治、没有挨饿）更有助于降低老年阶段产生抑郁等负面情绪的风险。此外，也有学者利用中国老年健康调查数据发现，与子女共同居住与良好的心理健康之间同样有着密切关系（Zhang et al.，2007；Wang et al.，2014）。已有研究尽管在一定程度上揭示了中国老年人心理健康的总体状况（特别是抑郁等负面情绪），但相关研究，特别是针对高龄老人群体的研究仍然非常有限。鉴于此，本章将利用中国老年健康调查数据，实证考察中国老人心理健康的变化趋势及社会经济影响因素。

2.2　研　究　设　计

2.2.1　数据来源

本章所使用的数据来自中国老年健康调查。该项调查从 1998 年开始，在全国 23 个省区市逾 860 个区县先后进行了 8 次，累计入户访问 11.3 万人次，收集了 4.69 万 90～120 岁高龄老人和 6.61 万 35～89 岁中老年人的社会经济、人口特征及健康状况等信息。2018 年的第八次全国调查，样本规模超过 1.5 万人。它是目前全国乃至全球发展中国家中"高龄/长寿"老人样本量最大、追踪时间最长的老龄健康调查项目。中国老年健康调查不仅针对老年人的心理及生理健康状况进行了详细的调查，同时还包含大量反映其社会经济活动的信息，为全面考察社会经济因素与老年人心理健康状况提供了充足的数据支撑。

2.2.2　变量设定

首先，我们通过老年人的抑郁症状来考察其心理健康状况。为了便于纵向比较，我们借鉴国际通常做法，选取中国老年健康调查在 1998～2014 年问卷中的"您是否经常感到害怕或恐惧"、"您是否经常感到孤独"、"您是否经常感到越老越不中用"和"您是否觉得越来越没有年轻时候那样快乐"四个问项进行测量。其中，受访老人回答"总是"的赋值为 4，回答"经常"的赋值为 3，回答"有时"的赋值为 2，回答"偶尔"的赋值为 1，回答"从不"的赋值为 0。将上述四项得分加总得到心理抑郁指数，指数得分越高，表示心理抑郁的情况越严重。该指数在已有研究中有广泛的应用，被证明能够很好地测度中国老人的心理抑郁状况（Zhang et al.，2015）。尽管如此，上述测度并不是针对老年人抑郁症状的标准测度。幸运的是，从 2018 年调查开始，中国老年健康调查采用国际通用的 CES-D 量表测量老年人的抑郁症状，该量表包含 10 个问题（详见"中国老年健康调查"问卷）。我们参照 Radloff（1977）的赋值规则对各个问项进行赋值，得分越高表明抑郁症状越明显，得分超过 10 分的，界定为"存在抑郁症状"（Andresen et al.，1994）。最终，基于 CES-D 量表生成的抑郁指数，其克龙巴赫 α 信度系数达到 0.82，表明该量表有着很好的测量信度。

其次，参考已有文献，我们主要从老年人当前的社会经济状况、儿时社会经济状况及社区环境三方面考察影响老年人心理健康状况的社会经济因素。其中，老年人当前的社会经济状况采用受教育年限（文盲＝0；1～6 年＝1；7 年及以上＝2）、退休前从事的工作性质（技术或管理人员＝1）、家庭人均收入水平、自评家庭经济状况（好＝1）、老年人能得到的经济支持（充足＝1）等指标进行测量；儿时社会经济状况采用儿时是否挨饿（是＝1）、儿时是否使用自来水（是＝1）、儿时出生地（城镇＝1）及老年人小腿长度[①]等指标进行测量；社区环境以老年人所在社区是否提供照料保健与社会生活两类服务来考察社区居家与养老服务的发展情况[②]。

---

①　小腿长度（lower leg length）被大量研究证明与老年人儿时社会经济及健康状况密切相关（Sohn，2015），考虑到老年人普遍存在身高缩减的问题，小腿长度成为老年人身高的理想代理变量。

②　中国老年健康调查向受访老人询问了所在居住地包括"起居照料"、"上门看病送药"、"精神慰藉、聊天解闷"、"日常购物"、"组织社会和娱乐活动"、"提供法律援助（维权）"、"提供保健知识"和"处理家庭邻里纠纷"等 8 项社区服务的供给（是否提供/可获得）情况。我们将上述社区服务分为照料保健（"起居照料"、"上门看病送药"、"精神慰藉、聊天解闷"和"提供保健知识"）与社会生活（"日常购物"、"组织社会和娱乐活动"、"提供法律援助（维权）"和"处理家庭邻里纠纷"）两类。

最后，我们还将控制与老年人心理健康密切相关的其他社会人口及健康因素。其中，社会人口因素主要包括年龄、性别、婚姻状况、居住安排等人口学特征。"组织社会和娱乐活动"通过问项"你是否经常打牌/养宠物/听广播或看电视/阅读报刊书籍"测量，回答"总是"和"经常"的赋值 1，其他为 0，将四个问项加总得到"娱乐指数"，得分越高，表示越经常参加娱乐活动。老年人的健康状况即生理与认知功能，主要采用基础日常生活活动能力（activities of daily living，ADL）指数和 MMSE 评分进行度量。ADL 反映的是老年人日常生活自理能力，即能否独立完成洗澡、穿衣、如厕、进食、室内活动及控制大小便六项活动，其中有任何一项不能完成即认为自理能力受损。认知功能评分是基于国际通用的 MMSE，从反应力、注意与计算、记忆、语言、理解与自我协调等方面考察老年人认知水平，分值为 0～30 分，得分小于 24 分的界定为认知功能受损并赋值为 1，否则为 0。此外，我们还控制了高血压、糖尿病、呼吸系统及心脏病（患病 = 1）。

2.2.3　实证策略

我们首先考察中国老年健康调查历次调查中受访者心理健康状况变化的总体状态，以及在不同性别、年龄及城乡群组中的差异。在此基础上进一步引入"长期多维健康贫困指数"的动态分解法（白晨和顾昕，2018），比较分析在与老年健康相关的自理能力、认知功能、主观自评及抑郁症状四个主要维度中，抑郁症状对总体健康的贡献程度。最后，利用 2018 年的调查数据，考察社会经济因素与老年人心理健康的关系。

模型设定如下：

$$y_i = \alpha_0 + \alpha_1 \mathrm{SES}_i + \beta X_i + \varepsilon_i$$

其中，被解释变量 y_i 表示个体 i 的心理健康状况（抑郁症状得分）；解释变量 SES_i 表示个体 i 的社会经济因素；X_i 表示影响老年人心理健康状况的其他因素；扰动项 ε_i 包含了其他不可观测的遗漏变量。

2.3　中国老年人心理健康动态变化特点及趋势

2.3.1　总体情况

如图 2.1 所示，自 1998 年第一次中国老年健康调查以来，前七次调查显示中国老年人抑郁平均评分变化不大，总体上呈现一定的波动下降的趋势。

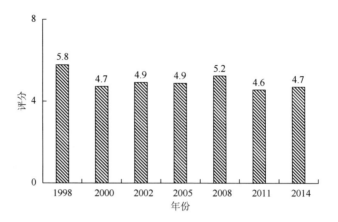

图 2.1　1998~2014 年历次调查老年人抑郁评分

从各年龄段来看，以 1998 年、2008 年、2014 年三次调查为例可以发现，各年龄别抑郁平均评分下降趋势比较明显，2014 年抑郁评分最低。其中，从低龄阶段向高龄阶段，抑郁评分大致呈先升后降趋势，100~105 岁老人抑郁评分相对其他年龄段较低（图 2.2）。

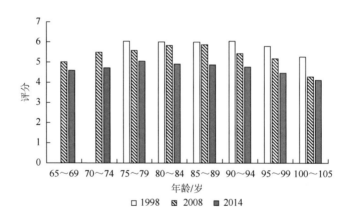

图 2.2　1998 年、2008 年和 2014 年老年人抑郁评分不同年龄组的比较

最后，我们以 2018 年中国老年健康调查为例，使用 CES-D 比较分析受访老人抑郁评分分性别、城乡及年龄组的抑郁评分差异。如表 2.1 所示，首先，就农村女性而言，其抑郁评分随年龄增长呈波动上升趋势，其中抑郁评分超过 10 分的比重在 80 岁以上高龄阶段明显上升，显著高于低龄阶段。相比之下，城镇女性的情况与农村女性相近，但其在 80 岁以下低龄阶段的抑郁评分较农村更高。其次，就农村男性而言，其各年龄段抑郁评分普遍低于农村女性，其抑郁评分≥10 分的

比重也低于农村女性。相比之下，城镇男性在高龄阶段的抑郁评分与农村男性相差不大，80 岁以下低龄组中，除 60～64 岁的农村男性抑郁评分≥10 分的比重显著低于城镇男性外，65～79 岁的农村男性抑郁评分≥10 分的比重均高于城镇男性。

表 2.1　2018 年分性别、城乡、年龄别抑郁评分

| 年龄组/岁 | 女性 | | | | 男性 | | | |
| | 农村 | | 城镇 | | 农村 | | 城镇 | |
	均值	抑郁评分≥10 分比重	均值	抑郁评分≥10 分比重	均值	抑郁评分≥10 分比重	均值	抑郁评分≥10 分比重
60～64	8.83	44%	8.90	40%	7.40	24%	8.44	44%
65～69	9.25	45%	9.67	45%	8.26	41%	8.07	34%
70～74	9.20	46%	9.80	49%	8.35	40%	8.48	36%
75～79	9.78	51%	10.04	51%	9.25	47%	8.97	41%
80～84	10.62	57%	10.44	55%	9.57	53%	8.96	43%
85～89	11.20	60%	11.23	59%	9.61	49%	9.66	50%
90～94	10.63	56%	10.52	54%	9.89	50%	9.18	44%
95～99	10.70	60%	11.01	60%	9.57	53%	9.90	52%
100 +	10.93	55%	10.30	56%	10.05	50%	9.42	50%
全样本	10.31	54%	10.34	53%	9.21	47%	9.00	43%

2.3.2　动态变化

历次调查截面数据反映了中国老年人心理健康状况变化的静态特征，在此基础上，我们通过构建 2005～2014 年四期平衡面板数据，进一步考察老年人心理健康状况随存活期延长而出现的动态变化特征。这里我们引入"长期多维健康贫困指数"，即从生活自理、认知功能、自评健康及抑郁症状四个维度动态考察老年人随存活期延长而陷入健康贫困（即出现健康受损）的程度，以及各维度对总体健康受损的影响。如图 2.3 所示，4 条曲线反映了不同临界值下，样本老人中处于多维健康贫困人数占总人数的比重，即长期多维健康贫困发生率。例如，在 $k = 20\%$ 的情况下（至少在一个维度上出现病残，即判断为处于多维健康贫困），有 90% 以上的老人至少有一期（$t/T = 1/4$）处于多维健康贫困状态，而四期（$t/T = 4/4$）内都处于多维健康贫困状态的大概有 40%。临界值 k 越高，长期多维健康贫困发生率越低，可见本章构建的长期多维健康贫困指数对临界值具有较强的敏感性，能够准确刻画老年人的综合健康状况。

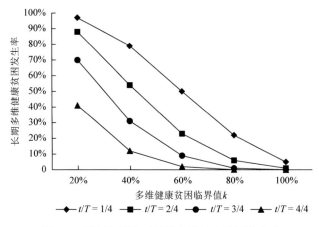

图 2.3　不同临界值下长期多维健康贫困发生率

由于多维健康贫困主要发生在 20%≤k＜60% 内，我们以 k = 40% 为基准，构建长期多维健康贫困指数，结果如表 2.2 所示。长期多维健康贫困指数（M_0^t）可分解为健康贫困发生率（H_0^t）、发生深度（A_0^t）及持续时间（D_0^t）三个部分[①]。观测期内，有 21.2% 的老人始终没有陷入健康贫困，78.8% 的老人至少有一期处于多维健康贫困，发生深度为 63.1%，即 5 个维度中平均有 3.2 个健康维度处于病残状态，平均持续时间占总存活期重为 55.9%。

表 2.2　不同持续时间值下的样本老人长期多维健康贫困指数（k = 40%）

指标	t/T = 1/4	t/T = 2/4	t/T = 3/4	t/T = 4/4	Diff
健康贫困发生率	78.8%	54.5%	30.9%	12.1%	−23.6%
发生深度	63.1%	60.3%	58.7%	58.2%	−1.6%
持续时间	55.9%	69.7%	84.7%	99.8%	15.0%
多维指数值	0.278	0.229	0.154	0.070	−0.075

注：最后一列"Diff"表示 t/T = 3/4 与 t/T = 2/4 列指数值之差

通过对长期多维健康贫困指数的要素分解可知，从各维度平均贡献度来看，生活自理能力受损对长期多维健康贫困的贡献度最高，平均加总贡献率达 30.1%，说明随着老年人步入高龄阶段，其健康受损的主要来源是生理机能的衰退。自评健康次之，平均贡献率约为 28.0%。从各维度贡献率的动态变化来看，陷入健康贫困的时间越长，老年人认知功能受损对总体健康贫困程度的贡献度越大。相比

---

① A_0^t 表示长期多维健康贫困深度，反映的是所有处于多维健康贫困状态的个体在各健康度量维度平均发生病残的维度数占总维度数的比重；D_0^t 表示陷入长期多维健康贫困持续时期占总观测时期的比重。

之下，抑郁症状对存活期内样本老人总体健康状况的影响尽管会随老年人陷入健康贫困时间的增加而呈逐步下降的趋势，但其平均贡献率仍然高达 19.22%，超过认知功能（表 2.3）。

表 2.3　各维度对总体多维健康贫困程度的贡献度（ k = 40% ）

维度	t/T = 1/4	t/T = 2/4	t/T = 3/4	t/T = 4/4	均值
生活自理能力	29.65%	30.77%	30.85%	29.12%	30.10%
认知功能	12.52%	13.47%	14.45%	17.99%	14.61%
自评健康	30.50%	29.42%	27.07%	24.89%	27.97%
抑郁症状	21.42%	22.26%	17.86%	15.34%	19.22%

2.4　社会经济因素对中国老年人心理健康状况的影响

我们通过普通最小二乘（ordinary least squares，OLS）回归估计社会经济因素与老年人抑郁评分的关系。首先，表 2.4 报告了仅加入社会人口因素的模型。结果显示，老年人 CES-D 抑郁评分与年龄呈较明显的负向关联。同百岁老人相比，75～84 岁年龄段男性和城镇老人抑郁症状发生风险更大。此外，老年人抑郁评分还与他们的居住安排显著相关，相比之下，已婚且与配偶一起居住及与子女同住的老人，其抑郁评分往往越低，特别是与子女同住的与抑郁评分的负向关联（1%的水平上显著）不论是在不同性别还是城乡都十分显著。最后，休闲指数，即经常参与棋牌类游戏或读书、看报、看电视的老人，其抑郁评分更低，且均在 1%的水平上显著。

表 2.4　抑郁评分与社会人口变量

变量	全样本	女性	男性	农村	城镇
65～74 岁	0.0401	−0.137	0.0415	−0.208	0.242
	（0.241）	（0.226）	（0.343）	（0.301）	（0.342）
75～84 岁	0.389**	0.211	0.500*	0.340	0.428*
	（0.149）	（0.217）	（0.281）	（0.218）	（0.225）
85～95 岁	0.306	0.283	0.396	0.307	0.302
	（0.219）	（0.298）	（0.313）	（0.390）	（0.205）
已婚且与配偶一起居住	−0.570***	−0.196	−0.497**	−0.701***	−0.463**
	（0.141）	（0.167）	（0.218）	（0.162）	（0.185）

变量	全样本	女性	男性	农村	城镇
与子女同住	−0.767***	−0.825***	−0.749**	−0.598***	−0.909***
	(0.142)	(0.158)	(0.312)	(0.209)	(0.223)
休闲指数	−1.458***	−1.298***	−1.478***	−1.418***	−1.496***
	(0.123)	(0.187)	(0.129)	(0.124)	(0.151)
常数项	11.97***	12.14***	11.53***	11.91***	12.04***
	(0.353)	(0.326)	(0.535)	(0.484)	(0.427)
观测值	11 686	6 240	5 446	5 213	6 473
R^2	0.051	0.034	0.054	0.051	0.051

注：括号内为标准误

***$p<0.01$，**$p<0.05$，*$p<0.1$

表 2.5 进一步报告了加入老年人当前社会经济状况后回归模型的估计结果。我们发现，加入当前社会经济变量后，居住安排及休闲指数与老年人抑郁评分之间显著的负相关性依然稳健。在测量老年人当前社会经济地位的指标中，相比于客观家庭人均收入，老年人主观自评的家庭经济状况及是否能够得到充足的经济支持对其抑郁评分的影响更加突出，均在 1% 的水平上显著。其中，主观自评家庭经济地位越好，抑郁评分越低，这一关系在女性群体中表现得更加明显。此外，从教育水平来看，农村文盲（教育年限为 0）老年人群体发生抑郁风险的概率更高。最后，退休前的工作性质与老年人的抑郁评分同样有着密切的关联，从事技术或管理工作的老人，其抑郁评分更低，且只在城镇地区显著。

表 2.5　抑郁评分与当前社会经济状况

变量	全样本	女性	男性	农村	城镇
65～75 岁	−0.0752	−0.247	−0.118	0.0295	−0.103
	(0.229)	(0.218)	(0.361)	(0.341)	(0.289)
75～85 岁	0.273*	0.0992	0.339	0.290	0.275
	(0.145)	(0.241)	(0.255)	(0.215)	(0.202)
85～95 岁	0.230	0.211	0.268	0.330	0.186
	(0.254)	(0.316)	(0.349)	(0.456)	(0.225)
已婚且与配偶一起居住	−0.630***	−0.310*	−0.657**	−0.775***	−0.504**
	(0.155)	(0.178)	(0.268)	(0.217)	(0.186)
与子女同住	−0.561***	−0.590***	−0.538	−0.560**	−0.598**
	(0.165)	(0.163)	(0.319)	(0.242)	(0.223)

续表

变量	全样本	女性	男性	农村	城镇
休闲指数	-1.027^{***}	-0.914^{***}	-1.109^{***}	-1.013^{***}	-1.077^{***}
	(0.110)	(0.192)	(0.129)	(0.130)	(0.133)
家庭人均收入	-0.051	-0.088	-0.008	-0.026	-0.126
	(0.103)	(0.079)	(0.142)	(0.072)	(0.163)
经济支持充足	-2.837^{***}	-3.115^{***}	-2.555^{***}	-3.081^{***}	-2.599^{***}
	(0.250)	(0.283)	(0.365)	(0.413)	(0.256)
自评家庭经济状况好	-1.556^{***}	-1.808^{***}	-1.318^{***}	-1.370^{***}	-1.664^{***}
	(0.215)	(0.241)	(0.244)	(0.218)	(0.266)
文盲	0.457	0.236	0.370	0.800^{**}	0.159
	(0.300)	(0.330)	(0.329)	(0.375)	(0.315)
退休前从事技术或管理工作	-0.369	-0.334	-0.349	-0.669	-0.456^{*}
	(0.298)	(0.462)	(0.233)	(0.390)	(0.232)
常数项	14.54^{***}	15.38^{***}	13.69^{***}	14.15^{***}	15.35^{***}
	(0.857)	(0.667)	(1.313)	(0.666)	(1.367)
观测值	10 152	5 420	4 732	4 418	5 734
R^2	0.105	0.096	0.098	0.111	0.104

注：括号内为标准误

$***p<0.01$，$**p<0.05$，$*p<0.1$

表 2.6 报告了加入早期社会经济状况及社区变量后的估计结果，我们发现，儿时挨饿及居住在城镇与老年人晚年的抑郁评分之间没有显著的相关性。只是儿时挨饿经历与女性老年抑郁评分之间有正向关联，且仅在 10% 的水平上显著。此外，间接反应儿时社会经济及健康状况的小腿长度却与抑郁评分之间显著相关，小腿越长，即早期生活条件与发育状况越好，晚年抑郁症状评分越低。此外，尽管老年人居住社区提供照料保健类服务与老年人抑郁评分之间负相关，结果却并不显著。但对农村老人来说，社区提供日常生活服务，特别是社会生活类服务却与老年人抑郁评分呈现十分显著的负相关性（5% 的水平上显著）。最后，我们进一步控制了老年人的健康状况。显然，健康状况与老年人抑郁评分之间有着十分密切的关系，认知功能与日常自理能力受损都与更高的抑郁评分相关，其中，认知功能受损对抑郁评分的影响在男性及城镇老人中更加显著。此外，诸如心脏病、糖尿病、呼吸系统疾病等慢性病也显示出与抑郁评分之间显著的正相关性。

表2.6 抑郁评分与儿时社会经济状况及社区环境

变量	全样本	女性	男性	农村	城镇
65～69 岁	0.645***	0.190	1.090***	0.900***	0.360
	(0.195)	(0.261)	(0.355)	(0.318)	(0.258)
70～74 岁	0.881***	0.537*	1.284***	1.015***	0.685**
	(0.175)	(0.262)	(0.279)	(0.203)	(0.263)
75～79 岁	0.634**	0.365	0.991***	0.740*	0.513**
	(0.234)	(0.296)	(0.338)	(0.371)	(0.229)
已婚且与配偶一起居住	−0.485**	−0.228	−0.688**	−0.712***	−0.294
	(0.177)	(0.229)	(0.253)	(0.219)	(0.244)
与子女同住	−0.558***	−0.607**	−0.471	−0.471	−0.678**
	(0.180)	(0.234)	(0.285)	(0.338)	(0.264)
休闲指数	−0.912***	−0.883***	−0.929***	−0.777***	−1.018***
	(0.143)	(0.231)	(0.145)	(0.167)	(0.183)
家庭人均收入	−0.075 6	−0.068 2	−0.085 3	0.018 6	−0.189***
	(0.048)	(0.044)	(0.072)	(0.063)	(0.059)
经济支持充足	−2.839***	−3.249***	−2.333***	−3.084***	−2.645***
	(0.214)	(0.299)	(0.327)	(0.386)	(0.243)
自评家庭经济状况好	−1.588***	−1.842***	−1.372***	−1.464***	−1.644***
	(0.167)	(0.180)	(0.207)	(0.220)	(0.195)
文盲	0.201	−0.003 48	0.305	0.692**	−0.220
	(0.251)	(0.266)	(0.334)	(0.284)	(0.214)
退休前从事技术或管理工作	−0.655***	−0.815**	−0.639***	−0.652*	−0.654***
	(0.193)	(0.342)	(0.212)	(0.319)	(0.218)
小腿长度	−0.072 1**	−0.083 9*	−0.024 4	0.006 57	−0.132***
	(0.031)	(0.048)	(0.043)	(0.035)	(0.034)
儿时挨饿	0.265	0.473*	0.034 8	0.389	0.220
	(0.200)	(0.247)	(0.186)	(0.249)	(0.273)
儿时使用自来水	1.322*	0.989*	1.668*	0.384	1.313**
	(0.701)	(0.490)	(0.947)	(0.374)	(0.631)
儿时居住在城镇	0.123	−0.114	0.379	0.034 5	0.001 65
	(0.358)	(0.353)	(0.399)	(0.438)	(0.295)
照料保健类服务	−0.195	−0.209	−0.177	−0.297	−0.087 6
	(0.192)	(0.165)	(0.243)	(0.219)	(0.247)
社会生活类服务	−0.062 6	−0.119	−0.027 9	−0.272**	0.044 9
	(0.204)	(0.183)	(0.227)	(0.104)	(0.284)

续表

变量	全样本	女性	男性	农村	城镇
认知功能受损	1.109***	0.885***	1.472***	0.669*	1.380***
	（0.243）	（0.240）	（0.407）	（0.347）	（0.233）
日常自理能力受损	0.860**	0.562	1.258***	1.413***	0.478
	（0.310）	（0.348）	（0.365）	（0.323）	（0.429）
高血压	−0.388	−0.449	−0.356	−0.0451	−0.542
	（0.359）	（0.388）	（0.369）	（0.196）	（0.506）
心脏病	1.269**	1.837***	0.656	−0.107	1.559***
	（0.457）	（0.486）	（0.526）	（0.604）	（0.470）
糖尿病	1.022***	1.149***	0.839**	0.681*	1.120***
	（0.275）	（0.214）	（0.385）	（0.355）	（0.290）
呼吸系统疾病	0.956***	1.155***	0.844**	0.333	1.280***
	（0.212）	（0.281）	（0.332）	（0.296）	（0.260）
常数项	16.75***	18.09***	13.71***	12.18***	20.71***
	（1.510）	（1.980）	（2.278）	（1.546）	（1.624）
观测值	8378	4432	3946	3628	4750
R^2	0.141	0.134	0.137	0.134	0.162

注：括号内为标准误

***$p<0.01$，**$p<0.05$，*$p<0.1$

2.5　结论与讨论

本章利用中国老年健康调查历年调查数据，从多个维度考察了中国老年人心理健康状况的动态变化趋势及社会经济等因素对中国老年人心理健康状况的影响效果。主要结论如下。

第一，总体来看，中国老年人心理健康状况有着向好发展的基本趋势。但在不同的性别、地域及年龄别群体中，中国老年人心理健康状况仍然呈现出很多突出的问题。根据中国老年健康调查的调查结果可知，一方面，女性老人抑郁问题仍然十分突出，不论在农村还是城镇，女性老人抑郁评分都明显高于男性；有超过一半的受访女性抑郁评分大于 10 分，即存在明显的抑郁症状。另一方面，高龄老人抑郁问题需要引起足够的重视，以往的研究大多关注低龄老人，中国老年健康调查有着丰富的高龄及百岁老人样本，为考察高龄老人心理健康状况提供了宝贵的数据支撑。我们的研究显示，不论是对城乡还是男女而言，抑郁评分在低龄与高龄阶段存在一个明显的"跳跃"，高龄老人出现抑郁症状的比例相对更高。此外，城乡差异总体较小，其中城镇地区男性低龄老人抑郁评分略低于农村。

第二，从动态视角来看，长期多维健康贫困指数分解显示，随着个体寿命的延长，老年人在不同健康维度遭受健康损失的程度不同，其中生活自理能力受损仍然是造成老年人晚年健康受损的主要因素；而认知功能受损往往会随着老年人寿命延长呈现不断加剧的趋势。除此之外，尤其值得注意的是，尽管心理健康问题（抑郁症状）在老年人寿命延长期间对总体健康损失的贡献度呈下降趋势，但其总体贡献度却仅次于生活自理能力受损，成为影响中国老人健康长寿的重要风险因素。

第三，社会经济因素对老年人心理健康的影响是多方面的。①来自配偶与家庭成员更多的社会支持，往往有助于显著降低老年人的抑郁评分。②所得到的经济支持越充足的老人，其抑郁评分往往越低，且在农村和女性群体中更加突出；自评经济状况越好的老人，其抑郁评分越低，且在女性群体中更为显著；教育水平越低的老人，抑郁评分往往越高；退休前从事技术或管理工作的老人，抑郁评分较低，且该效应只显著存在于城镇地区。③儿时社会经济状况对老年人晚期的心理健康有着一定的影响，如儿时挨饿与女性老人晚期抑郁评分有着显著的正相关性，而能够反映儿时社会经济及健康状况的小腿长度则与老年人抑郁评分之间显著负相关，特别是在城镇老人中尤为明显。④社区养老服务的发展状况与老年抑郁评分相关，特别是在农村地区，提供更多社会活动服务的社区，其老年人抑郁评分往往越低。除此之外，经常参与休闲娱乐活动有助于降低老年人的抑郁评分，而认知功能受损、日常自理能力受损及常见慢性疾病与抑郁评分存在显著正相关性。

上述结论与已有研究相一致。首先，女性老年群体往往面临更加严峻的心理健康问题，这是一个普遍的国际现象（Beekman et al., 1999；Steffens et al., 2000）。研究显示，在"重男轻女"观念的影响下，女性老人在儿时阶段往往得不到与男性一样的照料及生活条件，对其晚年更容易遭受心理抑郁有着深远的影响（Das Gupta et al., 2003；Shen and Zeng, 2014）。这一点在我们的研究中也得到了证实，儿时挨饿只在女性群体中与晚年更高的抑郁评分显著相关。不仅如此，女性老人受传统"女主内，男主外"观念的影响，其参与社会或休闲娱乐活动的机会与途径较男性老人更少，而经常参与社会或休闲娱乐活动往往被认为对增强老年人心理弹性、降低抑郁等负面情绪发生的风险有着十分重要的作用（Lee et al., 2018；Yao et al., 2015a）。其次，同多数研究一样，我们发现高龄老人存在抑郁症状的比例要明显高于低龄老人，这一方面与高龄老人中女性比例较高，且女性存在抑郁症状比例同样较高有关（Blazer, 2003），另一方面也与高龄老人自身相比于低龄老人，其生理及心理健康脆弱性更强有关（Bergdahl et al., 2007）。最后，从影响老年人心理健康的社会经济因素来看：①同 Imai 等（2015）对日本、韩国及中国台湾地区的研究相一致，我们的研究同样支持主观经济地位由于能够更好地反映老年人对贫困的感知及生活满意度，因此，其是反映老年人心理健康的一个理想指标。②受教育水平及从事职业的复杂度被大量研究证实与老年人晚年心理健康状况密切相关，我们的发现同 Lee 等（2018）一致，揭示了相比于接受过初等教育、从事技术或管理工作的老人，从未受过教育的老人、从事非技术或管理工作的老人晚年出现抑郁症状的风险更高这一事实。教育及工作对老年人心理健康的影响途径有很多，其中一个常见解释是，认知功能受损（特别是记忆力受损）被认为是引发老年人抑郁症状的重要因素，而接受教育或早年从事对认知要求更高的技术或管理工作，有助于老年人形成更强的认知保护能力（cognitive reserve），从而降低其晚年出现抑郁症状的风险（Le Carret et al.，2003）。③居家及社区养老服务供给对改善老年人健康状况有着重要的意义，其中包括老年活动中心及老年协会在内的社会活动类服务及设施的供给，这些供给有助于促进老年人积极参与休闲娱乐等社会活动，对降低老年人，特别是独居老人的抑郁风险有着重要作用。

第3章 老年人认知功能的动态变化特征及其影响因素①

3.1 引　　言

民间有"越老越糊涂"的说法,事实上有一定的道理,因为年龄确实是认知功能下降的显著危险因素(Institute of Medicine,2015)。但年龄增长并不意味着认知功能必然下降,证据显示,大部分老年人的认知功能随着年龄增长而保持相对稳定,这也是健康老龄化的一个重要特征(Li et al.,2017;Min,2018;Olaya et al.,2017);而认知功能明显下降的老年人,在老年人群中约占比 5%~7%(Min,2018;Taniguchi et al.,2017)。认知功能损害是痴呆的重要早期征兆,认知功能下降与痴呆的发生也息息相关(Alzheimer's Association,2019)。世界卫生组织发布了《降低认知衰退和痴呆风险指南》(WHO,2019),其中提到痴呆是一个迅速扩大的公共卫生问题,影响着全世界大约 5000 万人。每年新增病例近1000 万人,到 2050 年这一数字将增至三倍。痴呆是老年人致残和依赖照料者的一个主要原因,并严重影响个人、照料者和家庭的生活,同时给整个社会带来沉重的经济负担(Alzheimer's Association,2019)。因此,探讨认知功能变化的规律及影响因素,对积极预防痴呆、减轻痴呆的疾病负担具有重要意义。

研究显示,认知功能变化因基线认知功能的差异而在个体间存在异质性(Li et al.,2017;Min,2018),并有 2~4 种不等的变化趋势被报道,其中主要分为快速下降(基线认知差)与相对稳定(基线认知好)这两种认知变化轨迹(Marioni et al.,2014;Min,2018;Olaya et al.,2017;Taniguchi et al.,2017)。认知衰退的规律可通过组基轨迹建模(group-based trajectory modelling,GBTM)的方法来探索,基于群组的轨迹分析模型,假定各轨迹类型内的个体具有相同的发展轨迹,而且通过不同类型之间的差异来描述发展轨迹中的个体差异(Nagin and Odgers,2010;巫锡炜,2009)。通过该建模方法,我们能够识别总体中发生认知衰退的目标人群,并分析认知衰退的相关影响因素,从而为痴呆前期高危个体的早期干预提供重要参考。

① 本章由屠丽回(北京大学第六医院,博士研究生)、吕晓珍(北京大学第六医院,副研究员)、王华丽(北京大学第六医院,教授)撰写。

多个队列研究都对认知衰退的影响因素进行了探讨，例如 Monongahela-Youghiogheny 健康老龄化研究（Graziane et al.，2016）、英国老龄化研究（English Longitudinal Study of Ageing，ELSA）（Olaya et al.，2017；Zaninotto et al.，2018）及韩国老龄化研究（Min，2018）等。上述研究报道称年龄、性别、受教育水平、身体活动、抑郁症状、行为方式和心脑血管疾病等都扮演了重要角色。一项综合了 15 个国家、涵盖 20 个人群队列的 COSMIC 研究（Lipnicki et al.，2019）显示，上述影响因素在不同人种间存在差异。既往研究多集中于西方人群，亚洲，尤其是中国老年人的相关研究较为缺乏。而根据世界卫生组织的报告，80%的老年人口到 2050 年将集中在低收入和中等收入国家，且生活在我国的 80 岁以上的老人将达到 1.2 亿，占该人口总数的 1/5 以上（WHO，2018）。

鉴于此，我们拟使用中国老年健康调查的随访数据，探讨 65 岁及以上健康老年人以 MMSE 评定的总体认知功能的动态变化特征。同时，探讨基线特征与认知功能变化的关系，以期找到潜在的预测认知功能变化的因素。

3.2　数据来源与测量指标

3.2.1　数据来源

本章研究选取中国老年健康调查项目 2005～2014 年共 4 次追踪调查的数据，其中 2005 年有 15 638 名老人，2008 年有 7472 名，2011 年有 4191 名，2014 年有 2791 名。本章研究拟以认知健康的老年人为研究对象，故根据如下四个标准来选择入组人群：①2005 年基线调查时年龄≥65 岁；②基线 MMSE 评分≥19 分（Han and Shibusawa，2015）；③完成全部 4 次 MMSE 随访；④排除基线自我报告有“痴呆”的老年人。最终共有 1924 名老人纳入分析。

3.2.2　测量指标

中国老年健康调查项目使用 MMSE 衡量老年人总体认知功能，MMSE 评分范围为 0～30 分，评分越高表明认知功能越好。同时纳入的基线特征有一般人口学信息，如年龄、性别、受教育年限和婚姻状况，以及①业余活动，包括“家务、户外活动、种花养宠物、阅读书报”等 8 类活动，编码“1～5”表示“由高至低”的参与频率，计算各活动频率之和，对半分为“低频及高频”；②睡眠，包括睡眠质量（“好”代表“很好”与“好”，“其他”代表其余）及睡眠时长［<6h、6～8h、>8h（Ferrie et al.，2011）］；③工具性日常活动能力（instrumental activities of daily living，IADL），包括“独自到邻居家串门”“外出买东西”“独自做饭”等

8 类生活能力，将一类及以上不能完成者定义为 IADL 残障；④心脑血管疾病，包括自我报告的"高血压、糖尿病、心脏病和中风及脑血管疾病"等 4 种疾病。

3.3　分　析　方　法

计数资料采用频率进行统计描述，计量资料根据其数据分布采用平均数和标准差进行统计描述。在分析各基线指标与认知功能变化的关系上，对属于分类变量的指标进行 χ^2 检验，对连续变量进行方差 F 检验。

通过 Stata 软件的 TRAJ 程序，使用 GBTM 对认知功能进行轨迹模型建模（Jones and Nagin，2013）。本章研究变量为 MMSE 分数，是具有一定范围的定量资料，因此我们选用删截正态分布（censored normal distribution）模型进行轨迹模型建模。模型拟合效果主要参考以下指标进行判定（Nagin，2005）：①以贝叶斯信息标准（Bayesian information criterion，BIC）确定最佳轨迹数，该值越接近 0，表明模型的拟合效果越好；②平均验后分组概率（average posterior probability，avePP），该指标反映每一个体划分到相应轨迹亚组的验后概率，该值越接近 1，表明模型的拟合效果越好，大于 0.7 被认为是可接受的标准。实际分析中，一般先从较少亚组数开始拟合，逐步增加，每一亚组先从高阶开始，进行多次重复拟合建模，以得到最佳的轨迹类型数量。

采用多因素 logistic 回归分析方法对影响认知功能变化轨迹的基线特征进行回归分析（SPSS22.0），所有分析以 $p < 0.05$ 为检验水准。

3.4　研　究　结　果

3.4.1　描述性统计分析结果

基线期被调查人群的人口社会学信息等情况描述见表 3.1。纳入人群的平均年龄为 73.4 岁，80 岁以上的老人占 17.5%；男女约各占一半，文盲近半数。多数已婚，且自我报告睡眠质量好，睡眠时长多位于 6～8h。IADL 残障率接近 20%，近三成老人报告有心脑血管疾病。

表 3.1　基线 1924 名老人及不同轨迹分组的基线特征描述

变量	整体（$n = 1924$）	拟合轨迹分组		p 值
		衰退组（$n = 170$）	稳定组（$n = 1754$）	
年龄				<0.001
均值（标准差）	73.4 (7.1)	80.8 (8.4)	72.6 (6.5)	

续表

变量	整体（$n=1924$）	拟合轨迹分组		p 值
		衰退组（$n=170$）	稳定组（$n=1754$）	
65～79 岁	1587（82.5）	81（47.6）	1506（85.9）	
≥80 岁	337（17.5）	89（52.4）	248（14.1）	
男性	954（49.6）	49（28.8）	905（51.6）	<0.001
受教育年限				<0.001
0	904（47.0）	138（81.2）	766（43.7）	
1～6 年	725（37.7）	26（15.3）	699（39.9）	
≥7 年	293（15.2）	6（3.5）	287（16.4）	
已婚	1206（62.7）	48（28.2）	1158（66.0）	<0.001
高频业余活动	925（48.1）	46（27.1）	879（50.1）	<0.001
睡眠质量好	1316（68.4）	109（64.1）	1207（68.8）	0.209
睡眠时长				<0.001
<6h	235（12.2）	26（15.3）	209（11.9）	
6～8h	1230（63.9）	83（48.8）	1147（65.4）	
>8h	459（23.9）	61（35.9）	398（22.7）	
IADL 残障	367（19.1）	69（40.6）	298（17.0）	<0.001
有心脑血管疾病	503（28.8）	37（24.7）	466（29.2）	0.25
MMSE 基线均值（标准差）	27.9（2.5）	25.8（3.3）	28.1（2.3）	<0.001

注：受教育年限缺失 2 例；有心脑血管疾病缺失 176 例。除特殊说明，数据均以例数（百分比）表示。p 值来自卡方检验或者方差分析

3.4.2　轨迹分析模型结果

为确定最佳轨迹类型数，结合样本量及数据实际情况，本章研究尝试拟合 2～5 组不同轨迹数的删截正态分布轨迹发展模型。虽然第 3、第 4 组有更低的 BIC 值，但增加的组所占样本比例不足 5%，被认为缺乏代表性（Warren et al.，2015）。而拟合 2 组时能获得相对较低的 BIC 值和较高的 avePP 值，根据最简化原则，最后确定拟合为 2 组。拟合结果显示，当组别为 2 时，第 1 组的 1 阶和第 2 组的 1～3 阶均有统计学意义（$p<0.05$），如表 3.2 所示。

表 3.2　删截正态分布模型的最大似然估计结果

亚组	参数	估计值	标准误	t 值
1	截距	26.335	0.304	86.546***
	线性	−1.232	0.062	−19.754***

续表

亚组	参数	估计值	标准误	t 值
2	截距	29.099	0.108	270.23***
	线性	−0.539	0.136	−3.962***
	平方	0.111	0.040	2.783**
	立方	−0.007	0.003	−2.432*
	组别			
	1	9.0%	0.790	11.403***
	2	91.0%	0.790	115.19***

注：BIC = 18 463.0（n = 7696）；BIC = 18 457.5（n = 1924）

*p＜0.05，**p＜0.01，***p＜0.001

MMSE 得分变化轨迹图显示（图 3.1），在拟合的 2 个亚组中，绝大多数（91%）健康老人的认知功能随着年龄增长，并无明显下降，而呈一个平稳的态势。从 2005 年基线时的 28.1 分到 2014 年的 27.4 分，9 年的时间间隔平均下降了 0.7 分，因此可称为认知稳定组。少部分（9%）老人的认知功能几乎呈线性下降，从 2005 年基线的 25.8 分下降到 2008 年的 23.0 分，2011 年下降至 18.9 分，最后降至 2014 年的 15.1 分，平均每 3 年下降 3～4 分，因此定义为认知衰退组。

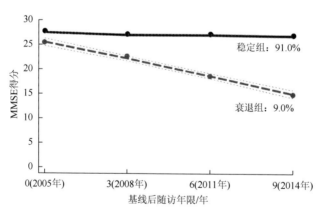

图 3.1　两个亚组的 MMSE 得分变化轨迹

粗线表示估计值，浅虚线表示 95%置信区间

3.4.3　多因素 logistic 回归分析

除了睡眠质量及心脑血管疾病两个指标以外，所有基线变量在衰退组与稳定组之间均有显著性差异（表 3.1）。对比稳定组，衰退组的人均年龄更高，女性、

文盲、非已婚状态、低频业余活动者、睡眠时长<6h 或>8h 者及 IADL 残障的比例均更高，而 MMSE 均分也低了 2.3 分。

最后的多因素 logistic 回归分析共纳入了 1746 名老人，包含了除睡眠质量以外的共 9 项基线指标（表 3.3）。结果显示，高龄（≥80 岁）、文盲及睡眠时长>8h 为认知衰退的危险因素，而基线较高的 MMSE 得分和已婚为认知衰退的保护因素。

表 3.3　基线指标在两组间的 logistic 回归分析比较

基线指标	衰退组		p 值
	OR	95%置信区间	
MMSE 得分	0.87	（0.82, 0.93）	<0.001
≥80 岁	4.32	（2.91, 6.43）	<0.001
男性	0.84	（0.53, 1.34）	0.469
文盲	2.87	（1.72, 4.79）	<0.001
已婚	0.48	（0.32, 0.73）	0.001
低频业余活动	1.40	（0.91, 2.15）	0.126
睡眠时长（6～8h 为参照）			
<6h	1.13	（0.65, 1.98）	0.668
>8h	1.56	（1.03, 2.37）	0.037
IADL 残障	1.32	（0.87, 2.02）	0.197
有心脑血管疾病	1.06	（0.68, 1.64）	0.792

注：参照组为稳定组。OR 即 odds ratio，比值比

3.5　结论与讨论

本章基于中国老年健康调查项目 2005～2014 年的数据集，通过 GBTM 的方法，探讨了中国 65 岁及以上健康老人的认知功能变化轨迹，并探讨了引起认知功能变化的相关影响因素。研究结果显示，多数中国老年人的认知功能随着年龄增长而保持稳定，少数呈明显下降趋势。其中基线认知功能、年龄、受教育年限、婚姻状况及睡眠时长等指标与认知功能的变化轨迹相关。

本章研究结果与其他国外队列研究结果类似（Min，2018；Taniguchi et al.，2017），都得到了两条主要的认知功能变化轨迹：占据多数的稳定组及处于少数的衰退组。结果提示认知功能在大多数正常老年人中保持相对稳定，出现衰退的情况占少数。与既往研究类似，这种衰退是与年龄显著相关的（Min，2018；Olaya et al.，2017；Zaninotto et al.，2018），年龄≥80 岁的人更易出现认知衰退（OR =

4.32，$p<0.001$）。这也进一步证明年龄是认知下降的一个显著危险因素（Institute of Medicine，2015；Taylor et al.，2018）。受教育水平被认为在认知功能上扮演着重要角色（Alzheimer's Association，2019；Beydoun et al.，2014），我们的研究结果也显示，与受过教育的人相比，文盲组发生认知衰退的风险大大增加（OR = 2.87，$p<0.001$）。该结果进一步强调了教育对认知功能的重要性。

性别方面，虽然在二分类比较中，认知衰退组的女性比例更高，提示女性可能面临着更大概率的认知下降。但这种性别效应在多因素 logistic 回归分析中并没有出现。本章研究结论与既往部分研究（Ferreira et al.，2014；Gerstorf et al.，2006）相同，认为男女随着年龄增长，认知功能有类似的变化轨迹。不过，既往关于中国老年健康调查中高龄老人的研究（Zeng et al.，2017；Zhang，2006）显示，高龄女性较男性面临着更高风险的认知衰退。不同性别老人的认知变化轨迹可能需要更多研究。

婚姻，就像既往研究（Karlamangla et al.，2009；Olaya et al.，2017）显示的，对老年人认知功能有一定的保护作用。本章研究显示婚姻有更大概率让老年人的认知功能处在稳定组（OR = 0.48，$p = 0.001$）。实际上，已有研究（Helmer et al.，1999；Rist et al.，2016）指出婚姻可能帮助老年人延缓残障的发生，而那些未婚的老人罹患痴呆症的风险更高。基线认知状态也是一个重要的影响因素，跟人们的常识一样，基线 MMSE 得分高的人，未来出现认知衰退的风险会相对较低（OR = 0.87，$p<0.001$）。

我们的研究结果同时还显示，睡眠时长超过 8h，也会使老人认知衰退的风险增加（OR = 1.56，$p = 0.037$），而未发现睡眠时长低于 6h 的老人的认知衰退风险会显著增加（OR = 1.13，$p = 0.668$）。既往研究（Blackwell et al.，2011；Keage et al.，2012；Potvin et al.，2012）也报道了极端睡眠时长与认知下降的关联，不过也有研究（Blackwell et al.，2014）指出客观记录的睡眠时长与认知下降并没有关联。这种不一致的结果，可能与不同睡眠指标记录形式、纳入的人群基本特征及认知评估指标等相关，更多研究将有助于回答睡眠与认知的关系。

除上述与认知功能变化轨迹相关的因素以外，其他纳入分析的因素则并不相关。首先是业余活动指标，虽然研究显示积极参加业余活动对认知功能的维持有益（Gow et al.，2012；Min，2018），但本章研究未发现业余活动的参与频率与认知功能的变化轨迹相关。尽管如此，在认知衰退组，业余活动的频率要显著低于稳定组。其次是 IADL 残障指标。IADL 残障是相对常用的生活能力指标，对筛检认知功能障碍有重要价值。有研究指出，复杂生活能力残障与认知功能障碍相关（Lindbergh et al.，2016；Reppermund et al.，2013）。本章研究在二分类比较中发现此种规律，即认知衰退组发生 IADL 残障的比例更高，不过在 logistic 回归分析中未发现此类关联。最后是心脑血管疾病指标。与广泛报道（Baumgart et al.，

2015；Samieri et al.，2018）的心脑血管疾病是认知衰退的危险因素不同，无论是在二分类比较还是在 logistic 回归分析中，我们均未发现稳定组与衰退组的差异。我们近期的一项研究结果显示，心脑血管疾病并不会导致认知的缓慢衰退，却会增加快速衰退的风险（Tu et al.，2020）。由于心脑血管疾病被认为可能是与现代生活方式相关的疾病（Finucane et al.，2011），在中国甚至有"富贵病"的说法；而现代生活方式代表着更好的社会经济地位，后者被认为是与良好的认知水平正相关的（Yang et al.，2016；Zhang et al.，2019），因此我们推测有可能心脑血管疾病对认知的危险效应与较高的社会经济地位带来的保护作用部分抵消。

　　总之，本章研究结果提示中国老年人群的认知变化轨迹遵循同其他人群类似的模式，即多数能保持稳定不变，少数呈现衰退型。而衰退型的这部分，可能与多种因素（包括基线认知水平、年龄、受教育水平、婚姻状况及睡眠时长等）相关。与此同时，本章研究有如下提示意义。第一，积极普及教育，消除文盲对促进认知具有很大价值。就像国家提出的"再穷不能穷教育"的口号，这对其他发展中国家来说也有重要的参考意义。第二，向老人及其家人宣传，认知功能随着年龄增大并不意味着一定下降，鼓励那些自我感觉认知下降的人积极寻求专业帮助。第三，向中老年人普及睡眠卫生知识，鼓励保持 6～8h 的夜间睡眠。相信以上建议的实施，能为老年人认知功能保驾护航，为预防和推迟痴呆的发生、发展起到积极的作用。

第4章 睡眠时长对认知功能损害发生的影响[①]

4.1 引 言

随着中国逐步步入老龄化社会，老年群体的睡眠与认知功能的关系越来越受到重视。睡眠是人类不可或缺的重要生理现象。在一生中，睡眠占了近三分之一的时间。虽然睡眠的原因和机制尚未有定论，但大部分研究都认为睡眠是大脑神经细胞持续兴奋之后出现抑制的结果。当抑制作用占优势时，人就会进入睡眠状态。从某种角度来说，抑制是为了更好地保护神经细胞，帮助它们重新兴奋，可以让人们继续高质量地学习和工作。当前，人们从多个方面对睡眠进行评估，如睡眠时间、睡眠质量等，评估方法也有多种，如主观报告、物理仪器监测（多导睡眠监测等）。

在睡眠的各项指标中，睡眠时长因其易于测量和报告而备受关注。每个年龄段都有其固有特征，所以对睡眠时间的需求也不尽相同。大部分研究都认为在老年群体中，睡眠时间保持在5～8小时较为合适，而睡眠时间过短或过长都有可能对认知功能造成不良影响（Devore et al.，2016）。

认知功能是认识和理解事物的能力，包括了很多方面的内容，如注意力、计算力、记忆力、执行功能等。如果进一步细分的话，如记忆力这一部分，按时间长短，可以分为瞬时记忆、短时记忆、长时记忆；按内容又可以分为工作记忆、场景记忆等。所以认知功能也是一个很纷繁的内容。

睡眠和认知功能，尤其是睡眠时长对认知功能影响的研究在国外人群中较多，但结果不尽相同，且大部分为横断面研究，前瞻性研究较少。在国内，对于这一问题，研究并不充分，多数是局部地区或是小样本的研究。

因此，本章主要考察中国老年群体中睡眠时长对认知功能的影响，我们做出如下假设：睡眠时长可以作为预测老年人认知功能变化的指标，而年龄、性别、受教育程度、居住环境、身体状况等也是重要的影响因素。本章研究通过前瞻性研究，对具有代表性的中国大样本老年人群进行分析，如能验证上述假设，则可通过早期异常的睡眠时长预测之后认知功能的变化，进而指导进行早期干预，维持中国老年群体的认知水平及生活质量。

[①] 本章由张明（中山大学附属第三医院，主治医师）、吕晓珍（北京大学第六医院，副研究员）、王华丽（北京大学第六医院，教授）撰写。

4.2　数据来源与测量指标

4.2.1　数据来源

本章研究所采用的数据源自"中国老年健康调查"2011～2012 年及 2014 年的两次调查［有关该调查的详细描述，请参见 Zeng 和 Vaupel（2002）］。

（1）入组标准：①年龄≥65 岁；②2011～2012 年调查时 MMSE 总分≥24 分。

（2）排除标准：①2011 年睡眠时间数据缺失者；②2014 年未能继续调查者（含死亡、失访等）；③2014 年 MMSE 相关条目缺失以致无法计算 MMSE 得分者。

4.2.2　测量指标

（1）暴露因素。睡眠时长：在中国老年健康调查 2011～2012 年的调查中，通过 G02 条目询问受访者"你现在一般每天睡几小时？"。该条目的答案为连续变量。但参阅既往文献，睡眠时间过多或者过长均有可能对认知功能有影响，故将其划分为三个等级≤5h、5～10h、≥10h（Devore et al.，2016）。

（2）结局。认知功能：认知功能用 MMSE 量表进行评估。量表得分范围为0～30 分，得分越高代表认知功能越好。鉴于以往国内外的研究结论，本章研究认为，MMSE 得分≥24 分为正常，MMSE 得分＜24 分为认知功能损害（Lv et al.，2019）。

（3）协变量。一般人口学特征包括性别、年龄、居住地、受教育程度、60 岁前的职业、婚姻状况等。

（4）居住情况：因睡眠一定程度上和居住情况有关，所以本章研究也纳入了相关的条目，包括居住安排、居住环境等。

（5）目前的躯体状况及影响因素包括体质指数（body mass index，BMI）、现是否坚持锻炼、现是否吸烟、现是否饮酒等。

（6）既往躯体疾病：详细询问受访者的躯体疾病，包括高血压、糖尿病、心脏疾病、脑血管疾病、呼吸道疾病等。

（7）情绪评估：主要纳入了对认知影响较大的两个指标，一个是孤独感，来自问题"您是不是经常觉得孤独"，该问题有五个选项，分别为"总是""经常""有时""很少""从不"，将其概括为三类，"总是"为总是感到孤独（原"总是"选项），"有时"为常感到孤独（原"经常""有时"选项），"从不"为几乎没有孤独感（原"很少""从不"选项）。另一个是抑郁情绪，来自两个问题"过去一年中，您是否至少有两个星期一直感到难过或压抑？"及"过去一年中，您是否至少有两个星期对业余爱好、工作或其他您通常感到愉快的活动丧失兴趣？"，根据精神障碍诊断与统计手册（Diagnostic and Statistical Manual of Mental Disorders，DSM）第五版的诊断标准，这两个条目询问的均是抑郁的核心症状，故只要有一题回答"是"，即认为受访者存有自我感知的抑郁。

　　缺失值的处理方法：在本章中，性别、年龄、受教育程度、睡眠质量、睡眠时间等没有缺失值，其他自变量均有不同程度的缺失值。通常的做法是，使用均值、部分自变量的回归值对缺失值进行替代等。在回归分析时，我们将含有缺失值的样本单独列为一组。

4.3　分　析　方　法

　　本章主要应用二元回归模型（binary regression models）分析睡眠时长和认知功能之间的关系时，以 2014 年 MMSE 得分是否大于等于 24 分为因变量，第一步引入模型的是睡眠时长（模型 1）；第二步在第一步的基础上引入年龄和性别，因为年龄和性别是影响认知功能的重要因素（模型 2）；第三步在第二步的基础上再引入受教育程度（模型 3）；第四步在第三步的基础上引入其他所有在 4.2.2 节提到的变量，包括 60 岁前的职业、婚姻状况、居住地、居住安排、居住环境、经济水平、BMI、现是否坚持锻炼、现是否吸烟、现是否饮酒、高血压病史、糖尿病史、心脏疾病史、脑血管疾病史、呼吸道疾病史、孤独感、抑郁情绪等（模型 4）。考虑到年龄、性别、受教育程度、居住地为影响认知功能的重要因素，分别对其进行分层分析。

4.4　研　究　结　果

4.4.1　一般人口学特征

　　2011～2012 年，接受调查的有 9765 人，65 岁及以上的为 9679 人，其中 MMSE 得分＜24 分的为 3739 人，睡眠时间数据缺失或不完整的为 22 人，故在 2011～2012 年接受调查的 MMSE≥24 分的且睡眠时间数据完整的 65 岁及以上人群共 5918 人，在 2～3 年后（2014 年）的随访中，1049 位老人死亡，475 位老人失访，702 位老人 MMSE 评分无效（部分或所有条目数据值缺失）。因此，本章研究的最终样本是 3692 人，纳入老人的基线特征详见表 4.1。

表 4.1　研究对象的基线特征

变量	合计（$n=3692$）	平均每天睡眠时间		
		≤5h（$n=562$）	5～10h（$n=2522$）	≥10h（$n=608$）
年龄/岁	79.40（9.06）	79.82（8.56）	78.67（8.92）	82.02（9.61）
性别				
男性	1949（52.8%）	241（42.9%）	1376（54.6%）	332（54.6%）
女性	1743（47.2%）	321（57.1%）	1146（45.4%）	276（45.4%）
受教育程度				
文盲	1678（45.4%）	280（49.8%）	1093（43.3%）	305（50.2%）
其他	2005（54.3%）	280（49.8%）	1422（56.4%）	303（49.8%）
60 岁前的职业				
农林牧渔业	2246（60.8%）	350（62.3%）	1474（58.4%）	422（69.4%）
其他	1097（29.7%）	154（27.4%）	794（31.5%）	149（24.5%）
婚姻状况				
已婚	2012（54.5%）	284（50.5%）	1440（57.1%）	288（47.4%）
其他	1671（45.3%）	277（49.3%）	1075（42.6%）	319（52.5%）
居住地				
城镇	1801（48.8%）	281（50.0%）	1237（49.0%）	283（46.5%）
农村	1891（51.2%）	281（50.0%）	1285（51.0%）	325（53.5%）
居住安排				
和家里人	2944（79.7%）	416（74.0%）	2028（80.4%）	500（82.2%）
其他	721（19.5%）	141（25.1%）	473（18.8%）	107（17.6%）
居住环境				
独门独户	2413（65.4%）	370（65.8%）	1617（64.1%）	426（70.1%）
其他	1233（33.4%）	184（32.7%）	875（34.7%）	174（28.6%）
经济水平				
好	735（19.9%）	92（16.4%）	523（20.7%）	120（19.7%）
一般	2484（67.3%）	355（63.2%）	1723（68.3%）	406（66.8%）
差	462（12.5%）	113（20.1%）	267（10.6%）	82（13.5%）
BMI				
<18.5	596（16.1%）	107（19.0%）	382（15.1%）	105（17.3%）
18.5～23.9	2016（54.6%）	301（53.6%）	1381（54.8%）	334（54.9%）
≥24	986（26.7%）	134（23.8%）	700（27.8%）	152（25.0%）
现坚持锻炼	1575（42.7%）	236（42.0%）	1091（43.3%）	248（40.8%）
现吸烟	848（23.0%）	112（19.9%）	594（23.6%）	142（23.4%）
现饮酒	761（20.6%）	103（18.3%）	523（20.7%）	135（22.2%）
高血压病史	1159（31.4%）	188（33.5%）	821（32.6%）	150（24.7%）

续表

变量	合计（$n=3692$）	平均每天睡眠时间		
		≤5h（$n=562$）	5～10h（$n=2522$）	≥10h（$n=608$）
糖尿病史	176（4.8%）	32（5.7%）	116（4.6%）	28（4.6%）
心脏疾病史	494（13.4%）	96（17.1%）	341（13.5%）	57（9.4%）
脑血管疾病史	263（7.1%）	56（10.0%）	167（6.6%）	40（6.6%）
呼吸道疾病史	417（11.3%）	89（15.8%）	264（10.5%）	64（10.5%）
孤独感				
总是	187（5.1%）	60（10.7%）	103（4.1%）	24（3.9%）
有时	667（18.1%）	127（22.6%）	435（17.2%）	105（17.3%）
从不	2814（76.2%）	371（66.0%）	1967（78.0%）	476（78.3%）
抑郁情绪	559（15.1%）	131（23.3%）	327（13.0%）	101（16.6%）
自我报告的睡眠质量				
好	2378（64.4%	96（17.1%）	1767（70.1%）	515（84.7%）
一般	837（23.6%）	190（33.8%）	610（24.2%）	73（12.0%）
差	441（11.9%）	276（49.1%）	145（5.7%）	20（3.3%）
MMSE 得分（2011 年）	28.20（1.76%）	27.94（1.80%）	28.32（1.74%）	27.98（1.79%）
MMSE 得分（2014 年）	26.68（4.63%）	26.78（3.99%）	26.85（4.60%）	25.89（5.20%）

注：缺失的数据如下。受教育程度9人，60岁前的职业349人，婚姻状况9人，居住安排27人，居住环境46人，经济水平11人，BMI 96人，现坚持锻炼44人，现吸烟14人，现饮酒34人，高血压病史108人，糖尿病史149人，心脏疾病史132人，脑血管疾病史121人，呼吸道疾病史109人，孤独感24人。"年龄/岁"一行中，括号外数值为均值，括号内数值为标准差

4.4.2 睡眠时长对认知功能的影响

从表4.2中可以看出，经过3年随访，发现与睡眠时间为5～10h者相比，睡眠时间≥10h者，认知功能损害发生的风险显著增加（$p<0.05$），即使在校正了年龄、性别、受教育年限等变量后，依然如此。而睡眠时间≤5h者，认知功能损害发生的风险无显著增加（$p>0.05$），在校正了年龄、性别、受教育年限等变量后，依然如此。

表 4.2 睡眠时长对认知功能的影响

睡眠时间	模型 1	模型 2	模型 3	模型 4
≤5h	1.090（0.837,1.420）	0.923（0.697,1.223）	0.923（0.697,1.223）	0.860（0.646,1.145）
5～10h	1.00	1.00	1.00	1.00
≥10h	1.690（1.344,2.126）	1.325（1.034,1.696）	1.316（1.027,1.685）	1.309（1.019,1.683）

注：括号外为OR值，括号内为OR值的95%置信区间

4.4.3 性别、年龄、受教育程度、居住地等对睡眠时长和认知功能关系的影响

考虑到性别、年龄、受教育程度、居住地是认知功能的重要影响因素，故对其分别进行分层分析。将研究人群按性别划分为男、女，经过 3 年随访，在校正了年龄、受教育程度、婚姻状况等其他所有变量后，发现男性群体中睡眠时间≥10h 者，认知功能损害发生的风险显著增加（$p < 0.05$）（表 4.3）。将研究人群按年龄划分为<75 岁、≥75 岁两组，经过 3 年随访，在校正了性别、受教育程度、婚姻状况等其他所有变量后，发现≥75 岁群体中睡眠时间≥10h 者，认知功能损害发生的风险显著增加（$p < 0.05$）（表 4.3）。将研究人群按受教育程度划分为文盲、非文盲两组，经过 3 年随访，在校正了年龄、性别、婚姻状况等其他所有变量后，发现非文盲群体中睡眠时间≥10h 者，认知功能损害发生的风险显著增加（$p < 0.05$）（表 4.3）。将研究人群按居住地划分为城镇、农村，经过 3 年随访，在校正了年龄、性别、受教育程度、婚姻状况等其他所有变量后，发现农村群体中睡眠时间≥10h 者，认知功能损害发生的风险显著增加（$p < 0.05$）（表 4.3）。

表 4.3　性别、年龄、受教育程度、居住地等对睡眠时长和认知功能关系的影响

睡眠时间	性别		年龄		受教育程度		居住地	
	男	女	<75 岁	≥75 岁	文盲	非文盲	城镇	农村
≤5h	0.900 (0.538,1.504)	0.876 (0.617,1.246)	1.146 (0.572,2.296)	0.807 (0.589,1.105)	0.836 (0.588,1.187)	0.803 (0.473,1.364)	0.708 (0.464,1.080)	1.047 (0.702,1.561)
5~10h	1.00	1.00	1.00	1.00	1.00	1.00	1.00	1.00
≥10h	1.527 (1.041,2.240)	1.189 (0.850,1.663)	1.150 (0.542,2.439)	1.336 (1.022,1.747)	1.219 (0.887,1.676)	1.559 (1.029,2.361)	0.997 (0.683,1.457)	1.596 (1.132,2.249)

注：括号外为 OR 值，括号内为 OR 值的 95% 置信区间

4.5　结论与讨论

4.5.1 睡眠时长与认知的关系

本章研究发现睡眠时长和认知功能损害之间可能存有一定的联系。从睡眠时长上来看，睡眠时间大于等于 10 小时，即睡眠时间较长者认知功能损害较为严重，这和国外的部分研究结果相一致（Schmutte et al., 2007；Benito-León et al., 2009；Faubel et al., 2009；Auyeung et al., 2013；Westwood et al., 2017）。这可能与中枢神经系统促食欲素能神经系统失衡有关（Liguori et al., 2014），也有研究指出

过多的睡眠抑制了大脑的代谢，造成了淀粉样蛋白沉积等有害因素增多（Ju et al.，2014）。随着年龄的增长，昼夜节律趋于减弱，老年人的睡眠和认知能力可能会同时失调。因此，观察到的睡眠障碍（包括极端睡眠时间）和老年人较差的认知功能之间的关联，可能至少部分是由这个共同因素驱动的。此外，睡眠模式和阿尔茨海默病的病理可能存在相互作用的恶性循环。众所周知，阿尔茨海默病，即使在早期认知障碍的阶段，也会引起睡眠障碍，随着疾病的发展，睡眠障碍会变得更加明显。

但与一些研究（Gildner et al.，2014；Xu et al.，2014；Wu et al.，2017）不同的是，本章研究并未发现睡眠过短与认知功能之间的关系。Wu 等（2017）对 9 项符合条件的队列研究（共包括 22 187 例受试者）进行荟萃分析，发现过短时间的睡眠与认知功能损害密切相关，这可能与纳入的研究相对较少，而且这些研究多数是在白人中进行的有关。Xu 等（2014）对中国广东省广州市 13 888 例 50 岁以上人群进行了平均 4.1 年的随访，发现过短睡眠（≤5h）与记忆力下降有关，未发现其他时间段的睡眠与记忆力下降有关，虽然该研究的样本量较大，但样本来源局限于广州地区，故该结果不适宜推广至全中国老年人群中。

4.5.2　性别、年龄、受教育程度、居住地等对睡眠时长和认知功能关系的影响探讨

本章研究发现，经过 3 年随访，男性群体中睡眠时间≥10h 者，认知功能损害发生的风险显著增加，在女性群体中未发现类似情况。这与 Blackwell 等（2006）的研究结果相一致，他们对平均年龄 83.5 岁的 2932 名美国老年女性进行横断面研究，发现睡眠时间和认知功能下降无关。但 Gildner 等（2014）对中国、加纳、印度、俄罗斯、南非和墨西哥这 6 个中等收入国家的≥50 岁人群进行分析发现，男性通常有更高的认知得分，而 Chen 等（2016a）发现≥65 岁的老年女性中，短睡眠者（≤6h）轻度认知功能损害（mild cognitive impairment，MCI）和痴呆的风险增加。这些结论不尽相同。Mong 和 Cusmano（2016）指出目前对不同性别睡眠行为差异的原因知之甚少，总的来说，可能与男性和女性的睡眠方式受不同激素的调节有关，男性与睾酮有关，而女性受雌激素、黄体酮的影响。此外还发现，在正常生理情况下，女性比男性需要更长的睡眠时间。故本章研究中≥10h 的睡眠时间，对于女性来说，可能尚不足以被认为是睡眠时间过长。

本章研究还发现，经过 3 年随访，在高龄群体中睡眠时长≥10h 者，其认知功能损害发生的风险显著增加。这可能与年纪越大，大脑功能衰退越明显，更容易受高危因素的影响有关；也可能与该年龄段的人群躯体疾病慢慢显现或恶化，并开始面临较多的情感丧失（如丧偶、丧友等）有关。

与文盲相比，非文盲群体中睡眠时长≥10h 者，其认知功能损害发生的风险显著增加。受教育程度较高者，往往具有一定的社会地位，而随着年龄的增长，尤其是退休之后，生活环境有较大转换，社会地位也可能出现一定程度的下降，如果不能很好地进行调适，较易产生抑郁情绪，而抑郁情绪会引起认知功能的下降（Paterniti et al.，2002）。

经过 3 年随访，还发现农村群体中睡眠时长≥10h 者，其认知功能损害发生的风险显著增加。目前中国逐步步入老龄化社会，大量空巢家庭和老人存在。农村老人医疗条件相对较差，而城镇老人更易获得更好的医疗、了解更多的疾病知识、拥有更多的社会支持及享受更好的社区服务等。

4.5.3　小结

本章研究采用前瞻性方法，发现在老年群体中睡眠时间过长者，之后认知功能损害发生的风险显著增加，提示睡眠时间过长可能是影响认知功能的独立危险因素。如发现睡眠时间过长者，可及早进行干预，包括调整睡眠时间、早期进行认知功能训练等。

对于老年男性、年纪更大的老人、受教育程度较高者及农村老人，应重点关注。对其中经济水平低、社会支持度差、躯体疾病较多者，予以充分的关心，可通过互助会、联谊会等方式，给予切实可行的帮助。政府应支持鼓励村委会等基层组织开展相应的活动，同时也应加强健康宣传教育，鼓励老年群体坚持有效社交。

提高全社会对老年群体睡眠情况的重视程度，对于睡眠时间过长者，及时甄别，做到早发现、早诊断、早治疗。降低认知障碍的发生率可有效提高老年群体的生活质量，减轻家庭、社会的经济负担和情感负担。

第5章 膳食多样性对老年认知功能的影响①

5.1 引　　言

在过去的半个世纪中，由于出生率下降和预期寿命延长，老年人的比例和人数显著增加，与认知障碍和痴呆等年龄相关疾病的总体患病率有所增加。事实上，从 1990 年至 2010 年，中国痴呆症患病率稳步上升（Chan et al.，2013）。因此，探索可改变的认知障碍危险因素对制定干预策略非常重要，而膳食的多样性是其中非常重要的因素。

膳食多样性（dietary diversity，DD）是指在给定的参考时间内所食用的不同食物组的数量（Krebs-Smith et al.，1987），DD 已被普遍认为是高质量饮食的关键要素，并在很多国家的膳食指南中予以推荐。DD 在许多方面有益于人体健康，例如，促进生物多样性和可持续性，并可以减少食物对健康的不利影响，如增加食物多样性，可降低特定食物大量摄入而带来的食物安全风险。此外，一些研究表明，DD 可作为老年人营养充足和健康状况的指标（Oldewage-Theron and Kruger，2008）。较好的营养素水平可能与更好的认知功能有关。虽然有一些研究调查了饮食或饮食模式与认知功能的关系，但很少有研究直接分析老年人 DD 与其认知功能的关系（Otsuka et al.，2017），尤其是在中国老年人群中。

另外，许多研究表明认知障碍的风险随着年龄增长而增加，高龄老人（≥80 岁）认知障碍的患病率远远高于低龄老人，但 DD 与认知功能的关系在不同年龄段之间的差异却从未被研究过。

本章中，我们将基于中国老年健康调查探讨中国老年人 DD 与认知障碍之间的关系及该关系是否受年龄影响。

5.2 对象与方法

5.2.1 本章研究对象

本章研究的调查对象来源于 2011～2012 年中国老年健康调查进行的第六次

---

① 本章由殷召雪（中国疾病预防控制中心研究员）撰写。

追踪调查，参与者年龄≥65 岁。中国老年健康调查是第一个关于中国健康老龄化影响因素的全国追踪调查。基于包括高龄老人（年龄≥80 岁）和低龄老人（年龄65～79 岁）大样本，中国老年健康调查收集了大量纵向数据。其他研究已描述了中国老年健康调查研究设计的细节，据报道，其数据质量总体良好（Zeng，2012）。简而言之，在参与 2011～2012 年横断面调查的 9765 人中，因缺失认知功能和 DD 等关键变量数据的 1194 人被排除，最终 8571 人纳入本章研究，其中 2984 人年龄在 65～79 岁（低龄老人组），5587 人年龄≥80 岁（高龄老人组）。

中国老年健康调查由北京大学生物医学伦理委员会批准，且所有调查对象（或其代理人）签署书面知情同意书。

5.2.2　认知功能评估

本章研究使用已在中国老年人中验证的 MMSE 来评估整体认知功能。由于 MMSE 测试成绩与教育水平密切相关（Bravo and Hébert，1997），我们利用基于教育水平的筛查标准来定义认知障碍，例如，未经正规教育者为 19/20，受正规教育 1～6 年（小学）者为 22/23，受正规教育 6 年以上（中学以上）者为 26/27。

5.2.3　膳食多样性评估

在中国老年健康调查中，所有参与者被要求报告各种食物组的摄入频率，包括蔬菜、水果、豆类及其产品、坚果、肉类、蛋类、鱼类、奶类及其制品、茶、谷物和油。由于谷物和油是中国人日常饮食中必不可少的食物，因此这两个食物组不包括在 DD 评估中，我们可以更有目的地构建 DD，此外，之前的研究表明上述 9 个食物组可能与认知功能有关，这符合以下原则：用于评估 DD 的食物组可以根据特定目的来选择（Ruel，2003）。每个食物组的摄入频率分为 5 类，即"几乎每天""每周至少 1 次""每月至少 1 次""偶尔""很少或从不"。如果一个食物组摄入频率的回答是"几乎每天"或"每周至少 1 次"，得 1 分，否则不得分。膳食多样性评分（dietary diversity score，DDS）等于上述 9 个食物组得分之和。总 DDS 范围是 0～9 分，分数越高，表明膳食多样性越好。

5.2.4　协变量

我们通过面对面调查收集以下信息：社会人口学（年龄、性别、教育、婚姻状况）、生活方式（吸烟、饮酒、身体活动、休闲活动和社会活动）、心理韧性、腰围、血压、听力下降、失能、糖尿病和中风等。按照之前已发表文章中的分类方法对协变量进行定义（Yin et al.，2012，2014；殷召雪等，2012）。

　　婚姻状况分为在婚和不在婚状态，后者包括离婚、配偶死亡或者从未结婚。如果过去 1 年每月饮酒 1 次及以上，则定义为饮酒。身体活动通过 2 个问题来评估，①"你经常参加体育锻炼（如步行、踢足球、打篮球或网球、跑步等）吗？"，选项分为"是"和"否"。②"你经常进行户外活动吗？"，选项分为"几乎每天"、"每周至少 1 次"、"每月至少 1 次"、"偶尔"和"很少或从不"。如果回答"几乎每天""每周至少 1 次"，则定义为"是"，否则定义为"否"。如果体育锻炼和户外活动之一为"是"，则将身体活动定义为"是"，否则为"否"。休闲活动包括种花、养宠物、读书、打扑克、看电视和听广播，如果以上活动的频率为每周 1 次及以上，则定义为"是"。社会活动包括家务和参加有组织的社会活动，其定义与休闲活动相同。我们通过简易心理韧性评分法评估心理韧性，这一评分强调老年人的应对能力和调整能力，可以反映出个人的坚韧、乐观、应对消极情绪、安全关系和自我控制的能力，得分越高表明心理韧性越好，简易心理韧性评分≥16 分的定义为心理韧性较好。体格测量由医务人员进行。坐位，取右臂，分别测量两次收缩压、舒张压，再取平均值。采用无拉伸皮尺测量腰围，以 cm 为单位，置于最低肋骨与髂嵴（髂骨）之间，受试者穿着宽松衣服，根据腰围大小确定腹部肥胖，标准为男性≥90cm，女性≥85cm。评估听力下降的问题是"这些年你的听力下降了吗？"。采用 Katz 日常生活活动量表对 ADL 进行评估，询问受试者是否在进行以下六项活动时遇到困难：洗澡、穿衣、如厕、室内活动、控制大小便和进食。如果他们在执行任何一项或多项日常生活活动能力任务时遇到困难，ADL 失能将被定义为"是"。根据糖尿病和中风的自我报告情况，分别定义糖尿病和中风。

5.2.5　统计分析

　　本节采用连续变量 t 检验和分类变量卡方检验比较受试者认知障碍不同状况的特征。分析表明，该样本的 DDS 分布为正态分布，由于缺乏统一的标准来判定膳食多样性较好或较差，因此根据联合国粮食及农业组织建议（Kennedy et al.，2011），将受试者被分为两组，即差 DD 组和好 DD 组，本章研究以研究对象 DDS 的平均值为判定标准，DDS 高于平均值的受试者被归类为膳食多样性"较好"，低于平均值者判定为"较差"。对于每一组食物，我们分别分析了在好 DD 组和差 DD 组中得分的概率。

　　本节继续使用一般线性回归模型分析与 DD 相关 MMSE 评分的 β 系数和 95% 置信区间，由于原始 MMSE 得分的分布为偏态分布，本章研究在分析时将 MMSE 评分转换为 $-\log(31-\text{MMSE 评分})$ 后进行分析。使用 logistic 回归模型分析 DD 与认知障碍风险之间的关系，以好 DD 组为对照组，计算 OR 值和 95%置信区间以反映差 DD 组的患认知障碍的风险。本章研究共拟合了三个模型，模型 1 根据人口统计变量（即年龄、性别、教育程度、婚姻状况）进行了调整；模型 2 还对吸烟、饮酒、身体活动、休闲活动、社交活动和适应力进行了调整；模型 3 根据健康状况进行进一步调整，包括收缩压、腹部肥胖、ADL 失能、中风和糖尿病。选择这些变量是因为先前的研究表明这些因素与认知功能有关。为了探讨 DD 与认知功能之间的关系是否存在年龄差异，我们进一步评估了 DD 与年龄的交互作用对 MMSE 评分和认知障碍风险的影响。然后，我们分别进一步研究了低龄老人和高龄老人之间的这些关联。最后，为了检验我们得到的结果的稳健性，根据 DDS 的内部分布将受试者进一步分为四组，即 DDS≥7 分为好 DD 组，5 分≤DDS<7 分为较好 DD 组，3 分≤DDS<5 分为较差 DD 组，DDS<3 为差 DD 组，进行相同的统计分析。

所有统计分析均采用 SAS 9.2 软件。$p<0.05$ 认为差异有统计学意义，均取双侧检验。

5.3　结　　果

表 5.1 列出了研究对象的认知功能状态特征。与认知正常的受试者相比，认知障碍的受试者年龄较大，教育程度较低，他们的身体活动、休闲活动和社交活动较少，此外，他们的适应力较差，中风史、听力下降和 ADL 失能患病率较高。认知正常组的 DD 平均得分高于认知障碍组（4.61>4.09）。

表 5.1　研究对象的认知功能状态特征

特征	样本	认知受损		p 值
		否	是	
样本量	8571	6210	2361	
年龄/岁	85.70±11.11	82.74±10.21	93.48±9.51	<0.001
女性	4605（53.73%）	3062（49.31%）	1543（65.35%）	<0.001
教育年限				
0 年	4887（57.02%）	3222（51.88%）	1665（70.52%）	<0.001
1~6 年	2689（31.37%）	2205（35.51%）	484（20.50%）	
>6 年	995（11.61%）	783（12.61%）	212（8.98%）	
在婚	3387（39.52%）	2995（48.23%）	432（18.30%）	<0.001
汉族	7335（85.58%）	5307（85.46%）	2028（85.90%）	0.60
居住在城市	1536（17.92%）	1100（17.71%）	436（18.47%）	0.42

续表

特征	样本	认知受损		p 值
		否	是	
吸烟	1591（18.56%）	1291（20.79%）	300（12.71%）	＜0.001
饮酒	1498（17.48%）	1191（19.18%）	307（13.00%）	＜0.001
身体活动	4549（53.07%）	3771（60.72%）	778（32.95%）	＜0.001
体育锻炼	2920（34.07%）	2440（39.29%）	480（20.33%）	＜0.001
个人户外活动	3802（44.36%）	3182（51.24%）	620（26.26%）	＜0.001
休闲活动	6063（70.74%）	5037（81.11%）	1026（43.46%）	＜0.001
社会活动	4580（53.44%）	3975（64.01%）	605（25.62%）	＜0.001
较好的心理韧性	4334（50.57%）	3694（59.48%）	640（27.11%）	＜0.001
中风	1159（13.52%）	804（12.95%）	355（15.04%）	0.01
糖尿病	1082（12.62%）	820（13.20%）	262（11.10%）	＜0.05
生活自理能力失能	2061（24.05%）	840（13.53%）	1221（51.72%）	＜0.001
收缩压	136.7±21.07	137.0±20.50	136.0±22.47	0.09
舒张压	80.5±12.21	80.6±11.58	80.2±13.71	0.20
听力下降	3948（46.06%）	2211（35.60%）	1737（73.57%）	＜0.001
腹部肥胖	2582（30.12%）	2009（32.35%）	573（24.27%）	＜0.001
膳食多样性	4.46±1.99	4.61±1.97	4.09±1.97	＜0.001
差的膳食多样性	4289（50.04%）	2928（47.15%）	1361（57.65%）	＜0.001
MMSE 评分	26.45±3.03	28.34±2.12	12.23±1.58	＜0.001

DDS 分布的分析显示，对于每个食物组，好 DD 组得分率均高于差 DD 组（$p<0.01$）。在好 DD 组中，除茶和坚果外，其他 7 种食物组得分率均高于 50%。而差 DD 组中，只有蔬菜（79.53%）和肉类（55.91%）的得分率高于 50%（表 5.2）。

表 5.2　不同 DD 组间各种食物得分的比率

食物	好 DD 组	差 DD 组
蔬菜	96.82%	79.53%
水果	59.95%	15.46%
豆类及其产品	79.29%	30.68%
坚果	21.35%	2.75%
肉类	92.13%	55.91%
蛋类	91.99%	48.92%

续表

食物	好 DD 组	差 DD 组
鱼类	72.42%	19.40%
奶类及其制品	51.45%	12.68%
茶	46.94%	15.39%

注：差 DD 组：DDS<5；好 DD 组：DDS≥5

在模型 3 中，相比好 DD 组，差 DD 组与认知功能下降显著相关，–log(31–MMSE)的 β 值为–0.11［95%置信区间为（–0.14, –0.08），$p<0.01$］，认知障碍的 OR 值为 1.29［95%置信区间为（1.14, 1.47）］（表 5.3）。

表 5.3　中国老年健康调查 2011～2012 年横断面调查中 DD 与 MMSE 评分和认知受损的关系（$n=8571$）

项目	DD	模型 1	模型 2	模型 3
β 系数（认知功能评分）	好	0.00（参照组）	0.00（参照组）	0.00（参照组）
	差	–0.20（–0.24, –0.16）**	–0.10（–0.14, –0.06）**	–0.11（–0.14, –0.08）**
OR（认知受损）	好	1.00（参照组）	1.00（参照组）	1.00（参照组）
	差	1.43（1.28, 1.59）**	1.20（1.06, 1.35）**	1.29（1.14, 1.47）**

注：括号内为 95%的置信区间

**$p<0.01$

我们观察到年龄与 DD 在认知障碍上的交互作用有统计学意义（$p_{交互作用}=0.018$），但在–log（31–MMSE）上没有统计学意义（$p_{交互作用}=0.08$）。进一步的单独分析显示，在低龄老人和高龄老人中 DD 与–log（31–MMSE）均密切相关（$p<0.01$），β（95%置信区间）值几乎相同。在完全调整的模型中，差 DD 组仅在高龄老人中（$p<0.01$）才与认知功能障碍有显著的相关性，OR 值为 1.34［95%置信区间为（1.17, 1.54）］，而在低龄老人中无相关性（$p>0.05$），OR 值为 1.09［95%置信区间为（0.80, 1.47）］（表 5.4）。当 DD 被分为四组时，获得了类似的结果（表 5.5）。

表 5.4　DD（分两组）与认知功能评分和认知受损风险之间的关系

项目	DD	低龄老人		高龄老人	
		模型 1	全模型	模型 1	全模型
MMSE 评分的 β 系数	好	0.00（对照组）	0.00（对照组）	0.00（对照组）	0.00（对照组）
	差	–0.20（–0.26, –0.14）**	–0.11（–0.17, –0.06）**	–0.20（–0.25, –0.15）**	–0.12（–0.17, –0.07）**
认知受损 OR	好	1.00（对照组）	1.00（对照组）	1.00（对照组）	1.00（对照组）
	差	1.47（1.11, 1.95）**	1.09（0.80, 1.47）	1.42（1.26, 1.60）**	1.34（1.17, 1.54）**

注：括号内为 95%的置信区间

**$p<0.01$

表 5.5　DD（分四组）与认知功能评分和认知受损风险之间的关系

项目	DD	低龄老人		高龄老人	
		模型 1	全模型	模型 1	全模型
MMSE 评分的 β 系数	最好	0.00（对照组）	0.00（对照组）	0.00（对照组）	0.00（对照组）
	较好	−0.17 (−0.25, −0.09) **	−0.14 (−0.22, −0.06) **	−0.15 (−0.23, −0.07) **	−0.09 (−0.16, 0.02) *
	较差	−0.27 (−0.36, −0.19) **	−0.19 (−0.28, −0.11) **	−0.26 (−0.33, −0.18) **	−0.16 (−0.23, −0.08) **
	最差	−0.40 (−0.50, −0.30) **	−0.25 (−0.35, −0.15) **	−0.42 (−0.50, −0.33) **	−0.25 (−0.33, −0.17) **
认知受损 OR	最好	1.00（对照组）	1.00（对照组）	1.00（对照组）	1.00（对照组）
	较好	1.38 (0.90, 2.11)	1.16 (0.74, 1.81)	1.24 (1.02, 1.50) *	1.07 (0.86, 1.33)
	较差	1.77 (1.15, 2.73) **	1.24 (0.78, 1.95)	1.54 (1.27, 1.87) **	1.37 (1.10, 1.70) **
	最差	1.95 (1.20, 3.19) **	1.11 (0.66, 1.88)	1.93 (1.56, 2.38) **	1.54 (1.21, 1.97) **

注：括号内为 95% 的置信区间

$*p < 0.05$，$**p < 0.01$

5.4　讨　　论

在本章研究中，我们发现该样本的平均 DD 得分为 4.46，认知正常者的 DD 得分高于认知障碍者，结果还显示不良饮食多样性与较差的认知功能显著相关，这与一项日本老年人研究结果一致。如果在干预试验中得到验证，这一发现可作为个性化干预策略的新补充。

对于本章研究的发现，我们认为有几种可能的解释。第一，DD 得分是衡量老年人营养充足的一个有效代表性指标（Rathnayake et al.，2012），良好的 DD 与充足的营养摄入、较好的营养状况相关，而良好的营养状况与较好的认知功能相关（Wang et al.，2017）。DD 较差可能意味着营养不良，其特征是营养摄入不足、能量储备减少和一些不良影响，如免疫功能受损、患传染性疾病及多种疾病的风险增加，然而营养不良显示认知功能下降是可预测的。第二，许多营养素的作用取决于各种食物群体中其他营养素的存在，只有在 DD 较高的情况下才能达到营养平衡，并且可以观察到疾病预防效果（Mirmiran et al.，2004），因此如果 DD 较差时，有益于认知功能的营养素就不能很好地发挥作用。本章研究结果显示，在差 DD 组中得分率超过 50% 的食物组只有蔬菜和肉类，而在好 DD 组中调查对象经常食用水果、豆类及其产品、鸡蛋、鱼、奶类及其制品，以及蔬菜和肉类。

第三，膳食多样性较低，氧化应激水平显著较高，进而可能会增加认知障碍的风险（Guidi et al.，2006）。

在我们的研究中，另一个有趣的发现是年龄与不良 DD 对认知障碍的交互作用，其潜在的机制尚不清楚，但有几种解释。首先，影响营养摄入的咀嚼、唾液分泌、摄取和吸收等生理功能会随着年龄的增长而下降，因此老年人的营养摄入能力将比年轻人更差，高龄老年人更容易受到不良 DD 的影响。其次，由于氧化应激水平较高，抗氧化剂储存较低，应激抗性下降，适应能力（体内平衡）降低，在高龄老年人中维持正常脑功能的能力下降更多（Troncale et al.，1996），因此当膳食多样性较差时，他们更容易受到不利影响。

我们的发现也有几点局限性。第一，我们的分析是横断面的，这意味着我们不能推断出因果关系。我们应该考虑反向因果关系——先前存在的认知障碍也可能导致选择良好 DD 能力的下降，未来进行纵向队列分析的研究将有助于探索因果关系。第二，饮食多样性的评估是基于食物组的摄入频率，而不是标准的食物频率表问卷，这可能会限制我们结果的推广，但由于食物组别的评估较为简单，已有研究表明将其用来评估膳食多样性也是较为合适的。第三，我们没有调整血液生物标志物变量，而是调整了与生物标志物相关的重要变量，如心理状态和疾病患病率等变量。

值得一提的是本章研究的优势，据我们所知，以前很少有研究基于大量老年人样本来研究 DD 与认知功能之间的关系。此外，我们还研究了较差的 DD 与年龄交互作用对认知障碍风险的影响。

在这种以人群为基础的大规模研究中，我们发现膳食多样性对老年人认知功能很重要，尤其是高龄老年人，这一点具有重要的公共卫生政策意义，因为我们可以建议卫生专业人员加强老年人及其看护者有关膳食多样性的健康教育，从而降低认知障碍的患病率。

第6章 心理健康对减少老年多种慢病共患的作用[①]

随着人口老龄化及疾病谱的转变,越来越多的人群患有两种及以上慢性病[多种慢病共患(或"慢病共病"),multimorbidity],特别是在老年人群中。多种慢病共患影响老年人的健康预后、生活质量及死亡风险。目前我国及全球的医疗实践主要是基于单一疾病的指南、用药及防治等,而关于多种慢病共患的证据(比如流行病学发生发展规律、疾病诊疗及管理)还较少,其中关于长寿老年人群的数据几乎没有。

本章使用 2000~2014 年的中国老年健康调查数据,探索了我国 80 岁及以上长寿老年人群多种慢病共患的患病率及其相关影响因素。初步研究结果表明,我国 80 岁以上老年人群的多种慢病共患的患病率为 19.2%,没有呈现出随着年龄增长的趋势。老年人多种慢病共患受心理健康状况的影响,心理健康水平越低,老年人患多种慢病的 OR 值越高。比如,在调整了社会人口学因素及健康行为等因素后,与心理健康水平高的老年人相比,那些心理健康水平低的老年人多种慢病共患的 OR 值为 1.58[95%置信区间为(1.42, 1.75)]。

本章研究结果初步提示,在 80 岁及以上长寿老年人群中,心理健康水平和多种慢病共患密切相关。在实现健康老龄化社会过程中,我们可以通过有关干预措施提高老年人的心理健康状况,进而有可能减缓或防止躯体性慢性病的发生及发展。

6.1 老年人群多种慢病共患文献回顾

全球人口正在快速老龄化,根据世界卫生组织提供的数据,至 2020 年, 65 岁及以上老人数在人类历史上首次超过 5 岁以下儿童人数,发展中国家的人口变化将尤其显著;其中我国的老龄人数已经位居世界首位。2010 年的全国人口普查结果显示,我国共有 1.19 亿 65 岁及以上老人,约占全国总人口的 8.87%。另据世界卫生组织数据,2012 年全球共 3800 万人因非传染性疾病死亡,占总死亡人数的 68%;慢性非传染性疾病已经成为威胁我国老年人群健康及长寿的最主要原因(WHO, 2011a, 2011b)。

---

① 本章由徐小林(浙江大学公共卫生学院百人计划研究员,澳大利亚昆士兰大学兼职研究员)、李亚茜(昆山杜克大学生物统计分析员)、阎丽静(杜克大学和昆山杜克大学教授,昆山杜克大学慢性非传染性疾病科研室主任,昆山杜克大学全球健康理学硕士项目主任)撰写。

很多常见疾病（如心脑血管疾病、糖尿病、关节退行性病变等）都和年龄相关。随着年龄的增加，越来越多的人患有 2 种及以上慢性病（Xu et al.，2017）。针对老年人多种疾病共存的现象，2002 年 Batstra 等提出"多种慢病共患"的概念，即指 2 种或 2 种以上慢性疾病或健康状态（包括躯体疾病、老年综合征或精神方面问题）共存于同一个体，这些疾病或健康状态彼此之间可互不关联，也可相互影响。一项来自澳大利亚的队列数据研究显示，有 65%的人群在 65 岁的时候患有多种慢病共患；而在 85 岁人群，患病率可高达 85%（Xu et al.，2018）。多种慢病共患影响老年人的健康预后、生活质量及死亡风险；随着全球老龄化步伐的加快，如何应对多种慢病共患成为全球各个国家都面临的一项新的挑战（Academy of Medical Sciences，2018）。

"comorbidity"、"multimorbidity"或"multiple chronic conditions"均在中文文献中被翻译成多种慢病共患的状态，但在英文的理解中存在差异，或者说它们指代的是不同的疾病状态。"comorbidity"通常具有一个指示性疾病（index condition）。比如在医院被诊断为卒中的患者同时患有糖尿病和冠心病，在这种情境下，卒中就是指示性疾病，也是这次住院治疗需要解决的主要问题，而糖尿病和冠心病则是 comorbidities，中文翻译成"伴随疾病"或"合并疾病"应该更确切一些。而在"multimorbidity"的概念中，没有一个指示性疾病，疾病的重要性是大致相当的，翻译成"多种慢病共患"更合适一些。近些年，随着国内科研人员对该主题的研究逐渐深入，大多数文献将其翻译成"慢病共病"。"multiple chronic conditions"也是指多种慢病共存的状态，通常和"multimorbidity"表达的是同一个概念。

如何为多种慢病共患人群提供最优化疾病管理及防治方案，已成为老年医学及慢病防控面临的最大挑战之一。多种慢病共患强调"共存""以病人为中心""多种病因导致多种疾病结局"，因此，在老年医学由传统专科诊疗模式向整合医学的综合评价及综合治疗的转变过程中，更具有战略及实用价值，已经成为国内外广泛认同的概念体系（de Groot et al.，2003；Jakovljić et al.，2010；van Weel and Schellevis，2006）。所以，目前对多种慢病共患的研究大多是基于"multimorbidity"这一概念展开的（Academy of Medical Sciences，2018；Mercer et al.，2014；Xu et al.，2017）。鉴于此，英国医学科学院于 2018 年发表了全球首个针对多种慢病共患的政策研究报告 Multimorbidity: a priority for global health research，这份报告总结了目前全球关于多种慢病共患在疾病负担、决定因素、预防、治疗等方面的研究证据，评估了目前在该领域需要弥补的数据和知识（Academy of Medical Sciences，2018）。

目前我国及全球的医疗实践主要是基于单一疾病的指南、用药及防治等，而关于多种慢病共患的证据（比如流行病学发生发展规律、疾病诊疗及管理）还较少，其中关于长寿老年人群的数据几乎没有。在目前关于多种慢病共患的研究中，其中很重要的一个方向是研究躯体性和心理性疾病共患（Academy of Medical Sciences，2018；Xu et al.，2017）。以往研究表明，心理健康状况和多种慢性病的发生发展密切相关（Xu et al.，2019），在全球范围内，9.3%～23%的普通人群同时患有躯体性慢性病和抑郁，在高收入国家，高达68%的抑郁人群患有一种及以上躯体性疾病（Moussavi et al.，2007）。比如，患有糖尿病的老年人出现抑郁症状的风险更高（Mezuk et al.，2008）；反之亦然，患有抑郁症等心理疾病的人，更容易患糖尿病、卒中、肿瘤等躯体性疾病（Stubbs et al.，2017）。大多数的既往研究主要是基于临床数据，研究对象主要是被明确诊断为抑郁症的患者（Moussavi et al.，2007；Scott et al.，2016）。关于在普通人群中，没有达到抑郁临床诊断标准的心理健康状态与多种慢病共患之间关系的研究几乎没有。同时，以往关于心理健康状态与躯体性疾病之间关系的研究，多集中在青少年及中老年人群，而缺乏关于长寿老年人群的研究。

本章使用2000～2014年的中国老年健康调查数据，探索了我国80岁以上老年人群多种慢病共患的患病率及其相关影响因素。

6.2　数据与方法

6.2.1　数据来源

本章的数据来自中国老年健康调查。该调查项目从全国23个省区市中随机选择大约一半的县、县级市、市辖区进行调查，抽样调查区域的总人口数约为9.85亿，覆盖了全国85%以上的人口（Zeng et al.，2008；曾毅和沈可，2010）。该调查采用非等比例抽样，选择了调查区域中所有存活的百岁老人，并就近匹配选取同性别不同年龄组的老人。该调查项目于1998年开展了基线调查，此后分别在2000年、2002年、2005年、2008～2009年、2011～2012年、2014年进行了跟踪调查。跟踪调查中除随访存活被访者外，还加入了其他调查对象，包括与死亡老人相同性别和类似年纪（相差5岁以内）的其他老人及死亡老人家属等。该调查项目是目前国际上高龄老人样本规模最大的项目，数据质量良好（Gu，2008）。

本章使用中国老年健康调查自2000年到2014年的调查数据，包含首次参与调查时年龄在80岁及以上老人的基线调查数据和随访生存情况，1998年由于调查疾病种类不全未被纳入首次调查的样本，但若2000年也参与了调查则被纳入分析，即1998年入组的人群若在2000年第二次被调查，则取2000年的调查数据进行分析。将六次抽样调查数据合并成一个横截面数据，共计样本量30 997。其中11 161（36%）来自2000年调查，4859（15.7%）来自2002年调查，5542（17.9%）来自2005年调查，7656（24.7%）来自2008～2009年调查，932（3%）来自2011～

2012 年调查，847（2.7%）来自 2014 年调查。研究去除掉在自变量和控制变量中含有缺失值的样本后，进入分析的样本共计 21 160 例。

6.2.2　心理健康状况的测量

本章考察的自变量为首次加入研究进行基线调查时老年人的心理健康状况。心理健康状况通过基线调查时向被访者询问的调查问卷中的 7 个问题进行测量，包括①无论遇到什么事情是否都能想得开，②是否喜欢把东西弄得干净、整洁，③是否经常感到紧张、害怕，④是否经常觉得孤独，⑤是否自己的事情自己说了算，⑥是否觉得越来越不中用，⑦是否觉得与年轻时一样快活。之前的研究表明，这 7 个问题可以有效地反映老年人心理健康的重要方面（Gu and Feng，2018；Han and Shibusawa，2015；Wu and Schimmele，2006）。这 7 个问题均采用五级评分，1 为"从不"，5 为"总是"。我们对负向评分的 3 个问题（问题③、④、⑥）的得分进行了转化，1 为"总是"，5 为"从不"。对于每一个问题，分数越高，心理健康状况越好。由于该组问题的内部一致性较好，我们把 7 个问题的分数进行了累计加和，生成了一个分值为 7～35 分的变量，用以反映老年人心理健康的总体情况。并根据心理健康的分值分布，按照四分位法生成了一个新的分类变量代表老年人心理健康状况指数，该变量有 4 个分类对应 4 个总分分布区间：Q1（7～22 分）、Q2（23～25 分）、Q3（26～28 分）、Q4（29～35 分），归为最高四分位组的老年人相比其他四分位组有较好的心理健康状况。

6.2.3　慢性病及多种慢病共患的测量

本章考察的结局为多种慢病共患，虽然目前还没有针对多种慢病共患的统一标注定义，但在研究中通常将其定义为：同一个个体同时被诊断出两种及两种以上的慢性病。这些慢性病既包括传统的慢性非传染性疾病，如心脑血管疾病、慢性肺疾病等。同时，还有研究指出，应该将慢性传染性疾病也纳入到该定义中，如慢性肝炎、慢性结核等。在本章研究中，我们依据研究调查的慢性病患病率及其对老年人的健康的影响，共纳入了八种慢性病：高血压、糖尿病、心脏病、脑卒中等脑血管病、慢性呼吸系统疾病、癌症、帕金森病及关节炎。本章中多种慢病共患的定义为在这八种慢性病中，同时汇报患两种及两种以上慢性病。

6.2.4　其他变量

基于已有文献，我们选取了和老年人心理健康与患病风险有关的其他变量作为协变量。协变量为基线调查时老年人其他方面的特征和健康情况，包括以下几个方面。

（1）人口社会因素：人口社会因素通过被访者自报收集，包括老年人基线调查时的年龄、性别、婚姻状况（在婚或其他；其他包括离异、单身、丧偶等）、受教育程度（未受过教育、小学、初中及以上）、民族（汉族、其他民族）、居住地（城镇、农村）、60 岁以前职业（体力劳动职业、非体力劳动职业），以及居住情况（与其他家庭成员同居、独居、住在养老机构）。

（2）健康行为：健康行为包括是否吸烟、是否饮酒、是否经常进行体育锻炼。吸烟行为通过询问被访者目前和过去是否吸烟进行测量，并按照现在吸烟、过去吸烟已戒烟、从未吸烟生成一个分类变量。饮酒行为通过询问被访者是否饮酒、饮酒的种类和平均每天饮酒量生成。饮酒变量为分类变量，分为不饮酒、之前饮酒已戒酒、少量或适量饮酒（男性每天摄入≤25g 酒精或女性每天摄入≤15g 酒精）、重度饮酒（男性每天摄入＞25g 酒精或女性每天摄入＞15g 酒精）四类。体育锻炼为分类变量，通过询问被访者过去或现在是否经常进行体育锻炼测量，分为现在经常锻炼且在 50 岁之前开始、现在经常锻炼且在 50 岁之后开始、之前锻炼和现在不经常锻炼四类。

（3）身体功能：身体功能包括 ADL 和认知功能。ADL 的测量借鉴了国际通用的日常生活能力量表（activity of daily living scale，ADLS），通过调整使之更易于被中国老年受访者理解，但仍有较好的内部一致性和信效度（曾毅和沈可，2010）。问卷中询问被访者在进食、洗澡、穿衣、如厕、室内活动、控制大小便 6 个方面是否需要他人帮助，若上述 6 项活动均能独立完成则定义为完全自理。认知情况通过使用 MMSE 测定调查对象认知功能，调查问卷根据中国文化传统对量表做了适当修改，但仍具有很好的信效度（曾毅和沈可，2010）。按照之前的研究，对定位能力、注意力、计算能力、回忆能力和语言能力等 5 个方面进行评分，共计 19 道题 30 分，24～30 分判定为认知健全，18～23 分为认知轻度缺损，10～17 分为认知中度缺损，0～9 分为认知严重缺损（陆杰华和李月，2015）。

6.2.5　统计分析方法

本章首先描述了 80 岁以上老年人的心理健康状况、多种慢病共患的患病率；采用了交叉列表的方法，描述不同慢病数量（0 或 1、≥2）下老年人的人口社会、健康行为、身体功能等特征，描述并汇报了各分组的分布、均值等信息。在模型分析中，我们首先采用 logistic 方法研究心理健康因素（四个分组水平）对基线慢性病患病的影响。进一步采用多变量 logistic 回归模型，检验心理健康因素与老人多种慢病共患的关系，该模型考虑了其他因素对所研究的心理健康与患病风险的关系，在模型中分别控制了几类协变量因素。全部的描述分析及模型检验均采用 SAS 9.4 完成。

6.3　主要研究发现

本章研究共纳入 21 160 位 80 岁及以上的高龄老人，分析结果从三部分来呈现：人群特征，心理健康状况和慢病共患描述性分析，以及心理健康对多种慢病共患影响的模型分析。

6.3.1　人群特征

表 6.1 和表 6.2 展示了纳入分析的老年人群社会人口学特征及健康行为按照慢性病的种类进行描述的结果。我们发现患有多种慢性病的老年人年龄相对较小、更可能居住在城镇、汉族多于其他民族、受教育程度较高、更可能在婚、60 岁以前的职业为非体力劳动相关的职业。

表 6.1　纳入分析老人样本特征（按慢性病数量分类）

项目	纳入分析人数 n	慢性病数量 n		p 值
		0 或 1	≥2	
首次参与调查的年份				0.822 6
2000*	8 124（38.4%）	6 532（38.2%）	1 592（39.2%）	
2002	3 236（15.3%）	2 624（15.4%）	612（15.1%）	
2005	3 624（17.1%）	2 947（17.2%）	677（16.7%）	
2008～2009	5 085（24%）	4 106（24.0%）	979（24.1%）	
2011～2012	601（2.8%）	483（2.8%）	118（2.9%）	
2014	490（2.3%）	402（2.4%）	88（2.2%）	
人口社会因素				
性别				0.124 0
女	12 414（58.7%）	10 072（58.9%）	2 342（57.6%）	
男	8 746（41.3%）	7 022（41.1%）	1 724（42.4%）	
年龄组				<0.000 1
80～89 岁	8 432（39.8%）	6 536（38.2%）	1 896（46.6%）	
90～99 岁	7 505（35.5%）	6 158（36.0%）	1 347（33.1%）	
≥100 岁	5 223（24.7%）	4 400（25.7%）	823（20.2%）	

续表

项目	纳入分析人数 n	慢性病数量 n		p 值
		0 或 1	≥2	
居住地				<0.000 1
城镇	10 023（47.4%）	7 853（45.9%）	2 170（53.4%）	
农村	11 137（52.6%）	9 241（54.1%）	1 896（46.6%）	
民族				<0.000 1
汉族	19 804（93.6%）	15 943（93.3%）	3 861（95.0%）	
其他民族	1 356（6.4%）	1 151（6.7%）	205（5.0%）	
受教育程度				<0.000 1
未受过教育	14 333（67.7%）	11 754（68.8%）	2 579（63.4%）	
小学	4 491（21.2%）	3 559（20.8%）	932（22.9%）	
初中及以上	2 336（11%）	1 781（10.4%）	555（13.6%）	
婚姻状况				<0.000 1
在婚	4 012（19.0%）	3 116（18.2%）	896（22.0%）	
其他（包括离异、单身、丧偶等）	17 148（81.0%）	13 978（81.8%）	3 170（78.0%）	
居住情况				0.813 4
与其他家庭成员同居	17 103（80.8%）	13 823（80.9%）	3 280（80.7%）	
独居	3 164（15.0%）	2 557（15.0%）	607（14.9%）	
住在养老机构	893（4.2%）	714（4.2%）	179（4.4%）	
60 岁以前的职业				<0.000 1
非体力劳动职业	1 338（6.3%）	985（5.8%）	353（8.7%）	
体力劳动职业	19 822（93.7%）	16 109（94.2%）	3 713（91.3%）	

*2000 年还包括 3 375 位（41.5%）1998 年入组的老年人

表 6.2　纳入分析老人健康行为特征（按慢性病数量分类）

项目	纳入分析人数 n	慢性病数量 n		p 值
		0 或 1	≥2	
吸烟				<0.000 1
从未吸烟	14 677（69.4%）	11 989（70.1%）	2 688（66.1%）	
过去吸烟已戒烟	3 213（15.2%）	2 388（14.0%）	825（20.3%）	
现在吸烟	3 270（15.5%）	2 717（15.9%）	553（13.6%）	
饮酒				<0.000 1
不饮酒	14 815（70.0%）	11 992（70.2%）	2 823（69.4%）	

续表

项目	纳入分析人数 n	慢性病数量 n		p 值
		0 或 1	≥2	
饮酒				<0.000 1
之前饮酒已戒酒	2 461（11.6%）	1 874（11.0%）	587（14.4%）	
少量或适量饮酒	1 218（5.8%）	988（5.8%）	230（5.7%）	
重度饮酒	2 666（12.6%）	2 240（13.1%）	426（10.5%）	
锻炼				<0.000 1
现在经常锻炼（50 岁之前开始）	1 656（7.8%）	1 352（7.9%）	304（7.5%）	
现在经常锻炼（50 岁之后开始）	4 575（21.6%）	3 598（21.0%）	977（24.0%）	
之前锻炼	2 144（10.1%）	1 598（9.3%）	546（13.4%）	
现在不经常锻炼	12 785（60.4%）	10 546（61.7%）	2 239（55.1%）	

在健康行为方面，我们发现患有多种慢病的老年人以往吸烟、饮酒和体育锻炼的比例更高。

6.3.2　老年人心理健康状况、多种慢病共患的患病率

表 6.3 展示了老年人 7 个心理健康问题的分布情况。在 7 个问题中，超过 70%的老年人认为总是或常常遇事想得开、能够把东西弄得干净整洁，约 53%的老年人能够自己的事情自己说了算，不到 40%的老年人总是或常常觉得老了和年轻时一样快活。约 5%的老年人总是或常常感到紧张、害怕，约 8%的老年人总是或常常感到孤独，约 24%的老年人感觉自己越来越不中用。

表 6.3　心理健康测量问题与得分

心理健康测量问题	心理健康得分 n				
	1	2	3	4	5
无论遇到什么事情是否都能想得开	105（0.5%）	804（3.8%）	3 673（17.4%）	13 929（65.8%）	2 649（12.5%）
是否喜欢把东西弄得干净、整洁	32（0.2%）	361（1.7%）	4 988（23.6%）	12 609（59.6%）	3 170（15.0%）
是否经常感到紧张、害怕	230（1.1%）	765（3.6%）	4 738（22.4%）	7 481（35.4%）	7 946（37.6%）
是否经常觉得孤独	371（1.8%）	1 219（5.8%）	5 453（25.8%）	6 589（31.1%）	7 528（35.6%）

续表

心理健康测量问题	心理健康得分 n				
	1	2	3	4	5
是否自己的事情自己说了算	1 173（5.5%）	2 974（14.1%）	5 684（26.9%）	5 430（25.7%）	5 899（27.9%）
是否觉得越来越不中用	1 582（7.5%）	3 568（16.9%）	7 957（37.6%）	4 512（21.3%）	3 541（16.7%）
是否觉得与年轻时一样快活	1 844（8.7%）	5 235（24.7%）	6 411（30.3%）	3 827（18.1%）	3 843（18.2%）

注：对于问题①、②、⑤、⑦，得分 1 对应回答"从不"选项，得分 5 对应回答"总是"选项；对于问题③、④、⑥，反之，1 对应回答"总是"选项，5 应回答"从不"选项。所有问题分值越高，说明心理健康状况越好

　　按照 7 道题得分加和的四分位将老年人分成四个心理健康水平，得分在 7～22 分的共计 4723 人（占 22.3%）分到了心理健康水平较低组，得分在 23～25 分的共计 5696 人（占 26.9%）分到了心理健康水平中等偏低组，得分在 26～28 分的 5566 人（26.3%）分到了心理健康水平中等偏高组，得分在 29～35 分的共计 5175 人（24.5%）分到了心理健康水平较高组。

　　在本章纳入的研究人群中（$n = 21\,160$），多种慢病共患的基线患病率为 19.2%（$n = 4066$）。图 6.1 展示了老年人多种慢病患病率随年龄的变化趋势，可以看到，在我国 80 岁以上的老年人群中，多种慢病的患病率在 14%～26%，并呈现出随着年龄的增加患病率降低的趋势。

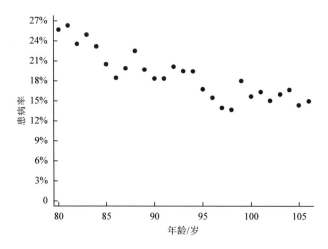

图 6.1　老年人多种慢病患病率随年龄的变化趋势（横截面数据）

6.3.3 老年人心理健康对多种慢病共患的影响

图 6.2 展示了老年人心理健康状况与多种慢病共患的关系。从图中可以看出，老年人多种慢病共患的患病率随着自我心理健康状况评估的变差而呈现升高的趋势。在调整了年龄及队列因素后，与心理健康水平高的老年人相比，心理健康水平中等偏低及低的老年人患多种慢病的 OR 值分别增加了 16%（95% 置信区间：5%～28%）和 40%（95% 置信区间：26%～54%）。在调整其社会人口学特征及健康行为后，这种趋势仍然存在。比如，与心理健康水平高的老年人相比，心理健康水平低的老年人患多种慢病的 OR 值增加了 58%（95% 置信区间：42%～75%）。

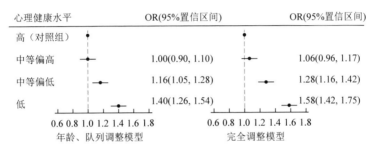

图 6.2　老年人心理健康状况与多种慢病共患的关系

完全调整模型调整了年龄、队列、性别、受教育程度、60 岁以前的职业、婚姻状况、民族、居住地、居住情况、吸烟、饮酒及锻炼

6.4　讨论及结语

6.4.1　讨论

本章使用 2000～2014 年的中国老年健康调查数据，探索了我国 80 岁以上长寿老年人群多种慢病共患的患病率及其相关影响因素。初步研究结果表明，我国 80 岁以上老年人群的多种慢病患病率为 19.2%，没有呈现出随着年龄增长的趋势。老年人多种慢病共患受心理健康状况的影响，心理健康水平越低，老年人患多种慢病的 OR 值越高。比如，在调整了社会人口学因素及健康行为等因素后，与心理健康水平高的老年人相比，那些心理健康水平低的老年人多种慢病共患的 OR 值为 1.58［95% 置信区间为（1.42, 1.75）］。

心理健康状况对老年多种慢病共患的发生发展有影响，很少有学者研究自评心理健康状况对老年人，特别是长寿人群多种慢病共患的影响（Sarfati and Gurney，2016；Sarfati et al.，2016）。本章研究中，自评心理健康状况和长寿人群多种慢病共患密切相关，较差的心理健康状况能够影响长寿老人的高血压、糖尿病、心脏病、脑卒中等脑血管病、慢性呼吸系统疾病、癌症、帕金森病及关节炎发等8种疾病的发生发展。

在生命历程的视角下，慢性躯体性疾病和心理性疾病的关系是双向的、复杂的、动态的、持续的（Hare et al.，2014；O'Dowd，2014；Stubbs et al.，2017；Xu et al.，2019）。由于慢性躯体性疾病的病程较长，病情迁延不愈，慢性病患者在承受病痛的躯体折磨和沉重的经济负担的同时，其生命质量和社会活动也会受到影响，因此更容易产生压抑、焦虑、抑郁等不良心理健康状况。这些不良心理健康状况得不到及时的排解，就会诱发心理疾病；反之，心理疾病又可以加重躯体疾病的发生发展，继而形成恶性循环（Polenick et al.，2018）。

慢性躯体性疾病是老年人群健康最大的威胁，所以医疗及疾病防控的关注点主要聚焦在这些慢性躯体性疾病本身，而忽略了这些躯体性疾病引发的心理性疾病。加强老年医学专业人员对慢性躯体性疾病和心理健康防治的相关知识，实时评估老年慢性病患者的心理健康状况，对有不良心理健康状况倾向的老年慢病患者做到早发现、早诊断、早干预，可以避免不良心理健康状况给老年慢病患者带来的进一步伤害。国内外既往研究均发现，慢病患者常合并抑郁、焦虑等心理健康状况，但是前瞻性的考察心理健康状况与躯体性慢病共患之间关系的研究几乎没有。澳大利亚一项随访超过20年的队列研究结果显示，在有抑郁倾向的中老年人群中，63.6%发生了躯体性多种慢病共患；与没出现抑郁倾向之前相比，这些中老年人群在出现抑郁倾向之后发生躯体性多种慢病共患的风险提高了4倍；与那些一直没有出现抑郁倾向的人群相比，出现抑郁症状的中老年人群发生躯体性多种慢病共患的风险增长了将近2倍（Xu et al.，2019）。英国的Smith等（2012b）对苏格兰初级保健患者进行大样本的流行病学分析发现，在初级保健人群中，抑郁是一个非常常见的共患疾病，存在巨大的疾病负担，抑郁患者更有可能存在多种慢病共患的现象。因此，慢病患者的抑郁问题应该引起重视。

6.4.2　结论

本章研究初步结果提示，在80岁及以上老年人群中，心理健康水平和多种慢病共患密切相关。在实现健康老龄化社会的过程中，我们可以通过有关干预措施改善老年人的心理健康状况，从而有可能减缓或防止慢性病共患病的发生及发展。

6.4.3　政策建议

多种慢病共患的概念于1974年首次被提出，然而直到2010年左右才真正走进有关研究人员的视野。在全球范围内，我国老年人因慢性病导致的疾病负担远高于美国、英国和日本等发达国家。随着中国老龄人口逐渐增多，慢性病医疗负担正在加重。

考虑到多种慢病共患的患病率越来越高，疾病负担越来越重，美国老年医学会（American Geriatrics Society）召集了一个跨学科小组，通过系统而全面的文献回顾，于 2012 年提出了以患者为中心、针对多种慢病共患的诊治策略（Boyd and Kent，2014；Boyd and Lucas，2014；Boyd et al.，2014），该策略建议可以从以下 5 个维度来考虑老年多种慢病共患的管理。

（1）充分地征求老年共病患者的想法和建议，并将这些想法和建议纳入医疗决策中，这样可以充分体现以病人为中心的诊疗理念。

（2）作为老年医学专业人员，应清楚认识到现有针对单一疾病的临床证据及指南的局限性，目前几乎所有针对单一疾病的指南在应用于多种慢病共患时，其作用是不清楚的，所以在接下来的指南制定中，应当更多地关注那些纳入多种慢病共患人群的研究、对老年多种慢病共患的医学文献应强调个体化的解释和应用。

（3）在针对多种慢病共患人群制定临床决策时，应全面考虑危险因素、疾病负担、获益，以及预后（如剩余的预期寿命、功能状态、生活质量）。

（4）在制定临床干预策略时，应考虑到治疗的复杂性和可行性。

（5）应该选择那些能够最大获益、最小损害、增强生活质量的治疗策略。

目前我国对多种慢病共患防治及管理的研究尚处于起步阶段，甚至于流行病学相关研究都非常缺乏，零星的研究主要集中于多种慢病共患的患病率及相关影响因素方面，大量知识空白亟待填充。特别地，在多种慢病共患背景下的精神健康治疗和管理对于广大精神科医生、老年科医生、内科医生及全科医生更是全新的挑战。为此，参考目前国际上对多种慢病共患这一研究领域的系统评估（如英国医学科学院于 2018 年发表的全球首个针对多种慢病共患的政策研究报告），本章研究提出以下建议。

（1）积极借鉴国际上关于多种慢病共患的理论及经验基础，对多种慢病共患的概念进行界定，对流行病学特征及发生发展规律进行深入研究。

目前，关于多种慢病共患的相关概念尚未达成共识，使得多种慢病共患流行病学的调查研究存在较大差异。研究的重点应该包括：刻画及厘清在长时间维度上多种慢病共患的发展趋势及种类构成，如个体或群体如何从健康状态到得一种疾病，然后第二种疾病及多种慢病共患的发展过程；哪些种类的多种慢病共患带来了最大的疾病负担；这些带来最大疾病负担的多种慢病共患种类的危险因素有哪些。这些问题的解答有助于更全面理解多种慢病共患在生命历程角度下发生发展的过程，进而可以开发具有针对性的慢病共患评估工具。

（2）强化对躯体性慢病患者心理健康状况的筛查，通过有关干预措施提高老年人的心理健康状况，进而减缓或防止慢性病的发生及发展。

心理健康状况的评估不能仅依赖于临床诊断，应该同时强调亚临床水平的不良心理健康情绪。以往研究表明，在自评具有亚临床症状的抑郁症人群中，仅有50%被临床诊断为抑郁症（Xu et al.，2019）。从我们的研究结果可以看出，较低心理健康水平的人群同样具有较高风险患多种慢病。因此，在临床水平及亚临床水平的心理健康状况筛查及干预、管理是非常必要的，特别是老年人群。

（3）在现有的慢病诊疗及管理体制内，最大限度地给多种慢病共患人群一个收益最高、风险最小的诊疗和管理体系。

目前，大多数的临床试验研究都将多种慢病共患人群排除在外，导致在现有的慢病诊疗及管理体制内，非常缺乏针对慢病共患的证据。在提高诊疗及管理体系方面有三个层次需要考虑：患者个体、提供诊疗的医生及卫生服务部门。在患者个体层次，应鼓励和支持患者的自我管理，并且充分考虑患者的个人感受及亟须解决的有限病种；同时，还应该充分考虑非医疗因素，如社会及环境因素等。在医生层次，应该开发及评估在临床上可以实际操作的工具，以帮助医生更好地甄别在多种疾病中，哪些是临床上亟须解决的，哪些是患者亟须解决的，如何在疾病的诊疗和患者的生活质量提高中做出最优的决策。在卫生服务部门层次，应该开发更具有创新性的、综合的诊治及管理方案，确保在多种慢病发生发展的各个阶段都能够提供当下最优的方案，如将信息技术及人工智能等运用其中。

综上所述，在老年人群中，多种慢病共患普遍存在，被认为是"最常见"的慢性病，对我国及全球医疗系统和政府实现健康老龄化的目标提出了严峻的挑战。目前医疗实践主要是基于单一疾病的指南、用药及防治等，而关于多种慢病共患的证据还较少。我们迫切需要对多种慢病共患开展方方面面的研究，如流行病学发生发展规律、疾病诊疗及管理。通过这些研究，为多种慢病共患的管理提供证据，最终提高我国老年人生活质量水平，构建和谐老龄化社会。

第7章 心理弹性对中国老年人健康长寿的显著贡献
——基于中国老年健康影响因素跟踪调查的分析[①]

7.1 本章研究背景

心理弹性（resilience），或称之为心理韧性，作为一个新兴的心理学概念，自20世纪70年代来日益受到学界与临床医生的关注，研究逐步扩散到特殊教育、心理咨询、疾病护理和公共卫生等多个领域。心理弹性有两种定义方式，一种是过程性定义，即心理弹性指个体在恶劣环境中积极调适、良好适应的动态过程（Luthar et al.，2000）。另一种是品质性定义，Lamond 等（2009）指出心理弹性是个体积极应对负面事件的能力；Friborg 等（2003）的阐述则更为具体：心理弹性不仅包括个体的心理素质，还包括积极运用家庭、社会等外部力量协助自己应对压力的能力。

在操作层面，心理弹性的测量量表更多是基于其品质性定义。Wagnild 和 Young（1993）提出了包含 25 个子项的心理弹性量表（resilience scale，RS），该量表刻画了心理弹性的两个维度：个人自信力（personal competence），以及对自身与生活的认同度。Friborg 等（2003）则提出了包含 45 个子项的成人心理弹性量表（resilience scale for adults，RSA），旨在刻画个人自信力、社交能力、家庭支持、社会支持等多个心理弹性的维度。Connor 和 Davidson（2003）则提出了包含 25 个子项的 Connor-Davidson 心理弹性量表（Connor-Davidson resilience scale，CD-RISC），该量表刻画了个人自信力、情绪管理、抗压性、应变力、自控力等多个方面。尽管迄今为止，尚未有专门针对老年人的心理弹性量表，但多项研究已验证 RS 与 CD-RISC 量表均适用于老年人（Wagnild，2003；Lamond et al.，2009）。

伴随着人口老龄化现象的日益凸显，心理弹性测量工具的发展与完善促使研究人员开始探讨心理弹性与老年健康二者间的相关关系，试图发现怎样的心理干预措施可以行之有效地改善老年健康。对美国老年人的多项研究发现，心理弹性与老年心理健康、躯体功能及自评健康老龄化显著正相关（Hardy et al.，2002；

① 本章由沈可（复旦大学教授）和曾毅（北京大学国家发展研究院教授）撰写。本章研究受到国家自然科学基金重大项目"应对老龄社会的基础科学问题研究"（项目号：71490732）的资助、国家社会科学基金青年项目"人口老龄化背景下教育、医疗与养老财政支出的受益公平性研究"（项目号：17CRK023）的资助。

Wagnild，2003；Lamond et al.，2009）。Windle 等（2008）基于英格兰、威尔士和苏格兰的老年样本，进一步发现良好的心理弹性缓解了慢性病的负面冲击，从而有助于改善 60 岁及以上老人的主观福利。然而，总体而言，有关心理弹性对老年健康长寿影响的文献还相对较少，尤其在国内尚属空白。

现有文献由于数据等因素的限制也存在两方面的缺陷。其一，研究大多基于小样本，尤其高龄老人样本更小。例如，Wagnild（2003）的研究基于 43 位老人，Nygren 等（2005）的研究基于瑞典 125 位 85 岁以上老人。Lamond 等（2009）研究的样本量相对较大，为 1395 位 60～91 岁的美国老人，但均是女性老人。其二，多数研究均是基于横截面数据（Hardy et al.，2002；Windle et al.，2008；Lamond et al.，2009），因而仅能分析心理弹性与老年健康的相关性，而难以分析心理弹性对老年存活率和死亡率的影响。鉴于此，本章将利用中国老年健康调查 2005～2008 年的纵向数据，探讨心理弹性对中国老年人死亡风险的影响，以及该影响在男性与女性、低龄与高龄、有偶与无偶的老年群体中是否存在差异。

7.2　数据来源、变量定义和研究方法

7.2.1　数据来源

本章数据来自中国老年健康调查。该调查始于 1998 年，此后在 2000 年、2002 年、2005 年和 2008～2009 年先后进行了四次跟踪调查，覆盖全国 23 个省区市约 50%的县市。1998 年与 2000 年的调查仅访问了 80 岁及以上的高龄老人；自 2002 年调查开始，新增了 65～79 岁的低龄老人。Gu 等（2008）对该调查的数据质量进行了详细的评估（包括信度和效度检验、因子分析等），结果显示数据质量是比较令人满意的。

本章研究基于中国老年健康调查 2005～2008 年的纵向数据。15 638 位老人参与了 2005 的调查，其中 2957 位老人在 2008 年调查中失访，7472 位老人在 2008 年调查时仍然存活，而 5209 位老人在 2008 年调查前去世。我们对数据进行了如下清理：①剔除了在 2008 年跟踪调查中失访的老人，他们缺少 2008 年是否存活及存活时长的信息，无法进行生存分析；②剔除控制变量有缺失值的样本。最终样本量为 12 503 位 65 岁及以上老人，包括 5356 位男性（42.84%）和 7147 位女性（56.16%）。

7.2.2　变量测度及变量描述

（1）心理弹性。本章采用的心理弹性量表是从 CD-RISC 量表中选取了 7 个

指标。指标的选择标准一方面源于心理弹性的情景特异性，即心理弹性的内涵会因群体的人口特征、文化背景和社会传统的不同而不同（于肖楠和张建新，2005）。因此在针对西方老年人设计的 CD-RISC 量表中，部分问题并不适于度量中国老人的心理弹性，比如"有时我相信上帝会庇佑我"、"我有明确的工作目标"，以及"我喜欢在解决问题时担纲大梁"等。另一方面是指标的可得性，中国老年健康调查侧重于搜集老人的家庭、经济、行为和健康等信息，并非专门的心理学调查，因此 CD-RISC 量表中的某些心理学指标并没有纳入中国老年健康调查。

本章测量心理弹性的 7 个指标如表 7.1 所示。对于第 1～3 个问项，如果老人回答"从不"，则赋值 4 分；如果回答"总是"，则赋值 0 分；对于第 4～5 个问项，如果老人回答出现的频率越高，则得分越高；对于第 6～7 个问项，如果老人无人聊天或者无人求助，则赋值 0 分。简言之，各指标得分越高的老人，心理弹性越好。

表 7.1　心理弹性量表的测量指标

指标	问项名称	回答选项得分
1	您是否觉得越老越不中用？	总是 = 0；经常 = 1；有时 = 2；很少 = 3；从不 = 4
2	您是否感到紧张、害怕？	总是 = 0；经常 = 1；有时 = 2；很少 = 3；从不 = 4
3	您是否觉得孤独？	总是 = 0；经常 = 1；有时 = 2；很少 = 3；从不 = 4
4	不论遇到何事，您是否都能想得开？	总是 = 4；经常 = 3；有时 = 2；很少 = 1；从不 = 0
5	您自己的事情是否自己说了算？	总是 = 4；经常 = 3；有时 = 2；很少 = 1；从不 = 0
6	您平时经常与谁聊天？	家人、朋友、近邻 = 1；无人聊天 = 0
7	如果您遇到困难，能找谁帮助解决？	家人、朋友、近邻 = 1；无人帮忙 = 0

需要注意的是，量表中第 1～5 个问项由于涉及老人的心理感受，要求必须由老人亲自回答。在此情形下，部分老人由于认知能力受损等健康原因无法作答，使得缺失值比率较高，第 1～5 个变量的缺失率分别为 10.84%、10.17%、10.21%、10.31% 和 10.91%；第 6 个与第 7 个问项相对客观，调查允许在老人无法作答的情况下由家属代答，因此缺失值比率很低，均为 0.1%。如果直接删除有缺失值的样本，后果是剩余样本中老人相对更为健康，从而导致回归结果的偏误。因此本章采用多重填补方法（multiple imputation）对缺失值进行回归估计。

（2）控制变量。回归分析中的控制变量包括两类：一类是老人的社会人口特征，如年龄、民族、居住地、60 岁以前主要职业、教育和婚姻状态。另一类是基期的健康状态，包括 2005 年老人的 ADL 和认知能力。ADL 包括六项活动，即进食、洗澡、穿衣、如厕、室内活动和控制大小便。如果老人可以独立完成这六项活动，则定义为 ADL 完好，否则即为 ADL 残障。MMSE 量表由 24 个问题组成，刻画一般能力、反应能力、注意力及计算力、记忆力、语言理解及自我协调能力这五方面的认知功能，总分在 0～30 分。如果老人得分在 24 分及以上，则界定为 MMSE 完好，否则即为 MMSE 受损。

7.2.3　研究方法

（1）信度检验。本章首先利用克龙巴赫 α 系数检验该心理弹性量表的内部一致性，其公式为 $\alpha = \left[\dfrac{K}{K-1} \right] \times \left[1 - \dfrac{\sum s_i^2}{s^2} \right]$。其中，$K$ 为指标的个数；s_i^2 为第 i 个指标得分的方差；s^2 为 7 个指标总得分的方差。

（2）因子分析。本章通过因子分析方法，将 7 个可观测的心理弹性指标转换为少数几个不相关的潜在指标，即公共因子，以了解该量表主要刻画了心理弹性的哪些维度。因子分析的模型如下：

$$x_i = \alpha_{i1} F_1 + \alpha_{i2} F_2 + \cdots + \alpha_{im} F_m + \varepsilon_i \quad i = 1, 2, \cdots, 7, \quad m \leqslant 7$$

其中，x_i 为可观测的 7 个心理弹性指标；F_m 为不可观测的公共因子，公共因子的个数少于心理弹性指标的个数；α_{im} 为因子载荷，即第 i 个指标与第 m 个公共因子的相关系数，反映了第 i 个指标在第 m 个公共因子上的相对重要性。7 个心理弹性指标共享这 m 个因子，但每个指标又有自己的特性，表现于特殊因子。

基于因子载荷可以估算方差贡献率，以了解各个公共因子的相对重要性。方差贡献率的公式为 $\dfrac{s_m^2}{7} \times 100\%$，其中 7 是心理弹性指标的个数；$s_m^2 = \sum_i^7 \alpha_{im}^2$，代表了公共因子 F_m 对所有心理弹性指标提供的方差贡献总和。方差贡献率越大，说明该公共因子越重要。

下一步的生存分析还将以 m 个公共因子作为自变量，探讨其对老年存活的影响，这就需要将公共因子表示为 7 个心理弹性变量的线性组合，即因子得分函数，从而计算每个个体的公共因子得分。

（3）生存分析。为探讨心理弹性对老年死亡风险的影响，本章应用 Cox 比例风险模型。生存分析首先要估计个体的存活时间：对于参与 2005 年调查，且在 2008 年调查前去世的老人，其存活时间 = (去世年份–2005) +[(去世年份–2005 年调查时点的月份)]/12；2008 年调查时仍存活的老人属于截尾样本，其存活时间 = (2008–2005) +[(2008 年调查时点的月份–2005 年调查时点的月份)]/12。

生存分析模型表达为

$$h(t \mid x, z) = h_0(t) \exp \left[\sum \beta_i x_i + \sum \gamma_j z_j \right]$$

其中，$h(t \mid x, z)$ 为给定一组解释变量 x 与 z，个体在 t 岁时的死亡风险；$h_0(t)$ 为 x

与 z 变量均取 0 值时的基准风险；x_i 为心理弹性的 7 个测量指标，或者公共因子；z_j 为控制变量。

7.3　实证分析结果

7.3.1　样本描述

如表 7.2 所示，在心理弹性的前 3 项指标中，第 2 个和第 3 个指标的均值约为 3 分，分别说明平均而言，老人很少感到紧张害怕、很少感到孤独；第 1 个指标分数越低，说明老人感受到越老越不中用的频率越高。其均值为 2.16，意味着平均而言，老人有时会觉得越老越不中用。指标 4 的均值接近 3 分，意味着平均而言老人遇到事情时经常能想得开；指标 5 的均值略低，说明老人对自己事情做主的频率低于遇事想得开的频率。对于第 6 个和第 7 个指标，93%以上的老人平时都能经常和家人、朋友或近邻聊天，96%的老人遭遇困难时能有人帮助。

表 7.2　变量的统计描述

心理弹性变量	均值	标准差	社会人口特征变量	均值	标准差
指标 1	2.16	1.13	年龄	86.12	11.70
指标 2	3.04	0.87	男性（女性 = 0）	0.43	0.49
指标 3	2.96	0.97	汉族（少数民族 = 0）	0.93	0.26
指标 4	2.84	0.69	居住在城镇（农村 = 0）	0.41	0.49
指标 5	2.55	1.17	受过 1 年及以上教育（文盲 = 0）	0.38	0.49
指标 6	0.93	0.25	60 岁以前从事白领工作（蓝领 = 0）	0.08	0.27
指标 7	0.96	0.20	已婚（离婚/丧偶/从未结婚 = 0）	0.31	0.46
			初始健康状态		
			ADL 完好（残障 = 0）	0.76	0.43
			MMSE 完好（受损 = 0）	0.60	0.49

7.3.2 心理弹性量表的信度检验与因子分析

7 个心理弹性指标的克龙巴赫 α 系数为 0.57。在探索性分析时，α 系数达到 0.5 则表示数据的信度可接受（Nunnally，1967）。

进行因子分析的前提是可观测变量之间存在较强的相关性，否则就无法从中综合出具备变量某些共性的公共因子。本章采用 KMO（Kaiser-Meyer-Olkin）方法检验这一要求是否符合。KMO 值为 0.66，说明基本可以进行因子分析。

我们利用主成分分析法提取了特征值大于 1 的两个公共因子。由于初始的因子载荷矩阵不够明确，不便于对公共因子进行解释，我们进一步采用方差最大正交旋转法进行因子旋转，使每个变量在某一个公共因子上的载荷趋于 1，而在另一个公共因子上的载荷趋于 0。基于表 7.3 的因子旋转载荷矩阵，第 1～5 个指标在因子 1 上有较大的载荷，因此因子 1 可理解为"个人自信力因子"；第 6 个和第 7 个指标在因子 2 上有较大的载荷，因此因子 2 可称为"家庭、社会支持因子"。这与 Friborg 等（2003）对心理弹性的理论界定基本吻合，他们认为心理弹性包括两方面：个体的心理素质，以及个体积极运用家庭、社会等外部力量协助自己应对压力的能力。基于因子载荷可以计算得出，公共因子 1 的方差贡献率为 29.4%，公共因子 2 的方差贡献率为 19.9%，说明个人自信力因子相对重要。

表 7.3　因子旋转载荷矩阵

变量	因子 1	因子 2
我不觉得自己越老越不中用	0.299	0.016
我不感到紧张害怕	0.377	−0.054
我不觉得孤独	0.372	0.021
不论遇到何事，我都能想得开	0.291	−0.033
我自己的事情自己说了算	0.184	−0.003
我平时经常和家人、朋友或近邻聊天	−0.023	0.598
如遇困难，我能找家人、朋友或近邻帮助解决	−0.040	0.601

表 7.4 给出了旋转因子得分系数。基于此，可以构建两个公共因子得分的回归模型，以此估算每个个体的公共因子得分，即

$$F_1 = 0.617x_1 + 0.769x_2 + 0.770x_3 + 0.599x_4 + 0.381x_5 + 0.052x_6 + 0.017x_7$$
$$F_2 = 0.053x_1 - 0.015x_2 + 0.098x_3 + 0.033x_4 - 0.032x_5 + 0.832x_6 + 0.837x_7$$

表 7.4   旋转因子得分系数

变量	因子 1	因子 2
我不觉得自己越老越不中用	0.617	0.053
我不感到紧张害怕	0.769	−0.015
我不觉得孤独	0.770	0.098
不论遇到何事，我都能想得开	0.599	0.033
我自己的事情自己说了算	0.381	−0.032
我平时经常和家人、朋友或近邻聊天	0.052	0.832
如遇困难，我能找家人、朋友或近邻帮助解决	0.017	0.837

7.3.3   生存分析结果

图 7.1 为采用 Kaplan-Meier 方法得到的生存曲线，该方法无须对死亡事件发生时间的理论分布做任何假定。为了使图示更加直观，此处将心理弹性 7 个指标的得分加总，总分在 0~22 分，均值为 15.4 分。将得分在 15 分以上的界定为心理弹性较好，否则即为心理弹性较差，然后分别画出两组群体的生存曲线。如图 7.1 所示，心理弹性较好的老年人，其死亡风险明显低于心理弹性较差的老年人。

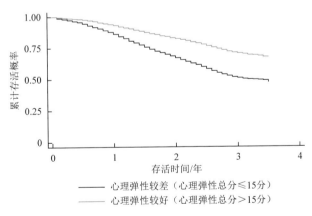

图 7.1   基于心理弹性得分分组的 Kaplan-Meier 生存曲线

本章继而分析 7 个心理弹性指标各自对老年死亡风险的影响。如表 7.5 的模型 1 所示，在仅控制老人的社会人口特征时，指标 1 "觉得越老越不中用"的频率越低，老年人的死亡风险显著更低。同样，指标 2 "感到紧张、害怕"的频率越低，老年人死亡风险也明显下降。但是指标 3 代表的"是否觉得孤独"，以及指标 4 代表的"是否遇事都能想得开"对老人存活的概率并没有显著影响。指标 5 "自己的事情自己说了算"对老年存活有积极的正向影响。平时经常与家人朋友或邻居聊天的老年人，其死亡风险较无人聊天的老年人低 23.5%，然而遭遇困难时有家人帮助解决对老年人存活的影响则不显著。

表 7.5　各个心理弹性指标对老年死亡风险的影响

自变量	模型 1		模型 2	
	风险发生比	标准差	风险发生比	标准差
心理弹性指标				
不觉得越老越不中用	0.911***	0.013	0.954***	0.013
不感到紧张、害怕	0.960**	0.019	0.966*	0.019
不觉得孤独	1.022	0.018	1.020	0.018
不论遇到何事，总能想得开	0.968	0.021	0.968	0.021
自己的事情总是自己说了算	0.918***	0.012	0.950***	0.013
平时经常与家人朋友或邻居聊天（无人聊天＝0）	0.765***	0.039	0.856***	0.043
如遇困难我能找家人朋友或邻居解决（无人求助＝0）	1.074	0.075	1.061	0.074
社会人口特征				
年龄	1.075***	0.002	1.062***	0.002
男性（女性＝0）	1.348***	0.047	1.456***	0.051
汉族（少数民族＝0）	1.139**	0.063	1.044	0.058
居住在城镇（农村＝0）	1.036	0.031	0.998	0.030
受过 1 年及以上教育（文盲＝0）	1.008	0.037	1.032	0.039
60 岁以前从事白领工作（蓝领＝0）	0.944	0.062	0.919	0.061
已婚（离婚/丧偶/从未结婚＝0）	0.846***	0.037	0.842***	0.037
初始健康水平				
ADL 完好（残障＝0）	—		0.626***	0.020
MMSE 完好（受损＝0）	—		0.708***	0.024
样本量	12 503		12 503	

注：括号中列出的是参照组。没有括号的变量是连续型变量

*p＜0.1，**p＜0.05，***p＜0.01

模型 2 进一步控制了 2005 年老人的躯体健康与认知能力，结果显示，指标 1、

2、5、6 对老年存活的影响有所减弱，但仍然显著。说明这 4 个心理弹性指标一方面通过改善老年躯体健康与认知功能，从而降低了老人死亡风险，另一方面，它们对老年存活仍有显著的直接影响。

控制变量对老年死亡风险的影响方向基本符合预期，年龄越大、男性、无偶的老人死亡风险明显较高，基期生活无法自理或者认知功能受损的老人死亡风险也显著上升。

上述因子分析结果显示，该心理弹性量表可提取两个公共因子：个人自信力因子与家庭、社会支持因子。下一步将以两个公共因子作为自变量，探讨心理弹性的两个维度对老年存活的影响。

如表 7.6 所示，对总体样本的回归结果显示，心理弹性量表的两个公共因子对老年存活均存在显著的积极影响。个人自信力因子每增加 1 个单位，老人死亡风险则下降 7%；家庭、社会支持因子的保护性效应则相对较小。

表 7.6　心理弹性公共因子对老年死亡风险的影响（风险发生比）

自变量	全部样本	分性别		分年龄		分婚姻状态	
		男性	女性	65～79 岁	≥80 岁	已婚	无偶
心理弹性							
个人自信力因子	0.930***	0.905***	0.948***	0.934	0.938***	0.949***	0.931***
家庭、社会支持因子	0.974**	0.982	0.970**	0.960	0.974**	0.966	0.972**
社会人口特征							
年龄	1.063***	1.066***	1.061***	1.06***	1.05***	1.06***	1.062***
男性（女性 = 0）	1.452***			1.40***	1.40***	1.36***	1.436***
汉族（少数民族 = 0）	1.033	1.031	1.038	0.908	1.034	0.865	1.057
城镇（农村 = 0）	0.991	0.986	0.992	1.027	0.98	1.034	0.978
受过 1 年及以上教育（文盲 = 0）	1.03	1.037	1.019	0.96	1.052	0.952	1.057
60 岁以前从事白领工作（蓝领 = 0）	0.912	0.892	1.001	0.881	0.918	0.983	0.859*
已婚（离婚/丧偶/从未结婚 = 0）	0.852***	0.854***	0.865*	0.987	0.87***		
初始健康水平							
ADL 完好（残障 = 0）	0.617***	0.581***	0.639***	0.31***	0.63***	0.47***	0.642***
MMSE 完好（受损 = 0）	0.692***	0.722***	0.669***	0.67***	0.69***	0.65***	0.703***
样本量	12 503	5 356	7 147	3 988	8 515	3 847	8 656

注：为了节省篇幅，略去了风险发生比的标准差

$*p<0.1，**p<0.05，***p<0.01$

　　分性别看，个人自信力因子每增加 1 个单位，男性老人的死亡风险便下降
9.5%，女性老人死亡风险会下降 5.2%；家庭、社会支持因子对男性老人存活并没
有显著影响，但能显著降低女性老人的死亡风险，可见女性老人若能够积极调动
外部力量缓解自身压力，则可以有效降低死亡风险。

　　分年龄看，心理弹性的两个公共因子对 65～79 岁低龄老人的死亡风险均没有
显著影响，然而却能显著提高 80 岁以上高龄老人的存活概率。前人有关心理弹性
与老年健康的研究样本仅包含小部分的高龄老人（Windle et al.，2008；Lamond
et al.，2009），并没有对高龄老人进行单独分析；而本章研究进一步发现良好的心
理弹性更有助于高龄老人延长寿命。

　　分婚姻状态看，个人自信力的改善能显著降低已婚老人的死亡风险，但其影
响程度弱于对无偶老人的影响；家庭、社会支持因子对已婚老人的存活并没有显
著影响，但对无偶老人有积极的保护性效应。心理弹性的理论含义是个体在生活
逆境中积极调适、良好适应的能力，这也能解释为什么对于处于相对劣势的无偶
老人来说，心理弹性对其健康长寿发挥更强的作用。

7.4　结　　论

　　本章研究基于中国老年健康调查 2005～2008 年的纵向数据，构建了中国
老年人心理弹性量表，检验了该量表的信度，并且通过因子分析提取了个人
自信力因子和家庭、社会支持因子这两个公共因子。生存分析的结果显示，
在控制社会人口特征和基期的健康水平后，大多数心理弹性测量指标都能显
著降低老年人的死亡风险。以心理弹性的公共因子作为自变量时，个人自信
力因子与家庭、社会支持因子对老年死亡风险均有明显的抑制作用；该保护
性效应在不同的老年群体间存在差异，总体而言，对于女性、高龄或者无偶
的弱势老人，良好的心理弹性对老年存活的保护性效应比男性、低龄和已婚
老人更明显。

　　本章的结论拓展了现有的研究发现。对美国老人的研究验证了心理弹性与老
年心理健康、躯体功能，以及自评健康老龄化之间呈现显著的正相关关系（Hardy
et al.，2002；Wagnild，2003；Lamond et al.，2009），本章研究则发现心理弹性对
老年健康长寿的保护性效应对于发展中国家同样适用，而且首次基于高龄老人大
样本数据，发现这一保护效应在 80 岁及以上的高龄老人中比 65～79 岁的低龄老
人更为显著。

　　心理弹性研究的目的是探索个人成长与生存的力量源泉，使逆境对个体的消
极影响最小化（于肖楠和张建新，2005）。更重要的是，心理弹性并非如遗传因素

一样与生俱来，伴之终生，也不像心理高峰体验那样可望而不可即。心理弹性可以通过各种干预措施培育改善，实践中也已摸索出一系列行之有效的心理弹性训练计划（Howard et al.，1999；刘宣文和周贤，2004）。因此，了解心理弹性及其各个维度对老龄健康长寿的影响，对于政府出台相应的心理弹性改善措施，从而降低老龄化的社会负担将有长远而深远的意义。

第 8 章 海南省百岁老人心理健康现状及影响因素研究[①]

8.1 老年人心理健康相关研究背景

随着我国老龄化社会的到来，老年人的健康问题，尤其是老年人的心理健康问题逐步受到社会各界的关注。研究显示，良好的心理状态与老年健康长寿有关，而不良的心理健康状况与多种老年疾病和老年综合征相关，直接或间接影响老年人的健康期望寿命和生活质量（Schulz et al.，2000；Lee et al.，2019）。随着老年群体精神卫生问题的逐渐凸显，抑郁成为老年人精神心理问题的研究热点。国外60岁以上人群中，存在不同程度的抑郁障碍者约占13%~27%，85岁以上老人的抑郁症年发病率为13.4%；国内调查发现，我国老年抑郁症患病率大约在13%~23%，并有逐年上升趋势（伍小兰等，2010）。既往研究发现，老年人抑郁的发病率随年龄的增长而上升，且与性别、受教育程度、认知功能、日常活动能力、社会隔离等社会人口学因素相关。同时发现，不同年龄段老年人群抑郁的危险因素稍有不同，干预策略也应各有侧重（Martin et al.，2002；Margrett et al.，2010）。因此，研究不同年龄段老年人群的抑郁患病情况及相关影响因素尤有必要。国际上针对百岁老人和低龄老人心理健康状况的比较研究发现，百岁老人在相同的身体机能和活动能力下较低龄老人更为乐观；但由于百岁老人残障、卧床的比例较低龄老人更高，该人群的主观健康自评和正向情绪评估表现不佳，不良心理健康相关条目自报的比例也较60~79岁和80~99岁年龄段的老人更高（Scheetz et al.，2012）。虽然目前国内对于一般社区或住院老年人群抑郁患病水平及相关影响因素的横断面和纵向研究均已开展较多，但是针对大样本百岁老人抑郁的患病情况和影响因素的分析研究仍不足。

本章数据来源于中国海南百岁老人队列研究（China Hainan Centenarian Cohort Study，CHCCS），通过全样本设计调查具有海南省样本代表性的百岁老人的生活

① 本章由姚尧（北京大学中国卫生发展研究中心助理教授）、张驰（北京医院国家老年医学中心助理研究员）、赵亚力（中国人民解放军总医院海南医院中心实验室研究员）撰写。本章研究受到国家重点研发计划（项目号：2018YFC2000400）、国家自然科学基金项目（项目号：81903392、81941021）和中央高校基本科研业务费项目（项目号：3332021077）的资助。

满意度自评和抑郁患病情况，为该人群的心理健康状况及其相关影响因素研究提供来自大样本的数据基础。同时为长寿老年人的心理健康干预和提高该人群的幸福感及生活质量提供参考依据。

8.2　数据来源、变量定义与研究方法

8.2.1　数据来源

本章使用的数据来自中国海南百岁老人队列研究的基线资料，该研究由中国人民解放军总医院海南医院组织开展，于 2014 年 6 月至 2016 年 12 月收集了总样本为 1782 例的老人完整一般人口学特征等问卷信息、全血生物样本及超声影像学数据，其中包括 1002 例百岁老人和 780 例 80～99 岁的高龄老人（对照组）。中国海南百岁老人队列研究为基于人群研究的全样本前瞻性百岁老人队列研究设计，设计方法参照了国内一些开展较早、设计规范的研究队列，如广州生物库队列（Guangzhou Biobank）、中国慢性病前瞻性研究（又称嘉道理研究，China Kadoorie Biobank，CKB）、中国老年健康调查和 CHARLS。本章研究对象包括百岁老人组和高龄对照组。百岁老人组样本来源于海南省各市县民政部门及老龄委提供的 2014 年百岁老人名单（当年共计百岁老人 1811 名），将名单中 2014 年 6 月至 2016 年 12 月期间在世且可根据地址联系到本人并签署知情同意的 1002 例百岁老人最终纳入本章研究。高龄对照组样本来源：按性别、年龄、地理位置和人口比例等随机抽取具有海南省代表性的高龄老人（80～99 岁年龄段）对照组 798 例，抽样现场分别为临高县、五指山市、万宁市、昌江黎族自治县和三亚市（表 8.1）。具体调查方法和研究路径见前期发表文献（姚尧等，2018；He et al.，2018）。

表 8.1　中国海南百岁老人队列研究对象的分布情况

地名	百岁老人	高龄对照老人	地名	百岁老人	高龄对照老人
北部			定安县	30	
临高县[*]	158	217	屯昌县	21	
海口市	202		琼中黎族自治县	12	
澄迈县	95		保亭黎族自治县	11	
儋州市	47		东部		
中部			万宁市[*]	83	294
五指山市[*]	14	40	琼海市	55	
白沙黎族自治县	9		文昌市	82	

续表

地名	百岁老人	高龄对照老人	地名	百岁老人	高龄对照老人
西部			南部		
昌江黎族自治县*	41	86	三亚市*	38	143
东方市	39		陵水黎族自治县	23	
乐东黎族自治县	42		总数	1002	780

*临高县、五指山市、万宁市、昌江黎族自治县、三亚市五地为高龄对照老人组抽样现场

8.2.2 研究变量及定义

本章研究调查团队通过入户调查法采集百岁老人的基本资料,由经系统培训、持海南方言的调查员负责问卷问询和结果记录。如本人无法完成全部内容回答者,由直系家属或主要照顾者补充。调查内容包括一般人口学特征(年龄、性别、文化程度、婚姻状况、民族和居住情况)、生活满意度、抑郁状态、健康自评、生活方式、饮食习惯、睡眠质量、认知功能、和日常活动能力。采用 Pavot 和 Diener 编写的生活满意度量表(the satisfaction with life scale,SWLS)调查生活满意度水平,该量表包含 5 个条目,每个条目按照 Likert 7 分进行赋值,总分 35 分。生活满意度量表及评分见表 8.2(Pavot and Diener,2008)。抑郁状态采用简版老年抑郁量表(geriatric depression scale 15 version,GDS-15)进行评估,该量表由 15 个题目构成,每题由"是"和"否"两个答案构成,抑郁量表及评分见表 8.3。该量表使用广泛,具有较高的信效度,并适用于中国老年人群研究(唐丹,2013)。同既往研究一致,本章将 6 分作为抑郁判断的截断值,即 GDS-15>6 分为抑郁。

表 8.2 生活满意度量表及评分方法

指导语:用 1~7 表明您对下列五个句子所描述情况的态度,在选择的数字上画"√",1 = 强烈反对、2 = 反对、3 = 有些反对、4 = 不赞成也不反对、5 = 有些赞成、6 = 赞成、7 = 极力赞成。从 1~7 认同度逐渐增强

1. 我的生活在大多数方面都接近我的理想

2. 我的生活条件很好

3. 我对我的生活很满意

4. 到现在为止,我已经得到了在生活中我想要得到的重要的东西

5. 如果可以再活一次,我基本上不会作任何改变

总分

计分方式:包含 5 个项目,采用 Likert7 分法,其中,非常不满意记"1"分,非常满意记"7"分,依次递增,得分越高,生活满意度越高

其中:31~35 非常满意;26~30 满意;21~25 少许满意;20 中立;15~19 少许不满意;10~14 不满意;5~9 非常不满意

表 8.3　简版老年抑郁量表及评分方法

根据一周来的感受，选择"是"和"否"进行回答以下问题	是	否
1. 你大致上对自己的生活感满意吗？		
2. 你是否已放弃了很多以往的活动和嗜好？		
3. 你是否觉得生活好无聊，好空虚？		
4. 你是否常常感到烦闷？		
5. 你是否很多时候感到心情愉快呢？		
6. 你是否害怕将会有不好的事情发生在你身上呢？		
7. 你是否大部分时间感到快乐呢？		
8. 你是否成日觉得无人帮到你呢？		
9. 你是否中意留在家里，多过出街？		
10. 你是否觉得你比大多数人有更多记忆的问题呢？		
11. 你认为现在活着是一件好事吗？		
12. 你是否觉得自己好无用？		
13. 你是否感到精力充沛？		
14. 你是否觉得自己的处境无希望？		
15. 你觉得大部分人的生活比自己好？		

计分方式：15 个条目中，回答为"否"的被认为是抑郁症状的问题：1、5、7、11、13；回答为"是"的被认为是抑郁症状的问题：2、3、4、6、8、9、10、12、14、15。有抑郁症状的条目记为 1 分，总分 0~15 分，其中 GDS-15>6 分被认为存在抑郁

健康自评根据百岁老人对自身健康状况的主观感受，分为好、一般和差。大小便失禁中有一项失去控制则为失禁，都能控制为正常。吸烟和饮酒习惯分为否（从不吸烟、饮酒）和是（现在或曾经吸烟、饮酒）。饮食习惯按照老人三餐时间是否固定分为规律和不规律。睡眠质量评估采用匹兹堡睡眠质量指数（Pittsburgh sleep quality index，PSQI），该工具在国内外是睡眠研究和精神科临床评定的常用量表，具有较好的信度和效度（刘贤臣等，1996）。该量表含有 7 个主要组成部分，每个成分按等级计 0~3 分，累计各成分得分为 PSQI 总分（0~21 分），其中 PSQI≤7 分为睡眠质量好，PSQI>7 分为睡眠质量差。认知功能障碍采用主要照顾者的主观评价，分为认知功能无问题、认知功能轻度下降、认知功能重度下降。日常活动能力采取巴氏量表（Barthel index）进行评估，该量表包含梳妆、洗澡、用厕、大便、小便、穿衣、吃饭、上楼梯、转移和平地行走 50 米 10 个条目。根据 2013 版健康老年人标准，<60 分为失能，60~90 分为轻度失能，>90 分为自理，该量表已在老年人群中证实具有良好的信效度（Sainsbury et al.，2005），并且已用于国内百岁老人日常活动能力研究（姚尧等，2017）。锻炼和看电视情况根据百岁老人自报，分为有（每周至少 1 次）和无（每周不足 1 次）。社会参与度

根据百岁老人与邻居、朋友来往和交流的频率分为经常（每周至少 3 次）、偶尔（每周 1～2 次）和从不。

8.2.3　统计分析模型

数据通过平行录入法录入 EpiData 3.1 软件，运用 SPSS 19.0 统计软件（IBM 公司；序列号：5087722）进行数据分析。计量资料以均数±标准差表示，计数资料使用例数和百分比描述。百岁老人生活满意度和抑郁症状的计量资料和计数资料的比较分别采用 t 检验和 χ^2 检验。采用多元 logistic 回归模型分析海南省百岁老人生活满意度和抑郁的主要影响因素，并分别计算其 OR 值和 95%置信区间。$p < 0.05$ 被认为差异具有统计学意义。

8.3　分　析　结　果

8.3.1　海南省百岁老人心理健康总体情况

本章共纳入海南百岁老人 940 例，其中男性 175 例，女性 765 例，女性比例占 81.4%。其中汉族（87.9%）、文盲（91.0%）占大多数。有 25.9% 的百岁老人生活满意，仅 70 例百岁老人生活不满意（7.4%）。根据 GDS-15 量表筛查出的百岁老人抑郁患病率为 32.2%，女性百岁老人抑郁患病率约为男性的 2 倍（35.6% 和 17.7%，$p < 0.001$），结果见表 8.4。

表 8.4　海南省百岁老人基本情况描述及性别差异

指标	总体 （$n = 940$）	男性 （$n = 175$）	女性 （$n = 765$）	χ^2 值	p 值
民族				0.72	0.690
汉族	826	152	674		
黎族	99	21	78		
其他	15	2	13		
文化程度				151.8	<0.001
文盲	855	117	738		
小学及以上	85	58	27		
生活满意度*				7.55	0.023
满意	243	56	187		

续表

指标	总体 ($n = 940$)	男性 ($n = 175$)	女性 ($n = 765$)	χ^2 值	p 值
一般	579	94	485		
不满意	70	18	52		
抑郁评分				20.75	<0.001
≤6 分	637	144	493		
>6 分	303	31	272		
健康自评					
好	214	30	184	4.05	0.132
一般	575	113	462		
差	151	32	119		
视力障碍	263	37	226	4.99	0.025
听力障碍	293	59	234	0.65	0.417
喝茶习惯	165	39	126	20.82	<0.001
吸烟习惯	33	25	8	73.70	<0.001
饮酒习惯	100	38	62	27.75	<0.001
居住类型				1.85	0.174
与家人同居	932	175	757		
独居	8	0	8		
日常活动能力				16.26	<0.001
失能	259	41	218		
轻度失能	411	62	349		
自理	270	72	198		
维生素 D 缺乏	374	38	336	29.32	<0.001
贫血	350	50	300	6.91	0.009

*生活满意度数据存在缺失

8.3.2　海南省百岁老人生活满意度及影响因素

　　以百岁老人生活满意度为因变量（满意或一般 = 0，不满意 = 1），以单因素分析中差异具有统计学意义的变量为自变量，进行多元 logistic 回归分析。结果显示视力问题、失能、抑郁、睡眠质量自评是影响健康自评的主要影响因素，其中有慢性疼痛、视力障碍、失能、抑郁是良好生活满意度的危险因素，而良好睡眠自评为保护因素（$p<0.05$），结果见表 8.5。

表 8.5　海南百岁老人生活满意度多因素 logistic 回归分析

指标	OR 值	95%置信区间	p 值
民族			
汉族	0.13	（0.03, 0.60）	0.009
黎族	0.06	（0.01, 0.49）	0.009
其他	1.00		
文化程度			
文盲	0.54	（0.16, 1.75）	0.301
小学及以上	1.00		
抑郁评分			
≤6 分	0.40	（0.21, 0.76）	0.006
>6 分	1.00		
健康自评			
好	1.12	（0.46, 2.73）	0.801
一般	0.35		0.008
差	1.00		
视力障碍	1.32	（0.62, 2.82）	0.476
听力障碍	0.79	（0.35, 1.77）	0.569
居住类型			
与家人同居	0.77	（0.33, 1.81）	0.555
独居			
无睡眠障碍	0.466	（0.22, 0.97）	0.041
日常活动能力			
失能	0.39	（0.16, 0.94）	0.035
轻度失能	0.35	（0.17, 0.75）	0.007
自理	1.00		
维生素 D 缺乏	1.21	（0.65, 2.25）	0.550
贫血	1.52	（0.83, 2.79）	0.173

8.3.3　海南省百岁老人抑郁症状及影响因素

　　将百岁老人抑郁作为因变量（0 = 非抑郁，1 = 抑郁），表 8.1 中列出的抑郁潜在相关因素为自变量进行 logistic 回归分析，变量赋值见表 8.2。多因素 logistic 回归模型结果显示：居住类型、健康自评、日常活动能力和睡眠质量是百岁老人抑郁的主要影响因素，其中与家人同居 [OR = 0.50，95%置信区间为（0.27，0.92）；$p = 0.026$] 和良好睡眠质量 [OR = 0.67，95%置信区间为（0.48，0.90）；$p = 0.010$] 为百岁老人抑郁状态的保护因素，而健康自评差 [OR = 3.34，95%置信区间为（1.93，5.77；$p < 0.001$] 和失能 [OR = 2.37，95%置信区间为（1.38，4.05）；$p = 0.002$] 为百岁老人抑郁的危险因素，见表 8.6。

表 8.6　海南百岁老人抑郁状况的多因素 logistic 回归分析

	变量	OR 值	95%置信区间	p 值
居住类型	与家人同居	0.50	（0.27，0.92）	0.026
	独居（参照组）	1.00	—	—
健康自评	差	3.34	（1.93，5.77）	<0.001
	一般	1.74	（1.07，2.82）	0.026
	好（参照组）	1.00	—	—
日常活动能力	失能	2.37	（1.38，4.05）	0.002
	轻度失能	1.28	（0.84，1.95）	0.245
	自理（参照组）	1.00	—	—
睡眠质量	良好	0.67	（0.48，0.90）	0.010
	障碍（参照组）	1.00	—	—

8.4　结论与讨论

健康的内涵已拓展到生理、心理和社会多个维度，其中老年人群的心理健康问题因症状不明显、缺乏专业人员诊断而常常被人忽视。本章研究表明，城市老年人中心理健康的比例为 30.3%，而农村老年人心理健康率仅为 26.8%。受到社会经济发展、人口流动、文娱活动有限、精神需求得不到满足等因素影响，老年人心理健康状况不容乐观。

生活满意度是反映心理健康的维度之一，本章中约 25.9%的海南百岁老人生活满意，稍低于希腊百岁老人研究的 37%（Tigani et al.，2012），同时，海南百岁老人生活满意度为不满意的比例低于希腊人群（7.4%：33%），可能的原因是不同文化下老人生活满意度自评存在不同，这与我国中庸文化思想有关，自评为"好"和为"差"的均更少。虽然海南百岁老人女性健康自评为好的比例较男性高，但性别间差异不具有统计学意义，该结果与希腊和美国的研究类似。与家人同居百岁老人生活满意度为好的比例显著高于独居或居住在养老机构的老人，差异具有统计学意义，说明家人的陪伴与照顾对老人生活满意度的正向影响较大。海南百岁老人前期研究发现，患三种及以上慢性病的老人，其生活不满意的比例略高于其他人群（26%：21%），但差异不具有统计学意义，在多因素研究中该结果与单因素研究一致，说明在该人群中慢性疾病对主观健康评价的影响作用并不明显，这一发现同丹麦的百岁老人研究相似（姚尧等，2018）。多因素 logistic 回归分析发现，慢性疼痛、视力障碍、抑郁及失能是健康自评的危险因素；而自评睡眠质量较好是百岁老人生活满意度的保护因素。较好的视力可以帮助老人更好地适应周边环境，与家人和邻居进行正常沟通交流，有利于老人身心健康；慢性疼痛可导致睡眠质量障碍和生活满意度下降，同时睡眠质量不佳可导致老年人身心健康水平下降，进而导致更差的主观健康自评水平；日常活动能力正常的老年人生活基本能够自理，研究发现，日常活动能力正常者较轻度依赖和失能者心理健康水平更高，抑郁症发生率更低，从而生活满意度评分更高。

抑郁是老年人常见的精神和心理疾病之一，长期处于抑郁状态会引发心脑血管疾病、内分泌紊乱等一系列问题，进而影响老年人生活质量和增加病死率。不同年龄老年人抑郁发生率与身体健康状况、经济收入、养老形式及慢性病等因素相关，同时老年抑郁发生率随着年龄增长而增加。本章结果显示，海南百岁老人抑郁患病率为 32.2%，高于一般老年人群的 22.6%，与既往研究发现的抑郁患病率随年龄增长而上升的趋势一致，提示百岁老人心理健康问题需要得到更多关注。此外，我们观察到百岁老人抑郁发生率具有和同类研究中发现的"男女健康-存活悖论"（female-male health-survival paradox）现象相似的特点，即百岁老人中的女性比例显著高于男性，但其生理和心理健康指标显著比男性差（Christensen，2008）。对这一有意义的现象，需要进一步的深入分析和探讨，以了解该现象可能蕴含的社会、心理和生理机制。

本章研究发现与家人同居和良好睡眠质量为百岁老人抑郁症患病的保护因素，而健康自评差和失能为该人群抑郁患病的独立危险因素。既往研究发现，在高龄老人中，影响健康自评、晚年生活质量和幸福度的主要因素是日常活动能力和心理健康状态，应将更多资源和注意力集中在心理健康的干预领域。

本章的研究发现为百岁老人心理健康干预和促进提供了目标和方向。老年人心理健康直接影响老年人的生活质量和健康水平，且良好的心理健康可以显著提高生活质量甚至与长寿密切相关，因此，改善心理健康是实现健康老龄化的关键。

第9章 老年人认知功能下降对死亡的影响[①]

9.1 引 言

随着全球老龄化进程的不断加快，老年期痴呆已成为公众关注的焦点问题（Livingston et al.，2017）。多项研究提示，与认知功能较好者相比，认知功能较差者的死亡风险显著增加（Liu et al.，1990；Bassuk et al.，2000；Hassing et al.，2002；Batty et al.，2016；An and Liu，2016）。认知功能水平不一样的老人，其后期认知功能下降的速度也不一样，基线认知功能较差者，后期下降速度也会较快（Wilson et al.，1999）。而在认知功能相同的情况下，老年人群认知功能的下降速度是否也与死亡有关，目前尚无定论。多项研究发现，认知功能下降越快，死亡风险越高（Deeg et al.，1990；Bassuk et al.，2000；Schupf et al.，2005；Lavery et al.，2009；Connors et al.，2015）。但是，Bruce 等（1995）发现，当调整基线认知功能的影响后，认知功能下降的速度与死亡无关。Hassing 等（2002）发现，与存活的人相比，死亡者既往 4 年认知功能的下降速度并无显著不同。既往研究结果的不一致可能与不同研究的人群年龄分布不同或多数研究样本量较少有关。中国的老龄人口全世界最多，中国也是世界上老龄化速度最快的国家之一，认知功能下降速度对死亡的影响尚未在中国具有较好代表性的老年人群随访队列中进行深入研究。

此外，有学者发现，不同时代老年人群的认知功能水平可能会不一样（Sacuiu et al.，2010；Dodge et al.，2014），这可能与不同时代老年人群的教育水平、共患疾病和社会发展水平等因素有关。有研究发现，认知功能与死亡的关联强度在不同时代所建立的队列中有所差异（Sacuiu et al.，2010；Langa et al.，2008）。认知功能下降速度与死亡的关系是否也在不同时代所建队列中有差异，目前尚无相关研究。

本章基于中国老年健康调查的动态随访队列，旨在探讨我国老年人群认知功能下降速度是否为死亡的独立危险因素，这种关联是否在前后两个无交叉的队列人群中有所不同。

[①] 本章由吕晓珍（北京大学第六医院，副研究员）和王华丽（北京大学第六医院，教授）撰写。

9.2　数据来源与测量指标

9.2.1　数据来源

利用中国老年健康调查研究 2002～2008 年队列（2002 年、2005 年和 2008 年接受调查）和 2008～2014 年队列（2008 年、2011～2012 年和 2014 年接受调查），其中，2008～2014 年队列来自 2008 年首次接受中国老年健康调查的人群。两个队列纳入分析人群的入组标准为：①基线调查时年龄大于等于 65 岁；②基线调查时未报告患有痴呆；③完成前两轮认知功能评估；④最后一轮调查时未失访。最终纳入 11 732 名老人，其中 6626 名来自 2002～2008 年队列，5106 名来自 2008～2014 年队列。研究流程见图 9.1。

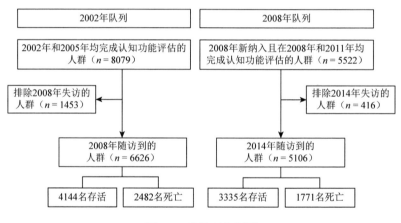

图 9.1　分析研究框图

9.2.2　测量指标

（1）暴露因素：以认知功能下降速度为暴露因素，基于每个队列前两轮调查的 MMSE 总分计算认知功能下降速度，即(基线 MMSE 总分–第二轮 MMSE 总分)/两轮调查的时间间隔（年）。随后，将认知功能下降速度（分/年）作为分类变量：认知功能改善组（认知功能下降速度小于 0）、认知功能稳定组（认知功能下降速度等于 0）、认知功能缓慢下降组（认知功能下降速度等于或慢于所有下降者下降速度的中位数）和认知功能快速下降组（认知功能下降速度快于所有下降者下降速度的中位数）。

（2）协变量：包括基线时的社会人口学因素、健康行为和健康状况，分别是年龄、性别、受教育水平、职业、居住地、婚姻状况、是否和家人共同居住、吸烟情况、饮酒情况、体育锻炼情况、常见慢性疾病患病情况（自我报告的高血压、糖尿病、心脏疾病、脑血管病、呼吸系统疾病史）、体质指数、心理症状及基线 MMSE 总分。研究对象来自的队列也作为协变量进行了调整。

（3）结局变量：第三轮的生存状态作为结局变量，根据第三轮调查时研究对象家属提供的信息判定他们的生存状态。

9.3　分　析　方　法

运用 Cox 比例风险模型分析认知功能下降速度和未来 2～3 年死亡的关系。认知功能下降速度分别作为连续变量和分类变量进行分析。多因素调整通过三步实现。第一步调整年龄和性别；第二步在第一步的基础上，调整所来自的队列、受教育水平、职业、居住地、婚姻状况、是否和家人共同居住、吸烟情况、饮酒情况、体育锻炼情况、常见慢性疾病患病情况（自我报告的高血压、糖尿病、心脏疾病、脑血管病、呼吸系统疾病史）、体质指数及心理症状；第三步在第二步的基础上，调整基线 MMSE 总分。

采用限制性三次样条函数分析展示认知功能下降速度与死亡相关关系的变化趋势，通过分别增加交互作用项进一步分析认知功能下降速度对死亡的影响是否在不同队列、不同性别、不同年龄组及不同基线认知功能水平之间存在差异。

双侧检验 p 小于 0.05 为有统计学显著性，除了限制性三次样条函数分析采用软件 R 3.4.2 完成，其他分析采用软件 SPSS 20.0 完成。

9.4　本章研究结果

9.4.1　研究对象一般信息

基线时研究对象平均年龄为 82.5 岁，标准差为 11.3 岁。44.9% 为男性，约 60% 的研究对象未上过学。基线时 29.2% 的研究对象 MMSE 得分小于 24 分，第二轮调查时为 37.4%。认知功能下降速度的中位数[25th 分位数, 75th 分位数]为 MMSE 得分变化 0.0[–0.6, 1.6]分/年。平均随访时间为 2.8 年，完成前两轮调查的老人中共有 36.3% 的人在第三轮调查时死亡，详见表 9.1。

表 9.1　两个队列共计 11 732 名社区老人基线特征

项目	2002 年队列 ($n=6\,626$)	2008 年队列 ($n=5\,106$)	合计 ($n=11\,732$)
年龄/岁，均数（标准差）	81.7（10.9）	83.6（11.8）	82.5（11.3）
年龄分组			
65～79 岁	3 009（45.4%）	1 808（35.4%）	4 817（41.1%）
≥80 岁	3 617（54.6%）	3 298（64.6%）	6 915（58.9%）
男性	2 999（45.3%）	2 265（44.4%）	5 264（44.9%）
文盲	3 857（58.2%）	3 052（59.8%）	6 909（58.9%）
白领	1 536（23.2%）	951（18.6%）	2 487（21.2%）
城镇居民	2 695（40.7%）	1 783（34.9%）	4 478（38.2%）
结婚	2 771（41.8%）	2 150（42.1%）	4 921（41.9%）
与家庭成员一起居住	5 509（83.1%）	4 235（82.9%）	9 744（83.1%）
吸烟情况			
从来不吸	4 213（63.6%）	3 373（66.1%）	7 586（64.7%）
过去吸，已戒	963（14.5%）	697（13.7%）	1 660（14.1%）
当前吸	1 437（21.7%）	1 033（20.2%）	2 470（21.1%）
当前饮酒	1 549（23.4%）	1 011（19.8%）	2 560（21.8%）
当前体育锻炼	2 403（36.3%）	1 555（30.5%）	3 958（33.7%）
高血压	1 003（15.1%）	1 043（20.4%）	2 046（17.4%）
糖尿病	114（1.7%）	137（2.7%）	251（2.1%）
心脏疾病	558（8.4%）	408（8.0%）	966（8.2%）
脑血管病	272（4.1%）	253（5.0%）	525（4.5%）
呼吸系统疾病	794（12.0%）	464（9.1%）	1 258（10.7%）
体质指数			
低体重（<18.5）	2 683（40.5%）	1 733（33.9%）	4 416（37.6%）
正常（18.5～23.9）	3 017（45.5%）	2 379（46.6%）	5 396（46.0%）
超重（24～27.9）	634（9.6%）	622（12.2%）	1 256（10.7%）
肥胖（≥28）	204（3.1%）	245（4.8%）	449（3.8%）
心理压力			
1st 分位	1 205（18.2%）	884（17.3%）	2 089（17.8%）
2st 分位	1 870（28.2%）	1 419（27.8%）	3 289（28.0%）
3st 分位	1 804（27.2%）	1 295（25.4%）	3 099（26.4%）

续表

项目	2002 年队列（$n = 6\,626$）	2008 年队列（$n = 5\,106$）	合计（$n = 11\,732$）
4st 分位	1 358（20.5%）	985（19.3%）	2 343（20.0%）
基线 MMSE 得分/分 [1]	27[23, 29]	27[21, 29]	27[22, 29]
基线认知功能损害 [2]	1 740（26.3%）	1 680（32.9%）	3 420（29.2%）
第二轮调查时 MMSE 得分/分 [3]	26[19, 29]	26[18, 29]	26[19, 29]
第二轮调查时认知功能损害	2 414（36.4%）	1 979（38.8%）	4 393（37.4%）
MMSE 得分变化速度/（分/年）[4]	0.3[−0.3, 1.7]	0.0[−0.7, 1.4]	0.0[−0.6, 1.6]
认知功能下降 [5]			
改善	2 197（33.2%）	1 909（37.4%）	4 106（35.0%）
稳定	1 094（16.5%）	790（15.5%）	1 884（16.1%）
缓慢下降	1 631（24.6%）	1 196（23.4%）	2 827（24.1%）
快速下降	1 704（25.7%）	1 211（23.7%）	2 915（24.8%）
最终的生存状态			
存活	4 144（62.5%）	3 335（65.3%）	7 479（63.7%）
死亡	2 482（37.5%）	1 771（34.7%）	4 253（36.3%）
随访时间/年 [6]			
存活	3.17[3.08, 3.25]	2.75[2.50, 2.83]	3.08[2.75, 3.17]
死亡	1.58[1.00, 2.33]	1.33[0.75, 2.00]	1.50[0.92, 2.25]

注：各变量数据缺失情况：受教育水平 34 人缺失，职业 27 人缺失，吸烟情况 16 人缺失，饮酒情况 8 人缺失，体育锻炼情况 10 人缺失，高血压 346 人缺失，糖尿病 342 人缺失，心脏疾病 328 人缺失，脑血管病 304 人缺失，呼吸系统疾病 264 人缺失，体质指数 215 人缺失，心理压力 912 人缺失

1）以中位数[25th 分位数，75th 分位数]表示

2）认知功能损害：MMSE 得分<24

3）以中位数[25th 分位数，75th 分位数]表示；基线评估后的第 3 年再次进行 MMSE 评估

4）以中位数[25th 分位数，75th 分位数]表示；MMSE 得分变化速度 = (基线 MMSE 得分−第二轮评估 MMSE 得分)/两次随访的间隔（年）

5）根据 MMSE 得分变化速度定义认知功能下降：改善 = MMSE 得分变化速度小于 0；稳定 = MMSE 得分变化速度等于 0；缓慢下降 = MMSE 得分变化速度大于 0 但等于或小于下降者的中位数；快速下降 = MMSE 得分变化速度大于所有下降者的中位数

6）以中位数[25th 分位数，75th 分位数]表示

9.4.2　认知功能下降与死亡的关系

调整基线认知功能和其他相关混杂因素后，老年人群 MMSE 得分平均每年多下降 1 分，其未来 3 年的死亡风险将增加 11%［HR[①] = 1.11，95%置信区间为（1.10, 1.12）］。MMSE 得分 3 年内的下降速度与未来 3 年的死亡风险呈单调递增趋势（图 9.2）。

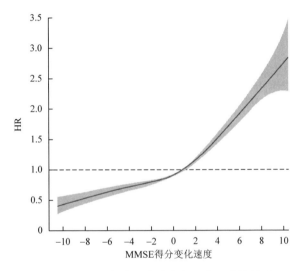

图 9.2　MMSE 得分下降速度与死亡风险的关系

实线表示 HR，阴影为 95%置信区间，参考值是 MMSE 得分下降速度的最低值，结点设在第 5、35、65 和 95 百分位数

与认知功能稳定者相比，认知功能快速下降者（MMSE 得分平均每年下降 1.6 分以上者）的死亡风险增加 75%［HR = 1.75，95%置信区间为（1.57, 1.95）］，而认知功能改善者与缓慢下降者的死亡风险与稳定者类似，详见表 9.2。

表 9.2　社区老人认知功能 3 年内的下降情况与随后 3 年死亡风险的关系

模型	连续变量	分类变量 [1)]				
	MMSE 得分变化速度 [2)]	改善	稳定	缓慢下降	快速下降	趋势 p 值
模型 1 [3)]	1.06（1.05, 1.07）	1.01（0.91, 1.13）	参考组	1.00（0.89, 1.12）	1.56（1.40, 1.73）	<0.0001

认知功能下降 HR（95%置信区间）

---

① HR 即 hazard ratio，风险比。

续表

模型	连续变量	分类变量[1]				
	MMSE 得分 变化速度[2]	改善	稳定	缓慢下降	快速下降	趋势 p 值
模型 2[4]	1.11（1.10, 1.12）	0.92（0.83, 1.03）	参考组	1.11（0.99, 1.25）	1.76（1.58, 1.96）	<0.0001
模型 3[5]	1.11（1.10, 1.12）	0.92（0.82, 1.02）	参考组	1.11（0.99, 1.25）	1.75（1.57, 1.95）	<0.0001

认知功能下降 HR（95%置信区间）

1）改善 = MMSE 得分变化速度小于 0；稳定 = MMSE 得分变化速度等于 0；缓慢下降 = MMSE 得分变化速度大于 0 但等于或小于下降者的中位数；快速下降 = MMSE 得分变化速度大于下降者的中位数

2）MMSE 得分变化速度 = (基线 MMSE 得分–第二轮评估 MMSE 得分)/两次随访的间隔（年）

3）调整年龄和性别

4）调整年龄、性别、所来自的队列、基线的认知功能、教育、职业、居住地、婚姻状况、居住安排、吸烟、饮酒、锻炼

5）调整年龄、性别、所来自的队列、基线的认知功能、教育、职业、居住地、婚姻状况、居住安排、吸烟、饮酒、锻炼、高血压、糖尿病、心脏疾病、脑血管病、呼吸系统疾病、体质指数和心理压力

9.4.3　亚组分析

与 80 岁及以上人群相比，65～79 岁人群认知功能下降速度与死亡的关联较强；与基线 MMSE 得分≥24 分的人群相比，基线 MMSE 得分<24 分的人群，其认知功能下降速度与死亡的关联较弱；认知功能下降速度对死亡的影响在不同研究队列、不同性别中没有显著性差异，详见图 9.3。

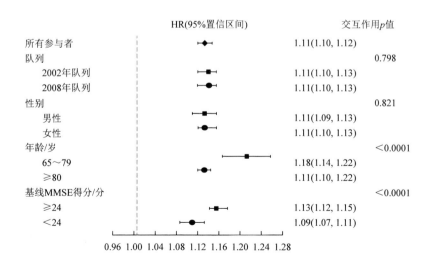

图 9.3　不同队列、不同性别、不同年龄组及不同基线认知功能水平人群中 MMSE 得分下降速度与死亡的关系

当把认知功能下降作为分类变量进行亚组分析时，认知功能下降与死亡的关联在不同队列、不同性别、不同年龄组及不同基线认知功能水平间均无显著差异，虽然这种二者之间的关联在 2002 年队列、女性、65～79 岁人群及基线 MMSE 得分≥24 分亚组人群的关联相对较强，详见图 9.4。

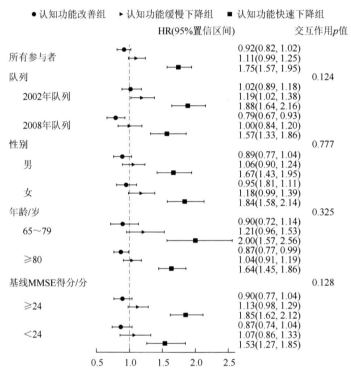

图 9.4　不同队列、不同性别、不同年龄组及不同基线认知功能水平人群中认知功能下降水平与死亡的关系

9.5　结论与讨论

本章研究发现，调整基线认知功能和其他混杂因素后，认知功能下降速度与死亡风险呈单调正相关关系，即认知功能下降速度越快，死亡风险越高，尤其是对于相对年轻、基线认知功能正常的人群。与既往多数研究结果相一致（Deeg et al.，1990；Bassuk et al.，2000；Schupf et al.，2005；Lavery et al.，2009；Connors et al.，2015），本章研究结果提示认知功能下降速度是死亡的独立危险因素，认知功能快速下降可能是接近生命终点的一个信号。考虑到认知训练对维持认知功能的积极作用（Ball et al.，2002），保持或改善认知功能对老年人群的生存可能是有

益的，即使对认知功能已经较差的人群来说也同样如此。既往研究报道心血管疾病危险因素、心血管疾病和心理状态与认知功能下降有关（Li et al.，2011；Rabin et al.，2018；John et al.，2019），认知功能下降与死亡的关系在调整这些因素后没有实质改变，这与既往研究结果类似（Schupf et al.，2005；Lavery et al.，2009）。该部分结果提示认知功能下降与死亡的关联可能与这些疾病无关。认知功能下降是老年阶段的一个标志，还是与长寿存在因果关系，抑或是认知功能下降与死亡有共同的危险因素，这些都值得进一步研究。

认知功能下降与死亡的关联在 2002 年队列和 2008 年队列人群中没有显著差异。与既往研究类似（Batty et al.，2016；An and Liu，2016），我们没有发现认知功能下降与死亡的关联在男性和女性中有差异。与既往研究一致（Bassuk et al.，2000；Schupf et al.，2005；Bruce et al.，1995），我们发现年龄影响认知功能下降与死亡的关联，即 65～79 岁人群中认知功能下降与死亡的关联强于 80 岁及以上人群，该结果提示认知功能下降在相对年轻的人群中可能是与死亡相关的潜在脑部疾病或某种过程的一种反映（Bassuk et al.，2000；Lavery et al.，2009），而在 80 岁及以上人群中，认知功能下降与死亡关联减弱也可能是生存偏倚造成的。我们还发现，基线认知功能较好（MMSE 得分≥24 分）人群中认知功能下降与死亡的关联强于基线认知功能较差的人群（MMSE 得分＜24 分），这提示认知功能正常的人群将比认知功能受损害的人群更多地从维持或改善认知功能的过程中获益。此外，由于 MMSE 量表对轻度认知功能损害的敏感性较低（Janssen et al.，2017），MMSE 得分≥24 分与＜24 分人群的实际认知功能水平可能有一定程度交叉，因此，本结果很可能低估了认知功能下降与死亡的关联在认知功能正常人群和认知功能损害人群中的差异。综上，我们的研究表明，尽可能早地预防认知功能下降有可能延长人们的寿命。

基于老年人群的认知功能是可改善或提高的（Baumgart et al.，2015），我们的研究结果提示，使用 MMSE 量表或其他简易的认知功能筛查工具监测认知功能的变化具有重要的公共卫生意义，监测老年人群认知功能的变化对降低老年人群的死亡风险有重要实践意义，尤其是对相对年轻、认知功能正常的老年人来说。改善或维持认知功能的干预措施有望降低老年人群的死亡风险，这为老年认知健康的科学促进提供了重要科学依据，未来还值得深入开展认知健康促进与认知损害干预技术研究。

第 10 章　老年心理健康对死亡风险的影响[①]

10.1　引言与文献回顾

　　老年人的高龄阶段是生命历程的重要阶段，且相较于其他生命阶段较为特殊（Smith et al.，2008）。在这一生命阶段中，老年人的生活、身体和心理都会发生一些变化，且这个过程是多样而复杂的。其中包括身体健康的变化，如脏器功能的衰退、慢性病的出现、认知能力的缺损、身体功能的减退和身体活动的受限等。老年人的生活方式也常常发生变化，包括食物种类的改变、运动时间和强度的降低。疾病的出现、身体功能的减退和生活自理能力的降低会让部分老年人感受到对自己和生活的掌控有限，自尊水平和自我效能感降低，以及产生自己越来越不中用的挫败感（McAuley et al.，2006）。步入老年后，人们的社会角色发生转变，从社会生产领域退出，参与社会交往的频率减少，人际关系也常常会发生变化，如亲密伴侣、朋友的逝去，社会支持系统减弱，但无论是经济上还是生活需求上，对他人的依赖都会增强（李建新和刘保中，2015）。这些变化容易给老年人造成心理负担，使老年人的自我价值感降低，出现孤独、紧张和害怕、焦虑等不良情绪，影响心理健康。不同的老年人处理这些变化的能力不同，所表现出来的积极或消极的心理健康水平也不尽相同。因而，了解高龄老年人的心理健康水平尤为重要。

　　心理健康指心理活动和心理状态的健康，包括在应对外界压力、适应社会变化、协调人际关系、调适负面情绪等方面的能力（Smith et al.，2008；张秋霞，2004）。老年人的心理健康是健康老龄化的重要组成部分，反映了老年人面对衰老所带来的各方面挑战的适应能力，也表明了老年人的心理感受、经常性的心理活动等。心理健康水平较高既包括内心乐观、较强的自我价值感、对于衰老的接纳，也包括较弱的消极情绪和较少的恐慌、挫败感等。以往的研究表明，老年人的心理健康水平与社会学因素（如性别、年龄、收入水平、受教育程度）、生理因素（如是否患病、肥胖）、人际关系（如代际关系）、环境因素，以及老年人过去的生活经验等诸多因素有关（Chen and Short，2008；Cho et al.，2015；江克忠和陈友华，2016）。

---

　　① 本章由宫恩莹（墨尔本大学人口与全球健康学院博士生及昆山杜克大学助理研究员）、李亚茜（昆山杜克大学生物统计分析员）和阎丽静（杜克大学和昆山杜克大学教授、昆山杜克大学慢性非传染性疾病科研室主任及全球健康理学硕士项目主任）撰写。

　　国内外已有一些研究探索了心理健康水平与疾病和死亡风险的关系。这些研究表明消极的情绪，如焦虑、挫败感、孤独感等是慢性病的危险因素，也与全因死亡有显著的关系。例如，Rico-Uribe 等（2018）系统性回顾了 35 项研究并对超过 7 万例样本进行了进一步的荟萃分析，该研究发现，孤独的负面情绪是全因死亡的危险因素，内心孤独的人全因死亡风险可升高 22%，而在男性中该比例高达 44%。在过去 10 年间，有越来越多的研究更加关注积极的心理健康，因为研究者发现积极的心理健康水平，如乐观、幸福感等并不是消极情绪的对立反映，而是与全因死亡密切相关的保护因素。一些综述研究或荟萃分析通过整合多个观察性队列研究进一步阐述了心理健康水平与疾病和死亡关系的证据依据。Chida 和 Steptoe（2008）回顾了近 70 篇研究积极心理水平与死亡之间关系的文献，通过进一步的荟萃分析，他们发现积极的心理健康水平可以降低约 18% 的死亡风险，能够减少健康人群因心脏病致死的风险和肾衰竭等患病人群的全因死亡风险。Rozanski 等（2019）回顾了 15 个平均随访时间达到 13.8 年的队列研究，基于超过 22 万样本的进一步荟萃分析发现，乐观可以减少 35% 的心血管疾病事件和降低 14% 的死亡风险。基于中国老年健康调查，研究者探讨了我国老年人群中心理健康水平与老年人身体健康和长寿的关系。这些研究发现，具有较好心理健康水平的高龄老年人身体功能衰退、认知功能损伤的可能性较低，具有更高的生活满意度、自评健康，且更有可能达到长寿的年龄（Shen and Zeng，2011；Zeng and Shen，2010；Yang and Wen，2015；Gu and Feng，2018）。

　　虽然有一些荟萃分析提供了较为强有力的证据表明心理健康水平与死亡的显著关联，但也有一些研究有一些不一致的发现。一项包括 3777 名基线年龄在 62～101 岁的历经 22 年的队列研究发现，只有积极的情绪与死亡风险显著相关，消极的情绪并不是死亡的危险因素（Gana et al.，2016）。另外一项涵盖了英国百万名女性的队列研究发现，虽然心理健康水平影响死亡，但是在控制了自评健康后，该作用的显著性消失了，继而观察到心理健康水平与死亡风险的关系主要来自自评健康（Liu et al.，2016）。Cho 等（2011）的研究也发现主观自评健康是心理健康与客观生理健康之间的中介变量。这些研究提出了之前研究在控制混杂因素和可能的偏倚上面的局限。因此，我们需要进一步了解在控制不同疾病患病情况和自评健康下心理健康水平与死亡的关系，从而尽可能地减少患者疾病本身的因素在其中的作用。

　　本章以中国老年健康调查项目数据为依据，分析中国 80 岁及以上的高龄老年人的心理健康与死亡风险之间的关系，并进一步探讨在患有不同慢性病的高龄老人中心理健康与死亡风险的关系。

10.2　数据来源与研究方法

10.2.1　数据来源

本章的数据来自中国老年健康调查。该调查项目从全国 23 个省区市中随机选择大约一半的县、县级市、市辖区进行调查，抽样调查区域的总人口数约为 9.85 亿，覆盖了全国 85%以上的人口（Zeng et al.，2008；曾毅和沈可，2010）。该调查项目采用非等比例抽样，选择了调查区域中所有存活的百岁老人，并就近匹配选取同性别不同年龄组的老人。该调查项目于 1998 年开展了基线调查，此后分别在 2000 年、2002 年、2005 年、2008～2009 年、2011～2012 年和 2014 年进行了跟踪调查。跟踪调查中除随访存活被访者外，还加入了其他调查对象，包括相同性别和类似年纪的其他老人及死亡老人家属等。该调查项目是目前国际上高龄老人样本规模最大的队列数据，数据质量良好（Gu，2008）。

10.2.2　样本选取

本章使用中国老年健康调查自 1998 年到 2014 年的调查数据，包含首次参与调查时年龄在 80 岁及以上高龄老人的首次调查数据和随访生存情况，将六次抽样调查数据合并，共计样本 34 285 例。其中 8959 例（26.1%）来自 1998 年基线调查，6337 例（18.5%）来自 2000 年调查，4859 例（14.2%）来自 2002 年调查，5542 例（16.2%）来自 2005 年调查，7656 例（22.3%）来自 2008～2009 年调查，932 例（2.7%）来自 2011～2012 年调查。研究去除掉因为核心自变量和协变量含有缺失值的样本后，进入分析的样本为 17 152 例。

10.2.3　研究变量

1. 因变量

本章研究的因变量为 80 岁及以上高龄老人的死亡风险的持续时间，指被访者在首次参与调查与 2014 年调查之中经历死亡风险的持续时间。该变量以被访者首次接受调查的时间与死亡之间的天数计算。死亡信息主要来自死亡证明，以去世老人家属或熟悉去世老人情况的居委会人员提供的信息作为补充。若被访者在两次调查间死亡但确切的死亡日期（年或月或日）缺失，则被访者死亡日期为可知信息的中间时点（即两次调查中间年、7 月、15 日）。

2. 自变量

本章考察的自变量为首次加入研究进行基线调查时老年人的心理健康状况。心理健康通过基线调查时向被访者询问调查问卷中的 7 个问题进行测量,包括:①无论遇到什么事情是否都能想得开,②是否喜欢把东西弄得干净、整洁,③是否经常感到紧张、害怕,④是否经常觉得孤独,⑤是否自己的事情自己说了算,⑥是否觉得越来越不中用,⑦是否觉得与年轻时一样快活。之前的研究表明,这 7 个问题可以有效地反映老年人心理健康的重要方面(Wu and Schimmele,2006;Han and Shibusawa,2015;Gu and Feng,2018)。这 7 个问题均采用五级评分,1 为"从不",5 为"总是"。我们对负向评分的 3 个问题(问题③、④、⑥)的得分进行了转化,1 为"总是",5 为"从不"。因此,每一道问题分数越高,说明心理健康状况越好。由于该组问题的内部一致性较好,我们把 7 个问题的分数进行了累计加和,生成了一个分值为 7~35 分的变量,用以反映老年人心理健康的总体情况。并根据心理健康的分值分布,按照四分位法生成了一个新的分类变量,代表老年人心理健康状况指数,该变量有四个分类,对应四个总分分布区间:Q1(7~22 分),Q2(23~25 分),Q3(26~28 分),Q4(29~35 分),归为最高四分位组的老年人相比其他四分位组有较好的心理健康状况。

3. 分组变量

基于不同疾病情况对心理健康与死亡关系影响的研究目标,分组变量包括老年人的患病情况和自评健康。在调查中,被访者进行了血压测量,并被询问是否患有下述 7 种慢性病:高血压、糖尿病、心脏病、脑卒中等脑血管病、呼吸系统疾病(包括支气管炎、肺气肿、哮喘病或肺炎)、癌症和帕金森病。本章中患有高血压定义为血压测量收缩压超过 140mmHg 或舒张压超过 90mmHg。进而按照测量高血压和其他自报疾病情况将患病情况分为三类:不患上述任一疾病、患有一种上述慢性病、患有两种或两种以上上述慢性病。自评健康通过询问被访者"您觉得自己现在健康状况如何?"进行测量,选项为很好、好、一般、不好和很不好。自评健康变量为三分变量,包括很好或好、一般、不好或很不好三类。

4. 协变量

基于已有文献,我们选取了与高龄老人心理健康及死亡风险有关的其他变量作为协变量。协变量为基线调查时高龄老人其他方面的特征和健康情况,包括以下几个方面。

(1)人口社会因素:人口社会因素为被访者自报,包括高龄老人基线调查时的年龄、性别、婚姻状况(已婚、丧偶,其他包括单身、离异等)、受教育程度(未受过教育、小学、初中或更高)、民族(汉族、其他民族)、居住地(城镇、农村)、60 岁以前的职业(体力劳动职业、非体力劳动职业),以及居住情况(与其他家庭成员同居、独居、住在养老机构)。

(2)健康行为:健康行为包括是否吸烟、是否饮酒、是否经常进行体育锻炼、是否经常摄入蔬菜和水果。吸烟行为通过询问被访者目前和过去是否吸烟进行测量,并按照现在吸烟、过去吸烟已戒烟、从未吸烟生成一个分类变量。饮酒行为通过询问被访者是否饮酒、饮酒的种类和平均每天饮酒量进行测量,将饮酒变量分为不饮酒、少量或适量饮酒、重度饮酒三类。其中重度饮酒定义为超过一天饮酒量大于 50g 高度酒或大于 250g(男性)/150g(女性)低度酒(红酒或米酒等)。体育锻炼情况通过询问被访者是否经常进行体育锻炼进行测量,并按照经常进行锻炼和不经常锻炼分成两类。通过询问是否经常吃新鲜蔬菜、水果,将摄入蔬菜或水果情况分成几乎每天吃(或除冬季外每天吃)、常常吃、很少吃或不吃四类。

(3)身体功能:身体功能包括 ADL 和认知功能。ADL 的测量借鉴了国际通用的 ADL 量表,通过调整使之更易于被中国老年受访者理解,但仍有较好的内部一致性和信效度(曾毅和沈可,2010)。问卷中询问被访者在进食、洗澡、穿衣、如厕、室内活动、控制大小便 6 个方面是否需要他人帮助,若上述 6 项活动均能独立完成则定义为完全自理。认知情况使用 MMSE 测定调查对象的认知功能,调查问卷根据中国人群特征对量表做了适当修改,但仍具有很好的信效度。按照之前的研究,对定位能力、注意力、计算能力、回忆能力和语言能力等 5 个方面进行评分,共计 19 道题 30 分,24~30 分判定为认知健全,18~23 分为认知轻度缺损,10~17 分为认知中度缺损,0~9 分为认知严重缺损(陆杰华和李月,2015)。

10.2.4　分析方法

本章研究首先采用了描述性统计分析的方法,描述不同心理健康水平下老年人的人口社会、健康行为、身体功能等特征,我们采用了在单因素生存分析中广泛使用的 Kaplan-Meier 方法,分析了不同心理健康水平下(四分位分组)的生存情况,并采用 log-rank test 检验该因素与死亡风险的关系。我们进一步采用了多变量 Cox 比例风险回归模型检验心理健康因素与老人死亡风险的关系。该模型是生存分析中最常用的一种,具有很好的适用性。模型回归结果中的 HR 表示相对于参照组的死亡风险。同时,考虑其他因素对所研究的心理健康与死亡风险关系的影响,我们在模型中分别控制了几类协变量。此外,我们进行了基于不同疾病情况和自评健康的亚组分析,以探讨不同疾病、自评健康情况下心理健康与死亡风险的关系。全部的描述分析及模型检验均采用 Stata 15 完成。

10.3　研　究　结　果

10.3.1　人群特征

纳入分析的高龄老人总样本共计 17 152 例，其中 5397 例（31.5%）来自 1998 年基线调查，3337 例（19.5%）来自 2000 年调查，2229 例（13.0%）来自 2002 年调查，2438 例（14.2%）来自 2005 年调查，3336 例（19.4%）来自 2008～2009 年调查，415 例（2.4%）来自 2011～2012 年调查。其中 16 297 例（67.2%）在 2014 年随访前去世。平均存活时间的中位数为 3.6 年（四分位为 1.7 年和 6.6 年）。表 10.1 反映了纳入分析的老人基线时的人口社会特征。相较于所有参与过基线调查的高龄老人样本，纳入分析的对象除平均年龄略小 1 岁和农村比例略高外，未发现其他人口特征上较为显著的差异。纳入分析的 80 岁及以上高龄老人在基线调查时的平均年龄为 92 岁。其中大部分老年人为汉族、与其他家庭成员同居、未受过教育、丧偶或在非已婚状态、居住在农村、60 岁以前的职业为体力劳动相关的职业。纳入分析的 80 岁及以上高龄老人生活方式较好，其中 69.1%自报从未吸烟，82.6%不饮酒，但只有 26.9%经常参与体育活动，25.6%可以每天摄入水果，82.8%每天摄入蔬菜。

表 10.1　纳入分析的高龄老人基线调查时的人口社会特征

特征因素	纳入分析的样本 n（占比）	参与基线调查的高龄老人总样本 n（占比）[*]
	17 152	34 285
性别		
女	10 150（59.2%）	21 228（61.9%）
男	7 002（40.8%）	13 057（38.1%）
年龄组		
80～89 岁	6 705（39.1%）	11 816（34.5%）
90～99 岁	6 156（35.9%）	11 916（34.8%）
≥100 岁	4 291（25.0%）	10 553（30.8%）
民族		
汉族	16 044（93.5%）	32 215（94.0%）
其他民族	1 108（6.5%）	1 994（5.8%）
教育程度		
未受过教育	11 944（69.6%）	24 128（70.4%）
小学	3 543（20.7%）	6 575（19.2%）
初中及以上	1 665（9.7%）	3 582（10.4%）

特征因素	纳入分析的样本 n（占比） 17 152	参与基线调查的高龄老人总样本 n（占比）[*] 34 285
婚姻状况		
已婚	3 042（17.7%）	5 509（16.1%）
丧偶	13 647（79.6%）	27 869（81.3%）
其他（包括单身、离异等）	463（2.7%）	896（2.6%）
居住情况		
与其他家庭成员同居	14 162（82.6%）	28 379（82.8%）
独居	2 328（13.6%）	4 506（13.1%）
养老机构等	662（3.9%）	1 385（4.0%）
居住地		
城镇	6 570（38.3%）	14 442（42.1%）
农村	10 582（61.7%）	19 843（57.9%）
60 岁以前的职业		
非体力劳动	875（5.1%）	1 875（5.5%）
体力劳动	16 277（94.9%）	32 308（94.2%）

[*]由于存在缺失值，小计数字的和可能不等于总计数字

如表 10.2 所示，在纳入分析的高龄老人样本中，72.3%在进食、洗澡、穿衣、上厕所、室内活动、控制大小便六个方面可以完全自理，10 250 人（59.8%）在认知量表中得到 24 分及以上判定为认知正常。共计 6017 人（35.1%）自报没有任何一种纳入分析的慢性病，8933 人（52.1%）自报患有七种慢性病中的一种，2202 人（12.8%）患有两种或以上慢性病。基于测量，患有高血压或血压高的人最多，为9771 人（57.0%），其次是呼吸系统疾病（1894 人，11.0%）和心脏病（1105 人，6.4%）。在患病人群中，自报患有至少一种对正常生活有影响的疾病的共计 1195 人（7.0%）。

表 10.2　纳入分析的高龄老人基线调查时的身体功能和健康状况

协变量	纳入分析的样本 n（占比） 17 152	参与基线调查的高龄老人总样本 n（占比）[*] 34 285
身体功能		
日常生活能力		
不能完全自理	4 751（27.7%）	12 288（35.8%）
完全自理	12 401（72.3%）	21 992（64.1%）

续表

协变量	纳入分析的样本 n（占比）	参与基线调查的高龄老人总样本 n（占比）*
	17 152	34 285
认知功能		
正常	10 250（59.8%）	15 821（46.1%）
轻度缺损	3 922（22.9%）	5 966（17.4%）
中度缺损	2 233（13.0%）	3 773（11.0%）
严重缺损	747（4.4%）	2 210（6.4%）
健康状况		
自评健康		
很好或好	9 715（56.6%）	16 207（47.3%）
一般	5 598（32.6%）	10 228（29.8%）
不好或很不好	1 839（10.7%）	3 879（11.3%）
慢性病数量		
无慢性病	6 017（35.1%）	12 879（37.6%）
一种慢性病	8 933（52.1%）	16 792（49.0%）
两种或以上慢性病	2 202（12.8%）	4 534（13.2%）
患有下述疾病		
高血压	9 771（57.0%）	18 192（53.1%）
糖尿病	172（1.0%）	437（1.3%）
脑卒中等脑血管病	562（3.3%）	1 424（4.2%）
心脏病	1 105（6.4%）	2 440（7.1%）
呼吸系统疾病	1 894（11.0%）	3 842（11.2%）
癌症	58（0.3%）	126（0.4%）
帕金森病	98（0.6%）	209（0.6%）

注：表中高血压为测量值，其他慢性病均采用自报

*仅涵盖纳入基线调查的 80 岁以上的总样本，由于缺失值，小计数字的和可能不等于总计数字

10.3.2 高龄老人心理健康

表 10.3 总结了纳入分析的 7 个心理健康问题的结果分布。在 7 个问题中，超过 70% 的老年人选择总是或常常遇事想得开、能够把东西弄得干净整洁，约 55% 的老年人能够自己的事情自己说了算，不到 40% 的老年人总是或常常觉得老了和年轻时一样快活。约有 7% 的老年人总是或常常感到紧张、害怕，10% 的老年人总是或常常感到孤独，约 30% 的老年人感觉自己越来越不中用。

表 10.3　心理健康测量问题与得分

心理健康测量问题	心理健康得分				
	1	2	3	4	5
①无论遇到什么事情是否都能想得开	94 (0.5%)	834 (4.9%)	2 727 (15.9%)	11 066 (64.5%)	2 431 (14.2%)
②是否喜欢把东西弄得干净、整洁	25 (0.1%)	432 (2.5%)	3 525 (20.6%)	10 356 (60.4%)	2 814 (16.4%)
③是否经常感到紧张、害怕	267 (1.6%)	967 (5.6%)	3 411 (19.9%)	7 867 (45.9%)	4 640 (27.1%)
④是否经常觉得孤独	351 (2.0%)	1 354 (7.9%)	4 055 (23.6%)	7 068 (41.2%)	4 324 (25.2%)
⑤是否自己的事情自己说了算	707 (4.1%)	2 857 (16.7%)	4 180 (24.4%)	5 454 (31.8%)	3 954 (23.1%)
⑥是否觉得越来越不中用	1 226 (7.1%)	3 880 (22.6%)	5 824 (34.0%)	4 262 (24.8%)	1 960 (11.4%)
⑦是否觉得与年轻时一样快活	1 179 (6.9%)	4 467 (26.0%)	4 679 (27.3%)	4 110 (24.0%)	2 717 (15.8%)

注：对于问题①、②、⑤、⑦，得分 1 对应"从不"选项，得分 5 对应"总是"选项；对于问题③、④、⑥，得分 1 对应"总是"选项，得分 5 对应"从不"选项。所有问题分值越高，说明心理健康状况越好

我们按照 7 个问题得分加和的四分位将老年人分成四个心理健康水平，得分在 7～22 分的共计 4058 人（占 23.7%），分到了心理健康水平低组，得分在 23～25 分的共计 4940 人（占 28.8%），分到了心理健康水平中等偏低组，得分在 26～28 分的 4781 人（占 27.9%），分到了心理健康水平中等偏高组，得分在 29～35 分的共计 3373 人（占 19.7%），分到了心理健康水平高组。我们建立了各因素与心理健康指标的交互表进行初步分析。如表 10.4 所示，我们发现在四个心理健康分组中，人口的特征分布不同。心理健康指标较高的人更可能是年龄相对较小、受教育程度较高、在婚、居住在城镇、60 岁以前的职业为非体力劳动相关职业的人。

表 10.4　心理健康水平与人口社会特征

项目	心理健康水平低 (n = 4058)	心理健康水平中等偏低 (n = 4940)	心理健康水平中等偏高 (n = 4781)	心理健康水平高 (n = 3373)
人口社会特征				
性别				
女	2682 (66.1%)	2980 (60.3%)	2751 (57.5%)	1737 (51.5%)
男	1376 (33.9%)	1960 (39.7%)	2030 (42.5%)	1636 (48.5%)

续表

项目	心理健康水平低 （n = 4058）	心理健康水平中等 偏低（n = 4940）	心理健康水平中等 偏高（n = 4781）	心理健康水平高 （n = 3373）
年龄组				
80～89 岁	1379（34.0%）	1880（38.1%）	1917（40.1%）	1529（45.3%）
90～99 岁	1487（36.6%）	1823（36.9%）	1718（35.9%）	1128（33.4%）
≥100 岁	1192（29.4%）	1237（25.0%）	1146（24.0%）	716（21.2%）
民族				
汉族	3667（90.4%）	4632（93.8%）	4513（94.4%）	3232（95.8%）
其他民族	391（9.6%）	308（6.2%）	268（5.6%）	141（4.2%）
教育程度				
未受过教育	3154（77.7%）	3513（71.1%）	3232（67.6%）	2045（60.6%）
小学	663（16.3%）	1011（20.5%）	1055（22.1%）	814（24.1%）
初中及以上	241（5.9%）	416（8.4%）	494（10.3%）	514（15.2%）
婚姻状况				
在婚	500（12.3%）	785（15.9%）	942（19.7%）	815（24.2%）
丧偶	3438（84.7%）	4022（81.4%）	3701（77.4%）	2486（73.7%）
其他	120（3.0%）	133（2.7%）	138（2.9%）	72（2.1%）
居住情况				
与其他家庭成员同居	3242（79.9%）	4095（82.9%）	3994（83.5%）	2831（83.9%）
独居	684（16.9%）	674（13.6%）	548（11.5%）	422（12.5%）
养老机构等	132（3.3%）	171（3.5%）	239（5.0%）	120（3.6%）
居住地				
城镇	1232（30.4%）	1740（35.2%）	1948（40.7%）	1650（48.9%）
农村	2826（69.6%）	3200（64.8%）	2833（59.3%）	1723（51.1%）
60 岁前职业				
非体力劳动职业	107（2.6%）	192（3.9%）	257（5.4%）	319（9.5%）
体力劳动职业	3951（97.4%）	4748（96.1%）	4524（94.6%）	3054（90.5%）
生活方式				
吸烟	534（13.2%）	804（16.3%）	852（17.8%）	666（19.7%）
重度饮酒	186（4.6%）	288（5.8%）	318（6.7%）	244（7.2%）
不经常锻炼	3461（85.3%）	3743（75.8%）	3375（70.6%）	1966（58.3%）
每天摄入水果	656（16.2%）	1093（22.1%）	1293（27.0%）	1343（39.8%）
每天摄入蔬菜	3097（76.3%）	4013（81.2%）	4079（85.3%）	3015（89.4%）

　　我们也发现，心理健康水平较高的人相较于水平较低的人有较高规律运动的比例、更有可能每日摄入水果和蔬菜，但吸烟和重度饮酒的比例略高（表 10.4）。身体功能方面，心理健康水平较高的人认知功能水平较高，生活能自理的比例较高，也有相对较好的自评健康水平，但是在测量血压及自报患病方面并无显著差异（表 10.5）。

表 10.5　心理健康水平与身体功能和健康状况

项目	心理健康水平低（$n = 4058$）	心理健康水平中等偏低（$n = 4940$）	心理健康水平中等偏高（$n = 4781$）	心理健康水平高（$n = 3373$）
身体功能				
日常生活能力				
不能完全自理	1412（34.8%）	1392（28.2%）	1234（25.8%）	713（21.1%）
完全自理	2646（65.2%）	3548（71.8%）	3547（74.2%）	2660（78.9%）
认知功能				
正常	1716（42.3%）	2851（57.7%）	3158（66.1%）	2525（74.9%）
轻度缺损	1132（27.9%）	1187（24.0%）	1000（20.9%）	603（17.9%）
中度缺损	848（20.9%）	697（14.1%）	491（10.3%）	197（5.8%）
严重缺损	362（8.9%）	205（4.1%）	132（2.8%）	48（1.4%）
健康状况				
自评健康				
很好或好	1299（32.0%）	2638（53.4%）	3162（66.1%）	2616（77.6%）
一般	1814（44.7%）	1812（36.7%）	1347（28.2%）	625（18.5%）
不好或很不好	945（23.3%）	490（9.9%）	272（5.7%）	132（3.9%）
慢性病数量				
无慢性病	1377（33.9%）	1699（34.4%）	1683（35.2%）	1258（37.3%）
一种慢性病	2078（51.2%）	2584（52.3%）	2547（53.3%）	1724（51.1%）
两种或以上慢性病	603（14.9%）	657（13.3%）	551（11.5%）	391（11.6%）
患有下述疾病				
高血压	2302（56.7%）	2871（58.1%）	2746（57.4%）	1852（54.9%）
糖尿病	47（1.2%）	44（0.9%）	41（0.9%）	40（1.2%）
脑卒中等脑血管病	174（4.3%）	160（3.2%）	142（3.0%）	86（2.5%）
心脏病	286（7.0%）	310（6.3%）	281（5.9%）	228（6.8%）
呼吸系统疾病	538（13.3%）	549（11.1%）	476（10.0%）	331（9.8%）
癌症	20（0.5%）	13（0.3%）	13（0.3%）	12（0.4%）
帕金森病	31（0.8%）	40（0.8%）	18（0.4%）	9（0.3%）

10.3.3　心理健康与死亡风险的关系

图 10.1 显示了不同心理健康水平的高龄老人的生存曲线。从图中可以看到，心理健康对 80 岁及以上的高龄老人的死亡风险具有重要影响。心理健康水平较高的一组的生存曲线始终显著高于心理健康水平较低的组，且随着时间的推移，其差距先增大后减小。该趋势在男性和女性样本中均存在。

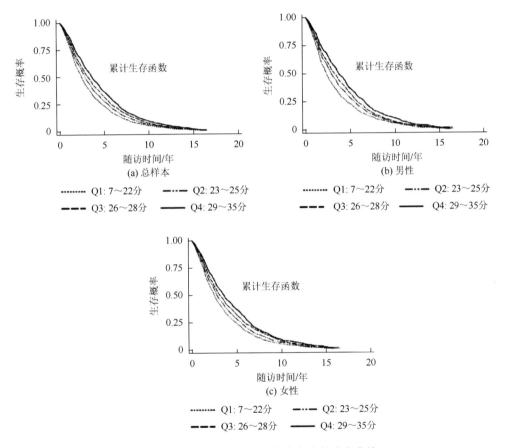

图 10.1　不同心理健康水平的老年人的生存曲线

我们同时也发现在不同年龄段（80～89 岁、90～99 岁、100＋岁）的老年人中，心理健康与死亡风险的关系一致。心理健康水平高的一组的生存曲线（图 10.2 中的实线）始终显著高于心理健康水平低的一组（图 10.2 中的虚线），且该趋势在不同年龄段中表现一致。

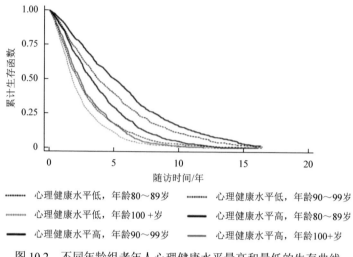

图 10.2　不同年龄组老年人心理健康水平最高和最低的生存曲线

在 Kaplan-Meier 生存分析初步分析的基础上，我们应用 Cox 比例风险回归模型进行了进一步分析，从而在控制社会人口学因素、生活方式因素、身体功能因素后考察心理健康与死亡风险的关系。模型结果如表 10.6 所示。模型 I 仅控制了人口社会学变量和基线调查时间，结果显示心理健康与死亡风险具有显著关系，且有剂量效应。相较于心理健康水平最低的一组（Q1），心理健康水平中等偏低（Q2）可以下降 11.8%的死亡风险，心理健康水平中等偏高（Q3）可以降低约 20.1%的死亡风险，心理健康水平最高一组（Q4）可以下降 27.4%［95%置信区间为（23.6%, 30.9%）］的死亡风险。模型 II 进一步控制了生活方式相关的协变量，结果与模型 I 类似，虽然心理健康对死亡风险的影响的强度略有减弱，但其剂量效应仍然显著存在，即相较于心理健康最低的一组，心理健康最高的一组的死亡风险可以减低约 24.7%［95%置信区间为（20.7%, 28.4%）］。模型III进一步控制了身体功能和认知功能相关的协变量，心理健康水平最高的一组相较于心理健康水平最低的一组可以降低 17.2%［95%置信区间为（12.7%, 21.4%）］的死亡风险。

表 10.6　心理健康与死亡风险的 Cox 比例风险回归模型结果

心理健康水平	模型 I HR（95%置信区间）	模型 II HR（95%置信区间）	模型III HR（95%置信区间）
Q2（中等偏低）	0.882（0.844, 0.921）	0.895（0.857, 0.936）	0.943（0.902, 0.986）
Q3（中等偏高）	0.799（0.764, 0.835）	0.820（0.783, 0.858）	0.880（0.841, 0.922）
Q4（最高）	0.726（0.691, 0.764）	0.753（0.716, 0.793）	0.828（0.786, 0.873）

注：Q1 心理健康水平低为对照组；模型 I 控制了人口社会学因素（包括性别、年龄、民族、教育程度、婚姻状况、居住情况、居住地、60 岁以前的职业）和基线调查年份；模型 II 除模型 I 控制的因素外，另外控制了生活方式相关的协变量，包括吸烟、饮酒、运动、蔬菜和水果摄入；模型III除模型 II 控制的协变量外，还控制了身体功能因素，包括日常生活能力和认知功能

10.3.4　不同疾病状况下心理健康与死亡风险

我们进一步分析了在不同疾病状况下心理健康与死亡风险之间的关系。多因素比例风险回归模型的结果如表 10.7 所示。在控制了社会人口因素、生活方式因素、身体功能和健康状况后，无论在哪一个患病亚组，心理健康水平高的一组相较于心理健康水平低的一组均可以显著地降低死亡风险。在未患慢性病的群体中，相较于心理健康水平最低组，心理健康水平最高组的死亡风险降低了 19.9%［95% 置信区间为（12.4%, 26.7%）］；在患一种慢性病的亚组，心理健康水平高的一组相较于对照组，死亡风险降低了 13.8%［95% 置信区间为（7.2%, 19.9%）］；在患两种或以上慢性病的亚组，心理健康水平高的一组相较于对照组，死亡风险降低了 18.6%［95% 置信区间为（5.6%, 29.8%）］。

表 10.7　不同慢性病患病数量亚组间心理健康与死亡风险的比例风险回归模型

心理健康水平	模型 I HR（95%置信区间）	模型 II HR（95%置信区间）	模型III HR（95%置信区间）
未患病亚组（$n = 6017$）			
Q2（中等偏低）	0.841（0.779, 0.907）	0.854（0.791, 0.922）	0.899（0.832, 0.971）
Q3（中等偏高）	0.801（0.742, 0.865）	0.818（0.757, 0.884）	0.875（0.809, 0.946）
Q4（最高）	0.711（0.653, 0.774）	0.726（0.666, 0.792）	0.801（0.733, 0.876）
患一种慢性病亚组（$n = 8933$）			
Q2（中等偏低）	0.925（0.870, 0.983）	0.936（0.880, 0.995）	0.987（0.927, 1.050）
Q3（中等偏高）	0.840（0.789, 0.893）	0.860（0.808, 0.916）	0.926（0.868, 0.986）
Q4（最高）	0.753（0.702, 0.808）	0.784（0.730, 0.843）	0.862（0.801, 0.928）
患两种或以上慢性病亚组（$n = 2202$）			
Q2（中等偏低）	0.863（0.768, 0.970）	0.887（0.788, 0.998）	0.932（0.827, 1.049）
Q3（中等偏高）	0.680（0.600, 0.770）	0.699（0.615, 0.793）	0.743（0.654, 0.846）
Q4（最高）	0.728（0.632, 0.838）	0.762（0.659, 0.881）	0.814（0.702, 0.944）

注：Q1 心理健康水平低为对照组；模型 I 控制了人口社会学因素（包括性别、年龄、民族、教育程度、婚姻状况、居住情况、居住地、60 岁前职业）和基线调查年份；模型 II 除模型 I 控制的因素外，另外控制了生活方式因素，包括吸烟、饮酒、运动、蔬菜和水果摄入；模型III除模型 II 控制的协变量外，控制了身体功能因素，包括日常生活能力和认知功能

10.3.5　不同自评健康下心理健康与死亡风险

鉴于其他队列研究发现在控制自评健康后心理健康与死亡风险的显著关系抵消了，我们进行了进一步的分组分析来研究在不同自评健康的情况下心理健康与全因死亡的关系。多因素比例风险回归模型的结果如表 10.8 所示。在控制了社会人口因素、生活方式因素、身体功能因素后，在自评健康好或很好、一般的两个亚组，心理健康水平与全因死亡风险的剂量效应仍然存在。在自评健康为好或很好的高龄老人中，心理健康水平最高的一组较最低的一组的全因死亡风险可以降低 9.9%［95%置信区间为（2.8%, 16.4%）］；在自评健康一般的亚组，心理健康水平高的一组相较于最低的一组的死亡风险降低 15.9%［95%置信区间为（6.8%, 24.1%）］；然而，在自评健康不好或很不好的亚组，心理健康水平与全因死亡风险的关系被削弱了，且统计学意义上的显著性消失。

表 10.8　不同自评健康亚组间心理健康与死亡风险的比例风险回归模型

心理健康水平	模型 I HR（95%置信区间）	模型 II HR（95%置信区间）	模型III HR（95%置信区间）
自评健康很好或好（$n = 9715$）			
Q2（中等偏低）	0.936（0.872, 1.005）	0.946（0.882, 1.016）	0.979（0.912, 1.051）
Q3（中等偏高）	0.900（0.840, 0.965）	0.917（0.855, 0.983）	0.963（0.897, 1.032）
Q4（最高）	0.820（0.762, 0.882）	0.843（0.783, 0.908）	0.901（0.836, 0.972）
自评健康一般（$n = 5598$）			
Q2（中等偏低）	0.941（0.878, 1.007）	0.950（0.887, 0.018）	0.991（0.925, 1.063）
Q3（中等偏高）	0.810（0.751, 0.874）	0.822（0.762, 0.888）	0.853（0.789, 0.922）
Q4（最高）	0.774（0.701, 0.856）	0.786（0.711, 0.870）	0.841（0.759, 0.932）
自评健康不好或很不好（$n = 1839$）			
Q2（中等偏低）	0.904（0.804, 1.017）	0.908（0.807, 1.021）	0.923（0.820, 1.039）
Q3（中等偏高）	0.805（0.696, 0.932）	0.804（0.694, 0.932）	0.867（0.746, 1.008）
Q4（最高）	0.830（0.678, 1.016）	0.816（0.666, 0.999）	0.873（0.711, 1.071）

注：Q1 心理健康水平低为对照组；模型 I 控制了人口社会学因素（包括性别、年龄、民族、教育程度、婚姻状况、居住情况、居住地、60 岁前职业）和基线调查年份；模型 II 除模型 I 控制的因素外，另外控制了生活方式因素，包括吸烟、饮酒、运动、蔬菜和水果摄入；模型III除模型 II 控制的协变量外，控制了身体功能因素，包括日常生活能力和认知功能

10.4 结论与讨论

10.4.1 老年人心理健康

基于中国老年健康调查项目六次调查数据,本章探讨了中国 80 岁及以上高龄老人的心理健康与死亡风险之间的关系。在本章所涵盖的研究中,我们包含了问卷中涉及的心理健康的 7 个维度,既包含了乐观、自我控制、面对衰老的积极态度等正面积极情绪和心理健康因素,也包含了孤独、恐惧、失去自我价值感等消极情绪和心理健康因素。之前使用该问卷的研究都表明了这 7 个方面能较好地涵盖老年人心理健康的不同维度,反映老年人应对挑战时的心理能力(Gu and Feng,2018;Han and Shibusawa,2015;Wu and Schimmele,2006)。我们发现中国 80 岁及以上的老年人的心理健康水平存在一定差异,且与人口社会学特征、生活方式等相关。这个发现与之前的研究较为一致。之前的研究也表明,高龄老人的心理健康与不同年龄组、性别、居住地、教育水平、婚姻状态、早年工作情况、居住情况等因素有关(Chen and Short,2008;Cho et al.,2015;江克忠和陈友华,2016;李漫漫等,2017;张秋霞,2004)。而这些人口社会因素与死亡风险也有关,因而在模型中控制这些协变量的影响可以帮助我们更好地理解心理健康与死亡风险之间的关系。

10.4.2 老年人心理健康水平与死亡风险

通过对 17 152 例高龄老人样本的分析,我们发现老年人的心理健康水平与死亡风险显著相关,且存在剂量效应,即相较于心理健康水平较低的老年人,心理健康水平较高的老年人的死亡风险较低。在控制其他人口社会学因素、生活方式因素、身体功能因素后,心理健康水平对死亡风险的影响程度减弱但仍具有统计学显著性。此外,我们通过亚组分析研究了在不同患病状态下心理健康水平与死亡风险的关系,发现无论是自报未患病还是患病人群,心理健康水平较高的老年人都有相对较低的死亡风险。这一研究结果与国内外的研究结果较为一致。之前国际上的系统性综述和荟萃分析发现乐观、孤独感都与死亡风险有显著的关系,但这些研究较少关注高龄老年人这个特殊的群体。之前的研究也曾使用过中国老年健康调查数据中某一次的横截面数据或间隔时间较短的随访之间的队列数据探讨心理健康与健康长寿的关系,并发现具有较好心理健康水平的老年人有较少的身体功能的衰退、较少的认知功能损伤、更高的生活满意度和自评健康,且更有可能长寿(Gu and Feng,2018;Zeng and Shen,2010;Smith et al.,2008)。相较于之前的研究，本章研究涵盖了较大样本量的人群，有较长的随访时间，进而强化了研究发现的证据基础。

本章的研究弥补了先前研究的一些局限。先前的一些研究表明，在队列研究中发现的心理健康水平与死亡的关系可能未能充分地考虑混杂效应、选择偏倚等方面的局限性。因而，本章研究进一步探究了在不同患病状态下及自评健康情况下心理健康与全因死亡风险的关系。本章研究发现对于患有慢性病的人群，提高心理健康水平仍然可以达到降低死亡风险的目标。无论是患有一种慢性病，还是有共患病（患有两种或以上慢性病）的高龄老人，心理健康水平较高的患者死亡风险相对较低。未患病的亚组进一步帮助我们控制了疾病所带来的样本选择偏倚的问题。这一结果与之前研究中探讨患病人群不同心理健康水平与疾病死亡率或总死亡率风险关系的结果较为一致，但之前的研究往往只关注特定的患有一种疾病的群体，对于共患病群体的心理健康与死亡风险关系的研究较少（Chida and Steptoe，2008）。

本章研究也发现自评健康水平可能是影响心理健康与死亡关系的一个重要的中介变量。本章研究只发现了在自评健康水平不好或很不好的一组，心理健康水平与死亡的显著关系被削弱了，且统计学意义上的显著性消失。这与先前的部分队列研究的结果有所相似。例如，涵盖了英国百万女性的队列研究发现，在控制了自评健康后，主观幸福感等心理因素与死亡的显著关系被削弱且显著性消失，并将其解释为幸福感与死亡风险的关系主要来自自评健康（Liu et al.，2016）。另外一项基于英国超过 46 万平均年龄为 56 岁的队列研究发现，孤独感这一心理健康因素与死亡的显著关系可以被社会经济因素、不健康生活方式、精神健康因素和自评健康等因素完全解释（Elovainio et al.，2017）。

虽然由于本章研究的研究设计本身无法完全解释在高龄老年人中心理健康与死亡风险显著关系的机制，但先前的研究可以给这一显著关系提供一些解释的可能。首先，心理健康会影响人们的生活方式。正如本章研究和前期研究所发现的，拥有较高心理健康水平的高龄老人往往有较好的生活方式，有很强的意识改变不良生活习惯和控制与生活方式相关的慢性病危险因素，因而有较低的死亡风险（Giltay et al.，2007）。其次，在患有癌症、心衰的老年患者中，积极的心态可以提高老年人药物和治疗的依从性，促进疾病的康复（Whitson et al.，2011）。这也解释了在本章结果中所反映的：对于患有一种或多种慢性病的高龄老人，心理健康水平较高的，其死亡风险较低。

10.4.3　本章研究的局限性

本章研究具有一定的局限性。首先，本章涵盖的研究基于多个横截面调查数据，我们并不能收集所有可能与心理健康和死亡风险相关的因素，因此不排除有其他心理健康与死亡风险之间的混杂因素或中间变量，这是这类研究通常的局限性。相较于之前的研究，我们包含了较多的协变量来减少混杂因素的影响，并通过两个亚组分析来减少之前研究中所发现的可能的混杂因素和选择偏倚对相关关系结果的影响。其次，由于没有国际广泛通用的心理健康水平测量量表，本章采用了调查中的 7 个主要心理健康相关问题反映老年人心理健康水平。之前的研究都表明该调查中的 7 个问题具有较好的信效度，可以反映老年人心理健康的重要层面。最后，模型的自变量和协变量皆取自被调查者首次参与调查的基线问卷，并未考虑这些变量随时间的变化而发生的改变。未来的研究中，可考虑更加复杂的模型。

10.4.4　政策导向与意义

本章所涵盖的研究发现对于高龄老年人来说，保持较高的心理健康水平对降低死亡风险具有显著的意义，较高的心理健康水平是实现健康老龄化不可缺少的一个重要因素。因而，我们要更多地关注高龄老年人的心理健康，帮助他们更好地应对疾病、身体功能衰退等挑战所带来的心理影响，在给予他们生活方面的帮助和支持的同时强化老年人自己的主观积极性，鼓励老年人对自己的生活拥有更多的主观掌控，用积极的心态面对衰老带来的变化，重新树立自我价值感，掌握能调适内心孤独感、挫败感、恐惧感的能力。此外，对于患病的老年人，医务工作者、社区相关的社会服务工作者、老年人的家属要关注老年人身体疾病以外的心理健康水平，了解拥有积极的心理健康水平对减慢疾病进程、降低死亡风险的作用。对于有共患病的患者，要更加关注多重疾病下，心理健康对死亡风险更加显著的作用。

此外，鉴于心理健康对老年人死亡风险的影响，我们需要实施更多可以提高老年人心理健康水平的干预措施。目前有一些研究表明，教育项目、社会活动、认知行为疗法等能够有效地提高心理健康水平，这些干预通过赋能提高人们应对外界压力、适应社会变化、调适负面情绪等方面的能力，从而加强人们面对疾病、生命历程中的变化的应对能力。目前有一些随机对照研究来评估这些干预方式在慢性病患者（主要是癌症患者，也包括糖尿病和高血压患者）中的效果，并发现这些干预项目可以有效地帮助他们缓解压力和焦虑、减少抑郁情绪、提高心理健康水平（Kim et al., 2019）。在我国，这样的研究尚且非常匮乏。之前有队列研究发现在社区层面，社区的卫生条件、文化娱乐氛围和老年支持环境都可以有效地缓解老年人由身体失能到心理健康消极的递推效应（张月云和李建新，2018）。我们尚需要进一步的理论研究和实践研究来探讨提高老年人心理健康水平的有效途径和方法，包括针对个体老年人应如何鼓励他们重新获得自我价值感，减少疾病和身体机能改变对心理健康的消极影响，以及针对群体层面如何有效地通过基层社区开展提高老年人心理健康水平的干预，如何能够在临床和社区环境下创造更适合患有慢性病的老年人的心理健康氛围等，从而促进积极、健康的老龄化进程，实现"老有所乐"。

第二篇 老年生理健康和社会参与的影响因素及干预研究

第 11 章　老年生理健康的动态变化特征及影响因素[①]

11.1　本章研究背景

随着经济快速发展、生活水平大幅提高，中国人口的死亡率下降，人均期望寿命由 1950 年的 40.8 岁（UNDP，2017）上升到 2015 年的 76.3 岁[②]。据估计，至 2050 年，中国五分之一甚至三分之一的人口将是老年人（Mai et al.，2013）。中国老年人口呈现出基数大、增速快等特点（Zeng，2010）。

近年来，中国 80 岁以上高龄老人数量增长迅速。1950 年 80 岁以上老人约有 150 万人，2015 年高龄老人群体增长到约 2235 万人，增长速度超过其他年龄段人群（UNDP，2017）。并且，高龄老人相比低龄老人更需要日常照料和医疗资源（Zeng et al.，2002）。研究显示，人一生中超过三分之一的医疗花费都产生在 85 岁之后（Alemayehu and Warner，2004）。中国人口老龄化与高龄化给养老保障、医疗资源等带来严峻挑战，有必要对高龄老人的健康状况进行探索分析，为养老政策的制定提供依据。

由于社会环境不断变化发展，中国老年人口的健康状况也处于变动之中，本章研究利用中国老年健康调查的七次调查数据，探索 1998～2014 年高龄老人生理健康的变化情况及相关影响因素。

11.2　数据与方法

11.2.1　数据来源

本章研究使用的数据来源于中国老年健康调查 1998～2014 年全部七次调查的数据。中国老年健康调查这一全国性大规模追踪调查，在 23 个省区市中，随机抽取一半的县/市进行调查，调查区域总人口约占全国人口的 85%。采用非等比例抽样方法，即试图对调查区域内所有存活的百岁老人在其知情自愿的前提下进行入户调查，并随机、就近抽取 80～89 岁及 90～99 岁高龄老人各一位。基线调查开始于 1998 年，随后的 6 次跟踪调查分别在 2000 年、2002 年、2005 年、2008～2009 年、

① 本章由董恒进（浙江大学医学院教授）和胡晓茜（浙江大学医学院博士研究生）撰写。

② 资料来源：http://data.stats.gov.cn/easyquery.htm?cn=C01，2017 年 2 月 18 日。

2011～2012 年和 2014 年进行。关于中国老年健康调查的详细调查设计和样本抽取参见 Zeng 等（2002）。通过对主要健康指标的可信度和效度、样本信息缺失程度、内部逻辑错误的比率等的全面评估，结果显示中国老年健康调查的数据质量较好（Gu，2008）。北京大学和杜克大学的伦理审查委员会批准了这一调查，且调查均在取得老人的知情同意后进行。

该调查的调查内容包括基本信息、自评健康、性格特征、认知功能、生活方式、ADL、个人背景等信息。当老人因病不能回答时，可允许一位家属代答，但是一些题目，如认知功能测试不允许别人代答。

11.2.2　样本数据

本章研究基于 1998～2014 年的七次调查数据。研究对象是 80 岁及以上的高龄老人，最终纳入分析的样本量为 63 779 人。

11.2.3　测量指标

针对生理健康的测量，本章研究使用了以下两种既符合国际标准又适应中国本土文化的老年健康测量指标。

1. ADL

本章研究采用国际通用的 Katz 量表（Katz et al.，1963）来测量老年人的 ADL，包括进食、穿衣、室内活动、如厕、洗澡和控制大小便六项。我们将六项均无缺失值的老人纳入分析，老人能够独立完成的项目数作为 ADL 得分，最大值为 6 分，最小值为 0 分，分数越低说明自理能力越差。我们将得分为 0～3 分的老人定义为严重残障，得分为 4～5 分的老人定义为轻度残障，得分为 6 分的老人定义为无残障。

2. 坐在椅子上站起来测验

我们用椅子站立测验来反映老年人的躯体功能，测验老人坐在椅子上是否能独立站起来，有三种对应的选项分别是"能，不需要搀扶或依靠物体"、"能，需要搀扶或依靠物体"及"不能"。我们将前两种选项定义为老年人躯体功能正常，将第三种选项定义为躯体功能残障。

11.2.4　控制变量

控制变量包括：人口学特征（年龄、性别、居住地）、社会经济状况（教育、居住情况、婚姻状况）、是否有代答、调查年份及之前是否参与过调查。其中，调查年份 1998 年用 0 表示，依次递增，2014 年用 16 表示。

11.2.5　分析方法

首先，我们用描述性分析展示被调查老人的基本情况，并用 t 检验或卡方检验来检验其是否有不同。

其次，为了探索生理健康的变化情况，我们分别展示了七次调查中老年人的平均 ADL 和椅子站立测验结果，以及失能比例和躯体功能残障比例。

最后，我们用 logistic 回归模型在控制住混杂因素的基础上，探索失能比例和躯体功能残障比例的变化情况，以及人口学特征和社会经济状况对生理健康的影响。

11.3　研　究　结　果

11.3.1　基本情况

表 11.1 展示了七次调查的老年人基本情况。被调查者的平均年龄约 92 岁，其中超过一半为女性。独居老人的比例不断上升。七次调查之间，老年人的样本特征存在差异。

表 11.1　七次调查样本的基本情况

项目	1998 年	2000 年	2002 年	2005 年	2008～2009 年	2011～2012 年	2014 年
样本量	8 805	10 972	10 953	10 400	11 923	6 233	4 493
年龄	92.03±7.40	91.05±7.28	92.34±7.31	92.46±6.94	92.45±7.11	91.52±7.14	90.42±6.91
年龄分组							
80～89 岁	3 528 (40.1)	4 918 (44.8)	4 239 (38.7)	3 909 (37.6)	4 278 (35.9)	2 640 (42.4)	2 207 (49.1)
90～99 岁	3 013 (34.2)	3 812 (34.7)	3 747 (34.2)	3 952 (38.0)	4 621 (38.8)	2 433 (39.0)	1 655 (36.8)
≥100 岁	2 264 (25.7)	2 242 (20.4)	2 967 (27.1)	2 539 (24.4)	3 024 (25.4)	1 160 (18.6)	631 (14.0)
性别							
男	3 544 (40.2)	4 597 (41.9)	4 347 (39.7)	4 137 (39.8)	4 680 (39.3)	2 582 (41.4)	1 922 (42.8)
女	5 261 (59.8)	6 375 (58.1)	6 606 (60.3)	6 263 (60.2)	7 243 (60.7)	3 651 (58.6)	2 571 (57.2)
居住地							
城镇	3 330 (37.8)	6 765 (61.7)	5 144 (47.0)	4 675 (45.0)	4 705 (39.5)	2 932 (47.0)	1 959 (45.3)
农村	5 475 (62.2)	4 207 (38.3)	5 809 (53.0)	5 725 (55.0)	7 218 (60.5)	3 301 (53.0)	2 363 (54.7)
缺失值*	—	—	—	—	—	—	171 (3.8)

续表

项目	1998 年	2000 年	2002 年	2005 年	2008～2009 年	2011～2012 年	2014 年
居住类型							
与家人居住	7 494 (85.1)	8 895 (81.1)	8 795 (80.3)	8 595 (82.6)	9 727 (81.6)	4 863 (79.2)	3 350 (76.3)
独居	887 (10.1)	1 311 (11.9)	1 535 (14.0)	1 442 (13.9)	1 926 (16.2)	1 116 (18.2)	898 (20.5)
养老院	423 (4.8)	766 (7.0)	623 (5.7)	360 (3.5)	270 (2.3)	163 (2.7)	143 (3.3)
缺失值*	1 (<0.1)	—	—	3 (<0.1)	—	91 (1.5)	102 (2.3)
婚姻状况							
在婚	1 436 (16.3)	2 069 (18.9)	1 800 (16.4)	1 710 (16.4)	2 113 (17.7)	1 401 (22.8)	1 118 (25.6)
离婚/分居	165 (1.9)	239 (2.2)	206 (1.9)	169 (1.6)	163 (1.4)	79 (1.3)	70 (1.6)
丧偶	7 093 (80.6)	8 507 (77.5)	8 819 (80.5)	8 430 (81.1)	9 550 (80.1)	4 633 (75.2)	3 157 (72.2)
未婚	104 (1.2)	156 (1.4)	128 (1.2)	91 (0.9)	97 (0.8)	45 (0.7)	26 (0.6)
缺失值*	7 (<0.1)	1 (<0.1)	—	—	—	75 (1.2)	122 (2.7)
文化程度							
文盲	5 872 (67.1)	6 955 (63.8)	7 319 (67.4)	7 120 (68.8)	8 436 (71.0)	4 190 (67.6)	2 940 (66.2)
非文盲	2 885 (32.9)	3 938 (36.2)	3 540 (32.6)	3 227 (31.2)	3 443 (29.0)	2 009 (32.4)	1 499 (33.8)
缺失值*	48 (0.5)	79 (0.7)	94 (0.9)	53 (0.5)	44 (0.4)	34 (0.5)	54 (1.2)
是否有代答							
是	4 287 (49.2)	5 613 (51.2)	6 040 (55.1)	5 902 (56.8)	7 102 (59.6)	3 184 (51.6)	1 981 (45.4)
否	4 432 (50.8)	5 359 (48.8)	4 912 (44.9)	4 495 (43.2)	4 821 (40.4)	2 990 (48.4)	2 379 (54.6)
缺失值*	86 (1.0)	—	1 (<0.1)	3 (<0.1)	—	59 (0.9)	133 (3.0)
之前是否参加过调查							
否	8 805 (100.0)	6 367 (58.0)	4 822 (44.0)	6 114 (58.8)	8 205 (68.8)	1 518 (24.4)	1 343 (29.9)
是	0 (0.0)	4 605 (42.0)	6 131 (56.0)	4 286 (41.2)	3 718 (31.2)	4 715 (75.6)	3 150 (70.1)

注：数据展示为平均值±标准差或者数量（百分比）

* 缺失值的百分比单独计算

11.3.2 生理健康情况

表 11.2 展示了未调整的失能和椅子站立测验情况。结果显示，1998~2014 年无明显的变化趋势。图 11.1 展示出 ADL 失能比例在七次调查中表现出波动的趋势，躯体功能残障比例相对比较平稳。

表 11.2 七次调查的日常生活自理能力和椅子站立测验结果

项目	1998 年	2000 年	2002 年	2005 年	2008~2009 年	2011~2012 年	2014 年
ADL							
平均分±标准差	4.95±1.76	5.05±1.68	4.92±1.73	5.05±1.72	5.17±1.65	4.98±1.79	5.09±1.73
分组情况							
严重残障	1569 (17.9)	1680 (15.4)	1924 (17.6)	1662 (16.0)	1661 (13.9)	1024 (17.0)	650 (15.3)
轻度残障	1667 (19.0)	2125 (19.4)	2490 (22.8)	1854 (17.8)	1707 (14.3)	1057 (17.5)	670 (15.7)
无残障	5532 (63.1)	7135 (65.2)	6491 (59.5)	6880 (66.2)	8554 (71.7)	3953 (65.5)	2941 (69.0)
缺失值*	37 (0.4)	32 (0.3)	48 (0.4)	4 (<0.1)	1 (<0.1)	199 (3.2)	232 (5.2)
椅子站立测验							
能，不需要搀扶或依靠物体	5702 (65.3)	7057 (64.5)	6146 (56.3)	5905 (56.8)	6629 (55.7)	3602 (58.4)	2566 (59.4)
能，需要搀扶或依靠物体	2259 (25.9)	3054 (27.9)	3483 (31.9)	3271 (31.5)	3862 (32.5)	1876 (30.4)	1294 (29.9)
不能	771 (8.8)	831 (7.6)	1285 (11.8)	1214 (11.7)	1404 (11.8)	693 (11.2)	461 (10.7)
缺失值*	73 (0.8)	30 (0.3)	39 (0.4)	10 (0.1)	28 (0.2)	62 (1.0)	172 (3.8)

注：6 分为无残障，4~5 分为轻度残障，0~3 分为严重残障。数据展示为平均值±标准差或者数量（百分比）
* 缺失值所占的百分比单独计算

表 11.3 展示了分年龄组、分性别、分居住地的老年人生理健康情况。结果显示，年龄更大的人，ADL 失能比例和躯体功能残障比例更高。女性相比于男性，出现 ADL 失能及躯体功能残障的比例更高。农村老年人出现 ADL 失能的比例低于城镇老年人。

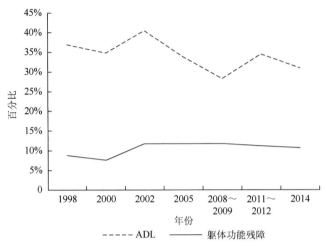

图 11.1　七次调查的 ADL 失能比例和躯体功能残障比例

表 11.3　分年龄组、性别、居住地的七次调查的 ADL 失能比例和躯体功能残障比例

项目	1998 年	2000 年	2002 年	2005 年	2008～2009 年	2011～2012 年	2014 年	p 值
ADL 失能比例								
年龄组								＜0.001
80～89 岁	18.1%	20.6%	23.6%	19.3%	11.9%	20.0%	18.7%	
90～99 岁	39.8%	39.5%	42.7%	34.8%	27.7%	39.2%	39.0%	
≥100 岁	62.4%	57.9%	61.7%	54.7%	52.2%	57.9%	53.3%	
性别								＜0.001
男	27.2%	27.6%	31.1%	25.5%	21.2%	29.0%	26.4%	
女	43.5%	40.0%	46.7%	39.3%	32.8%	38.4%	34.4%	
居住地								＜0.001
城镇	39.0%	35.4%	44.0%	40.0%	32.9%	38.2%	35.7%	
农村	35.6%	33.7%	37.3%	28.7%	25.2%	31.2%	27.3%	
躯体功能残障比例								
年龄组								＜0.001
80～89 岁	2.9%	3.8%	6.6%	7.0%	5.6%	5.7%	5.8%	
90～99 岁	8.9%	8.1%	12.2%	11.9%	11.5%	12.1%	12.0%	
≥100 岁	18.1%	15.0%	18.7%	18.7%	21.2%	22.2%	24.0%	
性别								＜0.001
男	5.3%	4.8%	8.5%	8.2%	8.1%	8.1%	7.3%	
女	11.2%	9.6%	13.9%	14.0%	14.2%	13.4%	13.2%	
居住地								＜0.001
城镇	8.3%	7.3%	12.0%	12.5%	12.3%	12.3%	10.4%	
农村	9.2%	8.1%	11.6%	11.0%	11.5%	10.2%	11.0%	

表 11.4 展示了 ADL 失能情况和椅子站立测验情况的 logistic 回归模型结果。从 1998 年至 2014 年，ADL 失能比例出现轻微下降。年老的老人、女性及城镇居民更容易出现 ADL 失能。独居的老人、在婚的老人更不容易出现 ADL 失能。

表 11.4 ADL 和椅子站立测验的 logistic 回归模型结果

项目	ADL (0＝正常；1＝失能)		椅子站立测验 (0＝完成；1＝未完成)	
	优势比	95%置信区间	优势比	95%置信区间
时间趋势	0.985**	(0.982,0.989)	1.032**	(1.026,1.038)
年龄组（参照组＝80～89 岁）				
90～99 岁	2.39**	(2.29,2.50)	2.00**	(1.86,2.15)
≥100 岁	5.02**	(4.78,5.27)	3.49**	(3.24,3.75)
性别（参照组＝男）	1.33**	(1.27,1.39)	1.40**	(1.31,1.50)
居住地（参照组＝城镇）	0.67**	(0.65,0.70)	0.93**	(0.89,0.99)
文化程度（参照组＝文盲）	0.98	(0.93,1.02)	0.93*	(0.87,0.99)
居住类型（参照组＝与家人居住）				
独居	0.39**	(0.37,0.42)	0.51**	(0.46,0.56)
养老院	1.07	(0.98,1.16)	1.26**	(1.11,1.43)
婚姻状况（参照组＝在婚）				
离婚/分居	1.10	(0.94,1.28)	1.34*	(1.06,1.71)
丧偶	1.31**	(1.24,1.39)	1.31**	(1.19,1.44)
未婚	0.96	(0.79,1.18)	1.02	(0.74,1.42)

** $p<0.01$，* $p<0.05$

至于椅子站立测验结果，从 1998 年至 2014 年，无法完成椅子站立测验的老年人比例有所升高。相似地，年老的老人、女性及城镇居民完成椅子站立测验的可能性更小。受过教育、独居、在婚的老人完成椅子站立测验的可能性更大。

11.4 结论与讨论

本章研究探索了 1998 年至 2014 年中国高龄老年人生理健康的变化情况。未调整的结果显示，ADL 失能情况和椅子站立测验没有明显的变化趋势。当控制住人口学特征和社会经济状况后，ADL 失能比例随时间变化有小幅度下降，无法完成椅子站立测验的比例有所上升。年老的老人、女性及城镇居民更有可能出现日常生活失能及躯体功能残障。

虽然许多研究发现老年人的健康状况呈现出变好的趋势，但本章研究基于未调整的结果来看并没有得到明显的变化趋势，这与美国国家卫生调查 1982～1993 年的调查结果一致（Crimmins et al.，1997）。可能的原因是，不同批次调查中样本构成影响了健康结果的平均值，因此有必要控制住这些混杂因素进一步探索老年人健康状况的变化情况。

当控制住混杂因素后，1998～2014 年中国高龄老人的失能情况逐渐有轻微改善，反映躯体功能的椅子站立测试结果有轻微下降，这与曾毅等（2017）的研究结果一致。可能的原因有以下两个方面。

其一，近年来医疗水平的提高和健康生活方式的改善，使得疾病的死亡风险和致残率下降（Liang et al.，2015），从而使高龄老人年龄别死亡率下降，健康状况的某些方面有所改善，导致日常生活失能比例下降。与此同时，使得健康较差的高龄老人得以存活，也就是说"救活"了许多在以前医疗条件下可能已死亡的老年人，导致高龄老人的平均躯体功能呈下降趋势。

其二，ADL 残障情况是一个自报指标，既取决于老年人自身健康状态，又取决于是否具有日常活动的辅助设备（曾毅等，2017）。生活条件改善、科学技术的进步使得日常生活辅助设备的可得性提高，这都可能使 ADL 残障水平得以提高。而躯体功能测试相对客观，不受辅助设施使用的影响。

结果显示，女性的日常生活自理能力和躯体功能比男性差，这与以往研究结果一致（Zeng et al.，2002；曾毅等，2010）。张文娟和王东京（2018）发现男性老年人相对于女性老年人在自评健康和生活自理方面表现出普遍优势。这种健康的性别差异可能是由多方面因素造成的，一方面，女性群体更容易患风湿性关节炎等死亡率较低的慢性疾病（Molarius and Janson，2002），发生功能障碍的风险更大；另一方面，男性和女性的肌肉构成有所不同（Andersen-Ranberg et al.，1999），使得男性和女性老人在躯体功能和日常生活自理能力的维持方面有所差别。此外，女性更倾向于在健康调查中低报健康状况（Spiers et al.，2003）。因此，国家应更加重视高龄女性的健康状况，给予高龄女性政策和资源的倾斜，努力消除健康的性别差异。

本章研究发现，城镇老年人的日常生活自理能力和躯体功能比农村老年人差，这与以往研究的结果一致。Zeng 等（2002）也发现居住在农村地区的老年人，比居住在城镇地区的老年人日常生活自理能力更好。这可能因为农村老年人从事更多的体力活动，使得他们的日常生活自理能力在老年期得以保持。另外，我国农村在卫生资源配置、医疗保障水平、生活条件等方面落后于城镇，大部分农村患病老人因医疗服务需求无法得到满足而死亡，经历了如此艰苦的生活并存活的农村老年人可能身体素质更好（Zimmer et al.，2012）。因此，国家应进一步推进新农村建设及城乡一体化社会保障体系建设，改善农村居民的生活和医疗条件，努力消除健康的城乡差异。

　　本章研究存在以下不足：第一，影响因素变量有待进一步丰富，可增加生活方式、社会参与及早期生活经历等方面因素；第二，没有分离时期和队列效应，后续研究可进一步深入探索。

　　综上所述，1998～2014 年中国老年人口的健康状况变化趋势更加复杂化，日常生活自理能力有所改善，而躯体功能有所下降，并表现出明显的城乡和性别差异。针对老年人健康状况的测量对设定政策改革重点和目标人群是至关重要的。应更加深入地探索改善老年人群健康水平的科学途径，真正地从根本上改善健康，逐步实现"健康老龄化"的中国梦。

第 12 章　高龄老人失能发展轨迹及死亡轨迹研究①

12.1　引　　言

人口老龄化和高龄化是我国人口未来发展趋势。据联合国预测,我国 65 岁及以上老年人预计将从 2015 年的 1.35 亿人增长到 2050 年的 3.59 亿人左右,占全国人口的 1/3;更需日常照料和医疗服务的 80 岁及以上的高龄老人,预计将从 2010 年的 2325 万人增长到 2050 年的 1.11 亿人左右(曾毅等,2018)。随着年龄的增长,生理功能和日常生活自理能力下降是不可避免的自然规律,高龄老人的失能风险大幅增加(曾毅等,2018)。我国老年人失能比例较高,《全国城乡失能老年人状况研究》(中国老龄科学研究中心课题组等,2011)指出,2010 年末我国失能老年人约 3300 万人,占总体老年人口的 19%。另外,随着科学技术的进步和医疗保健水平的提高,许多疾病的死亡风险大幅下降,导致更多的老年人带病、带残存活,所需要的卫生资源和日常照料也更多。庞大且快速增长的失能老年人群体,给医疗卫生体系和养老保障等都带来了严峻挑战(Wang et al.,2014)。

失能是一个动态变化的过程,且存在明显的异质性(巫锡炜,2009)。因老年人社会经济条件、生活方式等方面的不同(焦开山,2009;仲亚琴等,2014),个体的失能概率、发生时间、变化速度和模式都可能存在差别。因此,掌握高龄老年人日常生活自理能力的动态变化机制,探索不同变化类型的潜在影响因素,有利于对失能发展形成更清晰的认识,进一步掌握失能老年人的照料需求,识别高失能风险人群并有针对性地进行早期干预,避免或推迟失能发生,进而提高老年人生存质量,推进"健康中国"发展目标的实现。

12.2　文　献　综　述

为探索老年人失能发展轨迹的异质性,国内外学者采用组基轨迹模型,对具有相似轨迹的个体的聚类进行识别,区分出不同的失能发展轨迹类型。

英国的一项针对 85 岁以上高龄老人的研究发现,男性存在"无失能""轻微

---

① 本章由董恒进(浙江大学医学院教授)和胡晓茜(浙江大学医学院博士研究生)撰写。

到轻度型""轻度且快速发展型""严重且持续发展型"四种失能轨迹类型，女
性存在"轻微到轻度型""轻度到中度型""中度到严重型""严重且持续发展
型"四种失能轨迹类型，且受过教育的老人属于失能程度高的类型的可能性更
小（Kingston et al.，2015）。基于美国 1998~2010 年的纵向调查数据，Martin
等（2017）识别出老年人存在三种从高到低分层排列的失能轨迹类型，失能发
生率最低组的老人直到 85 岁才开始出现失能，而失能发生率最高组的老人在
65 岁时就有 50%的可能性出现失能，同时研究结果显示患病情况对失能轨迹类型
归属具有显著影响。

　　在中国，基于中国老年健康调查前四次数据，巫锡炜（2009）将调查期内存
活的高龄老人的失能轨迹类型分为三种，分别是"身体健全型"、"低起点快速发
展型"和"高起点平稳发展型"，且年龄、性别和职业对轨迹类型归属具有显著影
响。Zimmer 等（2012）分性别探索了死亡和存活老人的失能轨迹类型，发现男性
老人分为"低起点缓慢发展型"、"低起点快速发展型"和"高起点平稳发展型"
三类，女性老人分为"低起点缓慢发展型"、"低起点快速发展型"和"高起点快
速发展型"三类，并拟合出对应的死亡轨迹，同时研究结果显示农村老年人更有
可能归属于较健康的"低起点缓慢发展型"，生命早期的经历对轨迹归属有影响。
魏蒙和王红漫（2017）利用 2005~2011 年中国老年健康调查三次数据，发现存活、
死亡、失访老人的轨迹存在差异，总体老年人的失能轨迹存在性别、城乡、队列
差异。伍小兰和刘吉（2018）发现中国老年人生活自理能力发展轨迹有"低起点
快速下降型"、"高起点急速下降型"和"高起点平稳下降型"三种类型，轨迹类
型归属受人口社会学、健康状况等因素影响。

　　综上所述，目前国内已开展的研究仅利用了三次到四次调查数据，鉴于失
能是一个随时间不断累积的动态演化过程（巫锡炜，2009），较短的研究周期可
能无法完整、全面、准确地刻画失能发展过程及子类型。另外，国内少有研究
同时关注失能轨迹和对应的死亡轨迹，且大多假定老人因死亡退出调查和因失
访退出调查一样，是随机发生的。然而研究表明，失能和死亡密切相关（焦开
山，2009），死亡的发生不是随机的，多伴有失能。因此，针对存活老人和死亡
老人，同时探索失能轨迹类型及其对应的死亡轨迹具有重要的意义，不仅能避
免因排除死亡老人导致失能轨迹类型探索出现偏差，还可以进一步明确不同轨
迹类型的死亡概率随失能发展的变化情况，据此评估不同失能发展类型对生存
率和照料负担的影响。

　　因此，本章研究利用持续十六年的七次全国性纵向追踪随访数据，分性别探
索高龄老人的失能发展轨迹类型及其对应的死亡轨迹，以及失能轨迹类型归属的
影响因素，为降低或推迟老年期失能的发生、进一步提高老年健康水平提供针对
性的建议。

12.3 数据与方法

12.3.1 数据来源

本章研究采用中国老年健康调查 1998～2014 年全部 7 次调查数据。中国老年健康调查这一全国性大规模追踪调查，覆盖 23 个省区市，基线调查开始于 1998 年，随后的 6 次跟踪调查分别在 2000 年、2002 年、2005 年、2008～2009 年、2011～2012 年和 2014 年进行。1998 年基线调查对象是 80 岁及以上高龄老人，从 23 个省区市随机抽取一半县、县级市和市辖区进行调查，调查区域总人口达 9.85 亿，约占全国人口的 85%。采用非等比例抽样方法，即试图对调查区域内所有存活的百岁老人在其知情自愿的前提下进行入户调查，并随机、就近抽取 80～89 岁及 90～99 岁高龄老人各一位。关于中国老年健康调查的详细调查设计和样本抽取参见 Zeng 等（2002）。中国老年健康调查内容涉及个人基本情况、ADL、社会经济背景及家庭结构、生活方式和饮食习惯等，为研究高龄老人的健康及变动情况提供了丰富而有价值的数据。

12.3.2 样本数据

图 12.1 展示了本章研究的样本纳入流程图。1998 年参与调查的 80 岁及以上老年人共 8800 人，因无法确定 106 岁及以上老年人年龄申报的准确性（Zeng et al., 2002），本章研究剔除了 154 名自报年龄在 106 岁及以上的老人。因本章对失能轨迹及其死亡轨迹的探索是针对七次调查中存活和观察期内死亡的老人，故剔除 1871 名在追踪调查中失访的老人。进一步剔除 ADL 存在缺失值的 48 名老人。最终共纳入 6727 名老人进行分析。

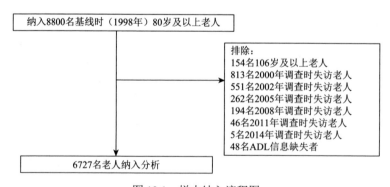

图 12.1 样本纳入流程图

资料来源：1998～2014 年中国老年健康调查数据

12.3.3　变量

1. 失能测量

本章研究中采用国际通用的 Katz 量表（Katz et al.，1963）来测量老年人的日常生活自理能力，将洗澡、穿衣、上厕所、室内活动、控制大小便和进食六项日常活动中有任意一项无法独立完成者定义为失能。本章研究的因变量为失能项数，即统计老年人不能独立完成的日常活动数之和，取值范围为 0～6，分数越高，意味着失能项数越多，日常生活自理能力越差。数据质量评估报告显示，本章研究使用的 ADL 量表的信度较好，内部一致性系数为 0.91，趋同效度和鉴别效度结果同样显示量表的效度较好（曾毅等，2010）。

2. 预测变量

自变量的选取包含以下三个原则：第一，在中国老年健康调查数据中可获得；第二，以往研究发现了变量对老年人日常生活自理能力有影响；第三，尽量避免选择因日常生活自理能力变化而产生改变的变量，如健康行为、社交活动、居住安排等。通常失能的老人因无法自理，参与社交活动少，且与家人同住的可能性更高（Zimmer et al.，2012）。

因此，本章研究的预测变量主要包括人口学特征、社会经济情况和儿童期特征三个方面。人口学特征包含：当前居住地（分为城市和农村）和婚姻状态（分为在婚、离婚/分居、丧偶和未婚）。社会经济状况包含教育程度和 60 岁以前的主要职业。中国老年健康调查询问了老年人上学的年数，我们将从未上过学者定义为文盲，至少上过一年学者定义为非文盲。职业在调查问卷中包含 7 个选项：专业技术人员/医生/教师、政府机构或管理人员、一般职员/服务人员/工人、自由职业者、农民、从事家务劳动者、军人和其他。考虑到农民是当时最主要的职业，我们将农民和从事家务劳动者合并，作为农民选项；将第一、第二项合并，代表高层次职业；其余选项合并为其他职业。儿童期特征包含：出生地、童年时是否经常挨饿和父亲 60 岁以前的主要职业。其中出生地分为城市和农村。在 20 世纪初的中国，农村相比城市在社会、经济、生活条件等方面有明显的劣势（Zeng et al.，2007）。父亲的职业和前述职业分类相同。

12.3.4　研究方法

本章研究采用描述性统计的方法，描述了样本在基线时的基本情况，并用卡方检验（针对分类变量）和 t 检验（针对连续变量）比较性别之间是否存在差异。

本章研究采用组基轨迹模型来同时探索老年人生活自理能力发展轨迹和死亡轨迹。该模型可以通过最大似然法来识别具有相似轨迹的个体，区分出不同的失能轨迹类型，估计相应的死亡概率轨迹，并探索轨迹类型归属的影响因素。Nagin（2005）对该模型原理进行了详细的介绍。

针对存活和死亡老人，本章研究同时探索失能轨迹类型及其对应的死亡轨迹（Haviland et al.，2011）。失能发展轨迹模型是年龄的多项式函数，且允许每一轨迹类型参数不同。由于失能项数是计数变量，且取值为 0 的频数超出正常情况，故构建组基零膨胀泊松轨迹模型（巫锡炜，2009）。死亡概率定义为对数分布，是死亡前参与调查时的年龄的函数，所以我们估计的死亡概率不是标准的年龄别死亡概率，而是基于前一次调查时的年龄估计在下一次调查前死亡的概率。考虑到男性和女性的生物和社会等方面的差异（Zimmer et al.，2012；巫锡炜，2009），所有的模型均分性别进行构建。

首先，建立一个不含预测变量的基础模型来探索最优失能轨迹模型。探索最优轨迹模型分两步：第一步，确定最佳轨迹类型数（即从 1 组到多组类型）。第二步，确定每一类型的年龄函数形式（即每个类型都可以包含常数项、一次项、二次项等多项式函数）。运行一系列具有不同数量和轨迹形态组合的模型，基于 BIC 和成员正确分配概率来进行模型选择。BIC 值越接近零，表明模型拟合越好。当类型成员正确分配概率不小于 0.7 时，模型是可接受的（Nagin，2005）。

其次，在确定好的最优基础模型中加入预测变量，利用多分类 logit 模型来探索个体特征对失能轨迹类型归属的影响，该模型因变量为轨迹类型归属。

12.4　主要发现

12.4.1　样本基本情况

表 12.1 展示了 6727 名老年人在基线调查时的基本情况。女性比男性平均年龄更大。高龄老人在婚姻状况、受教育程度、职业方面有显著的性别差异，女性丧偶、未接受过任何教育、从事低层次职业的比例高于男性。女性的平均 ADL 失能项数多于男性。基于以上区别，有必要分性别探索失能发展轨迹及其影响因素。

表 12.1　1998 年（基线）调查对象基本情况

变量	男性 (n = 2655)	女性 (n = 4072)	p 值
年龄/岁	90.80±6.86	94.45±7.15	<0.001
居住地			0.04
城市	896（33.7）	1276（31.3）	
农村	1759（66.3）	2796（68.7）	

变量	男性 （$n = 2655$）	女性 （$n = 4072$）	p 值
婚姻状况			<0.001
在婚	790（29.8）	163（4.0）	
离婚/分居	81（3.1）	41（1.0）	
丧偶	1731（65.2）	3849（94.5）	
未婚	52（2.0）	18（0.4）	
缺失值	1（<0.1）	1（<0.1）	
教育程度			<0.001
文盲	1068（40.2）	3646（89.5）	
非文盲	1587（59.8）	426（10.5）	
60 岁以前的主要职业			<0.001
农民	1663（62.6）	3627（89.1）	
高层次职业	275（10.4）	58（1.4）	
其他职业	717（27.0）	386（9.5）	
缺失值	—	1（<0.1）	
出生地			0.34
城市	338（12.7）	486（11.9）	
农村	2317（87.3）	3586（88.1）	
童年时是否经常挨饿			0.13
是	1467（55.3）	2327（57.1）	
否	1188（44.7）	1745（42.9）	
父亲 60 岁以前的主要职业			0.12
农民	2043（77.3）	3072（75.9）	
高层次职业	107（4.0）	145（3.6）	
其他职业	493（18.7）	833（20.6）	
缺失值	12（0.5）	22（0.5）	
ADL 失能项数	0.80±1.57	1.40±1.95	<0.001

注：数据展示形式为"平均值±标准差"或"数量（百分比）"，缺失值所占总体的百分比单独计算

12.4.2　高龄老人失能发展轨迹和死亡轨迹模型

为了确定最优的轨迹模型，我们分别建立了不同组数（1～4 组）和不同年龄函数形式（常数项、一次项、二次项）的模型。通过比较不同模型的 BIC 值，发现当组数为 3 时 BIC 值最接近于零，故确定男性和女性失能发展轨迹的最佳类型数均为 3 种。接着，将 3 种类型的年龄函数设定成不同的形式，通过比较不同组合的 BIC 值和成员正确分配概率，并结合模型简约原则，分别得到男性和女性的最佳组合，如表 12.2 所示。男性模型的 BIC 值为–9769.28，女性模型

的 BIC 值为−18 415.37，每种类型的成员正确分配概率均大于 0.7 的标准，表明当前拟合的模型是可接受的（Nagin，2005）。

表 12.2　ADL 失能轨迹和死亡轨迹类型的参数估计

项目	类型 1	类型 2	类型 3
男性			
ADL 失能项数			
截距	−11.36	−5.21	1.11
年龄	5.69	5.52	2.31
死亡概率			
截距	−1.31	−1.55	−0.68
年龄	0.99	2.19	2.68
正确分配概率	0.74	0.72	0.75
估计的总体比例	42.8%	43.9%	13.3%
BIC 值		−9 769.28	
女性			
ADL 失能项数			
截距	−11.95	−4.34	0.20
年龄	9.73	4.68	5.02
二次项年龄	−1.96	—	—
死亡概率			
截距	−1.79	−1.47	−0.53
年龄	1.17	1.62	1.24
正确分配概率	0.81	0.72	0.72
估计的总体比例	34.1%	54.5%	11.4%
BIC 值		−18 415.37	

从图 12.2 可以看出，男性、女性所有轨迹类型的失能项目数均随年龄的增长而增多，但不同类型的失能发展轨迹有鲜明的异质性，类型 1~类型 3 呈由低到高的分层分布。

男性失能轨迹发展类型具体特征如图 12.2(a)所示，类型 1 的老人失能项目数最少，在开始时完全自理，随着年龄的增长，失能项目数缓慢增加，至 97 岁左右出现一项日常活动不能自理，到 102 岁时有不超过三项失能，我们将这一类型

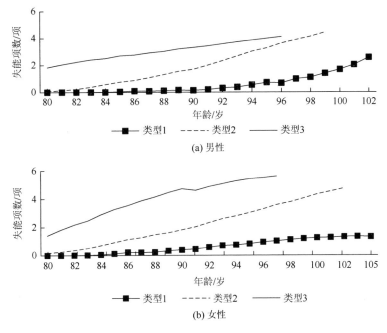

图 12.2　男性和女性的 ADL 失能轨迹

定义为"低起点缓慢发展型"，42.8%的男性老人失能发展轨迹属于这一类型。类型 2 的老人开始时同样没有任何失能，但失能项目数增长速度显著快于类型 1，至 99 岁时有近五项日常生活不能自理，我们将这一类型定义为"低起点快速发展型"，43.9%的男性老人属于这一类型。不同于前两种类型，类型 3 的老人在开始时就有约两项日常活动失能，但失能项数增长斜率在三种类型中最小，缓慢增长至 96 岁时出现四项失能，我们将这一类型定义为"高起点缓慢发展型"，13.3%的男性老人属于这一类型。

　　女性失能轨迹发展类型具体特征如图 12.2(b)所示，与男性相似，女性的类型 1 和类型 2 也分别表现出"低起点缓慢发展型"和"低起点快速发展型"的特征，但女性属于"低起点缓慢发展型"的比例低于男性。与男性不同的是，女性类型 3 在开始时约有一项失能，随后快速增加，至 97 岁时失能数接近六项，我们将这一类型定义为"高起点快速发展型"，约 11.4%的女性老人属于这一类型。

　　图 12.3 中男性和女性三种类型的死亡轨迹显示，死亡率均随年龄的增大而提高，且死亡轨迹的高低分层排列顺序和失能轨迹排序一致，即失能项数最少的轨迹类型对应的死亡率也最低。类型 1 的死亡率最低，类型 2 居中，类型 3 的死亡率最高。在相同年龄时，处于相应类型的男性的死亡率大多高于女性，男性类型 3 的老人在 96 岁时几乎全部死亡。

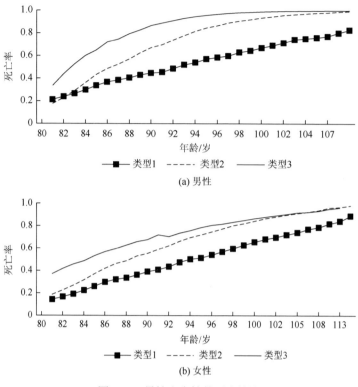

图 12.3　男性和女性的死亡轨迹

12.4.3　影响轨迹类型归属的因素

为了探索个体特征对轨迹类型归属的影响，我们在上述基础模型中纳入自变量进行分析。表 12.3 展示了以"低起点缓慢发展型"（类型 1）为参照类型，个体特征对轨迹类型归属的影响的分性别多分类 logit 模型结果。

表 12.3　轨迹类型归属的分性别多分类 logit 模型结果

变量	男性轨迹类型（参照组 = 类型 1）				女性轨迹类型（参照组 = 类型 1）			
	类型 2		类型 3		类型 2		类型 3	
	优势比	95%置信区间	优势比	95%置信区间	优势比	95%置信区间	优势比	95%置信区间
人口学特征								
居住地（参照：城市）								
农村	0.65**	(0.53, 0.80)	0.44**	(0.28, 0.68)	0.37**	(0.32, 0.43)	1.23	(0.63, 2.42)
婚姻状况（参照：在婚）								
非在婚*	1.01	(0.84, 1.21)	0.41**	(0.28, 0.60)	0.66*	(0.47, 0.93)	0.20**	(0.09, 0.44)

续表

变量	男性轨迹类型（参照组＝类型1）				女性轨迹类型（参照组＝类型1）			
	类型 2		类型 3		类型 2		类型 3	
	优势比	95%置信区间	优势比	95%置信区间	优势比	95%置信区间	优势比	95%置信区间
社会经济特征								
教育程度（参照：文盲）								
非文盲	0.69**	(0.58, 0.82)	1.69**	(1.05, 2.72)	0.95	(0.75, 1.19)	1.93	(0.96, 3.85)
职业（参照：农民）								
高层次职业	1.14	(0.82, 1.59)	2.04*	(1.10, 3.79)	1.14	(0.64, 2.02)	1.99	(0.40, 9.81)
其他职业	1.32*	(1.05, 1.66)	1.67	(0.99, 2.80)	0.54*	(0.42, 0.68)	2.09	(0.97, 4.49)
儿童期特征								
出生地（参照：城市）								
农村	0.72**	(0.55, 0.95)	1.16	(0.65, 2.08)	1.11	(0.88, 1.39)	1.02	(0.43, 2.46)
是否经常挨饿（参照：是）								
否	0.64**	(0.54, 0.76)	0.68	(0.46, 1.01)	0.94	(0.82, 1.07)	0.99	(0.59, 1.68)
父亲职业（参照：农民）								
高层次职业	0.83	(0.53, 1.31)	0.62	(0.24, 1.60)	1.15	(0.80, 1.67)	4.79**	(2.20, 10.43)
其他职业	1.10	(0.86, 1.41)	0.88	(0.52, 1.48)	1.07	(0.90, 1.27)	0.39*	(0.15, 0.98)

注：非在婚包括离婚/分居、丧偶和未婚

** $p<0.01$，* $p<0.05$

男性轨迹类型中，相对于归属到"低起点缓慢发展型"，居住在城市、未接受过教育、非农民、出生在城市、童年期经常挨饿的老年人归属到"低起点快速发展型"的可能性更大；居住在城市、在婚、接受过教育、从事高层次职业的老年人归属到"高起点缓慢发展型"的可能性更大。

女性轨迹类型中，相对于归属到"低起点缓慢发展型"，居住在城市、在婚的老年人归属到"低起点快速发展型"的可能性更大；在婚、父亲从事高层次职业的老年人归属到"高起点快速发展型"的可能性更大。

12.5 结论与讨论

本章利用横跨十六年的七次全国性调查追踪数据，基于组基轨迹模型，同时探索了高龄老人的 ADL 失能发展轨迹和死亡概率轨迹，并从人口学特征、社会经济情况、儿童期特征三个角度对失能轨迹类型归属进行尝试性的解释。本章研究发现，高龄老人的失能发展轨迹存在异质性，男性可分为"低起点缓慢发展型（类型 1）"、"低起点快速发展型（类型 2）"和"高起点缓慢发展型（类型 3）"三种，女性可分为"低起点缓慢发展型（类型 1）"、"低起点快速发展型（类型 2）"和"高起点快速发展型（类型 3）"三种。不同类型的死亡轨迹和失能轨迹的高低分层排序一致，女性的死亡率大多低于相对应类型的男性。

与以往研究一致（Zimmer et al.，2012；巫锡炜，2009），本章研究发现中国高龄老人的 ADL 发展轨迹存在异质性，男性和女性老人都存在三种不同类型的失能轨迹。但和巫锡炜（2009）的研究相比，本章研究识别的轨迹中失能项数更高，且未发现"身体健全型"这一轨迹类型。出现这些差别的原因可能是巫锡炜（2009）的研究仅包括四次调查数据，且研究对象排除了死亡者，仅针对存活的老年人，在一定程度上低估了中国老龄群体的失能情况。本章研究利用七次调查，并且将存活和死亡的老年人全部纳入分析，相对来说，更真实地反映了老年人失能水平。Zimmer 等（2012）对中国高龄老人失能轨迹的研究中发现，有一小部分男性老人属于"高水平平稳发展型"，即开始时有两项失能，随年龄增长失能项数几乎不变，至 99 岁时约有三项失能，本章研究中未发现这一类别。可能是因为我们的研究跨越调查时间和年龄阶段更长，老人的失能可能进一步发展。因此，在老年人健康状况的探索中，应关注潜在的异质性，不可简单地归结为同一变化轨迹，并在更长的研究周期中进行更为全面的探索。

本章研究还发现，高龄老人失能发展轨迹存在性别差异，男性和女性虽都存在"低起点缓慢发展型"和"低起点快速发展型"两种轨迹类型，但女性属于"低起点缓慢发展型"这一失能程度最低的轨迹类型的比例低于男性，并且女性未见"高起点缓慢发展型"失能轨迹的存在，而是出现了失能程度更高的"高起点快速发展型"，在高龄时六项日常活动几乎全部无法独立完成。以往的研究同样也发现（Zimmer et al.，2012；魏蒙和王红漫，2017），女性老人比男性失能发生率更高，失能程度更重，更容易从属于日常生活自理能力不健全的轨迹。这可能与男性和女性在肌肉结构等生理方面的差异有关（Andersen-Ranberg et al.，1999），也有可能受社会经济地位等方面差异的影响（魏蒙和王红漫，2017；巫锡炜，2009）。

本章研究结果显示，死亡轨迹和失能轨迹的高低分层排列顺序一致，也就是说，失能程度最严重的老年人死亡风险最高，失能程度最轻的老年人死亡风险最低。这一研究结果展示了不同类型老年人的失能程度和死亡率随年龄增长的变化历程，进一步证明了失能水平和死亡动态相关。我们还发现男性的死亡率大多比相应类型、相同年龄的女性死亡率高，在同种失能轨迹类型中，女性失能水平更高，但死亡概率却更低。这可能是因为，女性更容易受到一些发展性、不危及生命的慢性病影响，而男性更有可能患急性疾病，如心肌梗死、中风等，因此面临的死亡风险更高（焦开山，2009）。故高龄女性在失能程度更严重的情况下，死亡概率相对较低，带残生存时间会更长，对日常照料和健康服务也相应有更大需求。因此，政府应重视这部分高龄女性高强度的照料需求和照料负担，适当加强对她们的帮扶和保障力度，并推进长期照护体系建设，努力满足家庭和社会对长期照护的迫切需要。

不论是对男性还是女性来说，居住在农村的老人更可能属于"低起点缓慢发展型"这一最有利的失能发展轨迹类型，这与以往研究所得结果一致（Zimmer et al.，2012；魏蒙和王红漫，2017）。我国农村在卫生资源配置、医疗保障水平、生活条件等方面落后于城市，大部分农村患病老人因医疗服务需求无法得到满足而死亡，经历了如此艰苦的生活并存活的农村老年人可能身体素质更好（Zimmer et al.，2012；魏蒙和王红漫，2017）；而城市老年人因为医疗卫生条件较好，更有可能带残生存。因此，国家应进一步加大对农村地区的医疗卫生投入，改变卫生资源分布不均衡的格局，减小健康的城乡差距。

我们发现，务农的老年人更有可能属于失能程度最低的类型 1，而从事高层次职业的老年人更有可能属于失能程度最高的类型 3，这与以往研究结果一致（Zimmer et al.，2012；巫锡炜，2009）。一方面，务农的老年人从事更多的体力劳动，并且完成日常活动的辅助设备少，这些都可能帮助他们更好地加强和保持日常生活活动能力（Zeng et al.，2002）；而从事高层次职业的老人体力劳动较少，工作压力及频发的慢性病加剧了他们的失能状况。另一方面，较高的社会经济地位为高层次从业者带来了良好的经济和医疗卫生条件，使得他们在高龄时期可以继续带残存活（Liang et al.，2000；Zimmer et al.，2012）。

本章研究也有一些局限性：第一，由于本章研究采用的组基轨迹模型同时对失能轨迹和死亡轨迹进行探索，已经较为复杂，对于轨迹类型归属的影响因素探索可能不够全面，后续研究可以进一步添加更丰富的预测因素；第二，本章研究中的样本老人经历了艰苦的早期生活条件并存活到高龄，在一定程度上来说，是一些经过选择的较为强壮者，体弱的个体已经死亡，参数估计可能存在偏差，但利用这部分样本得出了不同的失能轨迹发展类型，达到了探索高龄老人失能异质性的目的。

第 13 章 儿童期和成年期社会经济状况对老年生理健康的直接和间接影响[①]

13.1 引　　言

第六次全国人口普查结果显示，中国 60 岁及以上人口占 13.26%，65 岁及以上人口占 8.87%，中国是世界上老龄人口最多的国家（穆光宗和张团，2011）。第五次国家卫生服务调查分析报告显示，老年人两周患病率和慢性病患病率不断攀升（国家卫生计生委统计信息中心，2013），如何改善老年群体的健康状况成为亟待解决的问题。

大量研究表明（Hayward and Gorman，2004；Zhang et al.，2018；刘昌平和汪连杰，2017），健康状况的不平等与社会经济状况存在联系。生命周期的各个阶段，尤其是儿童期的社会经济地位对老年时期的生理健康情况有着深远持久的影响（沈可，2008）。研究发现，儿童时期社会经济状况处于劣势的老年人，如出生在农村（Hayward and Gorman，2004）、父亲从事低层次职业（Shen and Zeng，2014；沈可，2008）、遭遇家庭经济困难（Shen and Zeng，2014），会导致生命后期健康状况较差及死亡率升高。Shen 和 Zeng（2014）发现儿童期社会经济地位对老年期死亡和健康状况的影响部分通过成年时期的社会经济地位的中介作用，将老年健康的影响因素探索范围扩大到整个生命历程。

性别（李建新和李毅，2009）、出生队列（曾毅等，2017）的差异可能导致生命早期社会经济状况给老年期生理健康带来不同影响。故本章研究立足于全生命周期健康管理视角，基于 2014 年中国老年健康调查数据，分性别、队列探索儿童期、成年期社会经济状况对老年生理健康的直接和间接影响，为从源头探索健康差异和制定干预措施提供科学依据。

13.2 数据与方法

13.2.1 数据来源

本章研究采用中国老年健康调查 2014 年的调查数据。中国老年健康调查为全

[①] 本章由董恒进（浙江大学医学院教授）和胡晓茜（浙江大学医学院博士研究生）撰写。

国性大规模追踪调查,在 23 个省区市中,随机抽取一半的县/市进行调查,调查区域人口大约覆盖全国人口的 85%。采用非等比例抽样方法,即对调查区域内所有存活的百岁老人在其知情自愿的前提下进行入户调查,并随机、就近抽取 80～89 岁及 90～99 岁高龄老人各一名。基线调查开始于 1998 年,随后分别在 2000 年、2002 年、2005 年、2008～2009 年、2011～2012 年和 2014 年进行了 6 次跟踪调查。关于中国老年健康调查的详细调查设计和样本抽取参见 Zeng 等(2002)论著。通过对主要健康指标的可信度和效度、样本信息缺失程度、内部逻辑错误的比率等的全面评估,结果显示中国老年健康调查的数据质量较好(Gu,2008)。该调查的调查内容包括基本信息、自评健康、性格特征、认知功能、生活方式、ADL、个人背景等信息。

13.2.2　变量定义

(1)儿童期社会经济状况包括出生地、童年时期是否挨饿及父亲 60 岁以前的主要职业。其中出生地分为城市和农村。在 20 世纪初的中国,农村在社会、经济、生活条件等方面相比城市有明显的劣势(Zeng et al.,2007)。父亲 60 岁以前的职业包含:专业技术人员/医生/教师、政府机构或管理人员、一般职员/服务人员/工人、自由职业者、农民、从事家务劳动者、军人和其他。考虑到农民是当时最主要的职业,我们将农民和从事家务劳动者合并,作为农民选项;将第一、第二项合并,代表高层次职业;其余选项合并为其他职业。童年时期是否挨饿可以反映儿童期是否遭遇家庭经济困难及营养情况(沈可,2008)。

(2)成年期社会经济状况包括:目前居住地、受教育程度及 60 岁以前的主要职业。目前居住地同样分为城市和农村。60 岁以前的主要职业与父亲 60 岁以前的主要职业的分类相同。受教育程度为二分类变量,分为文盲和非文盲。

(3)生理健康状况包括日常生活自理能力、能否从椅子上站起来、能否从地上捡起一本书及能否自转一圈。其中,对日常生活自理能力的测试包括六项活动:进食、穿衣、室内活动、如厕、洗澡和控制大小便。我们将六项均无缺失值的老人纳入分析,能够独立完成六项活动的老年人为 ADL 正常,否则为失能。能否从椅子上站起来、能否从地上捡起一本书及能否自转一圈反映老年人的客观躯体功能。

13.2.3　研究方法

本章研究构建结构方程模型来探索儿童期、成年期社会经济状况对老年生理健康的直接和间接影响。基于以往的研究发现(Shen and Zeng,2014;夏翠翠等,2018),儿童期社会经济状况既会对老年时期健康产生直接的影响,也会通过成年期社会经济状况对老年时期健康产生间接的影响，因此，我们构建了概念模型，如图 13.1 所示。儿童期社会经济状况、成年期社会经济状况、老年期生理健康状况是三个潜变量，每个潜变量都由若干个观察指标构成。为探索性别和队列的作用，除控制住性别和队列的影响外，我们还将分性别、分队列进一步建模分析。比较拟合指数（comparative fit index，CFI）、拟合优度指数（goodness of fit index，GFI）、近似误差均方根（root mean square error of approximation，RMSEA）被用来评判模型拟合的优劣情况。CFI、GFI 大于 0.90 且 RMSEA 小于 0.08 时，说明模型拟合良好（Byrne，1998）。

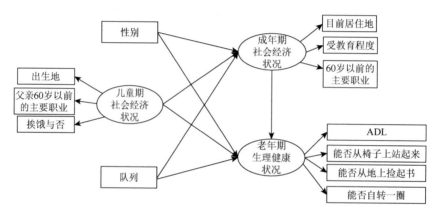

图 13.1　儿童期、成年期社会经济状况对老年生理健康的影响概念模型

13.3　结　果　分　析

本章研究共纳入了 6134 名 60 岁及以上的老年人样本，其中 46.1% 是男性。表 13.1 展示了样本的基本特征。老年人在儿童时期的社会经济状况都比较艰苦，男性略好于女性。男性成年期的社会经济状况比女性好，尤其表现在受教育程度和职业方面。男性老年期的生理健康状况明显优于女性。基于以上不同，更进一步说明有必要分性别探索儿童期、成年期社会经济状况和老年期生理健康状况的关系。

表 13.1　样本基本特征分布情况

变量	男性 （n = 2828）	女性 （n = 3306）	p 值
出生队列			
1919 年及之前	14.4%	30.3%	
1920~1929 年	30.1%	28.5%	
1930~1939 年	36.2%	28.9%	
1940 年及之后	19.3%	12.3%	

续表

变量	男性 （n = 2828）	女性 （n = 3306）	p 值
出生地			0.103
农村	89.4%	90.7%	
城市	10.6%	9.3%	
父亲 60 岁以前的主要职业			0.298
农民	86.2%	87.4%	
其他职业	10.7%	10.0%	
高层次职业	3.1%	2.6%	
童年是否挨饿			0.001
是	72.0%	75.7%	
否	28.0%	24.3%	
居住地			0.798
农村	52.4%	52.8%	
城市	47.6%	47.2%	
受教育程度			<0.001
文盲	31.2%	77.3%	
非文盲	68.8%	22.7%	
职业			<0.001
农民	67.0%	85.4%	
其他职业	21.2%	11.7%	
高层次职业	11.8%	2.9%	
老年期生理健康状况			
ADL			<0.001
失能	20.2%	29.3%	
正常	79.8%	70.7%	
椅子站立测试			<0.001
无法完成	5.6%	11.1%	
能用手撑着完成	17.4%	26.3%	
能完成，无须用手	77.0%	62.6%	
从地上捡起书			<0.001
无法完成	9.5%	15.9%	
能坐着完成	16.9%	25.2%	
能站着完成	73.6%	58.9%	
自转一圈			<0.001
无法完成	19.3%	32.8%	
能完成	80.7%	67.2%	

表 13.2 展示了基于全部样本的儿童期社会经济情况、成年期社会经济情况、性别、出生队列及老年期生理健康状况的直接效应、间接效应、总效应。结果显示，儿童期社会经济状况对老年期生理健康状况有显著的负向的直接效应，即儿童期社会经济状况越好，老年期生理健康状况越差。儿童期社会经济状况通过成年期社会经济状况对老年期生理健康状况有显著的正向的间接效应，即有较高的儿童期社会经济地位的老年人更有可能拥有较高的成年期社会经济地位，成年期社会经济地位又对老年期生理健康状况有正向影响。综合直接效应和间接效应来看，儿童期社会经济状况对老年期生理健康状况有负向影响。女性老年人比男性生理健康状况差，出生队列晚的老年人比出生队列早的老年人生理健康状况好。模型的 GFI 值和 CFI 值均超过了 0.90，RMSEA 值低于 0.08，模型整体拟合度较好。

表 13.2　各影响变量对因变量的标准化的直接效应、间接效应和总效应

因变量	影响变量	总效应	直接效应	间接效应
老年期生理健康状况	儿童期社会经济状况	−0.015	−0.134*	0.119*
	性别	−0.090*	0.015	−0.105*
	出生队列	0.488**	0.433**	0.055*
	成年期社会经济状况	0.189*	0.189*	—
成年期社会经济状况	儿童期社会经济状况	0.631**	0.631**	—
	性别	−0.557*	−0.557*	—
	出生队列	0.291*	0.291*	—

注：GFI = 0.962、CFI = 0.924、RMSEA = 0.070
** $p<0.01$，* $p<0.05$

表 13.3 分别展示了男性和女性样本的儿童期社会经济情况、成年期社会经济情况、性别、出生队列及老年期生理健康状况的直接效应、间接效应和总效应。结果显示，男性和女性的儿童期社会经济状况对老年期生理健康状况都有负向的直接效应和总效应，但男性的效应值更大，即男性儿童期的社会经济状况对老年期生理健康状况产生了更大的影响。女性儿童期的社会经济状况对成年期社会经济状况的影响大于男性。模型的 GFI 值和 CFI 值均超过了 0.90，RMSEA 值低于 0.08，模型整体拟合度较好。

表 13.3　分性别的各影响变量对因变量的标准化的直接效应、间接效应和总效应

因变量	影响变量	男性			女性		
		总效应	直接效应	间接效应	总效应	直接效应	间接效应
老年期生理健康状况	儿童期社会经济状况	−0.032	−0.161	0.130	−0.027	−0.139	0.111
	出生队列	0.472**	0.450**	0.021	0.489**	0.467**	0.022
	成年期社会经济状况	0.148	0.148		0.120	0.120	
成年期社会经济状况	儿童期社会经济状况	0.878*	0.878*		0.927*	0.927*	
	出生队列	0.144*	0.144*		0.183*	0.183*	

注：GFI = 0.972、CFI = 0.947、RMSEA = 0.041；由于数据经四舍五入，可能略有误差

** $p < 0.01$，* $p < 0.05$

表 13.4 分别展示了四个出生队列样本的儿童期社会经济情况、成年期社会经济情况、性别、出生队列及老年期生理健康状况的直接效应、间接效应和总效应。结果显示，不同队列的儿童期社会经济状况对老年期生理健康状况都有负向的直接效应和总效应，以及正向的间接效应。且出生越晚的队列，相应的效应越大，即出生队列越晚，儿童期社会经济状况对老年期生理健康状况的影响越大。成年期社会经济状况对老年期生理健康状况的直接正向影响也随着出生队列变年轻而增大。模型的 GFI 值和 CFI 值均超过了 0.90，RMSEA 值低于 0.08，模型整体拟合度较好。

13.4　结论与讨论

本章主要分性别、队列探索了儿童期、成年期社会经济状况对老年生理健康状况的直接和间接影响。研究结果表明，儿童期社会经济状况对老年期生理健康状况有显著的负向直接效应，儿童期社会经济状况通过成年期社会经济状况对老年期生理健康状况有显著的正向间接效应，综合直接效应和间接效应来看，儿童期社会经济状况对老年期生理健康状况有负向影响。分性别的结果显示，相对于女性，男性的儿童期社会经济状况对老年期生理健康状况产生了更大的负向影响。分队列的结果显示，相对于出生早的队列，出生晚的队列的儿童期社会经济状况对老年期生理健康状况的负向影响更大。

研究结果显示，有利的儿童期社会经济状况对老年期生理健康产生了负向的影响，这可以用死亡选择理论来解释。死亡选择理论认为（Preston et al.，1998），身体较弱的个体在不利的儿童期社会经济状况下死亡，得以存活的个体比较强壮，老年期健康状况更好。Shen 和 Zeng（2014）的研究同样发现，由出生地、父亲的受教育程度、父亲的职业及儿童期是否接受充足医疗组成的儿童期社会经济状况对老年期的存活和健康状况有负向的直接影响。因此，应重视儿童期对整个生命历程健康状况的长远影响，从源头抓起，关注青少年时期身体健康。

表 13.4　分队列的各影响变量对因变量的标准化的直接效应、间接效应和总效应

因变量	影响变量	1919 年及之前			1920~1929 年			1930~1939 年			1940 年及之后		
		总效应	直接效应	间接效应	总效应	直接效应	间接效应	总效应	直接效应	间接效应	总效应	直接效应	间接效应
老年期生理健康状况	儿童期社会经济状况	-0.017	-0.217**	0.200**	-0.023	-0.283**	0.260*	-0.027	-0.336**	0.309**	-0.055	-0.680**	0.625*
	性别	-0.047**	0.105	-0.152**	-0.057**	0.126	-0.182*	-0.072*	0.158	-0.230**	-0.117*	0.258	-0.375*
	成年期社会经济状况	0.285*	0.285*		0.319*	0.319*		0.421**	0.421**		0.750*	0.750*	
成年期社会经济状况	儿童期社会经济状况	0.702*	0.702*		0.815*	0.815*		0.734**	0.734**		0.834**	0.834**	
	性别	-0.534	-0.534		-0.571	-0.571		-0.546	-0.546		-0.501	-0.501	

注: GFI = 0.969、CFI = 0.929、RMSEA = 0.030
** p<0.01, * p<0.05

我们发现，儿童期社会经济状况通过成年期社会经济状况对老年期生理健康状况有正向的间接效应，这一研究结果与以往研究一致（Laaksonen et al.，2007；Shen and Zeng，2014；夏翠翠等，2018）。较高的儿童期社会经济地位可以转化成较高的成年期社会经济地位，较高的成年期社会经济地位会带来较高的经济收入与较好的医疗条件，对老年期生理健康状况有积极的影响，这一结果也验证了社会经济地位代际传递理论（夏翠翠等，2018）。

在分性别探索的模型中，我们发现，虽然男性和女性儿童期社会经济状况均对老年期生理健康状况产生了负向影响，但男性的效应值更大，提示男性的儿童期社会经济状况对老年生理健康状况的负向影响更大。这可能是因为中国传统社会的重男轻女思想，即使拥有同样较高的社会经济地位，男性会比女性受到更好的照顾、获得更充足的营养，因此，有利的儿童期社会经济状况使更多的体弱的男性群体受到保护而得以生存，在老年期表现出较差的生理健康状况。然而，Shen和 Zeng（2014）的研究发现女性的儿童期社会经济状况对老年健康的负向影响比男性大，这可能是因为在他们的研究中，健康包括生理健康、自评健康、认知功能等多个维度，而我们研究中的健康指的是生理健康。

在分队列探索的模型中，我们发现相比于出生早的队列，出生晚的队列的儿童期社会经济状况对老年生理健康状况产生的负向影响更大。可能的原因是，随着队列的出生年份越来越晚，社会经济地位之间的差距越来越大，在出生年份较晚的队列中，有利的儿童期生活条件使得更多体弱的个体得以生存，故在老年时期显示出了更大的健康差距。而在出生早的队列中，中国社会整体比较落后，社会经济地位之间的实际差距不大，因而对老年期健康的影响较小；并且成年期社会经济地位对老年生理健康的积极影响随队列变年轻而越来越大。因此，国家应重视基本公共卫生服务的公平性，在各个生命周期阶段确保健康公平，为贫困人口、弱势群体提供充足的医疗服务支持。

本章研究存在以下不足之处：第一，本章中儿童期、成年期的数据可能具有一定的回忆性偏差，然而基于目前中国的研究数据，我们无法进行对个体从出生到死亡的健康数据追踪，因此国家可加强对健康数据的监测，更全面地反映全生命周期的健康状况及其之间的关系。第二，本章研究虽探索了不同队列的影响，但样本中的老年人绝大多数出生于 1949 年以前，后续的研究可以囊括更年轻的群体和跨度更广的队列，进一步探索队列的效应。

第14章 中国老年人社会参与的现状及其人口社会经济影响因素[①]

14.1 引　　言

作为健康老龄化的重要内涵与核心实践之一，老年人的社会参与引起了来自社会的多方关注（WHO，2002；Bowling and Dieppe，2005）。大量的经验研究发现，社会参与程度越高的老年人通常越会拥有更好的生理健康水平（Sirven and Debrand，2008；Cornwell and Waite，2009；Ichida et al.，2013；Leone and Hessel，2016；Villalonga-Olives et al.，2018）、心理健康水平（Ellaway and Macintyre，2007；Chiao et al.，2011；Takagi et al.，2013；Croezen et al.，2015；Amagasa et al.，2017）、认知能力（Hsu，2007；Chiao，2019；Lee et al.，2019）、社会行为能力（James et al.，2011；Kanamori et al.，2014；Otsuka et al.，2018）、更长的预期寿命或更低的死亡率（Sugisawa et al.，1994；Oxman et al.，1995；Dalgard and Lund Håheim，1998；Bennett，2002；Hsu，2007；Chiao et al.，2013；Minagawa and Saito，2015），以及更高的生活质量（Legh-Jones and Moore，2012；Chen et al.，2016b）。同时，这些影响会持续作用于人们的整个生命历程（Ang，2018）。

中国拥有世界上最多的老龄人口，其老龄化速度也位居世界前列，因此研究和理解中国老年人的社会参与状况及其影响因素显得至关重要。在已有的本土研究中，学者已经普遍发现了中国老年人的社会参与水平同个体的生理功能、身心健康和生活质量之间的正向关联（陆杰华等，2017a；Zhang，2008；Feng et al.，2015；Sun，2017；Zhang et al.，2017；Gao et al.，2018；Wu and Li，2018；Zhou et al.，2018；Liu et al.，2019）。但是，中国老年人社会参与的具体内容有哪些？参与率有多高？又受到哪些人口社会经济因素的影响？本章便试图回答这些问题，并在此基础上提出相应的通过社会参与而增进老年人健康福祉的政策建议。

14.2 老年人社会参与的定义与测量

不同于体量巨大的经验研究与诸多发现，学界上目前对于"老年人社会参与"

[①] 本章由谭晨昕（纽约大学社会学系应用量化研究硕士）和周云（北京大学社会学系教授）撰写。

的准确定义和具体内涵并无定论（周云和常亮亮，2020）。目前，被人们接受最多、应用范围最广的是世界卫生组织制定的国际功能、残疾和健康分类（international classification of functioning, disability and health, ICF）中有关"活动和参与"的表述与说明："活动"被定义为个体执行某些任务或行动，强调个体层面的功能；"参与"则指"参与到某种生活场景中"，注重社会情境中的行为（WHO，2001）。但在具体实践中，ICF 给出的定义过于模糊，"参与到某种生活场景中"在不同研究中的所指差别很大，有时甚至会偏离 ICF 的本意（Dijkers，2010）。与此同时，尽管 ICF 对于"参与"的概念性阐释具有重要的指导意义，但"参与"与"社会参与"两个概念究竟能否视为等同仍然值得商榷（Piškur et al.，2014）。在更偏向学理意义的讨论中，Levasseur 等（2010）从类型学角度划分出了老年人与他人或社会之间的多种互动类型，其中社会参与指：①（不一定是刻意的）与他人的交往活动；②与他人共同进行的活动；③帮助他人的活动；④贡献社会的活动。此外，社会参与在许多研究中，还被认为是社会资本的具体表现形式之一（Almedom，2005；Guillen et al.，2011），甚至被研究者直接用作衡量社会资本（social capital）的指标之一（Kawachi et al.，1997；Dekker and Uslaner，2003；Daskalopoulou，2018）。

　　相对于理论意义上的探讨，许多研究者则更关心老年人社会参与的操作化定义和测量方法，即如何正确、有效地衡量老年人的社会参与程度（Guillen et al.，2011；Howrey et al.，2018）。20 世纪 90 年代以来，诸如障碍感知量表（perceived handicap questionnaire）、London 障碍量表（London handicap scale）、晚年社会功能与障碍指数量表（late life function and disability index）等用于衡量个体社会功能缺失程度的量表被先用于测量个体的社会参与水平（Jette et al.，2002；Dahan-Oliel et al.，2008）。在此之后，LIFE-H（assessment of life habits）量表作为专门用于测量社会参与的量表被发明出来，而且在老年人群中表现出了良好的适用性（Noreau et al.，2004）。但是，原始版本 LIFE-H 量表有超过 200 个项目，简化版本也有包括 12 个类别下的 70 多个项目（Levasseur et al.，2004），几乎无法运用于大型的综合社会调查项目。

　　目前不同国家和地区的大多数社会调查在测量老年人的社会参与水平时采用了两种办法：一是考察受访者的组织成员资格，即询问老年人是否参加、参加了哪些社会团体或组织，如西苏格兰二十-07 调查（west of Scotland twenty-07 study）将老年人参加的社会组织分成政治组织、公民组织、宗教组织、教育或文艺组织、兴趣俱乐部与体育俱乐部（Ellaway and Macintyre，2007；Croezen et al.，2015），日本老年学评价研究（Japan gerontological evaluation study）在此基础上还增加了工作或贸易协会的组织分类（Kanamori et al.，2014），以及中国台湾地区中老年身心社会生活状况长期追踪调查（Taiwan Province of China longitudinal study on aging，简写为 TLSA）中的退休团体的组织分类（Chiao et al.，2011）；二是考察受访老年人的具体社会行为，如美国健康与养老调查（health and retirement study，HRS）采集了包括照顾病人或残疾人、与孙辈进行活动、做慈善、参加教育培训、参加体育俱乐部活动、参加政治或社群兴趣小组、参加宗教服务等七项老年人的社会参与活动（Howrey et al.，2018），美国社会生活与健康老龄调查（national social life，health，and aging project）询问了老年人在过去一年中参加宗教活动、志愿活动和群体集会的频率（Chen et al.，2016b），美国人生活变迁调查（Americans'changing lives survey）在类似问题上又新增了老年人与亲朋好友聚会、通电话或互相拜访的频率（Ang，2018）。在近期的研究中，如 Howrey 等（2018）等学者已经开始评估这些社会调查项目测量老年人的社会参与水平的有效性。

在已有社会调查的基础上，一些研究者还会根据自己的研究需要选取不同的项目综合得到其所使用的老年人社会参与水平的指标，如 Bukov 等（2002）使用德国柏林老龄化调查（Berlin aging study）数据将老年人的社会参与活动分为集体性、生产性和政治性三种类型；Sundquist 等（2004）选取了瑞典生活质量调查（Swedish annual level-of-living survey，SALLS）中老年人外出娱乐（参加音乐会、去博物馆等）、参加体育活动、去唱诗班等多个项目，将其视为老年人参与社会、文化和宗教活动的具体表现。而在跨地域研究中，欧洲健康、老龄与退休调查（survey of health，ageing and retirement in Europe，SHARE）询问了欧洲超过 20 个国家的老年人五种社会活动的参与状况，分别是志愿活动、课程培训、俱乐部活动、宗教组织活动、社区或政治组织活动（Sirven and Debrand，2008；Croezen et al.，2015）。特别地，不同于上述大部分研究试图建立老年人"参与"或"不参与"社会的二分变量的思路，一些学者还试图进一步构建出更有区分度的"社会参与指数"（social participation index，SPI）。Sundquist 等（2004）将 SALLS 中的项目得分在因子分析的基础上进行了加总，将老年人的社会参与水平分成了低、中、高三个等级；Guillen 等（2011）综合考虑了以组织成员资格为基础的正式社会参与和以活动本身为基础的非正式社会参与两种情况，构建了一个更加综合却也更为复杂的 SPI。但总体来说，国际上还没有公认有效的、被广泛使用的老年人社会参与水平的量表（Eyssen et al.，2011）。

14.3　数据来源、概念界定及其方法

本章使用的数据来自中国老年健康调查 2014 年的截面数据。中国老年健康调查是由北京大学健康老龄与发展研究中心和国家发展研究院组织、在中国开展最早、持续时间最长的老年人追踪调查项目。中国老年健康调查的范围覆盖全国 23 个省区市，调查对象为 65 岁及以上的老年人及其成年子女，收集了关于中

国老年人的健康水平和生活状态等方面十分详细的信息，为研究中国老年人的社会参与提供了重要的数据基础。中国老年健康调查 2014 年的样本包括了 23 个省区市的 7192 名老年人，本章将以这一数据为基础描述中国老年人的社会参与率现状，以及相关的人口社会因素和社会经济地位等方面的分层状况。

14.3.1　老年人社会参与的测量

基于我们前期对社会参与概念界定的研究（周云和常亮亮，2020），同时兼顾与其他国际或国内研究的可比性，本章沿用了 Levasseur 等（2010）提出的老年人社会参与的定义，即个人参与能够同社会或其他人有互动的活动。这一定义既包含了老年人与他人之间的广泛互动，也考虑了个体与社会之间的紧密联系，有利于在调查数据中选取测量老年人的社会参与水平的指标。

最终，本章选取了中国老年健康调查 2014 年问卷中的四类活动作为社会参与活动的测量依据（表 14.1），分别构建出了四种老年人社会参与活动的二分变量。这四类指标提问了：①参加打牌或打麻将的频率；②参加社会活动或有组织的活动的频率；③近两年内外出旅游的次数；④是否已经离退休，或离退休后是否继续从事有收入的工作或劳动。[①]除参加工作这一指标外，其他三类指标都已经在使用中国老年健康调查数据讨论中国老年人的社会参与问题的研究中得到了应用（Feng et al.，2015；陆杰华等，2017a；Gao et al.，2018）。但是，参加工作和劳动力市场作为重要的生产性活动，不仅是一种重要的社会参与途径（Bukov et al.，2002），也是老年人实现成功老龄化的途径之一（Zacher，2015），而老年人的成功老龄化便旨在提高老年人个体的长寿健康水平，维持生理机能与认知能力良好，和持续不断地参与社会（Rowe and Kahn，1997）。同时，如果受访老年人回答自己参与了四类活动中的任何一项活动，本章就将其视为有社会参与经历，标注为"整体社会参与"。

表 14.1　中国老年健康调查 2014 年中老年人社会参与的测量指标

社会参与指标	提问方式	社会参与二分变量构造
打牌或打麻将	参加打牌或打麻将等的频率	至少每月一次
参加社会活动	参加社会活动或有组织的活动的频率	
有旅游经历	近两年内外出旅游的次数	至少一次
参加工作	是否已经离退休，或离退休后是否继续从事有收入的工作或劳动	未离退休且不从事农民或家务劳动工作继续工作或劳动

---

① 在考虑老年人的工作参与时，本章剔除了老年人回答自己从事农业或家务劳动的情况。

　　本章所选用的四类指标，不仅覆盖人们对社会参与活动的普遍认知、已经被既往研究所使用，同时也更符合中国老年人当前生活的特征：打牌或打麻将是中国老年人十分喜爱的娱乐活动；旅游是近年来老年群体中兴起的一种家外活动；而有组织的社会活动、参加工作这两类社会参与活动覆盖了老年人的组织成员身份、与社会之间的生产性活动，同时还兼顾了同国际研究的横向可比性。表 14.2 展示了中国老年人社会参与的基本水平及相应的 95%置信区间。

表 14.2　老年人社会参与的比例（ $N = 6646$ ）

项目	比例	95%置信区间上限	95%置信区间下限
整体社会参与	36.85%	33.48%	40.21%
打牌或打麻将	20.03%	16.90%	23.16%
参加社会活动	10.43%	8.06%	12.79%
有旅游经历	11.10%	8.87%	13.32%
参加工作	7.52%	4.96%	10.08%

资料来源：中国老年健康调查 2014 年

14.3.2　老年人社会参与的影响因素

　　老年人的社会参与同个体和社会的福祉紧密相连，因而许多研究开始关注其在个体层面和社区层面的影响因素，并得到了相对一致的发现（Levasseur et al.，2015；Katagiri and Kim，2018；Marsh et al.，2018；Akyurek et al.，2020；谢立黎和汪斌，2019）。这些因素包括：个体的年龄、性别、社会经济地位（socioeconomic status，SES）[①]状况、生理健康水平、心理健康水平、认知水平、婚姻状况、居住安排、生活满意度，以及环境因素。本节具体使用了个人的年收入水平[②]、自评经

---

　　① SES 一般包括受教育水平、收入和职业声望三种指标。

　　② 由于中国老年健康调查 2014 年数据中老年人的年收入状况存在大量缺失值，本章使用一系列方法对缺失值进行了插补：首先，在受访者自报年收入的基础上，根据受访者回答的月退休金额（乘以 12）、自己或配偶每月支付给养老院的费用（乘以 12）、每年给亲朋好友的金额总量，以及每年从亲朋好友处得到的金额总量进行取最大值的插补，即在上述五项可能的年收入中取最大值作为受访者的年收入；其次，经过第一步插补后，对于年收入仍然缺失或仍为 0 的个体，如果其曾经接受过中国老年健康调查的 2011～2012 年调查或 2008 年调查，则根据其最近一次调查中有记录的最大值收入（计算方式同上一步）利用跨年 CPI 进行调整，为了计算方便，本章仅使用全国样本分城乡的 CPI 数据（CPI 数据来源于《中国统计年鉴》2009～2015 年）；最后，如果经过第二步插补仍然没有年收入或年收入为 0 的个体(这些个体通常是第一次进入中国老年健康调查数据库，或在 2008 年、2011～2012 年调查中没有年收入数据），则利用年收入对数值的简单多元线性回归预测值进行插补。回归方程的自变量包括个体的年龄、性别、户口、受教育程度、主要职业、经济来源、ADL、IADL 和是否代答问卷。

济地位、（退休前）主要从事的职业、受教育水平等指标用于衡量老年人的 SES；ADL、IADL、自评健康水平、过去两年内的患病经历来衡量其生理健康水平；简明精神状态量表（mini-mental state examination，MMSE）来衡量其认知功能。ADL、IADL、MMSE 三种量表已经被广泛用于老年人生理健康状况的调查研究中，而自评健康水平和自评生活满意度两个主观问题不仅能够很好地反映受访者对其生活状况的感受，在一些经验研究中也被认为是客观社会状态的可靠指标（Idler and Benyamini，1997）。

表 14.3 按照老年人整体社会参与的情况，分类别展示了中国老年健康调查 2014 年数据中这些主要影响因素的描述性信息[①]。

表 14.3　老年人分整体社会参与情况的人口社会经济因素的描述性统计

变量	无社会参与			有社会参与			总样本量
	平均值	标准差	样本量	平均值	标准差	样本量	
年龄分组							
65～69 岁	2.57%			5.28%			
70～74 岁	11.05%			21.50%			
75～79 岁	15.09%			23.68%			
80～84 岁	15.19%		5 024	17.04%		1 837	6 861
85～89 岁	17.62%			13.39%			
90～94 岁	15.51%			9.42%			
95～100 岁	11.80%			5.93%			
100 岁及以上	11.19%			3.76%			
男性	42.71%		5 024	58.25%		1 837	6 861
居住在城镇	42.32%		5 024	51.44%		1 837	6 861
ADL 得分	5.15	1.66	4 907	5.68	1.01	1 835	6 742
IADL 得分	4.33	3.20	4 902	6.37	2.52	1 833	6 735
MMSE 得分	16.60	7.42	4 897	20.20		1 832	6 729
在婚	35.95%		4 860	53.58%		1 812	6 672
居住安排							
与他人居住	77.52%		4 880	79.05%		1 823	6 703
独居	19.61%		4 880	18.27%		1 823	6 703
住在养老院	2.87%		4 880	2.69%		1 823	6 703
家庭年收入（元）	31 979.28	31 391.45	4 860	37 881.99	32 516.15	1 818	6 678
受教育年限（年）	1.90	3.11	4 976	3.84	3.97	1 816	6 792

---

① 同时，为了减少缺失值带来的样本量损失，本章单个分析中使用最大非缺失样本，因此每个分析的有效样本量可能不同。

变量	无社会参与			有社会参与			总样本量
	平均值	标准差	样本量	平均值	标准差	样本量	
主要从事职业分类							
专业技术人员	2.93%			8.08%			
行政管理人员	2.52%			5.52%			
工人/一般职员	8.98%			20.27%			
自由职业	1.45%			3.21%			
农民	75.09%		4 676	52.85%		1 559	6 235
家务劳动	6.84%			4.04%			
军人	0.47%			1.48%			
无业	0.58%			0.96%			
其他	1.13%			3.59%			
自评经济地位							
非常富有	1.22%			2.52%			
富有	12.84%			19.59%			
一般	72.55%		4 827	71.02%		1 822	6 649
困难	11.02%			5.82%			
非常困难	2.36%			1.04%			
自评健康水平							
非常好	7.36%			11.88%			
比较好	33.05%			41.31%			
一般	41.92%		4 511	36.76%		1 801	6 312
比较差	15.61%			9.49%			
非常差	2.06%			0.56%			

资料来源：中国老年健康调查 2014 年

注：描述性统计结果未经过权重调整

14.4　研　究　发　现

14.4.1　三成老年人有社会参与，参与率低于国际平均水平

如表 14.2 所示，在中国老年健康调查 2014 年数据中，有社会参与经历的老年人比例约为 1/3，其中有 1/5 的老年人会时常打牌或打麻将，各有 1/10 左右的老年人会参加有组织的社会活动或外出旅游，而超过 5% 的老年人仍然在参加工作。近 2/3 的老年人缺乏严格意义上的社会参与。

就国际横向比较而言，根据 SHARE 2004 年的数据，老年人的整体社会参与

率存在较大的国际差异，如瑞士有超过半数的老年人会进行社会参与，但这一比例在意大利则不到 1/5（Sirven and Debrand，2008）；Feng 等（2015）利用中国老年健康调查 2005 年截面数据和韩国老龄追踪（Korean longitudinal study of ageing，KLoSA）2006 年数据进行了中国和韩国老年人在健康老龄化的各个指标上的比较，结果显示韩国老年人的整体社会参与率为 54.4%，而同期中国老年人的整体社会参与率为 51.2%[①]；TLSA 1993 年基线调查数据显示，中国台湾有 41% 的老年人会参与社会（Chiao，2019）。本章数据得到的中国老年人整体社会参与率为 36.9%，低于 40.4% 的平均水平（图 14.1）。虽然这些数据对于老年人社会参与的测量标准并不统一，可比程度也较为有限，但考虑到其他国家或地区的数据在调查时间上大多早于中国老年健康调查 2014 年数据，可以认为中国老年人的整体社会参与率在国际上仍处于相对较低的水平。

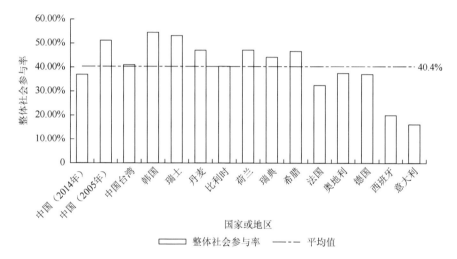

图 14.1　不同国家或地区老年人社会参与的比例

资料来源：本章作者计算；Feng 等（2015）；Chiao（2019）；Sirven 和 Debrand（2008）（从瑞士到意大利）

Bukov 等（2002）研究认为，老年人的社会参与具有累积性特点，即有参与生产性活动的老年人也会参加集体性活动，有政治性参与经历的老年人往往也有参与其余两种活动的经历。换而言之，不同的社会参与活动之间存在一定程度上的关联。但在中国老年健康调查 2014 年数据中，不同种类社会参与活动之间的协方差相对较小，相互之间的关联性并不大，如表 14.4 所示。图 14.2 进一步地展示了在有社会参与经历的老年人中，同时有进行多种参与活动的老年人所占的比例。结

---

　① 他们的文章在测量老年人的整体社会参与水平时考虑了中国老年健康调查数据中老年人参与社会活动的经历，但并没有给出更加明确的具体指标。

果显示在这些老年人中，有 1/4 左右的人会同时进行多种参与；而以打牌或打麻将的老年人为例，这些老年人中有超过 1/3 会同时参加其他活动。总体而言，中国老年人的社会参与活动之间存在有限的累积性。

表 14.4　不同种类社会参与活动之间的协方差矩阵（ $N = 6646$ ）

项目	打牌或打麻将	参加社会活动	有旅游经历	参加工作
打牌或打麻将	1			
参加社会活动	0.1548	1		
有旅游经历	0.1209	0.1523	1	
参加工作	0.0254	0.0371	0.054	1

资料来源：中国老年健康调查 2014 年

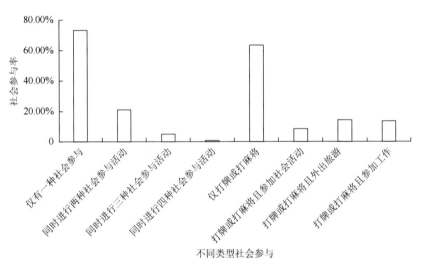

图 14.2　在有社会参与的老年人中，同时进行不同类型社会参与的比例

资料来源：中国老年健康调查 2014 年

14.4.2　性别与城乡差异显著，生理健康影响明显

图 14.3 和表 14.5 展示的是分性别和居住地的老年人社会参与率差异。首先，中国老年人的社会参与水平存在明显的性别差异，男性老人比女性老人普遍更多地参与社会，整体性别比（男性比女性）达到了 1.36，男性老人在各个类别上都存在性别优势，特别是社会活动参与率的性别比达到了 1.61。其次，城市老人比乡镇或农村老人有更高比例的社会参与，城市农村比达到了 1.50，而在参加工作这一项

目上的比率更是达到了 3.72^①。这一发现与对于美国老年人社会参与中城乡差异的研究发现是一致的（Vogelsang，2016）。但细分来看，中国老年人社会参与的性别差异更多地体现在乡镇和农村地区，城市中女性老年人的社会参与比例甚至略高于男性老年人；乡镇和农村女性的整体社会参与率则均不足 30%，低于同区域男性老年人参与率至少 10 个百分点。Levasseur 等（2015）研究了加拿大分别居住在大都市、小城市和农村的老年人在社会参与上的差异，虽然她们并未发现

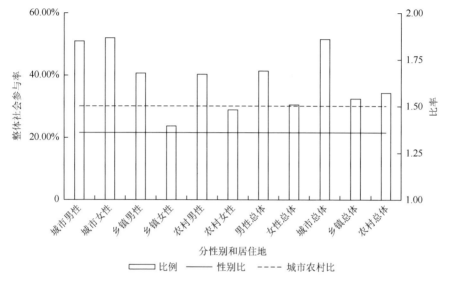

图 14.3　分性别与城乡老年人整体社会参与率

资料来源：中国老年健康调查 2014 年

表 14.5　分类别社会参与活动参与率的性别比与城乡比

社会参与类别	性别比	城市农村比
整体社会参与	1.36	1.50
打牌或打麻将	1.28	1.47
参加社会活动	1.61	1.61
有旅游经历	1.35	1.80
参加工作	1.13	3.72

资料来源：中国老年健康调查 2014 年

---

① 中国老年健康调查数据收集的老年人的居住地信息包含城市、乡镇和农村三种分类，如果将城市与乡镇同时视为城镇，则城镇—农村老年人社会参与率之间的比率会低于城市—乡镇比，如整体社会参与率的城镇—农村比为 1.09。但实际上，乡镇老年人的社会参与率与农村老年人的社会参与率的差异并不明显甚至更低（图 14.3），因而简单的城镇—农村划分会掩盖老年人社会参与率上巨大的城乡差异。

明显的地区差异，但她们同时指出老年人的社会参与水平实际上与其生活环境中的资源程度数量相关；相比宏观上的城乡差异，社区层面各类活动的丰富与否才是更关键的决定性因素。从这一角度来说，中国的城市相比农村普遍有着各种各样能够丰富老年人晚年生活的活动，这一重要资源的存在削弱了城市中性别差异对老年人社会参与率的影响。

　　年龄是影响老年人社会参与水平的重要因素。在老年人社会参与的研究中，一个主要的争议是在个体进入老年状态后，其社会参与水平究竟是会下降，还是会提高（Zborowski and Eyde，1962）？持下降观点的人认为，老年人会从复杂的人际关系中逐渐退出，导致其与他人或社会接触的程度明显减少。而反对这一观点的人则认为，老年人并不会随着年龄增长而退出社会，反而会受益于更多的闲暇时间，从而继续保持参与社会的状态。而如图 14.4 所展示的，中国老年人的社会参与程度会随着年龄的增大先轻微提高，随后不断下降，不同类别的社会参与活动的参与率随年龄的下降趋势较为相似。显然，年龄增大意味着老年人的生理机能变得越来越不适合参与社会，但是整体社会参与率在 90 岁及以上的老年人中下降到一定程度后稳定保持在 15%左右，这一趋势说明中国老年人的社会参与同样符合幸存者效应，即经常参与社会活动的老年人往往有更高的平均存活率（Sugisawa et al.，1994；Oxman et al.，1995；Dalgard and Håheim，1998；Bennett，2002；Hsu，2007；Chiao et al.，2013；Minagawa and Saito，2014）。

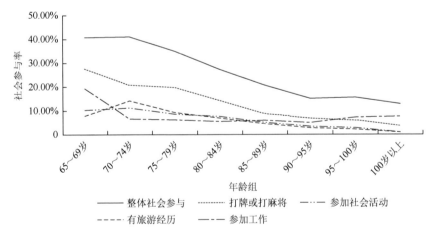

图 14.4　分年龄组和活动类别老年人社会参与率的变化

资料来源：中国老年健康调查 2014 年

　　除年龄外，老年人的社会参与水平会在很大程度上受到其生理功能状态的影响，这是不同经验研究达成的重要共识之一（Dahan-Oliel et al.，2008）。一般来说，生理功能较好的老年人更有可能参与社会，而社会参与本身也能够提高老年人的生理健康水平，且两者间存在一定的因果作用（Kanamori et al.，2014；陆杰华等，2017a）。

图 14.5 和图 14.6 分别展示了不同 ADL 和 IADL 得分老年人分类别的平均社会参与率，直观地反映了良好的日常生活活动能力与积极的社会参与之间的正相关关系；同时，这些作用的强度在不同类别的社会参与活动中是类似的。值得注意的是，ADL 对老年人社会参与率的影响存在一定的累积效应，而 IADL 的作用则有明显的截断效应。具体而言，老年人的平均 ADL 每提高 1 分，其整体社会参

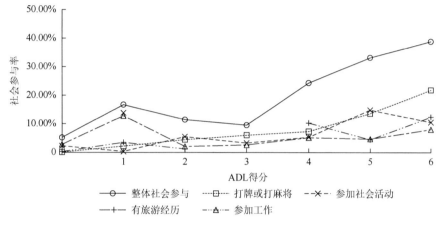

图 14.5　不同 ADL 得分老年人的社会参与率

资料来源：中国老年健康调查 2014 年

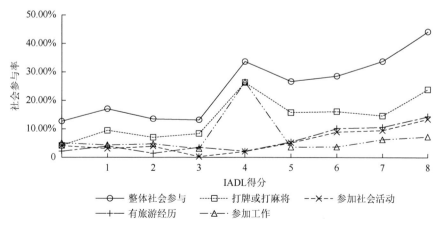

图 14.6　不同 IADL 得分老年人的社会参与率

资料来源：中国老年健康调查 2014 年

与率会提高 5.60%；而对 IADL 来说，平均得分为 3 分的老年人的整体社会参与率几乎是得分为 4 的老年人的一半，前者的整体社会参与率不到 15%。同时，得分在 4 分及以上的老年人在具体活动上的社会参与程度差异有限，但 IADL 得分最高的老年人在各项活动参与和整体社会参与上的比例最高，这说明老年人 IADL 的有限缺失并不会成为其参与社会的主要障碍。

在考虑老年人的认知功能时，与其他利用中国老年健康调查数据研究老年人认知功能的研究一致（Lagona and Zhang，2010；Zhong et al.，2017），本章以 18 分作为 MMSE 的截点，将老年人区分为认知功能正常与认知功能受损两种类型。表 14.6 展示了老年人的社会参与程度与其认知能力的分布情况；显而易见，存在认知受损情况的老年人很难参与各种类型的活动，其整体社会参与率仅不到14.4%［1.92%÷（1.92%＋11.42%）］。从人群分布来看，中国老年健康调查 2014 年数据中认知受损的老年人占比达到了 13.34%。由于我国老年人口的基数巨大，因此有相当大数量的老年人会因为其认知功能障碍而难以参与社会，所以更需要社会对该群体加强关注，帮助其积极参与社会。然而，参与社会能否提高老年人的认知能力在不同国家和地区的研究中存在争议。尽管长期不与社会互动的老年人通常都被认为有着较差的认知功能（Zhong et al.，2017），而社会参与本身也普遍被认为能够强化老年人的认知能力（Ang，2018）。但一项来自中国台湾的追踪调查研究显示，参与无报酬工作的老年人相比不参加工作的老年人反而有更高比例的认知受损情况（Hsu，2007）。

表 14.6　老年人的认知功能与社会参与率的分布状况

样本分布		整体社会参与		打牌或打麻将		参加社会活动		有旅游经历		参加工作	
		参与	不参与	参与	不参与	参与	不参与	参与	不参与	参与	不参与
认知正常	86.66%	33.79%	52.87%	19.23%	67.04%	9.96%	76.29%	10.9%	75.38%	6.71%	79.95%
认知受损	13.34%	1.92%	11.42%	0.80%	12.92%	0.42%	13.33%	0.40%	13.31%	0.62%	12.72%
N	6861	6861		6716		6711		6675		6861	

资料来源：中国老年健康调查 2014 年

注：均在 0.05 水平上存在统计意义上的显著差异

老年人的社会参与水平与其自评健康水平和自评生活质量高度相关。自评健康水平为"非常好"的老年人的整体社会参与率接近 45%，而处于"非常差"水平的老年人的整体参与率则不到 10%；同样，自评生活质量"比较差"的老年人也很少进行各种类型的社会参与。可以看到，老年人自评健康水平和自评生活质量与社会参与水平之间的关系模式是相似的，即自我评价为"一般"至"非常好"的老年人具有相当高的社会参与率，但自评健康水平"比较差"的老年人的参与

率则相当低（图 14.7 和图 14.8）。然而，如图 14.9 所展示的老年人过去两年内的
重大疾病经历和社会参与率的关系所示，重大疾病经历对老年人的社会参与率
没有明显的影响，这一经历并不会成为老年人参与社会的阻碍，其中打牌或打麻
将和参加工作两种社会参与活动甚至在有重大疾病经历的老年人中比例更高。一些
可能的解释是，重大疾病经历限制了老年人的远途外出能力，因此他们只能参与打
牌或打麻将这类并不需要远途外出的活动；而参加工作可能是因为老年人承担了较
多的工作，反而导致了重大疾病的发生。

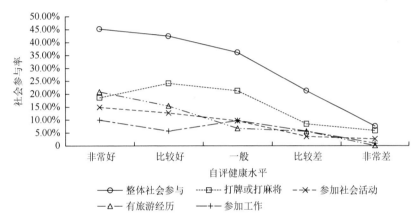

图 14.7　老年人自评健康水平与社会参与水平

资料来源：中国老年健康调查 2014 年

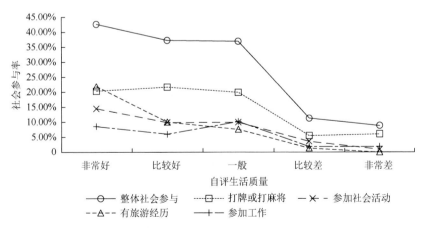

图 14.8　老年人自评生活质量与社会参与水平

资料来源：中国老年健康调查 2014 年

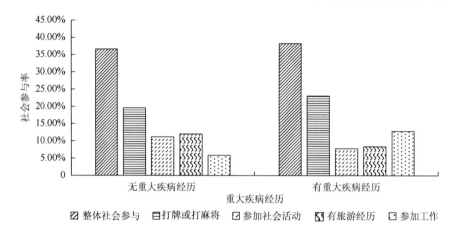

图 14.9　老年人过去两年内的重大疾病经历与社会参与率

资料来源：中国老年健康调查 2014 年

14.4.3　在婚和独居老人的社会参与水平更高

老年人的社会参与程度与婚姻状态之间的关系在现有文献中存在一定的争议。一方面，婚姻状态能够明显改善个体的生理和社会因素，能够为个体积极参与社会提供良好的条件；但另一方面，婚姻生活客观上使得个体必须要更多地回归家庭（特别是对女性老人而言），可能会限制其社会参与。一些西方的经验研究发现，老年人的丧偶经历使其处于非婚状态，这会进一步提高其社会参与水平，特别是非正式的社会参与（Utz et al.，2002；Donnelly and Hinterlong，2010）。图 14.10 展示了分性别老年人的婚姻状况及社会参与率分布。可以看出，不论是整体社会参

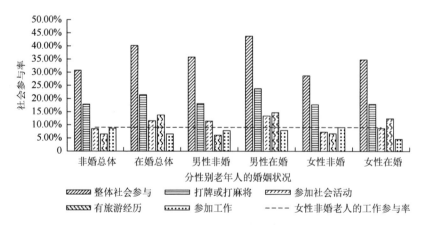

图 14.10　分性别老年人的婚姻状况与社会参与率

资料来源：中国老年健康调查 2014 年

与，还是打牌或打麻将、参加社会活动、有旅游经历，中国老年人的社会参与程度存在非常明显的在婚优势。不论是男性还是女性，在婚老年人的参与率都高于非婚老年人，他们的社会参与率在 40% 左右，高于平均水平。男性在婚老年人在所有群体中拥有最高的社会参与率，这可能是因为其配偶承担了更多的家务劳动，使得他们有更多的时间和机会去参与休闲活动和各类有组织的社会活动。女性非婚老人在四种人群分类中的整体社会参与率最低，但却有最高的工作参与率，这一现象出现的原因可能是她们缺少足够的经济来源，因此不得不参加工作以负担生活。

　　一些研究也考察了老年人的居住安排与其社会参与水平之间的关系。如图 14.11 所示，独居老年人的社会参与率略高于与他人共同居住的老年人，而居住在养老院的老年人的参与率是最低的，仅约为独居老人参与率的一半。无论哪种居住形式的老年人，参加有社会活动的比例都在 10% 左右；除居住在养老院的老年人外，有旅游经历的老年人比例略高于 10%，这一比例在前者中则不到 5%。在中国，居住在养老院的老年人目前以子女无法照顾、患有重大疾病而无法治疗或需要接受社会救助的老年人为主。这些老年人的生理机能和社会经济水平都相对较差，除了养老院内组织的活动外，难以有丰富的社会参与活动，特别是离开自己所在的养老机构外出参与社会活动。相对地，独居老年人更可能因为相对孤独，而更愿意主动接触他人，从而提升了这一群体的平均社会参与率。分类别社会参与率则说明，独居老年人更多参与的社会活动为打牌或打麻将这种能够与他人产生实质性互动的活动，而他们参加工作的比例也远远高于其他居住形式老年人的比例。

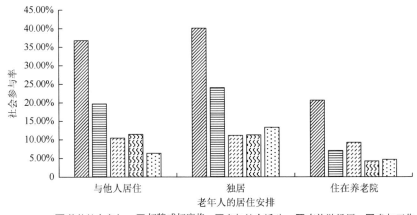

图 14.11　老年人的居住安排与社会参与水平

资料来源：中国老年健康调查 2014 年

14.4.4 老年人的社会参与水平存在结构上的不平等

除生理因素外，许多学者还关注到了影响老年人社会参与率的社会性因素。社会各领域的众多研究已经揭示了老年人的生理机能与其社会因素之间的分层机制，换而言之，社会性因素能够以生理机能因素作为中介机制影响老年人的社会参与（Veenstra，2000）。同时，如果将社会参与视为一种社会资本，那么以社会经济地位等为主的社会性因素，能够通过一种制度化的方式实现老年人在社会参与率上的结构性不平等机制（Dahan-Oliel et al.，2008）。因此，提高老年人的社会参与程度不仅需要考虑老年人的生理机能状况，同样也需要审视其背后的社会不平等机制和文化。

第一，老年人过去从事的主要职业的声望会影响现在的社会参与率。职业声望指标衡量了职业所带来的回报程度与社会评价，也衡量了各职业相关的资源能在多大程度上转换为某种特权或社会交往的排他性。以国际社会经济地位指数为基础（Ganzeboom et al.，1992），本章按照职业声望的相对大小将中国老年健康调查 2014 年问卷中受访者的职业分为三类：高声望职业（专业技术人员、行政管理人员、军人）、中等声望职业（工人/一般职员、自由职业）和低声望职业（农民、家务劳动者）。图 14.12 揭示了老年人过去的主要职业类型的职业声望高低与社会参与率之间的关系。结果显示，来自中声望和高声望职业的老年人参与社会较多，而来自低声望职业的老年人则明显缺乏社会参与。但是职业声望对于老年人社会参与率的影响会随着活动类型的变化而相应改变，如来自中等职业声望的老年人打牌或打麻将的比例反而是最高的。特别地，来自中等职业声望和高声望职业的老年人参加工作的比例都在 20%左右，这说明有相当高比例的老年人仍然处

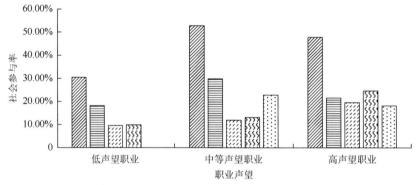

图 14.12　老年人过去从事的主要职业类型的职业声望与社会参与水平

资料来源：中国老年健康调查 2014 年

在劳动力市场中。一项利用 KLoSA 数据的研究指出，老年人从事工作的行为可以分成两种：一种是始终保持工作；另一种是离退休后重新开始工作。这两种行为都与老年人良好的社会参与水平有关（Min et al.，2018），本章也为这一发现提供了来自中国的证据。

第二，社会参与需要经济基础的支持，作为一种获取和利用社会资源的形式，社会参与在相当程度上有赖于老年人的经济水平。本章将利用中国老年健康调查 2014 年数据中老年人的年收入信息，将年收入划分成从高到低五个等级，并在图 14.13 中展示了老年人的经济地位和社会参与率的关系。可以看出，老年人的年收入水平与整体社会参与程度并非简单的线性相关关系。各种收入水平的老年人整体社会参与率基本都在 30% 以上，年收入水平处于 20%～40% 的老年人的整体社会参与率是最高的。若从不同类别的社会参与看：①年收入位于 20%～40% 和 60%～80% 的老年人有近 1/4 的比例会打牌或打麻将，这也是这一群体整体社会参与率较高的主要原因之一。②不同年收入水平老年人参加社会活动的比例基本一致，说明收入水平对以组织为导向的社会参与活动的影响较为微弱。③年收入位于前 60% 的老年人有外出旅游经历的比例基本上一致，但位于后 40% 的老年人则很少外出旅游；这说明老年人选择外出旅游与其经济水平可能存在截断效应，即存在某个外出旅游比例从高到低的年收入临界值。④年收入位于前 20%～40% 的老年人有最高的工作参与率，而处于后 20% 的老年人的工作参与率反而是最低的。

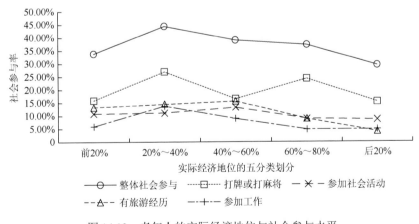

图 14.13　老年人的实际经济地位与社会参与水平

资料来源：中国老年健康调查 2014 年

与此同时，老年人的主观社会经济地位对社会参与水平的影响则有明显的梯度效应（图 14.14）。自评经济地位非常好的老年人整体社会参与率最高，非常差的老年人则参与率最低。分参与类别的社会参与率也有上述的关系趋势。在打牌或打麻将和参加社会活动两种类别上，自认为经济状况非常好的老年人社会参与率分别达到了 37%和 26%，他们有旅游经历的比例也达到了 26%。在这些项目上，自评经济状况好的老年人要比那些自评"较差"或者"非常差"的老年人高出数倍。这一发现说明，相比客观的年收入差异而言，老年人对其经济地位的主观态度对社会参与程度的影响更为重要。人们的主观态度往往会受到周围社会环境的影响，这进一步反映了理解老年人的具体生活情境对研究其社会参与的重要性。

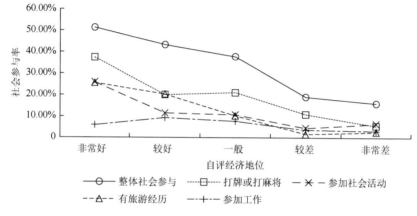

图 14.14　老年人的自评经济地位与社会参与水平

资料来源：中国老年健康调查 2014 年

第三，在社会经济地位的测量中，另一个需要考虑的重要指标是受访者的受教育程度。考虑到中国老年健康调查数据中老年人的受教育年限均值不足 3 年，有超过一半的老年人没有受过教育，因此本章将老年人的受教育程度合并为了五组：未受过教育、受过 6 年及以下教育、受过 7~9 年教育、受过 10~12 年教育和受过 13 年及以上教育。结果显示，受教育程度更高的老年人普遍有更高的社会参与率，而且这一促进效应在有组织的社会活动、旅游经历和参加工作这三种行为上更加明显（图 14.15）。打牌或打麻将这一大众化活动普遍受到各种文化水平老年人的欢迎，但更受有小学和中学文化程度的老年人的喜好；而对受教育程度最高的老年人而言，他们进行其他几种类型社会参与的比例要高于打牌或打麻将的比例。综合而言，在所有测量老年人社会经济地位的指标中，受教育程度的提高能够较好地提高老年人的社会参与率。

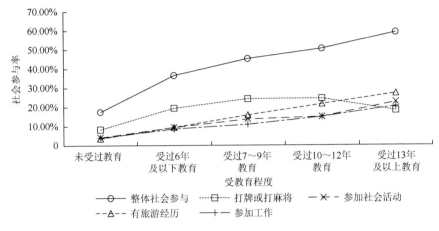

图 14.15　老年人的受教育程度与社会参与水平

在测量老年人的社会参与水平时，本章将老年人参加工作作为一项重要的生产性参与活动而纳入其中。参加工作是老年人实现成功老龄化的途径之一（Zacher，2015），旨在提高老年人个体的长寿健康，维持生理机能与认知能力良好和持续不断地参与社会（Rowe and Kahn，1997）。在老龄与工作这一议题上，既往研究已经论及了老年人持续参与劳动力市场的自身能力、社会建构及对个人健康福祉的影响（Kohli et al.，1983；Schalk et al.，2010）。在本节的分析中，我们发现老年人劳动参与率较高的群体分别有来自中等声望职业的老人、个体经济地位较高的老人和受教育程度较高的老人，即社会经济地位较高的老人。因此，老年人持续参加工作的行为动机可能不仅是因为需要从经济上支持自己，也有可能是通过生产性活动来实现自我效能的发挥和自我满足。

本节的开头提到，社会经济地位因素可能以生理机能因素作为中介机制影响老年人的社会参与（Veenstra，2000），即通过影响老年人的身心健康状况来影响其参与社会的能动性。如果这一机制成立，那么在控制个体的一些因素包括年龄、性别、生理健康水平、心理与认知水平、婚姻状况和城乡因素后，老年人社会经济地位指标对其社会参与的影响将会缺少解释力。图 14.16～图 14.18 分别展示了在控制上述因素后，老年人过去从事的主要职业的职业声望高低、自评经济地位高低和受教育年限对社会参与水平的 Logistic 回归系数及其 95%置信区间[①]。可以看到，尽管在不同社会参与活动的类别上有所差别，较高的职业声望、较好的自评经济地位和较高的受教育程度对老年人的社会参与水平有系统性的影响。在其他条件不变的情况下以从事低声望职业的老年人群体为参照组，

---

① 回归表略；职业声望和自评经济地位的对照组分别是低声望职业和非常好；本章展示出的回归系数均在 0.05 水平上统计显著。

从事中等声望职业的老年人参与社会的优势比提高了 219%（$e^{1.16} - 1 = 2.19$），从事高声望职业的老年人的这一优势比则提高了 110%（$e^{0.74} - 1 = 1.10$）；相对于自评经济地位为非常好的老年人来说，自评经济地位下降作为一项风险因素的强度也随之不断增大。自评经济地位为一般和非常差的老年人参与社会的优势比分别降低了 46%（$e^{-0.62} - 1 = -0.46$）和 75%（$e^{-1.37} - 1 = -0.75$）；而老年人受教育程度每提高一年，其参与社会的优势比也会提高 13%（$e^{0.12} - 1 = 0.13$）。这些结果不约而同地说明，中国老年人的社会经济地位因素差异已经对其社会参与水平产生了结构性的不平等。

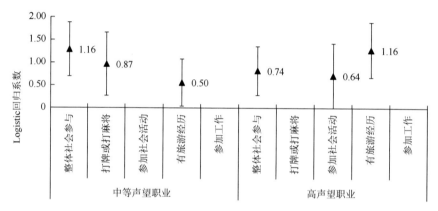

图 14.16　控制生理健康水平后老年人的职业声望对社会参与程度的影响

资料来源：中国老年健康调查 2014 年

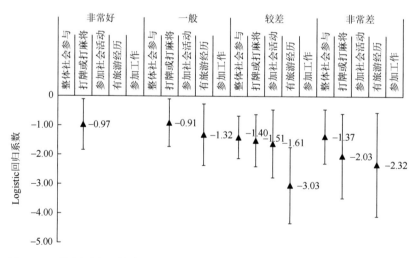

图 14.17　控制了生理健康水平后老年人的自评经济地位对社会参与程度的影响

资料来源：中国老年健康调查 2014 年

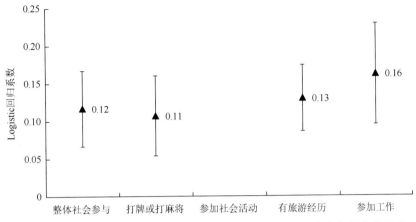

图 14.18　控制了生理健康水平后老年人的受教育年限对社会参与程度的影响

14.5　结论和讨论

积极的社会参与不仅事关老年人的个体福祉，也对整个社会的健康老龄化具有重要意义。以中国老年健康调查 2014 年数据为基础，本章描述了中国老年人的社会参与现状及其人口社会经济影响因素。参考 Levasseur 等（2010）对社会参与的定义和国际研究的测量办法，以"打牌或打麻将"、"参加社会活动"、"有旅游经历"和"参加工作"为代表的测量指标进行分析，我们对中国老年人社会参与的现状及其影响因素得到了以下主要结论。

（1）在中国，36.85%左右的老年人有社会参与经历。其中，1/5 的老年人会时常打牌或打麻将，各有 1/10 左右的老年人会参加有组织的社会活动或外出旅游，而超过 5%的老年人仍然在参加工作。在这些老人中，近 1/5 拥有不止一种社会参与经历，而各类活动之间的累积性有限。但是，近 2/3 的老年人缺乏严格意义上的社会参与，这需要引起人们的重视。若横向比较社会参与率，老年人的整体社会参与率具有较大的国别和地区差异，如瑞士有超过半数的老年人会进行社会参与（Sirven and Debrand，2008），中国台湾地区老年人的整体社会参与率也达到了 41%（Chiao，2019）。虽然这些研究在测量老年人社会参与选取的标准并不完全统一，但仍能相对地说明中国老年人社会参与水平尚低于其他发达国家和地区。

（2）性别差异和居住地上的城乡差异在中国老年人的社会参与状况中十分明显。相比女性老人，男性老人能够更多地参与社会，不同社会参与活动的性别比为 1.13～1.61。城市老年人比起乡镇和农村老年人有更多的资源和机会参与社会，特别是在有酬工作的劳动参与率上差异明显，不同社会参与活动的城市农村比为 1.47～3.72。同时，城市环境缓冲了老年人在社会参与率上的性别差异，生活在城市中的女性老年人在社会参与程度上并不差于同样生活在城市的男性老年人。

　　（3）年龄和生理健康水平在很大程度上制约着中国老年人的社会参与状况。随着年龄的增大，中国老年人的整体社会参与率会经历一个长期的下降过程，并在 90 岁及以上之后保持相对稳定，维持在 15%左右，存在一定的幸存者效应。高龄老年人普遍能够坚持参与的活动是打牌或打麻将，而低龄老年人的活动内容则相对更加丰富。老年人的社会参与水平与良好的 ADL 和 IADL 息息相关，但 IADL 的有限缺失并不会在很大程度上阻碍老年人参与社会。对老年人的认知功能来说，认知受损的老年人几乎难以参与任何一种活动，其整体社会参与率只有不到 15%。此外，认知受损的老年人在中国老年健康调查 2014 年样本中所占的比例为 13.34%，这意味着有大量的老年人因为其认知障碍被直接排除在社会参与之外。良好的自评健康水平和自评生活满意度对老年人的社会参与水平也有非常正面的影响，但调查期间的重大疾病经历对老年人的社会参与水平则没有较大影响。

　　（4）处在婚姻状态中的老年人能够更多地参与社会，这一影响对男性老人来说尤为明显。相比于与他人居住和独居的老年人来说，居住在养老院的老年人在各项活动上的社会参与率都是最低的。

　　（5）从社会经济地位的角度研究老年人的社会参与问题，本章发现过去从事的主要职业的职业地位越高、自评经济状况越好、受教育程度越高的老年人越有较多的社会参与；其中受教育程度的影响最为稳定，老年人对其经济地位的主观判断比实际位置更加重要。这些老人不仅更多地参加休闲型活动，还更有可能持续工作在劳动力市场中。本章的另一个重要发现是，老年人社会经济地位对其社会参与水平的影响并不完全是通过影响个体的生理机能发生的，而是形成了一套结构性的差异机制，即不同社会经济地位的老年人在社会参与水平上存在系统性的不平等。在中国的老龄化程度不断加深的情势下，社会不仅需要帮助老年人更加积极地参与社会，更应努力弥合制度化的不平等现象。

　　在分析老年人社会参与过程中，本章简单回顾了老年人社会参与的定义及其在不同经验研究中的测量标准和方法。本章所定义的四类社会参与活动分别是打牌或打麻将、有旅游经历、参加社会活动和参加工作；其中前两者属于休闲式参与，后两者分别为以团体为中心的参与和生产性参与。在这个意义上，老年人社会参与就包括了多重维度的内涵。例如，在中国的特殊社会背景和文化传统下，家务作为一种生产性劳动，是否应该被视为一种社会参与？一些来自中国台湾地区的研究认为，"男主外，女主内"的观念在老年群体中仍十分流行；许多女性老年人承担着做家务、照料后辈等家户内的工作，而这些生产性活动也应该被视为是一种社会参与（Hsu，2007）[①]；又如，许多国际调查考虑到了老年人的宗教参与

－－－－－－－－－－

　　① 本章也尝试将家务劳动纳入社会参与的测量中，结果显示中国老年人的整体社会参与率高达 70%。这在一定程度上虽然重视了从中国老年人所生活的个体情境去考察他们所置身的日常生活中的各项活动，但也明显高估了他们实际的社会参与水平。

问题，但只有一些数量有限的研究同样关注到中国老人的宗教参与（Zhang，2008）。由于数据的缺失，本章虽然未能对此做出明确的讨论，但却明确了老年人的社会参与应当是多维度、多方面的。

在关于老年人社会参与和其影响因素的诸多讨论中，其作用机制往往居于核心地位，即究竟是本身身心健康更好的老年人通过选择机制在社会参与活动中体现了出来（Lu et al.，2016），还是社会参与促进了其身心健康（Chiao et al.，2011；Zhou et al.，2018；Liu et al.，2019）。本章在此未能回答这一问题。但值得一提的是，中国老年健康调查作为同类老龄化调查中质量最高、持续时间最长、覆盖人口最广泛的追踪调查之一，其良好的面板数据性质提供了分析这一因果机制的可能性（陆杰华等，2017a；Gao et al.，2018；Wu and Li，2018）。

根据本章对老年人社会参与现状及影响因素的分析，我们认为中国老年人社会参与的程度有待提高，而且这一提高会对老年人的身心健康起到良好的促进作用。我们初步提出四点能够在短期社会发展项目中得到实施的建议：①提升农村地区老年人的社会参与率，发展现阶段农村老年人可接受的社会参与活动项目，推广未来有益于提升农村老年人健康状况的社会参与活动。例如，设计短距离的旅游项目，组织增强人与人之间交往的社会组织活动。②开展有性别意识的社会参与干预项目。女性老年人平均而言存活年数长于男性老年人，她们的健康状况却并不一定好于男性老年人。因此，有必要借由社会参与的各类活动，提升老年妇女的社会参与率，提高女性老年人的晚年健康水平。③清除老年人参加社会参与的环境障碍。这些可能的措施既包括在城市，也更在农村，改善公共交通系统的便利程度和对老年人乘车费用的减免；改善社区休闲和生活环境，吸引老年人走出家门，更多融入社区人群中。④帮助社会经济地位弱势群体通过各种活动参与社会，包括以街道或村居为单位组织各项群体活动，开展老年人的劳动再就业培训等。

而从长远看，面对老龄化社会，我们在社会发展计划中应该更多考虑到老年人的需求和利益，逐步完善老年友好型社会。使更多老年人能够根据自己的爱好融入社会中，从与他人交往的社会参与中获得更多生活乐趣，提高全部社会成员的身心健康与整体福祉。

第15章 社会参与视角下农村老人休闲活动研究①

15.1 引 言

对于老人休闲活动的现有途径、形成原因、现存问题和解决建议的分析直接关系到不同群体和社会地位的人们在老年阶段的生活质量和生活方式的问题。这一议题不仅与老年人的生理和心理健康密切相关，也与其进行社会参与的方式有重要联系。对于老年学研究者来说，关注老人休闲活动议题的关注意味着其视野从老人身体状况扩展到老年阶段人生价值的实现和社会参与的状况之上。毫无疑问，研究老人休闲活动这一议题在实践与理论上都具有重要意义。

结合中国国情，对于农村老人休闲活动途径的研究较城市老人来说更为重要。从数量上看，我国农村老年人口基数大。根据2010年第六次全国人口普查数据，截至2010年11月1日0时，中国农村老年人口已接近一亿人（林宝，2015）。这一亿位农村老人的生理与心理健康状况、社会参与程度与自我价值实现的方式理应受到学界关注。而对其休闲活动方式的现状和存在的问题进行分析，则为了解并改善其心理健康状况与现实生活条件提供了一个新的思路。此外，我国农村老年人口的社会保障和经济状况的平均水平明显低于城市老人。与西方国家不同，中国农村老人的基本生活来源和日常照料主要依赖子女，而伴随着城市化与工业化而来的思想观念和生活方式发生巨变，乡村青年开始离开家乡寻找致富的机会。乡村传统文化与现代社会经济的剧烈变迁开始产生冲突。在这样的背景之下，农村老人，尤其是农村的空巢老人如何适应新的生活方式及他们的基本生活所需和情感支持能否得到满足就显得格外值得关注。休闲活动的开展往往建立在基本生活所需得到满足的情况之下（马惠娣，2003），对于农村老人休闲活动情况的研究，也有助于为探究其生存状态和基本生活得到满足的情况提供参考。

基于此，本章将主要以农村老人为研究对象，分析其休闲活动的现状、途径、存在问题及可能的发展方向，并在此基础上探讨其生理和心理的健康情况、社会参与程度与自我实现的方式。

---

① 本章由彭书婷（北京大学社会学系博士研究生）撰写。

15.2　文　献　综　述

　　本章关注的是农村老人休闲活动这一议题，故在文献综述部分，笔者从休闲活动的概念、老年人进行休闲活动的方式与制约因素、农村老人进行休闲活动的情况及农村老人休闲活动与社会参与的关系四个层次展开梳理，并将在文献整理的基础上提出主要研究问题与分析思路。

　　对于休闲活动的概念，西方学者主要从哲学与社会学的视角进行分析。在人的生存状态之中，"休闲"与"劳作"构成一对辩证关系，休闲将人从劳作状态中分离开来，促使人对自己的生活态度进行思索，让人在繁忙的状态中获得休憩与闲暇。生产与休闲，是人社会生活的一体两面，休闲活动也是人类生存状态的重要目的所在（许斗斗，2001）。然而，在经历了三次工业革命的现代西方社会，人的理性被启蒙运动和宗教改革激发到前所未有的高度。当人们对效率的追求侵占了对休憩的渴望时，休闲与劳作在人们日常生活中的权重逐渐失衡；宗教的"祛魅"和人的理性化直接催生了资本主义生产方式，工具理性开始逐渐取代人本真的生活状态，这使人逐渐异化为一种可被买卖的劳动力（韦伯，2010）。在资本的逻辑下，对效率的追求达到了极致，而休闲活动，则被看作是对于效率至上逻辑的背反（马克思，1975）。这使得原本属于日常生活实践重要方面的休闲，对于劳动阶层逐渐成为一种奢侈；也有学者以休闲活动在日常生活中所占的比重作为区分社会阶级的重要标志。在这样的背景下，休闲重新被作为人本真性的存在状态与理想而受到关注。

　　与西方学者不同，国内学者对于休闲概念的研究集中发表于 21 世纪初期，马惠娣（2001，2011，2003）曾发表多篇文章论述休闲作为一种文化的内涵。她认为，休闲既可以让人消除体力上的疲劳，又可以成为一种精神慰藉；而后者相较前者更为重要，因为其让休闲活动成为一种社会性的、可作为人类文明程度的标尺而存在的文化形式。持此类观点的学者占据主流。例如，伍延基（2006）将休闲活动视为一种人疏解压力、实现自我的重要生活方式，休闲方式的丰富对社会秩序的建立具有重要作用，其可谓是现代社会的"安全阀"；季忠（2001）认为休闲是现代社会一种重要的生存方式和状态，与人密切相连并对人产生深远影响；于光远和马惠娣（2006）认为休闲活动是人生意义和快乐生活的实践和体验，它是人的本体论意义之所在，具有重要的社会文化意义。此外，楼嘉军（2003）、张广瑞和宋瑞（2001）等学者则更重视休闲活动作为人类特定生存状态的意义，并将休闲文化定义为一种现代社会全新的生活形态。邓志阳（2001）、苗建军（2003）、唐启国（2009）等学者则将休闲活动对社会经济的重要意义述诸笔端，认为休闲活动是工作、学习活动之外的一种以文化为主体的，综合性的社会经济活动。它在时空的意义上指人的闲暇时间在特定空间的消费指向，是人们消费自由时间的方式与内容。综合来看，国内对于休闲概念的评述虽然已经渐渐呈现多维度、多学科的态势，但大多集中于一种形而上的讨论，对于休闲概念给出的定义较为宽泛。在研究对象的选取上多以城市青壮年居民为主，而鲜有研究将作为社会弱势群体的老人、农民工、儿童等人群的休闲活动特征与主流群体的休闲活动分而述之。本章对于农村老人休闲活动方式的研究，拓展了学界对休闲概念界定的经验维度。因此，本章也对国内关于休闲活动理论的探讨具有重要借鉴意义。

通过查阅针对老人休闲活动方式与制约因素的相关研究，不难发现老年学与休闲学两个学科视角的交织及其二者所呈现出的相辅相成的作用。从老年学的视角来看，对于老年人休闲活动方式与制约因素的研究是增加老年人社会参与的程度、促进老年人身心健康并进而探寻"成功老龄化"的有效手段。Kay和Jackson（1991）认为老人对于休闲活动方式的选择常与其年龄和身体状况密切相关。这一选择是一个动态的过程，而非局限于某几类特定的行为方式。对于年纪大、身体虚弱的老人，其休闲活动的方式常趋于静态化和个人化，这也是一种适应方式。Kleiber等（2008）也认同老年人对于休闲活动方式的选择是一种动态的平衡，成功老龄化就是老人在身心健康和从事休闲活动中间寻求一个利益最大化、损失最小化的平衡点的过程。Liechty（2010）则将休闲活动选择方式的着眼点放在老年女性身上，并认为老年女性在选择改善体型的休闲活动时常常更关注其功能而非美感，体型肥胖的老年女性常常更愿意参加此类休闲活动。与国外相比，国内对老年人休闲活动的评述并不丰富，研究者所关注的对象也大多仅限于居住在城市的老年人。孙樱等（2001）以北京老年人的日常休闲活动为研究对象，从人文地理学的角度分析了其进行休闲活动的主要场所、时间与路径。与之类似，张祥晶（2006）则调查了杭州60岁及以上老年人休闲活动的时长、场所和方式。在国内对于老人休闲活动方式有限的研究中，学者通过观察得出城市老人在进行休闲活动时常常呈现以下几个特点：休闲时间的分布常具有确定性（通常集中在8～10点、15～16点和20～21点这三个时段）；休闲活动的种类较为单一，主要有户外健身活动和室内益智类游戏两种（杨菲，2009）；休闲活动的场所常离家较近（通常限于离家200～1000米的范围内）（齐莉莉和方玲梅，2011）；休闲活动的场所较为固定，主要集中在社区、公园和图书馆等地（杨菲，2009）。对于老年人休闲活动的制约因素，肖红梅（2008）认为主要是个人内在原因，以休闲意识不强、兴趣爱好单一等因素为主。荣培君（2012）则认为居民的居住状况和文化程度是老年人休闲活动参与程度的主要制约因素。龙建新（2008）将论述的重点放在外在因素对老年人休闲活动参与程度的制约上，他指出休闲方式的易参与性、设施质量、服务水平、场所管理水平、场所离居住地的距离都是制约老年人参与休闲活动的重要因素。也有学者从年龄和性别两个维度展开论述，认为随着年龄的增长，老年人休闲活动的范围逐渐减小，活动类型以静态为主，男性老年人从事户外休闲活动的意愿往往高于女性老人。从以上文献来看，国内学界对农村老人休闲活动的方式和制约因素的调研与分析仍然不足。

马惠娣（2011）在评述西方老年休闲学研究的文章中认为老年学与休闲学结合的最重要一点是老年人从事休闲活动是其进行社会参与的有效途径之一。老年休闲学关注老年人对家庭社会所产生的新的价值，关注休闲带给老年人的附加值。而这种附加值正是老年人借由休闲活动重新参与到社会实践附带而来的。因此，对老人休闲活动的研究并非仅仅是对老年人在日常生活实践中与生产、生计相对的那一部分活动的研究，也是对其参与社会、人际交往和实现自身价值方式的探究。有关老年人休闲活动的具体定义与范畴，本章的观点与文献部分马惠娣（2001）的主张类似，都着重关注老年人借由进行休闲活动的过程而实现的社会参与方式。因此，比起老年人进行休闲活动的具体途径，本章更关注这种途径所引发的社会效应，以及借由这一途径重新参与到社会生活之中的老人对此的感知与期待。在后文的论述中，笔者将着重关注老年人在日常生产生活之外的、与社会保持联系同时又是其真正乐于从事的那些活动，而这也是本章研究的休闲活动内涵所在，是本章最主要的研究对象。在阅读和总结现有文献对于休闲活动和社会参与的定义之后，本章将老年人的休闲活动定义为人在步入老龄阶段后，在闲暇时从事的以个人兴趣为驱动力、能帮助其放松身心并能助其与社会保持联系、分享资源、实现个人价值的日常活动。

与对城市老人休闲活动的研究相比，国内对于农村老人休闲活动方式的研究实在太少，且仅有的几篇研究都有着相似的结论：农村老年人开展休闲活动的方式单一且困难重重。周舒阳（2015）从公共政策的角度论述了农村老年人娱乐活动的方式，并指出娱乐方式单调（主要以看电视、打牌、聊天、赶集为主）、缺少公共设施和对娱乐生活存在的种种观念偏见制约了农村老人参与休闲活动。他认为建立多主体参与提高农村老年人娱乐水平的机制、加大对农村老年设施的投入并辅以对农村社会工作开展的支持是增加老人的社会支持度，丰富他们的闲暇时间，促进他们娱乐方式的多元化的有效路径。李晓荣（2012）则认为基层社区基础设施的不完善、农村老年人文化水平和经济收入低、空闲时间少这几大因素是制约农村老人开展休闲活动的最重要因素。沈斌煊和陈南水（1994）从变迁的角度对 1978～1994 年农村老年人休闲活动方式的变化加以论述，他们在研究中提到，大多数农村老人非常珍惜舞龙舞狮、闹灯会、踩高跷之类富有地方特色的传统民间艺术，这一特点在笔者的调查中也有所呈现。综合来看，对农村老年人休闲活动路径与制约因素的研究虽少，但仍能反映一些问题，即农村老年人开展休闲活动仍受到一些阻碍。传统观念的制约让农村老年人往往难以接受现代社会主流的休闲方式，而他们熟悉的民俗休闲活动又在城市文化的侵袭之下不断消失；较之于城市，乡村中供老人健身、娱乐的基础设施更不完善，农村老人常常缺少进行户外休闲活动的场所。在这样的情形之下，对农村老人开展休闲活动现存的问题进行梳理并在此基础上逐个分析解决是改善其身心健康状况亟待克服的难题。带着人类学者的眼光，本章将在田野中厘清目前农村老人休闲活动的主要方式、特点、功能和困境，并力求在学理与实践两方面提供依据。

此外，本章虽着重讨论农村老年人休闲活动的相关问题，但采取的是社会参与的视角。因此，在综述部分有必要阐明老年人休闲活动和社会参与之间的关系。从现有文献来看，不同学者对老年人社会参与概念的界定并没有明确的边界。段世江和张辉（2008）梳理了老年社会参与的概念与理论基础，并将社会参与归纳为介入角度、角色角度、活动角度和资源角度四种视角，认为社会参与是个人资源在社会层面上的共享，具有社会性、体现与他人联系和体现参与者价值三个主要维度。李宗华（2009b）在总结前人的研究后对老年人社会参与给出定义，认为其是老年人在社会互动过程中，在机会均等的基础上，所参与的一切有益于社会的各项活动。参与的范围包括：有报酬的社会劳动、有报酬或无报酬的志愿性活动、家务劳动、社会文化娱乐活动等。王莉莉（2011）则整理出对老年人社会参与的三种完全不同的理论倾向：从更好地适应社会、适应老年期的角度出发，脱离理论（disengagement theory）认为老年人应该脱离社会；但活动理论（activity theory）恰恰相反，这一理论强调参与活动与社会的认同，认为老年人应该积极地参与社会；连续性理论（continuity theory）相对于脱离理论和活动理论来讲更加注重个性在老年人社会参与中的作用，认为老年期的生活方式在很大程度上会受到中年期生活方式的影响。综合来看，不同学者虽然对老年社会参与的概念界定有不同侧重，但老年人的休闲活动在这些理论中都构成社会参与的重要部分。从研究内容上看，国内对老年人社会参与的文章多侧重于对理论及概念的综述，较少有选择一个作为社会参与的重要方面且具有代表性的切入点作为支撑并讨论老年人社会参与现状及挑战的文章。从地区上看，分析农村老人社会参与现状的文章少之又少，有些研究甚至在选取研究对象时就已将农村老人的样本排除在外。本章将以休闲活动这一社会参与的重要方面为切入点，以农村老人的休闲活动状况为依托探讨老年人社会参与的问题，并力求从深度上和广度上对现有研究加以补充。

15.3　研究对象与方法

如前所述，本章关注的是农村老人进行休闲活动的现有途径、形成原因、现存问题和可能发展方向。在中国社会的现实语境之下，农村老年人是一个数量太过庞大的群体，庞大的数量意味着多重的差异。诚然，不同的自然环境、文化习俗、历史沿革与经济发达程度会使得不同村落的老人从事休闲活动的途径不尽相同，但表面差异的存在也并不能成为共有特点显现的阻碍；相反，鲜活而富有深度的个案研究有时反而会比宏大的数据更鲜活地反映出具有相似生活环境和文化背景的人群背后所共享的生活方式。因此，笔者分别选取甘肃省的 X 村与山东省的 Y 村两个村落为田野地点，运用参与观察和深度访谈的方法，与当地老人一起生活，融入他们当中去观察和询问他们在日常生活实践中如何开展休闲活动、开展什么种类的休闲活动；真正以当地老人的视角了解他们开展休闲活动过程中感到困扰的问题和期待的解决方法。之所以选定甘肃省和山东省的两个村落，是希望在保证经验深度的前提之下，兼顾经验的广度和研究结论具有代表性的问题。X 村与 Y 村一个位于西部戈壁、一个位于东部沿海，不但地理距离相差甚远，地形地貌、气候水文也全然不同；经济发达程度更是相差甚远、文化形式和历史沿革也有极大的差别。以这两个村落做比较，我们或许可以从个案之中推测两个省，农村老人开展休闲活动的异同，进而更好地因地、因人制宜，提供更具地区特色和实际人文关怀的政策建议和未来展望。

综上所述，本章将以人类学田野调查与非结构式访谈的研究方法，对甘肃省 X 村和山东省 Y 村老人进行的与社会参与相关的休闲活动的现状、历史、问题和方向分别进行分析，并对两地老人从事休闲活动的特点加以比较。具体来说，在研究方法上，本节不仅用田野调查的方法收集数据，也以定性研究的视角解释材料。在数据收集时，笔者采用参与观察和非结构式访谈法。在通过阅读文献和实地调研对研究地点的文化背景、风俗习惯和历史沿革有所了解的基础上，与当地老人住在一起，并与 X 村的 22 名村民和 Y 村的 50 名村民进行了一对一的访谈。针对所收集到的资料，笔者力求从实际出发，对当地老人休闲活动现状进行深描，并力图将其背后起作用的社会和文化机制剖清、阐明。

15.4 田野观察点概况与调研基本信息

在分别进行为期半个月的预调查、联系受访人并查阅当地市、县、村志的准备工作后，笔者于 2017 年 6～9 月（去 Y 村调研时间）与 2019 年 2～3 月（去 X 村调研的时间）对 Y 村和 X 村进行了分别为期 4 个月和 2 个月的田野调查。X 村位于甘肃省河西走廊中部，截至 2019 年 3 月共有农户 173 户，其中贫困户 83 户，共有 405 人，60 岁及以上人口 247 人。村中主要的经济产业为种植

（小麦、啤酒大麦、葵花、油菜、玉米）和养殖（牛、羊），无乡镇企业。Y 村地处山东省东部、靠近沂蒙山地区，其距离县政府所在地约 17 公里，到乡镇的道路为柏油路，交通方便。截至 2019 年 3 月共有农户 450 户，共 1027 人，其中贫困户 48 户、农业人口总数 1004 人、60 岁及以上人口 305 人。村中主要的经济产业为种植（玉米、小麦、草莓、花生、樱桃）和养殖（猪、牛），另有以皮鞋加工为主要业务的乡村企业一家，员工均是本村村民。在调查过程中，笔者共选取 X 村的 22 名和 Y 村 50 名 60 岁及以上村民进行简单的问卷调查、非结构式访谈并对个别有特色的案例进行家访。现将通过基本信息收集汇总得到的受访者基本信息列入表 15.1。

表 15.1　受访者基本信息

项目		人数
性别	男	28
	女	44
个人年收入	<1 000 元	24
	1 000～3 000 元	14
	3 000～5 000 元	27
	5 000～10 000 元	6
	≥10 000 元	1
年龄	60～65 岁	19
	66～70 岁	22
	71～75 岁	11
	76～79 岁	14
	80～84 岁	5
	85+ 岁	1
居住模式	在家单住	6
	与老伴住	25
	与儿子住	24
	与女儿住	4
	轮养	9
	住养老院	1
	数据缺失	3

续表

项目		人数
自述[1]健康程度	很健康	10
	基本健康	12
	病痛对生活造成轻微困扰	24
	病痛对生活造成中等困扰	19
	病痛对生活造成严重困扰	6
	生活无法自理	1

1）这里笔者将老人对自身健康状况的评价标准分为：很健康、基本健康、病痛对生活造成轻微困扰、病痛对生活造成中等困扰、病痛对生活造成严重困扰、生活无法自理六种。因收集此项数据意在说明老人对自身身体状况的主观评价与其对休闲活动方式做出的主观选择之间的关系，故这个标准并没有客观的医学定性和数据标准，而是以老人对自身身体状况的感知为主。在访谈前，笔者以举例的方式向老人说明了各个指标所标示的身体状况，然后让其做出相应选择并对选择做基本说明，如针对"很健康"这个标准，笔者向 Y15 的解释是："很健康就是说平时什么药也不用吃，吃饭香、睡觉舒服，浑身上下很少觉得不得劲儿，没力气"；针对"基本健康"这个标准，笔者向 Y15 的解释是："基本健康就是大体上觉得身上得劲儿，最多一个月有几天感觉身上乏，或者有什么地方时不时地犯疼，或者感觉做事情提不起劲儿，但基本没什么不舒服"；针对"疾病对生活造成中等困扰"这个标准，笔者向 X11 的解释是："能感觉到身上有哪些地方不舒服，而且感觉有很长时间了，这个对吃饭、睡觉、出门都有影响了，但还没有感觉特别严重，比如说有头疼病，经常能感觉到不舒服，一犯起病什么事都不想做"；针对"疾病对生活造成严重困扰"这个标准，笔者向 X11 的解释是："一犯起病就完全受不了，必须马上吃药、上医院，而且经常犯病，自己和家人都觉得生病对生活造成了严重的影响"……通过以生活化的语言对指标进行解释，老人表示理解标准的内涵，且多数老人都能说出自己选择某一标准的原因

15.5　主要调研结果

在研究对象和方法部分，笔者已对本节所关注的农村老年人从事休闲活动的内涵有所论述。与青壮年人不同，受限于自身生理条件，人在步入老年阶段后从事生产性活动的机会往往越来越少；相对地，在老年人群体中仍以生产活动的对立面来作为界定休闲活动的重要特征就变得不再恰当，而休闲活动促进个体参与社会活动、承担社会责任的维度则变得越来越重要。对于农村老人来说，虽然其不像城市居民一样有明确的退休年限——很多 60 岁及以上的老人仍从事种植、养殖等生产性的活动，但随着机体的衰败，老人参与社会活动的频率一定是有所降低的。因此，本节所关注的农村老人休闲活动，主要是老人经由休闲活动而实现的社会参与，而不仅是作为生产对立面而存在的、特定的休闲行为。根据这一研究主题，笔者将从 X 村和 Y 村老人休闲活动的基本途径和影响因素两个方面展开论述。希望通过这几个方面的分析，可以立体地展现农村老人借由休闲活动参与社会活动的现实。在以下描述个案时，我们采用被访者代码而不是真实姓名，以尊重被访者隐私。

15.5.1　两村老人休闲活动的基本情况及主要类型

1. 甘肃省河西走廊 X 村

X 村老人休闲活动多与日常生活的饮食及节日习俗密切相关，并辅以一些简单的文化娱乐活动。根据对访谈材料汇总与分类，笔者将 X 村老人最常进行的休闲活动种类列为以下 8 种，分别为闲坐聊天（17 人）、打麻将（14 人）、与乡邻一起制作食物（13 人）、看电视（10 人）、赶集（11 人）、下棋（5 人）、看戏（3 人）、听广播（3 人）。

有些老人平日里农事繁忙，能忙里偷闲，在闲暇时刻与邻居家一起坐坐、聊天乘凉就是他们心目中最简单且理想的休闲方式。X10（女，74 岁），她与小儿子（44 岁）同住，虽然年事已高，但她仍觉得自己的身体非常健康，平日里不仅可以下地干活，还能在家帮忙做家务、看护曾孙，当笔者询问她闲时最常进行的活动时，她说：“（我）平日最经常做的也就是和邻居一起说个话，我们这不比城市里面，地里也需要我们老人家打理，我家里主要种胡萝卜和小麦，忙的时候可累着呢。闲的时候也没啥事做，就是休息，几个老人家一起说话，夏天有时候开个西瓜凉快凉快，夜晚睡个踏实觉，就好满足了。”X2（女，69 岁）也持有相似的观点，她说：“谈天（比较频繁）吧，也没什么事情好做，现在村里妇女都好打麻将，我玩不好，儿媳妇也管着不让赌钱，（所以我）就晌午和傍晚吃完饭和邻居闲聊两句，一般傍晚八点钟就回家看电视准备歇下了。”

而有些老人则认为，农业劳作并没有过多消耗他们的精力，他们仍期待进行多种多样的文化娱乐活动。X17（男，64 岁），他身体基本健康，与老伴住在一起。他说：“我家活不多，平时我婆娘在家弄地，我放羊。老刘头、老孙头有时候和我一起放羊，傍晚回家我们几人有时在村口下棋打牌，到（晚上）九点才歇”。X20（女，61 岁），是村里的“赌神”，她说：“我平日里就爱搓麻将，没事就想去搓两圈，我老头、儿子不让我去，嫌（我）不干活。我心里很委屈，（我）也没有耽误什么事，都是傍晚才去，（可他们）就是看不惯我这样。”

与乡邻一起制作食物和赶集也是村中老人从事休闲活动的重要形式，这两项活动都遵循一定的时间与季节节律。X1（女，77 岁）患有高血压和冠心病，她的老伴在她 72 岁时就已经过世，自 73 岁生日起她开始在两个儿子家中轮住，她说：“我老伴走了之后，（我）就不怎么做重活了，平时只帮儿子、儿媳做饭。每月头里，我都和翠华（化名）（邻居，69 岁）他们一起做大馍，晚上分给人吃，有时候也自己拿着去大路上卖。一个大馍五斤多重，半个月就吃完了，（大家）都爱吃，我们做的（时候）笑呵呵，也都很高兴。”X3（女，70 岁）说：“平时闲里就跟着乡邻做点吃的。春天我们拿着篓里摘榆钱、摇槐花蒸卜拉子（一种将榆钱、槐花裹面蒸的食物）吃，天再热了就去周边挖沙葱，包沙葱饺子吃。头里我小孙上火，嘴里起泡，我和他刘姨一起去挖蒲公英（给他）泡水喝，几天就好了……冬天里大家就赶着做洋芋丸子吃，浇上蜜糖汤头，热腾腾，几人坐在院子里边吃边说话，可好呢。"可见老人一起摘取时令作物、烹饪和分食食物，也是他们生活中重要的休闲活动。平日里，常有一些老人三三两两相伴去赶集，X 村每逢农历初三、初七有一次小集，附近乡里每逢尾数三、六、九的日期有一次大集，平均每五天就有次一集。X5（女，73 岁）说："我闲里喜欢赶集，买东西全，有时候自己也和人拿东西去卖。我会纳花鞋底，时不长的做一些卖，也能够给家里补贴些。在集里也热闹，不像闷家里无聊。"

与女性老年村民相比，男性老人更喜欢的休闲方式是看电视、听广播这类较少涉及人际交往的休闲活动。X21（男，83 岁）说："我怕冷，受不住风，年纪大了平时也不出去。每天就是在家里看看电视、听听广播。我更喜欢听广播，不费眼，躺在床上就可以听，也挺有趣的。"X7（男，63 岁）说："平日干活挺累了，我就不想在外面坐着，除了有时候去看看下棋，就是在家看电视，我爱看新闻，每天（晚上）八点看完新闻联播、焦点访谈，就歇住了。"

总结起来，X 村老人的休闲活动主要在农闲时进行，闲坐聊天、看电视、打麻将等活动通常在傍晚进行；制作食物、赶集等活动通常有特定的时间节律，且与日常生活联系密切。除看电视、听广播等在家中就可完成的休闲活动之外，其余活动都具有社会交往的意味。与其他乡邻进行交际的过程让老人们的日常生活变得更加丰富；通过制作食物请乡邻品尝，老人们扩大了日常交际的广度，更能感受到自我价值；通过在集市贩卖自己日常制作的食品和工艺品，老人可以获得一定的收入，在家庭中的地位能够得以提升。这些都对增加其自我价值感，促进其生理和心理健康有积极意义。

2. 山东沂蒙山地区 Y 村

与 X 村老人相比，Y 村老人从事农业活动的比例较低。因此，他们的休闲时间也相对更多一些。然而，在访谈中，笔者却发现虽然 Y 村老人从事休闲活动的种类比 X 村老人更多样，但社会交往的意味却偏弱一些。通过对访谈材料进行汇总，笔者将 Y 村老人经常进行的休闲活动列为以下 8 种，分别为看电视（44 人）、闲坐聊天（27 人）、散步（24 人）、打理花草（23 人）、跳舞健身（13 人）、听广播（12 人）、打麻将（10 人）、进行宗教活动（5 人）。

Y 村老人独自在家进行休闲活动（如看电视、听广播、打理花草）的比例比起 X 村老人更高，如 Y1（女，77 岁，独居）说："俺闲时候喜欢在家看电视，最常看 11 台和山东台的节目。俺老伴没得早，俺儿子不怎么出息，儿媳也不常来看俺。跟村里其他老人在一块儿俺也觉得脸上没光。俺倒宁愿在家里打理打理花，看个电视。俺村里每个老人都养花。他们都没俺养得好看，没养个好儿子，养花俺倒还行哩。"Y12（男，61 岁，和老伴同住）说："俺老伴喜欢看电视，俺也就陪着她看。平时俺俩在院里吃晚饭，就坐着看看电视，两个人搭伴，也不觉得太寂寞。"Y17（男，65 岁，和老伴同住）说："俺觉得现在村里人没有俺父（亲）那时候亲，平常都不来往。俺们这个岁数的最明显，再上点年纪的，80 来岁的老头子、老太太有时候还老坐外面聊聊天。俺们现在每天就是吃了睡，睡了吃，吃完了看看电视，去村后头走走，一天也没啥事情，俺还想找点活计呢，省得被人嫌。"

喜爱以散步作为休闲活动主要方式的老人很多还肩负着看护孙辈的任务，Y2（女，63 岁，和儿子同住）说："你看俺一天哪里得闲，弄着这个小祖宗（3 岁半），一会儿饿了一会儿闹腾的，吵得俺累着呢。（我）白天看护他，晚上就得领着遛弯、去村广场健身器材那里耍着，不过他在那玩，我也得一点清闲。"Y5（女，61 岁，和儿子同住）说："俺平时不得出去，得看顾孙女儿，只晚上带着她出去转转。小孩子家在屋子里憋闷久了老想着往出去跑，不安全，俺陪着她出去也权当自己锻炼了。"Y41（女，66 岁，和老伴同住）说："俺儿刚生二胎，家里两个孩儿，俺平常根本不得闲。只能傍晚六七点出去走走，也带着（孙子）出去和其他孩儿耍一阵儿，回来（孙子）才能安生睡觉，不然晚上还有的闹呢。"

在 Y 村，那些喜欢从事具有社会交往意义的休闲活动类型（如跳舞健身、打麻将、进行宗教活动等）的老人大多经济条件和身体条件都比较好，子女的工作和婚姻状况也较为体面。这些生活条件相当的 Y 村老人往往因为有着相同的兴趣而结成彼此具有亲厚关系的趣缘群体，在日常生活中也常常一起行动，互帮互助。例如，Y30（男，67 岁，和儿子同住）、Y27（男，70 岁，和老伴同住）、Y28（男，66 岁，和老伴同住）三位老人就是村中麻将圈内有名的"麻将三剑客"，他们都住在家中刚盖不久的新房，身体健朗，子女也都已经成家立业，无所牵挂。因为家中条件优渥，三位老人几乎每天都在村口广场旁边的活动室中摆牌局，或者在村里喊着"三缺一"各处闲逛，寻人过来凑麻将局。Y30 说："人老了、闲了就容易寂寞，幸好有两个老兄弟能凑一凑，在一起打牌，每天也就不那么难发。凑在一起打打牌，俺们也心里暖和，就像多了两个亲兄弟似哩。一家有难大家帮，平日里大家多走动，出了事也能互相照应。你看，俺们打牌有时候也赌点一块五毛的，老郭（Y27）爱输，俺俩有时候也就故意让着他一点，钱儿不大，但感情却结下了。"Y27 说："俺这两个老兄弟可好呢，天天打打牌健脑，比吃药管用，俺保管不会得痴呆病。"Y3（女，78 岁，与儿子同住）是一位基督教徒，她说："俺孙儿放假的时候，俺每晚都让他给念圣经。俺没读过书，不认字，但就这么着有些（祷告）词都会背了，去做礼拜的时候也能说上来……俺之前得心脏病，参加教会活动后，心里舒服多了。"可见，由相同兴趣而自发结成群体进行休闲活动的老人确实从这类休闲活动中得到了精神的慰藉，这对于他们的生理与精神健康都大有裨益。然而，相较于从事那些社会参与感较弱、可独立完成的休闲活动来说，Y 村老人中从事这类具有社会交往意义的休闲活动的人数仍比较少。

15.5.2　农村老人从事休闲活动的影响因素分析

经过上一部分对于两村老人休闲活动途径和类型的分析可以得出，无论在 X 村还是在 Y 村，具有一定的社会参与意义的休闲活动对老人心理状况和生理状况的改善有相当的助益。但除选择这类活动的老人之外，两村中选择进行可以独自在私密场所完成的休闲活动的人数也较多。那么，影响老人选择休闲活动途径与方式的因素究竟有哪些；这些因素又是如何作用于老人对休闲活动途径的选择之上的呢？

对两村老人选择休闲活动产生影响最主要的两个共同因素是老人的身体状况和收入水平。在访谈过程中，笔者询问了老人对身体健康状况的自我评价，并将这一指标与其所选择的、最常从事的休闲活动类型加以关联和比较后发现，自认为身体健康状况良好的老人更乐于选择具有社会交往意味且对肢体活动和智力活动程度要求较高的休闲活动，如制作零食、赶集、下棋、打麻将、跳舞健身等。例如，Y15（对自己身体状况的评价为"很健康"）说："俺夜里吃完饭在家闲不住，就爱出去跳个舞。你看现在年轻人每天回家就瘫在床上看手机，俺不愿意闷在家里，还是喜欢出去动动，出出力。"X11（对自己身体状况的评价为"疾病对生活造成中等困扰"）说："冬天风湿毛病犯得严重，腿疼得遭不住，就好在家听广播戏烤火，烤火腿才能舒服点，不然一出去冻得腿疼，几天好不了，疼起来也老发火，之后又心里难受。"除身体状况之外，收入水平也对老人选择休闲活动的倾向有所影响，有固定经济来源的老人有更多的闲暇时间，也更有资本选择具有社会交往意义的休闲活动。上文中提到的 Y 村麻将"三剑客"三位老人都有出息孝顺的子女；Y28 年轻时还攒钱在县城购置了房产，在家族中颇有经济地位和话语权，因此，他们有足够的经济能力为牌局自负盈亏，也更乐于以此作为进行社会交往的渠道。不过，也有案例表明，一些经济条件和身体状况都较好的老人会因家人的阻止而不能参加自己喜爱的休闲活动（如打麻将、打牌等），因此家人对老人进行休闲活动所持有的态度也常常对老人选择活动具有比较重要的影响。

对于 X 村的老人来说，他们休闲活动中最具特色的一点就是其与自然节律和传统节庆的相关性。X 村从事农业生产的人口比重较多，耕作方式相较于 Y 村也更加粗放，这样的特点使得 X 村老人的生活与自然环境的联系更为紧密。他们乐于在不同季节采摘合乎时令的蔬菜水果进行烹饪加工，并在食物制作的过程中获得欢欣和满足。这与其生计方式、生活节律及其在融入"家园"过程中对自身的调适密切相关。因此，从 X 村的个案中可以得出，老人从事休闲活动的方式及其对休闲活动途径的选择与其生计方式和所处的生态环境密不可分，这一特点在现代农业与市场经济不甚发达的村落中体现得较为明显，相较而言，受到市场化和现代农业技术影响较大的 Y 村老人从事休闲活动的类型则较少受到其生计方式的制约。

由于 X 村老人中从事农业活动的人数仍然相当多，而繁重的农事消耗了太多他们的体力与精力，因此，在休闲活动的选择上，X 村的老人是比较"好静"的。在农闲时分，他们多喜欢坐下来或躺下来休息片刻，聊聊天、听听广播、看看电视，忙里偷闲地小憩片刻。而 Y 村老人从事农业活动的比重较低，他们的体力相较于 X 村老人更加充沛，因而有相当比例的老人会选择散步、跳舞这样的休闲方式来放松身心。而在 X 村则鲜少见到这类休闲活动的方式。因此，农业活动在老人日常生活活动中所占据的比例也影响到他们对于休闲活动的选择。

然而，值得注意的是，虽然 Y 村老人因不用进行繁重的体力劳动而有着较为充沛的体力和精力，但他们之中选择从事体育健身活动的人数仍比较少，而选择看电视、听广播等可以独自完成的休闲活动的老人人数则比较多，这种选择与老人的身体状况、居住模式、子女的经济状况与孝顺程度均有关联。一般来说，Y 村身体状况欠佳的、独自居住或与老伴同住、因子女经济状况或不孝顺而觉得面上无光的老人们更倾向于选择可以独自在私密场所完成的休闲活动；而那些身体状况较好、与子女同住且身负照料孙辈义务的老人则更乐于选择具有社会交往意味的休闲活动。然而，除身体状况的影响外，其余在 Y 村影响老人对休闲活动种类选择的因素在 X 村表现得则不甚明显。这是因为 X 村老人子女的经济状况大多较为相似，老人的子女基本都在家务农，其与子女同住的比例也更大。因此小家庭和个体化的观念对 X 村村民的影响还并不大，其邻里和代际之间的关系相较 Y 村来说也较为亲近。由此可见，居住状况、子女经济状况、孝顺程度等一系列影响到老人"面子"的因素在 X 村显得比较均质化；自然地，这些因素对老人休闲活动种类选择的影响也相对较小。

综上所述，影响老人对休闲活动选择倾向的因素颇为复杂，它既与老人身体状况、经济条件和生产性活动对其体力消耗程度这些易见的事项相关；也与老人生活方式、居住模式、小家庭和个体化观念的影响、子女经济状况与孝顺程度和邻里之间的经济状况差异等庞杂的文化事项密切相关。

15.6　问题与建议

经由前文对农村老人休闲活动基本类型和影响因素的分析，并结合在调研阶段对两村老人进行访谈所得的一手材料，笔者认为农村老人休闲活动仍存在以下问题。

第一，由于基础设施和经济条件的限制，农村老人可选择的休闲活动范围非常狭窄。虽然相较而言稍富裕一点的 Y 村政府在村口修建了供村民活动的小广场，且摆上了一些健身器材。但这些器材长久无人打理，很多轴承已经生锈，年轻人使用起来尚且费劲，老人就更不可能借助这些器材锻炼身体了。再加上广场面积有限，傍晚时分还要留出很大一片空地供幼童奔跑玩耍，跳舞的老人们只能挤在广场最边缘的小角落中活动，供老人进行户外休闲活动的空间和设施严重不足。对于 X 村老人来说，情况则更加糟糕。因为 X 村地形多山，老人们甚至很难在村中找到一片平整的空地进行户外休闲活动，村政府也没有多余的经费给老人购置健身器材。基础设施的不完备意味着相较于城市老人来说，农村老人选择休闲活动的范围要狭窄很多，进行休闲活动的条件也更为恶劣。这是阻碍他们进行休闲活动，尤其是户外休闲活动的重要因素。此外，农村老人大多没有太多收入来源，这意味着即便他们有对某项休闲活动的强烈兴趣，经济条件的限制也使得其从事这项休闲活动的难度增加不少。即使是在村民经济条件较好的 Y 村，跳广场舞、打麻将等活动对于许多老人来说也是种奢侈。

第二，身体状况较好的农村老人仍需从事农业活动或帮助子女看护孙辈，可用来进行休闲活动的时间和体力常不充沛。在 X 村，老人们常需要下地干活或出门放牧，进行种种繁重的体力劳动。这使得他们没有过多的精力和时间在休息时走出家门，进行具有社会交往意味的休闲活动。Y 村身体状况较好的老人则常常肩负着照料孙辈的繁重任务，其从事休闲活动的时间往往被这一事项和繁杂的家务劳动严重侵占。因此，两村老人选择进行户外的、有社会参与性休闲活动的人数往往较少。

第三，身体状况较差的农村老人通常只能在家进行较为私密化的休闲活动，从事社会交往类休闲活动的动力和条件不足。对于 X 村和 Y 村那些年龄较大、患有严重疾病甚至行动不方便的老人来说，进行户外的、具有社会交往意味的休闲活动更是一种奢侈。他们往往只能独自在家通过看电视、听广播的方式打发时间。因为缺乏必要的社会交往，他们常常感到孤寂，精神状况堪忧。

第四，农村老人从事休闲活动的意愿常与其子女的经济状况和孝顺程度密切相关，与子女有矛盾或子女经济状况欠佳的老人参加社会交往类休闲活动的意愿低下。这种状况在 Y 村显现得更为明显：那些子女不孝顺，生活条件不"体面"

的老人往往不愿走出家门与人交往，他们认为村民异样的眼光和背后的议论比独自在家的孤寂更难以忍受，并常常因此陷入一种孤立的、自怨自艾的情绪之中。

根据这些问题，笔者认为丰富农村老人的休闲娱乐生活必须从多个方面入手，动员各方力量解决现有问题。本章众多的研究个案都表明，参与休闲活动，尤其是那些具有社会参与和社会交往意义的休闲活动对老年人的生理和心理健康有诸多好处。鼓励农村老人参与休闲活动，有助于帮助其在老龄阶段保持一定频率的社会交往，更好地认识到自身的价值所在，这些都是发泄生活压力和对疾病与死亡恐惧的有效途径。从类型上分析，进行那些社会参与度高且对智力和体力要求中等的休闲活动（如打牌、跳广场舞、散步、与相乡邻一起制作食物等）对农村老人的身体健康也更有裨益。因此，动员老人走出家门参与休闲活动并为他们提供宽敞且设施健全的、进行休闲活动的场所是帮助提高老年健康水平。具体来说，笔者认为可以从以下几个角度做出努力。

从政府的角度来说，加大对于农村休闲娱乐基础设施建设、扩大农村老人进行休闲活动的公共空间是十分必要的。在完善基础设施的同时，也需多多宣传、规范使用、常加保护，使村中老人真正懂得休闲设施和公共空间的基本功能和使用方法。村政府可以组织老年人定期开展具有社会参与意味的休闲文化活动，如棋艺比赛、歌舞比赛和烹饪活动等，扩大活动规模，使更多的村中老人可以参与进这些文化活动之中，以充实其精神生活，促进其身体健康。

此外，从村落社会环境的角度来说，要对老人积极参加休闲活动的行为多加鼓励，并培养一种尊老、敬老的社会环境。对于生活困难的老人可主动帮扶，不仅在物质上帮助他们，让他们能够参与集体组织的老人休闲活动，也应采取措施提高他们在活动中的参与感和积极性。对于那些身体状况欠佳的老人，可多组织慰问，让他们也可以感受到集体的关怀。对村中适宜老人参与的民间文化也可多加鼓励，充实其自身的精神生活与提升其自我价值感。

从家庭的角度来说，子女的关心与在乎是老人愿意走出门、参与社会交往和户外休闲活动的重要影响因素。因此，应首先教育子女对老人从事休闲活动持支持的态度，并适当分担老人务农和照料孙辈的工作，留给老人充沛的精力和体力参与休闲活动。在家庭活动中，子女应多与老人交流，在生活上关心他们，在精神上抚慰他们，并鼓励他们参与村中组织的集体活动，提高社会参与度。

第16章　城市老年人旅游及其作为社会
参与路径的意义①

  长期以来，社会参与作为一个极为宽泛的概念被使用，其内涵也未有严格限定。在一般意义上，社会参与通常被理解为活动的参与、社会角色的扮演、人际关系的互动、对社会资源的利用和个体价值的再现等（周璇等，2018）。相关定义可归纳为三个层面，即社会层面、交往层面和价值层面。在社会层面，老年人的社会参与可被视为兼具社会性与互动性的老年人活动（李月和陆杰华，2018）。从21世纪初开始，以联合国为代表的国际机构开始倡导积极老龄化的理念，其实质就是重新唤起社会对老年人社会参与的重视。在学界，表现为鼓励老年人积极参与社会的活动理论，取代了一度流行的认为老年人在晚年应脱离社会以促进代际更替的"脱离理论"。

  然而，当前对老年人社会参与的相关讨论多关注其价值层面，而较少对其社会层面和交往层面给予关注。进一步而言，老年人在社会参与过程中仅被视作一个仍可开发的资源载体，其自身需求、意愿及生理、心理特征常被忽视。这使得相关针对老年人的公共政策无法真正满足其需求，进而无法从本质上改善老年人的健康状况。不仅如此，由此产生的舆论氛围实质上以能力、抚养比来衡量老年人的价值，最终使其受困于价值测量的单一尺度而被拉入老年歧视的怪圈，其被认为是社会的拖累和包袱。

  近年来，积极老龄化在国际社会受到了普遍重视，在我国老龄化进程加快的背景下，这一理念正获得社会各界的密切关注。但正如邬沧萍和彭青云（2018）两位学者所言，当前国内对积极老龄化的理念仍理解不足，事实上其含义远不止现在普遍认为的"发挥余热"即老有所为的层次，更包括"老有所养、老有所医、老有所学、老有所教、老有所乐"，老年人的价值要在多层次的社会参与和个人的全面发展中充分体现。在笔者看来，我们对老年人社会参与的理解仍需加深，不仅要保持对老年人基本生活保障的重视，即所谓"养"和"医"的阶段，更应贯彻"以人为本"的养老理念，推动老龄化保障向更高层次发展。

  本章所要讨论的老年人旅游多被学者在老龄产业的范畴下研究，较少将其作为社会参与的形式予以探讨。直到近年才依稀有国内学者做了相关讨论（杨双江，

---

① 本章由高孟然（北京大学社会学系博士研究生）撰写。

2015），这一视角的转变来自对老年人社会参与的新认识，主要是其涵盖范围的扩展，从单纯的有偿或无偿劳动延伸到一切有益于社会的各项活动（李宗华，2009b），并依据老年人的个体素质区分了三种社会参与层次，将旅游活动纳入第二层次，适配于绝大多数老人（杨宗传，2000）。其理念经历了从资源利用最大化到人本主义的转变。即便如此，国内外的相关讨论仍显不足。

笔者在本章将首先探讨旅游对老年人社会参与的意义所在。其次基于相关文献和全国老龄工作委员会办公室（以下简称全国老龄办）等机构的公开数据描述中国老年人旅游活动的现状、体量和发展。再次具体论述老年人旅游的意义、特征、决策动机及阻碍等，进一步论证老年人旅游对提高老年人的生活质量和健康及创造普遍、积极的社会价值方面所具有的贡献。由于中国农村老年人的旅游参与水平仍较低，相关数据和研究较为匮乏，因此本章将以城市老年人作为主要研究对象。最后，笔者将反思对老年人社会参与功利化的倾向，探讨将旅游作为实践一种新的、全面的积极老龄化理念的重要途径。

16.1 老年人旅游对于社会参与的意义

旅游本质上是一种社会行为，正如有学者所言，旅游是社会交往日益扩展的一种表现，是一种特殊的生活方式（沈祖祥，1999）。一直以来，旅游的益处都是显而易见的，包括鼓励跨文化交流、促进区域和平与经济发展，以及对旅游者个体的利益，包括从旅游中恢复和休息的重要功能，提供新的经验、更广阔的事业和学习及跨文化交流的机会，增益社会资本和健康及宗教上的满足，如朝圣等（UNWTO，1999）。旅游活动具有社会性、能动性、持续性、反思性、交互性等特征，是属于社会融入性质的社会互动过程（陈成文和孙嘉悦，2012）。因此，旅游是人们深入参与和融入社会的重要路径，老年人旅游实际上是激发与证明老年人社会参与能力的重要途径，是一种程度较深、层次较高的社会参与形式。

从马斯洛需求层次理论的角度来看，旅游是人们在实现温饱之上较高层次的生活追求，涉及个人发展和自我实现。甚至在某种程度上可以说旅游源于人对自身价值的追问（曹国新，2004）。对老年人来说，由于生活失去了生产性活动的传统价值支持，其对自身价值的怀疑常常成为影响其幸福的主要因素之一，旅游因此被作为老年人发现自身价值的途径而能够起到价值补偿的作用。总体而言，旅游对老年人社会参与的直接意义有能力建设和个体价值获取两方面。

旅游将促使我们以更加主位的视角观察和体悟老年人的社会参与，尊重老年人的自身意愿和特点，保证老年人在社会参与中的可选择性。在社会情绪理论的论证中，社会互动的选择性被视作老年人充分享受快乐和幸福感的适应性策略，随着年龄的增长，人们更加讲究社会参与的价值回报，因而更倾向参与能更多获得积极情绪和价值的活动。这启发我们要避免在老年人社会参与过程中进行强制性安排，发展多元化的社会参与形式。而旅游则是联结个体与社会的有效通道，段世江和张辉（2008）认为通过对老年人旅游的现状、影响与发展的探讨，我们将能够进一步了解到参与主体与社会之间的复杂联系。

16.2　中国城市老年人旅游的状况、影响与发展

当前，旅游已经成为中国城市老年人休闲生活的重要部分。在诸如东南沿海等一些发达地区，离退休老人在所有类型的出行人员中占据第二位。在经济条件较好的北京地区，调查显示有 31.8%的老年人在 2012 年有过旅游消费（林思宇和刘香兰，2012），另外，在中国发展研究基金会"北京市老龄产业发展状况"项目的调查数据中，有 40.2%的被访老人在 2011 年旅游过，有超过 60%的老年人表示以后还会去旅游（吴玉韶等，2014）。相关数据显示，中国城市老年人拥有强烈的旅游意愿。据调查，如果身体条件和经济条件允许，81.2%的中老年受访者表示愿意去旅游，明确表示不愿意去旅游的仅占 9.7%。另一项针对湖南城市老年人的调查显示，仅有 2%的老年人对旅游没有兴趣（佚名，2017）。2015 年，我国 14.31%的老年人有旅游消费，平均消费金额为 4928 元。分年龄段来看，低龄老年人是旅游的主体，占到了 68%，其次是 70~79 岁年龄段的老年人，占到 26%，高龄老年人旅游比例比较低，仅占到 6%。从未来一年出游的计划来看，我国 13.1%的老年人明确表示未来一年有出游计划，9.1%的老年人表示有可能在未来一年外出旅游（党俊武，2018）。

伴随着中国经济的发展和老年人口比例的提升，老年人旅游行业正迅速发展，拥有巨大的发展潜力，这源于我国老年人庞大的人口数量和消费体量。据全国老龄办最新统计，截至 2017 年底，全国 60 岁及以上老年人口达 2.4 亿人，占总人口比重达 17.3%，今后 60 岁及以上老年人口的年均增长数量均将超过 800 万人。再者，中国老年人的购买力体量也非常大（中国财政科学研究院课题组等，2018）。一些研究显示 2012 年中国城市老年人中有 42.8%的人拥有存款，每年老年人的离退休金、再就业收入、子女资助等各种收入合计可达 3000 亿~4000 亿元。在强烈的旅游动机支持下，伴随着我国城市老年人出游比例的提高，这部分收入能够有相当的部分直接转化为老年人的旅游消费，这将直接刺激相关产业的发展（上海市民政局等，2012）。

此外，我国正处于老龄化初期阶段，较高的低龄老年人比例成为促进中国老年旅游市场发展的重要因素。据 2010 年第六次全国人口普查的数据，我国 60~69 岁的低龄老年人有 9980 万人，其中健康人群所占比重为 55.65%，即约为 5554 万人，

这是老年旅游市场的主体。中国目前正处在老龄化社会初期，较高比例的低龄老年人在社会经济文化环境不断发展的背景下，将成为推动老年旅游业迅速发展的主力军（罗栋，2015）。

《老龄蓝皮书：中国老龄产业发展报告（2014）》指出，进入老龄社会初期的中国未来将成长为全球老龄产业市场潜力最大的国家。据预测，2050 年全世界老年人口将达到 20.2 亿人，其中中国老年人口将达到 4.8 亿人，几乎占全球老年人口的 1/4，是世界上老年人口最多的国家。2014～2050 年，中国老年人口的消费潜力将从 4 万亿人左右增长到 106 万亿人左右，占国内生产总值（gross domestic product，GDP）的比例将从 8%左右增长到 33%左右，是全球老龄产业市场潜力最大的国家。有学者甚至预测，如果我国老年人出游比例能达到发达国家水平，即老年人的出游率达到 60%～70%（目前我国老年人出游率不到 30%），我国的年国民经济总收入将因此增长近 0.3 个百分点（吴玉韶等，2014）。作为老龄服务业的老龄旅游产业将在市场规模的整体递增中迅速发展（李顺芳，2004）。

相对乡村老年人而言，我国城市老年人的出游机会更多、意愿更强、消费更高。根据相关学者对 CHARLS 老年家户抽样的数据分析，我国老年家户具有出游意向的比例约占整个抽样家户的 14.08%，其中农村家户占比 30.47%，城市家户占比 69.53%，城市出游比例远远高于农村出游比例，且在旅游消费中也表现出城市家户的旅游消费远远高于农村家户旅游消费的现象（任明丽和洪秋妹，2016）。依据《中国旅游统计年鉴 2017》的数据，2016 年，中国城镇 65 岁及以上老人的出行花费平均为 843.5 元/人，有旅行社组织的为 1563 元/人，同期农村老人平均旅游花费仅为 400 元/人（中华人民共和国国家旅游局编写组，2017）。同时，能够完成旅行的城市老年人实质上也是其群体中收入的佼佼者。中国老龄产业协会老龄旅游产业促进委员会与同程旅游联合发布的《中国中老年人旅游消费行为研究报告 2016》显示，月收入 5000 元及以上的中老年旅游者占比 57.8%，其中月收入超过 7000 元的高收入者占比 31.3%，一、二线城市等经济条件较好的区域是目前老年旅行者最主要的出发地（中国老龄产业协会与同城旅游编写组，2017）。另外，统计显示，相对于日常生活能力受限的老年人而言，健康状态良好的人旅游的机会比率要高 27%，自评健康好的人比差的要高 63%。相对于女性而言，男性旅游的机会比率要少 34%。城镇老年人旅游的机会比率比农村多 58%（张华初，2014）。

内部发展的不均衡限制了老年旅游市场的整体发展。一般而言，在许多国家，老年人由于其闲暇时间多、富有积蓄、休闲动机强等特点通常是旅游消费的主力军。例如，德国人作为国际上主要的旅游输出客源，其 20%的旅游者超过 60 岁。而其他的 7 个主要旅游输出国均有 16%～33%不等的旅游者年龄超过 60 岁或 55 岁。在美国，老年人是最大的游客群体，只占人口 25%的 50 岁及以上的人，却参与了美国 80%的休闲旅行、35%的配套旅行及 57%的高尔夫运动，他们还为美国海上航线提供了 66%的客源。事实上，相当数量的国家 55 岁以上老年人旅游的市场份额占其整体旅游市场的 60%以上（周莉，2006）。

总的来说，我国的老年旅游业具有特殊性、综合性和微利性的特点（罗栋，2015）。具体而言，企业在巨大的消费市场的吸引下，不断迭代产品以适应老年人的需求，实质上提高了行业的整体服务水平。近年来城市老人旅游也开始出现一些新的形式，如养老地产作为一种旅游加投资的行为开始受到关注，此外旅游养老、医疗旅游、养生旅游、寻婚旅游等新的旅游形式也备受青睐。同时，老年人旅游所需要的高服务标准和较低的价格使得当前老年旅游市场又存在"稳而不旺"的状态，行业发展不完善、市场良莠不齐、缺乏信任度及老年旅游行业利润率低、供应商自我提高意愿不强烈等状况并存，造成一些行业发展的乱象。最后，由于老年人收入较低、消费节俭等特点，企业在设计产品的时候也更多采取薄利多销的形式，以获取更大范围的消费受众。整体而言，我国老年旅游业正逢市场需求快速增加、政府支持力度上升、产业升级转型加快并与全球市场接轨的机遇期，市场内各大主体得以充分享受红利从而快速发展。

综上，旅游已在中国城市老年人的社会参与中占据重要位置，且仍有巨大的发展潜力，其影响不容小觑。然而，中国老年人强烈的旅游意愿与相对较低的旅游参与率之间的矛盾，不仅与社会经济发展水平的差异相关，也与老年人的行为特征及因此而来的出游阻碍密切相关，并进一步指向老年人进行较深层次社会参与的限制。

16.3　城市老年人旅游的特征及阻碍

近年来，西方学术界盛行的活动理论（activity theory）一直对老年人的社会参与秉持正面立场，鼓励老年人参与社会活动并获得社会的认同，认为积极的社会参与能够降低老年人因社会角色中断所引发的低落情绪，把自身与社会的距离缩小到最低限度（李月和陆杰华，2018）。该理论将老年视为个体中年阶段的延伸，重视老年人在活动中的个性差异，扩展了积极老龄化的含义（裴晓梅，2004）。这带给我们的命题是不仅要去除对于老年群体均质化的想象，更要看到老年人社会参与中牵带的深层社会文化意义。因此要求我们更深入地理解老年人群体特征的同一性和内部异质性。

16.3.1　城市老年人旅游行为的特征与动机

在旅游活动的参与中，老年人群体呈现出来整体特征的同一性，在旅游六要素——食、宿、游、娱、购、行上存在共性（蒋祖云和乐祖康，1993），这是由老年人所特有的一些生理和特征所致，表现为自向型的群体心理特征（Jung，1933），导致这一群体选择旅游产品时倾向于选择熟悉的、安全的旅游目的地。社会情绪选择理论对此的解释是，老年人在有限的剩余时间中，倾向于选择对自己而言主观价值更大的选项（Fung et al.，1999）。综合来说，有 4 个影响老年心理的主要因子，即感觉与知觉、情感与情绪、意志与兴趣、个性与心理变化特点。具体而言，首先，老年群体对客观事物感知能力将逐渐衰退。其次，消极情绪是老年群体的主导情绪，身体机能下降容易导致该群体普遍产生消极情绪。家庭角色和社会地位的改变则使老年人容易产生冷落感、疑虑感、忧郁感、不满感和老朽感。再次，老年群体内心渴望参加超过他们能力或环境许可范围的活动，但同时，又对户外活动可能引发身体健康问题存在顾虑，他们对事物的兴趣逐渐减弱，缺乏强烈而深刻的求知欲并普遍重视美感和看重美的内容，追求内在而深沉的心灵美。最后，随着年龄增长，他们对待周围环境的态度和方式则表现出由主动向被动、由朝向外部世界转而朝向内部世界的变化趋势（黎筱筱和马晓龙，2006）。

因此，相对年轻人而言，老人出游有一些显著的特征，如乐于参团、爱好参与红色旅游、喜欢追忆等。与中青年游客相比，老年人旅行的节奏往往更加缓慢、时间更加自由、旅游频率更高、出行距离和在外停留时间均更长（Gibson and Yiannakis，2002）。老年旅游者倾向于清静、安宁型的旅游地或旅游活动方式，普遍具有怀旧思乡的情趣，并且由于闲暇时间充裕，以及对中国传统文化的向往，他们的旅游动机，相当大部分出自对历史和文化的浓厚兴趣（魏立华和丛艳国，2001）。根据《中国旅游统计年鉴 2017》的数据，2016 年，我国 65 岁及以上的城镇老人旅游以观光游览为主，占 40.2%。度假休闲、商务出差、探亲访友、文娱体育健身、健康疗养等分别占到了 25%、1.6%、21.1%、3.8%、4.7%，相对于 24～44 岁的城镇青壮年人群而言，老人们在观光游览、文娱体育健身、健康疗养上的比例显著更高，商务出差比例大幅落后（中华人民共和国国家旅游局编写组，2017）。这在某种程度也显示出了老年人旅游的特点，即以休闲健身为主，将旅游主要作为一种放松身心、休养锻炼的途径。

老年人旅游的特征与其动机之间有着密不可分的关系，正是老年人独特的、与其自身需求相匹配的出游动机导致其旅游活动的一系列特点。"推拉"模型适用于此，个体在心理上的一些因素推动其产生旅游需要，如逃离、休息、好奇、冒险、怀旧、社会地位、健康、社会交往等（Jamrozy and Uysal，1994）。而旅游目的地或旅游行为本身将这一需要拉动到特定的方向和目标。我们可以将"推"的因素视为旅游主体内在产生行为动机的初始动机，而把"拉"的因素看作辅助后续决定的环境条件（Jang and Wu，2006）。有学者指出，当前对于旅游动机的研究更多聚焦于拉力，即个人层面的分析，而较少关注涉及宏观背景的推力（Patuelli and Nijkamp，2016）。

有学者将老年人外出旅游分为三种动机：其一是怀古觅旧型；其二是健康疗养型；其三是求知、求乐型（蒋祖云和乐祖康，1993）。这三种动机之间并不排斥，而往往存在交织共促的现象。相关研究通过因子分析法得到了老年人旅游的 3 个推动机因子和 4 个拉动机因子，其中，"求知与好奇""安全与卫生"分别为最重要的推动机因子和拉动机因子（包亚芳，2009）。此外，老年人旅游的主观因素还被细分为身体健康需求、怀旧心理、补偿心理、炫耀心理，主导因素不同会导致不同强度和倾向的旅游行为发生（刘睿和李星明，2009）。有学者通过对中国台湾老人出行动机的比较考察，认为"追求新奇"是老年人旅游最重要的意图（Jang et al.，2009），一项运用深度访谈的方法对中国大陆一线城市老人的研究也显示出老年人在旅游期望中对"求知"的优先关注（Hsu et al.，2007）。魏立华和丛艳国（2001）则认为身体健康的动机是促使老年人旅行的主要因素。综合来看，追求健康和求知是老年人出游的主要动机。对自我发展的强烈诉求是促使老年人选择旅游的主要原因，这也正是社会参与的核心目标，可以看到，老年人旅游及其社会参与之间呈现出互为因果的紧密联系。

16.3.2　城市老年人旅游特征的异质性

老年人的行为特征与出游动机受到各种因素的影响，这使其群体内部也呈现明显的分化。老年人内部因城乡、经济和生理因素、跨文化等的差异存在导致旅游参与的显著异质性，此外还有诸如是否空巢、年龄大小、家庭收入高低等差异也使其呈现出不同的出游特征。这些不同的影响因子和制约因素共同形塑了城市老年人旅游的复杂样貌。

有研究发现，相对于十年前，老年人旅游市场较其他子类市场而言，其特异性和活跃程度均有显著提升（You et al.，2000）。老年人群体并不能看作是同质化的群体，其内部因年龄、体质、退休前职业、经济水平等因素导致实质上有相当大的差别。有学者从银发旅游市场的角度将老年人旅游者分为家庭旅游者、积极休憩者和老年组三种类型（Shoemaker，1989）；有学者从参与主体，即老年人的角度将银发旅游者分为被动观光客、热情进取者和文化猎取者，这三种人群在参与决策模式、旅行心理和频次等旅游特征上存在差异（You et al.，1999）。一项对3000 名 55 岁以上美国老年游客的调查研究结果显示他们显著存在三类倾向：新奇探寻者、积极热衷者、不情愿的旅行者，发现他们在选择住宿等行为上有重要区别（Lieux，1994）。还有学者将银发旅游者分为：①大众型银发旅游者，男女比例各占 50%左右，年龄较均匀地分布于 50～80 岁，身体状况多为"好、普通"，以退休者居多；②经验型银发旅游者，女性比例较多（68%），年龄结构趋向于年轻化，健康状况多为"很好"，虽然仍以退休状况居多，但"半退休、尚未退休"者占有相对较高的比例；③品质型银发旅游者，女性比例最高（72%），身体状况多为"好、普通"，以退休者居多（马桂顺等，2012）。

有学者将影响老年人旅游行为的因素细分为三类，即老年人自身的条件，包括身体状况、收入条件、喜欢旅游的程度等；老年人所处的社会环境，包括配偶、儿女的态度、相关群体的影响等；旅游目的地的旅游环境，包括旅游价格、距离、安全性、气候条件、食宿条件、交通、景点吸引力等（章杰宽，2011）。一些实证研究表明，年龄、文化程度、健康状况、目的地生态环境、休闲养老配套设施、医疗水平、游客自身经济条件等七个变量与老年旅游者决策之间存在明显的相关性，其中年龄和文化程度为负向关系，其他均为正向关系（谈志娟等，2016）。一般而言，经济因素和健康状况对老年人的旅游决策具有最为重要的影响（冉思燕，2010）。

一些更加细致的分析关注了不同变量的作用机制。一项对以色列银发旅游者的研究指出，驱动他们决定旅游的动力主要是健康和收入（Fleischer and Pizam，2002）。进一步的研究表明，在收入够用的基础上，收入的高低对参与旅游的意愿影响并不大。对于已有旅游消费能力的老年旅游者而言，其家户收入已不是决定旅游消费水平的主要因素（任明丽和洪秋妹，2016）。此时，情感因素对是否参与旅游有显著影响，相对于中性情感的老年人而言，乐观的老年人旅游机会比率要多 20%，悲观的老年人旅游机会比率则少 45%。老年人参与其他休闲活动情况对其是否参与旅游有显著影响。较少参与其他休闲活动的人，其旅游的机会比率是中度参与者的 2.74 倍；而较多参与其他休闲活动的人，其旅游的机会比率是中度参与者的 8.22 倍（张华初，2014），这显现出旅游与其他社会参与形式之间显著的相关性。

我们还可以看到一些外围特征通过核心因素能够对老年人的旅游行为产生影响。例如，老年人的家庭结构会直接影响其业余时间的丰裕程度和个体的经济水平，进而对老人的旅游消费产生影响（冉思燕，2010）。具体而言，子女多的家庭，老人往往有更重的看顾家庭的责任，而较少有空余时间，反之则不然。这一点在空巢老人的旅游行为中表现得最为显著，与非空巢老人相比，空巢老人旅游的意愿更强，旅游的频率更高，在外停留的时间更长，即使没有子女的经济支持也有较强的旅游支付能力（刘力，2017）。伴随未来我国空巢老人数量的持续增加，这一部分人将在老年旅游市场占据更大的份额。在中国，子女的看法对父母的行为具有很大的影响力（章杰宽，2011；Ji，2012），积极的支持会形成有力的促进力量，而消极对待则对老人出游形成阻碍，后续我们还将进一步分析。

老年人所处的社会文化环境对其行为也有较大的影响。因此，不同国家之间的研究结论并不能简单对照，且在对老年人国际旅游市场的探讨中也需加入跨文化的视角。例如，在德国与英国老年旅游者的对比研究中可以发现二者的行为区别反映了其国民性的差异，和家人、朋友结伴旅游对德国老人而言特别重要，但对英国老人并不如此（Jamrozy and Uysal，1994）。学者运用推拉理论分析作为世界上最大的老年旅游者来源国的日本和英国，概括其老人的出游动机和诉求均有较大差异，并认为不同文化体之中其老年旅游活动的推动力和牵拉力均有较大不同，可作为考察和研究的方向（You and O'Leary，2000）。在中国，节俭、谨慎、厌恶风险、平衡、适度、和谐、集体导向等"儒家"思想作为老年消费特征的文化基石，对老年消费行为的影响极为深远（陈俊勇，2005）。

16.3.3　城市老年人旅游决策中的阻碍

对老年人旅游决策的进一步探究中，值得关注的是什么阻碍或限制了老年人的出游？一方面，由于老人在各方面所处的弱势地位，其出游遭遇的阻碍因素相对更多；另一方面，这些阻碍的克服对促进老人旅游往往有立竿见影的效果。

研究发现，55 岁及以上老年人旅游的障碍包含健康、年龄、购买能力、缺乏同行者等问题。具体表现为心理障碍、身体障碍、社会交往的障碍、结构性的障碍（主要指物质资源的质量、旅游的人际质量环境和物质资源的可利用性）、信息障碍（周莉，2006）。有学者将老年人出游的阻碍因素分为信息、时间、年龄、身体状态、饮食、资金等客观因素和担心不愉快、害怕麻烦、害怕离开家没人照顾、缺乏同伴、恐惧交流等主观因素（Shoemaker，2000）。对于老年人而言，经济因素和健康水平常被视作阻碍其出游的主要因素。

总之，由于在生理和物质水平上的弱势地位，老年人参与旅游必须保持较高的社会参与水平，相关行为的发生和完成相对中青年人群而言往往需要利用更多的社会力量，如旅行公司、服务机构、信息机构等来作为辅助。而当这种发展尚不完善的社会力量不足以帮助老年人克服其自身因生理、心理、精神等产生的"阻力"时，各类主客观因素将成为老年人出游的直接阻碍。

16.4　反思、讨论与建议

如前述，活动理论基于积极老龄化理念拓展了对老年人旅游参与异同性的理解，但反过来看，后者相对前者而言，更加重视老年人的权利。换句话说，积极老龄化理念注意到老年人在社会参与中权责不清的弱势地位，倡导社会参与不仅是老年人参与社会生活的义务，更是一种权利。这一倡导的重要性在于，社会参与不仅是老年人价值的简单发掘，更是对老年人生理和心理健康的基本保证。因此，旅游对老年人社会参与的促进实质上是对老年人群体再赋权的过程，这将从根本上提高老年人的健康水平，为其生存创造友好、可持续的社会环境。

16.4.1　对老年人社会参与现状的反思

多年以来，有关统计部门和研究者在人口抚养比率的计算中完全忽略了失业人口。结果过高估计了老年人和儿童对社会资源的需求，促成公众对老年群体作为社会资源依赖者的印象，从而构建了"老年依赖"（old age dependency）的社会概念（裴晓梅，2004）。如今老年歧视已经成为继种族歧视和性别歧视之后的第三大社会歧视问题，成为实现和谐老龄化的主要阻碍之一（吴帆，2008）。我们必须正视老龄群体在社会参与主体中的边缘化倾向并予以扭转，更应当警惕的是这种思想对老年人群体的影响，即其在这种文化浸染中认同了自己的"无价值"，事实上这一情形已然出现且相当严重（王萍，2012）。在此，转变观念、深入推动老年人的社会参与是关键，这也是积极老龄化理念的核心倡导。

在笔者看来，对老年人的"弱化"想象实质上增加了老年人社会参与的阻力。有调查显示，成年子女对于老年父母的认知相比老年人自我的认知更为保守和弱小（吴俊，2018）。当我们将目光投向老年歧视的社会根源时，便形成了对这一社会形象的解构。从历史上看，老年问题化的策略是针对反福利主义者生成的，旨在呼吁人们关注老年人的弱势地位并给予其更多关注。然而在推动社会福利发展的同时，也催生了社会对老年人的歧视。这与老年研究最初的旨意相违背（陈雯，2013）。对老年人的问题化倾向赋予这个群体诸如"负担""包袱"等妖魔化的标签，实质上阻碍了这一群体更深层次的社会参与。任明丽等（2018）的研究表明，只要老年人具有基本的活动能力，参与旅游活动就成为可能，而我们日常生活中所说的身体状况限制并没有预期所猜测的那么大，反而是精神状态的匮乏或不健康成为旅游活动参与的主要限制性因素。

而积极老龄化的理念正是要通过鼓励和促进老年人的社会参与，以消除历史建构和当代社会价值对老年人产生的不友好氛围。通过重视老人的自主性、自我发展权及整体意义上的健康和幸福，以抛弃对老龄群体的集体想象，转而关注真正鲜活的个体，将老龄群体视为资深人士而不仅是老化的个体，从而摆脱当前社会文化对老年人形象建构中的"功利化"和"工具化"倾向。对于老年人而言，其参与权和自主权往往是联系在一起的，扩展其社会参与的前提是要增加老年人的自主权和实施自主权的能力。作为城市老人进行社会参与的一种重要形式，旅游对老年人健康、家庭和谐和社会总体福利增长均有长远、全面的助益作用。

16.4.2　旅游对老年人健康水平的影响

健康水平是影响老年人社会参与水平最重要的因素之一，旅游对老年人个体的生理和心理健康有显著助益。如前所述，老年人出游的主要动机就是健康体魄和求知，对于中国城市老年人的研究更加明确指出提高健康水平是其出游的首要动机（Hsu et al.，2007）。而事实上，旅游对于老年人的健康确有显著助益。我们这里所谈的健康，就是当前最为通行的由世界卫生组织在其《组织法》中所采纳的定义：健康是一种完善的生理、心理和社会幸福感的状态，而不仅是没有疾病。

北京大学全国老年人口健康状况调查项目通过大规模的中国老年健康影响因素跟踪调查，得出结论：旅游能促进健康长寿，在控制人口、社会、经济特征、社会支持与健康状况等一系列相关因素下，参与旅游的老年人死亡风险比不旅游的老年人降低 20%～30%（顾大男，2007）。旅游等积极的社会参与对身心健康改善与生活质量提高有很强的促进作用（位秀平，2015）。研究证明，休闲活动满意度是老年人生活质量最为直接、显著的预测因子（Russell，1990）。而一项对西班牙老年人的定量研究明确显示了老年旅游者比非旅游者更加积极和健康（Ferrer et al.，2016）。也有研究显示，控制变量后，旅游对提高老人的生活自理能力有显著作用（贾亚娟，2014）。

特别需要关注的是，老年人的心理健康明显从旅游中受益更大（Wei and Milman，2002），而这也是目前社会对老人赡养最为忽视的一点。有学者关注到消极的老龄化态度对老年人生活质量的负面影响（纪竞垚和代丽丹，2018），对于已解决基本生存问题、就医问题且有一定经济能力的老年人群体，若想其晚年生活过得更加丰富、生活质量获得真正的提升，心理健康的提升是关键（任明丽等，2018）。而中国老年人当前的心理健康状况并不乐观。一项对安徽老人的统计显示，近 28%的老人具有抑郁倾向（Fan et al.，2020）；李为群等（2016）在另一项运用量表对长春市千余名社区老年人的调查中显示抑郁症状的检出率高达40.3%。一般而言，独居老人、贫困老人、农村老人面临更为严峻的心理疾病状况（许琪，2018；伍小兰等，2010）。这种状况与当前我国老年人精神赡养工作匮乏、低水平的社会参与及普遍的老年歧视有着密切关系。

旅游被认为是改善老年人心理状态非常有效的路径，研究显示，老年人经过外出旅游后，其心理健康状况明显改善（邱玥珣等，2000），尤其对于低收入家庭而言，旅游能够显著提高其生活质量和主观幸福感（McCabe et al.，2010）。相关论证可以进一步追溯到老年人旅游与其主观幸福感的因果关系，旅游对于居民主观幸福感的正向作用早已获得过中外学者的充分论证（Hills and Argyle，1998；粟路军和何学欢，2009）。实际上，老年人在旅游的过程中自身的价值可以得到进一步的体现和升华，从而获得一种能力感，这种能力感就会增强老年人的正性情感，降低负性情感，提高主观幸福感（王翠，2011），帮助"维持晚年生活的士气"（布劳，1993）。这种积极乐观的情绪对提升老年人的健康自评和 ADL 都很有帮助（姜向群等，2015）。

此外，求知作为老年人旅游的主要动机之一体现了老年人仍保持着强烈的发展自身的愿望。有医学研究显示，许多老年人在退休后的短暂时期内，身心健康水平急剧下滑的罪魁祸首正是这种无所事事和自感成了废物的心理（段世江和安素霞，2011），这已成为中国老人诸多心理问题的缘由（谢立帆，2018）。旅游能够显著改善这些状况。有学者总结了旅游对于老年人而言的精神助益有"创造意义""发现自我""更好地去理解他人""更好地理解他们与自然的关系"（Moal-Ulvoas and Taylor，2014）。而求知的过程实质上也增加老年人社会适应的能力和信心，事实上，在社会适应的语境下，老年人口问题不是老年人带来的问题，而是社会适应不良带来的问题（陈勃，2008）。老年人通过在旅游的过程中增强了获得感，强化了自我价值，有助于其维持一种更为积极的健康态度，从而形成一种由自信到加强参与到更健康而后更自信的良性循环。

16.4.3　旅游对老年人家庭和社会的影响

对社会来说，如前所述，旅游对促进老人的健康有直接助益，健康的老年人对社会具有重要性，这直接体现在节约社会照料成本和增长社会整体可用资源上。进一步说，银发游也带动了整个旅游业的火热，由于老人时间较为自由，通常认为老年旅游具有平衡旅游淡旺季波峰和波谷的作用。此外，由产业繁荣带来的，如适老设施、文化建设等的自然发展，使发展老年旅游可以减缓人口老龄化对社会的不利影响（佟新，2000），同时为社会提供更多的就业机会，增加社会总消费力（张雪华，2000），从而间接地提高人们的生活水平和国家生产力。

一个影响更为深远的结果可见于欧洲社会旅游和福利旅游发展的历程。欧洲政府采用社会旅游的福利政策来分担家庭的赡养压力，同时减小了社会的健康支出。旅游能够提高老年人的自感健康水平和日常生活中行动的独立性。对于自我感觉更好的人来说，相关的服务就不再必要，政府也可以因此减少在此方面的投入。因此，社会旅游能够给予老年人更高的生活质量和促进健康老龄化，同时也减少了社会对老龄化的支出（Ferri et al.，2013）。因此，相关支持应当被看成一种投资，这种投资能够提高个体老年期的健康、保障水平，降低家庭与社会的照护成本，并为老年人的参与和贡献创造条件（杜鹏和董亭月，2015）。

对家庭而言，健康、积极的老人及他的生活方式有助于调整微妙的代际关系，构建更和谐的家庭氛围和亲子关系（McCabe，2009）；同时，银发旅游实质上是以市场和社会的力量辅助家庭履行快乐养老的责任。在现代社会，老年人的知识和价值常常被忽略，其被认为在日新月异的社会环境中无法适用。然而，今天我们所面对的诸多新问题、新技术依然没有摆脱基本的人性和社会文化系统，人们仍需要一种稳定的文化和价值系统来分析和解决问题，老年人无疑是其成熟的代言人。

旅游所赋予老年人的自我认同与更开阔的理解方式、新的看待事物的角度将有利于他们更好地发挥其在社会和文化方面的价值，家庭将是直接的受益者。相关研究显示，旅游有助于提升家庭资本和家庭成员的社会资本，并对子代抚养质量有益（Minnaert et al.，2009）。

16.4.4　老年人旅游的不利影响及推动其发展的建议

当然，老年人旅游也有其不利影响，如它在多重维度上体现并扩大了社会不平等，粗糙的旅行服务加大了老年人遭遇危险的风险，蜂拥的旅行团对旅游地环境存在破坏作用。因此，一方面，我们需要从平权（Sadana et al.，2016）的角度赋予健康老龄化实践上的意义，正视并致力于改善老年人旅游中的严重失衡现象，给予较低收入人群更多的支持，将旅游作为一种公平享有的权利（王德刚，2009），认真对待旅游的民生特征（肖飞，2009），发展福利旅游（苏琨等，2013）。另一方面，我们在积极发挥政府引导角色的同时，仍要充分发挥市场的资源配置作用。更重要的是，我们需要将旅游作为老年人社会参与系统的一部分予以对待，要看到它在系统中与其他活动和因素之间复杂的相关关系，转而以一种整体的视野从根本上推动老年人的旅游参与。换句话说，我们不能孤立地发展老年人旅游，而是要从整体上提高老年人的社会参与意愿、能力和水平。

有许多研究在具体实践层面提出了推动老年人旅游业发展的建议（黎筱筱和马晓龙，2006；葛米娜，2007），我们将依据主体划分为三类建议：一是对政府，主要涉及政策制定和产业引导，包括增加老年人收入、发展福利旅游、扶持产业发展、做好发展规划、建立人才梯队、立法规范市场、加强配套设施建设；二是对市场，主要包括企业营销方式和产品规划，如针对老年人的特点量身定制产品、针对不同的老年人制定差异化产品谱系（巩固传统人文旅游，拓展生态旅游和康复旅游）、采用灵活的促销手段和品牌策略等；三是对参与主体，包括老年人及其家庭，主要是鼓励家庭支持及鼓励老年人打开心胸积极尝试。可以看到，市场的盈利动机，往往能够把握和尊重老年人的主观意愿和行为特征。因此，在社会参与机制的建构中，引入多元化的参与主体对保障老年人的权益具有积极作用。

16.5　结论与讨论

如前所述，追求健康和求知是老年人旅游的主要动机，表明了老年人从生理和心理上追求全面发展的诉求。老年人出游的强烈意愿和近些年来银发旅游的迅速发展更是体现了老年人希望通过旅游实现深层次的社会参与，从而提高自己社会参与能力的愿望。同时我们也看到，中国老年人尤其是农村老年人旅游参与率仍较低的现状反映了我国老年人旅游仍面临较多阻碍，这些阻碍既与老年人自身行为的特点相关，也与文化背景和社会经济发展的水平有密切联系。因而，破除这些阻碍的过程实质上也是从根本上促进老年人社会参与的路径。为了达到这一目标，我们既需要创造更加良好的参与环境，又需要从老年人自身出发，赋予其更多的自信，使其在社会参与过程中实现自我价值和提升自我认同的良性发展。

老年人旅游无论对其个体、社会或家庭发展均有长期、客观的助益作用，这在某种程度上将扭转把老年人视为社会负担的偏见，并将对老年人社会参与的评价脱离简单的价值导向，回归相对而言更为本质的对老年人真实生活状态和自主权的关注。换句话说，借由对老年人健康水平和个人发展的正向推动，旅游起到了从根本上推动老年人社会参与水平的作用，从而依托老年人的特点及其复杂多样的社会参与路径对个体、家庭和社会产生丰富的溢出效应。

综上，在我看来，推动老年旅游的发展不是一蹴而就的事业，而是从理念、政策到市场紧密勾连、联动发展的长期过程。首先，我们需要明确发展老年旅游的意义，发掘其不仅在经济且在社会、文化及伦理等诸多方面的价值。其次，我们必须认识到老年人内部的复杂性和异质性，做到量体裁衣，对市场的认知和政策的制定依然要符合中国的国情和文化。最后，我们要从社会参与的角度看待老年人旅游的现状与不足，基于积极老龄化的理念，树立对旅游在老年人社会中位置的重视，以一种整体观对待其所产生的丰富影响。

第17章 老年社会参与和社会支持对生理 健康的影响探讨[①]

17.1 社会性因素成为影响老年健康的重要因素

面对快速增长的人口老龄化趋势，联合国第二届世界老龄大会提出了积极老龄化的主张，这个主张成为 21 世纪应对人口老龄化的政策框架。随着健康老龄化上升为国家应对老龄化的重要举措，"健康中国"上升为国家战略，如何在快速老龄化进程中提高老年人口的健康水平，提升老年人晚年生活质量和健康余寿，越来越值得深入思考并进行制度设计和政策准备。

迄今，学术界已经认识到，健康的影响因素的作用方式往往不是简单线性的，而是互相交织影响的。一种因素对健康的影响可能会随另外一种因素而变化，呈现出一种复杂的交互作用，这种不同因素之间交互和构建的过程是老龄健康机制的重要部分，因而需要从系统的、跨学科的视角对老龄健康问题进行深入研究（Institute of Medicine，2006）。在医学社会学中，从多重病原论的角度看，健康问题或疾病的产生除了基因和体质因素之外，还受到多重社会因素的影响。对健康的影响因素的分类可以概括为基因、行为和社会环境三类，还有的分类方法将影响因素分为社会结构因素、个体影响因素和生物影响因素（Institute of Medicine，2006）。目前对行为和社会环境的研究是社会科学研究较多的领域，而跨学科地将基因等遗传因素作为健康的影响因素是近年来新兴的前沿研究领域，受到越来越多重视（Institute of Medicine，2006）。还有研究根据与健康的因果逻辑距离，把社会性的因素划分为三个层次：第一个是最近因素（proximal factors），包括与健康相关的生活方式及行为，如吸烟、饮酒、营养和运动等；第二个是中等距离因素（mid-range factors），包括社会和家庭关系及人际关系与社会支持网等；第三个是最远端因素（distal factors），包括个体所处的社会结构与社会分层状况等（Lahelma，2010）。

由于流行病谱系转变，为降低发病率，除了关注医疗技术的进步外，社会性因素，如社会参与、社会支持、社会关系等作为影响健康的重要因素受到了重点关注（House et al.，1982）。老年人的社会参与已经被认为是积极老龄化的重要内

---

① 本章由陆杰华（北京大学中国社会与发展研究中心研究员、社会学系教授）、伍海诚（中共广东省委政策研究室主任科员）和韦晓丹（北京大学社会学系博士研究生）撰写。

容，成为重要的政策着力点（Rowe and Kahn，1997）。社会参与能够降低老年人的死亡风险（House et al.，1982），通过不同机制对老年健康产生影响。社会参与能够为老年人提供支持，包括经济类、可感知的支持等，还可以通过使老年人获得健康信心、缓解负面情绪和压力等途径，改善老年人的健康水平。

17.2　从社会参与到社会支持

对于社会参与的概念和界定有很多，目前学界尚未形成共识。许多学者使用很多与社会参与相互替代的术语，如社会联系、社会支持、社会融合等（Levasseur et al.，2010）。目前，对社会参与的界定主要从介入、角色、活动、资源等角度进行定义（段世江和张辉，2008）。大多数的研究主要聚焦于老年人的个体参与，特别是参与社会活动、民间组织、社区活动等，既包括生产性的有报酬劳动，也包括走亲访友等社交行为（Maier and Klumb，2005），而且往往都暗含社会参与必须是老年人主动的行为。但也有学者认为，主动的社会参与是基于健康老年人的预设，没有考虑到身患疾病的老年人的被动参与，也没有关注到社会参与与老年人所处的社会地位、社会关系之间的联系（Mars et al.，2008）。基于本章的研究视角，从更广义的意义理解并结合中国的国情，老年人的社会参与应该更接近社会支持这一理解视角，也就是老年人所处的社会结构影响了他们所得到的社会支持，从而也决定了老年人的社会参与情况。社会支持是内嵌于社会结构的重要社会资源，在组织和使用后可以帮助老年人解决生活中的困难与挑战（Lin et al.，1981）。

17.3　健康的综合测量：虚弱指数的提出

人们对于健康的传统认识主要是从生物医学的角度，认为身体躯体没有疾病、有正常功能就是健康。随着人类社会发展进步，生活和技术水平大幅提高，引发了疾病谱系的转变，传染病发病率大幅下降，人类预期寿命不断延长（Omran，2005）。目前学术界比较公认的健康概念是由世界卫生组织提出的，即健康是多维度的，包括身体、心理和社会存在的健康，在身体层面上是指机体的结构和功能处于正常状态，在心理层面上是指人的精神心理过程正常、没有心理障碍和精神疾病困扰，在社会层面上是指行为符合社会规范、处于社会存在的完满状态（世界卫生组织，1946）。本章所要使用的老龄健康测量工具——虚弱指数（frailty index）是一种综合、全面的测量方式，它的提出和发展是基于"虚弱"（frailty）的概念和理论。人口学关注老龄化过程中个体在健康和死亡风险上存在的异质性，并试图寻找描述和刻画这种异质性的概念性工具，"虚弱"这一概念的提出是一种对老龄化的针对性描述和刻画。根据目前的研究，用于构建虚弱指数的指标也大同小异。Mitnitski 等（2001）使用了 34 个变量构建虚弱指数，包括：9 个日常活动依赖变量，9 个抑郁症状变量，8 个听力、视力和身体疼痛等变量，7 个慢性病变量，1 个健康自评等。每一个变量不健康时编码为 1，否则为 0。中国香港调查收集的 62 个健康多维的变量，包括自理能力、认知功能、心理健康、身体健康状况等方面的指标（Woo et al.，2006）。Gu 等（2009）基于 2002 年的中国老年健康调查，用 39 个不同层面的指标构建了虚弱指数，包括自我评价健康状态、认知功能、残疾、听觉和视觉能力、抑郁、心律，以及许多慢性疾病。

17.4　社会支持如何影响老年人健康？

我国正处于急剧的社会转型期，在这个急速转型的过程中还叠加了人口结构的快速老龄化。传统的老年人社会支持体系出现了功能下降甚至瓦解的现象，无论是城市还是农村地区，家庭养老保障功能有所削弱，在新型社会支持体系构建的过程中，传统延续的与新近建立的不同类型社会支持共存交织。基于促进老龄健康的目的，社会支持能发挥什么作用、怎样发挥作用、需要如何构建，都亟待进一步深化探索研究。因此，本章将从社会支持的角度入手考察老年人的社会参与情况对其健康的影响机理，并探讨社会支持是如何影响老年人健康的。为了综合考察老年人健康的累计性，本章选用虚弱指数作为老年健康的测量工具。讨论的主要内容是社会支持对老年人健康的影响及其机理，主要探讨的核心问题：一是不同类型的社会支持对老年人虚弱指数有什么样的影响，社会支持对虚弱的直接效应是否存在；二是不同类型的社会支持之间的交互效应对虚弱指数的影响，是相互替代还是相互强化的，了解社会支持对老年人虚弱的影响及不同类型社会支持的相互作用对老年人虚弱的影响。

从社会因果论的理论视角出发，目前多数对社会支持与健康关系的研究都认为，社会支持对老年人的无论是身体还是精神健康都有积极的促进作用（House，1981）。社会支持能为老人提供更多的生活机会、更好的物质条件、更强的情感联系和社会支撑，这些不单对压力事件，在没有压力事件发生的日常生活中，也是对健康有促进作用的（Cohen and Will，1985）。因此，本章提出以下假设。

假设 1：社会支持对老年人虚弱状况有降低缓解的影响，得到社会支持越多的老年人的虚弱指数越低。

资源替代和资源强化理论是在教育对健康的影响研究中提出的，教育被看作一种社会资源，不同社会群体掌握的健康促进资源在数量上、种类上有所不同。资源替代假设认为对于弱势群体（如女性、黑人等）而言，教育可以发挥对其他健康资源的替代效应，使得教育对弱势群体的健康回报更高；资源强化假设认为，资源可以相互叠加发挥更大优势，因此掌握更多健康促进资源的强势群体会有更高的教育对健康的回报率（Ross and Mirowsky，2006）。洪岩璧和陈云松（2017）将教育与性别、城乡户口等都作为健康促进的"资源"，发现在教育程度低的人群中，男性健康水平高于女性，城镇居民健康水平高于农村居民健康水平，而在教育程度高的人群中则健康水平差别不显著，说明在缺乏教育资源的时候，其他资源上的优势可以进行资源替代。资源替代和资源强化的理论假设对社会支持与健康关系研究是很重要的启示，本章将资源替代和资源强化的理论假设从教育对健康影响的研究拓展到老年人的社会支持对其健康影响的研究中。

社会支持作为一种在老年人养老中扮演重要作用的社会性资源，从资源替代和强化的视角探讨不同类型的社会支持之间的关系，彼此之间的交互关系对健康是一种什么效用，值得深入分析。根据资源强化和资源替代假说（Ross and Mirowsky，2006）进行逻辑推演，对于稀缺的资源，资源强化效应更强，对于过剩的资源则替代效应更强。本章将社会支持区分为 3 个类型，包括制度性支持、家庭支持和社区支持，每个老人对不同支持的拥有情况不一样，不同种类的支持之间的作用关系可以借鉴资源替代和资源强化的理论假设。例如，如果老年人有家庭支持，而没有制度性支持，则制度性支持对其来说是稀缺的，而如果再增加家庭支持就是过剩的。同一类型的社会支持对老年人的健康应该是相互替代作用，如养老保险和医疗保险的交互效应、代际经济支持和照料支持之间的交互效应都属此类，应无助于增进健康；不同类型的社会支持之间则会叠加发挥积极作用，如制度性支持与家庭支持的交互效应、制度性支持与社区支持的交互效应、家庭支持与社区支持的交互效应，应有助于增进健康。因此提出以下两个假设。

假设 2：同一类型的社会支持之间对虚弱指数的影响是相互替代的，其交互项对虚弱指数的影响为正向。

假设 3：不同类型的社会支持之间对虚弱指数的影响是相互强化的，其交互项对虚弱指数的影响为负向。

17.5　数据、测量与方法

接下来，本章使用中国老年健康调查的 2011 年、2014 年两期横截面数据。所使用的因变量是虚弱指数，自变量也包括社会支持变量和人口学变量两类。经过对核心的因变量和自变量的缺失值处理之后，2011 年的样本为 5341 人，2014 年的样本为 2334 人。分析方法方面，首先，使用 t 检验分析社会支持与虚弱指数的关联性。其次，用普通最小二乘法（ordinary least squares，OLS）线性回归模型对社会支持与虚弱指数的直接影响进行回归，再用时滞模型进行进一步因果推断，检验假设 1。最后，将社会支持之间的交互项纳入 OLS 线性回归中，观察交互项的方向、大小与显著性，分析其相互关系对虚弱指数的影响情况，再用时滞模型进一步验证。

17.5.1 数据

本章所使用的数据是中国老年健康调查,该调查是第一次在发展中国家特别是中国这样的人口大国的全境内对高龄老人和适当样本的中低龄老人进行的大样本纵向跟踪调查。该调查的主持单位是北京大学健康老龄与发展研究中心,并由中国疾病预防控制中心进行组织实施。调查始于 1998 年,此后在 2000 年、2002 年、2005 年、2008 年、2011 年、2014 年分别进行了跟踪调查。1998 年的基线调查在全国 22 个省区市随机抽取了 631 个县/区,调查区域的总人口为 9.85 亿人,到 2010 年覆盖总人口 11.56 亿人,占全国人口比重 85%。问卷调查涵盖了受访者的人口、家庭、经济、健康、生活方式等各方面的大量信息。

17.5.2 变量的测量

1. 虚弱指数:因变量的测量

虚弱指数是对虚弱的量化测量,基本原理是对个体在生命历程经历的不良健康状况进行累积性统计。这一概念和测量由 Mitnitski 等(2001)提出,主要是根据老年人功能下降过程中表现出的不同的虚弱症状,计算个体健康损失的比例,反映了老年人健康损失的累积结果。在健康指标的选取上,对于健康指标的个数、选择等没有统一的标准(曾宪新,2010),一般而言,主要是从躯体、功能、心理及社会参与等角度选取指标(Rockwood et al.,2002),只要构成指数的变量达到一定数量,并且其中包括一些日常生活能力和疾病变量即可。有研究认为达到 15 个及以上即可(顾大男,2009),也有学者认为需要达到 30 个及以上(Drubbel et al.,2014)。达到一定数量的指标构建起来的虚弱指数一般可以用来跨数据比较。在计算上,公式为“虚弱指数 = 指标的得分值/所有指标的总分值”。在参考了 Mitnitski 等(2001)、顾大男等(2007)、杨磊和王延涛(2016)、王笑非(2016)、张韵(2018)等构建虚弱指数的方法后,本章基于中国老年健康调查 2011 年和 2014 年的问卷内容和数据结构,选取了 45 个变量建构我国老年人的虚弱指数。

这 45 个变量包括:6 个生活自理能力变量、8 个器具性障碍变量、11 个认知功能变量、4 个躯体活动变量、1 个自评健康变量、1 个由调查员评价的老年人健康变量、14 个慢性病变量。具体赋值方式见表 17.1,每个指标的赋值最小为 0,最大为 1,得分为 0 表示该老人没有任何疾病,得分为 1 表示该老人在所有变量均处于不健康状态。本章中 45 个变量的理论总分为 45 分,将每一个老人所有指标所得分值累加，再除以 45 分就得到了该老人的虚弱指数得分。虚弱指数的取值区间是最小为 0，最大为 1。

表 17.1　社会支持的测量变量和赋值方式

社会支持类型	测量变量	问卷对应问题	赋值方式
制度支持	养老保险	您目前有哪些社会保障和商业保险？	分类变量，若选择退休金、养老金，则赋值为 1，若没有这两项则赋值为 0，即"有养老保险 =1，无养老保险 =0"
	医疗保险	您目前有哪些社会保障和商业保险？	分类变量，若选公费医疗、城镇职工医疗保险、城镇居民医疗保险、新型农村合作医疗保险，则赋值为 1，若没有这两项则赋值为 0，即"有医疗保险 =1，无医疗保险 =0"
代际支持	代际经济支持	近一年来您的子女（包括同住与不同住的所有孙子女及其配偶）给您现金（或实物折合）多少元？	连续变量，转为二分类变量。若 0 元则赋值为 0，若大于 0 元则赋值为 1，即"有养老保险 =1，无养老保险 =0"
	子女照料	近一周以来，您子女/孙子女及其他亲属为您提供日常照料帮助的总小时数有多少？	连续变量，转为二分类变量。若 0 小时则赋值为 0，若大于 0 小时赋值为 1，即"有照料支持 =1，无照料支持 =0"
社区支持	社区服务	您所在的社区有哪些为老年人提供的社会服务？（多选，包括起居照料、上门看病送药、精神慰藉、日常购物、社会娱乐活动、法律维权、保健知识、处理纠纷、其他共 9 项）	计数变量，先计算每个样本共有多少种服务，然后转为分类变量。若 0 种则赋值为 0，若 1 种则赋值为 1，若 2 种则赋值为 2，若 3 种及以上赋值为 3，即"没有社区服务 =0，有 1 种社区服务 =1，有 2 种社区服务 =2，有 3 种及以上社区服务 =3"

2. 社会支持：自变量的测量

　　本章从制度、家庭和社区的角度分别选取反映老年人社会支持的测量指标。首先，制度支持方面选择了养老保险和医疗保险的拥有情况作为衡量制度支持的指标，这是我国社会保障制度体系中最为基础和关键的两个保障类型。其次，家庭支持方面选择了代际经济支持和子女照料，没有选择情感支持类变量并非忽视或认为情感支持不重要，而是本章假设家庭支持中工具性支持与情感性支持是交融的，情感性慰藉多与经济和照顾因素相关，是对未来经济和照顾可获得性的一种考虑。而且即便是工具支持也带有情感属性，子女提供的金钱支持对老人的心理是一种安慰，提供照料过程本身就有情感互动的属性。此外，情感慰藉的主观性较强，通过调查数据难以准确反映（封婷和郑真真，2015）。考虑到模型的简洁性、准确性，所以本章选择了代际经济支持和子女照料分别代表两个重要的家庭支持维度。最后，社区支持方面，目前国内对社区支持现状及与老龄健康的关系研究较少，但其重要性不容忽视。将社区服务与家庭养老相结合，依托于社区服务的居家养老是对传统家庭养老模式的补充与更新，是将社区服务延伸至家庭，有助于克服社会排斥，缓解社会家庭结构变更导致的家庭功能弱化问题。在机构发展缓慢未能满足需求的情况下，社区养老服务体系在未来相当长时间内仍是发展重点所在，需要加强居家养老的社会化服务整体规划（邬沧萍，2016）。中国老年人的社会参与不高，也不存在普遍的结社行为，老人所生活的社区及其所承载的养老服务功能，是政府所倡导的"社区养老"的重要依托。对社区支持的测量及对其与老龄健康的影响进行探索研究，是本章尝试做的一项工作。中国老年健康调查问卷中对社区支持进行了类型的测量，本章采用了问卷中关于社区服务的问题，通过计数加总得出老年人所能享有的社区服务种类的总和，然后转化为分类变量，一共分为 4 类。上述各类社会支持的操作化和赋值方式具体见表 17.1。

　　3. 控制变量

　　控制变量方面，主要都是人口学变量。根据文献梳理和研究需要，选择了性别、年龄、婚姻、居住方式、居住地这 5 个变量。具体的赋值方式为：①性别，分类变量，男 = 1、女 = 0。②年龄，连续变量。③婚姻，分类变量，已婚有偶 = 1、其他（离婚、丧偶、未结婚）= 0。④居住方式，分类变量，独住 = 0、与子女或配偶居住 = 1。

17.5.3　分析方法

　　本章先对 2011 年和 2014 年横截面数据考察老龄健康的动态变化情况，使用了 OLS 线性回归模型，并通过时滞模型利用数据在时间上的先后顺序进行因果推断。

　　在检验社会支持对老年人的虚弱指数的影响时，待检验的回归模型为

$$Y = \alpha + \sum X_i = \beta_i X_i + \varepsilon \tag{17.1}$$

　　在检验社会支持与社会经济地位、生活方式的交互项对老年人的虚弱指数的调节效应时，待检验的模型为

$$Y = \alpha + \sum X_i = \beta_i X_i + \gamma U_k X_i + \varepsilon \tag{17.2}$$

其中，Y 为虚弱指数；X_i 为影响因素；β_i 为影响因素的估计系数；U_k 为调节变量；γ 为调节变量的估计系数；α 为回归系数；ε 为误差项。

　　同理，滞后一期的回归模型为

$$Y_{t+1} = \alpha + \sum X_i = \beta_{it} X_{it} + \varepsilon \tag{17.3}$$

其中，Y_{t+1} 为滞后一期的虚弱指数，也就是 2014 年时的老年人虚弱指数 X_{it} 为影响因素；β_{it} 为影响因素的估计系数；U_k 为调节变量；ε 为误差项。

17.6　描述性及相关性分析

17.6.1　虚弱指数的描述性分析

虚弱指数是老龄健康的一种综合测量，反映了老年虚弱状况，指数取值为 [0, 1]，取值越低，虚弱状况越少，健康状况越好。2011 年和 2014 年两期数据的老年人虚弱指数的频率分布详见图 17.1 和图 17.2，其中 2011 年虚弱指数平均数

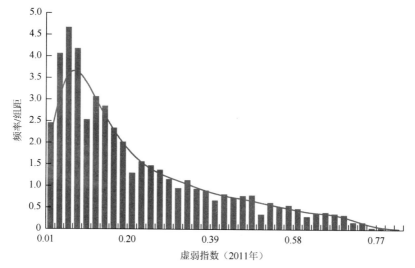

图 17.1　2011 年老年人虚弱指数频率分布直方图及核密度曲线图

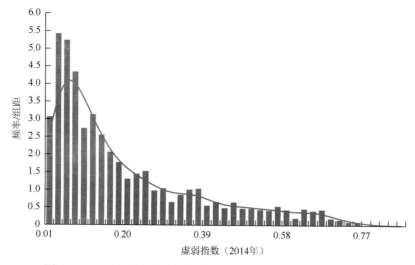

图 17.2　2014 年老年人虚弱指数频率分布直方图及核密度曲线图

为 0.207，取值范围为[0, 0.8]，标准误为 0.178；2014 年虚弱指数平均数为 0.189，取值范围为[0, 0.844]，标准误为 0.175。从两期数据虚弱指数的频率分布看，呈现在低取值区间的偏态分布，说明样本总体的虚弱水平主要集中于轻度虚弱，样本向重度虚弱的区间的频率分布逐渐减少。

从图 17.1 和图 17.2 能看出，虚弱指数在 2011 年和 2014 年截面样本中的样本分布情况，频率分布和核密度曲线较大幅度向左偏，与相关研究结论一致，年龄组在 60～90 岁时，虚弱指数呈现明显的偏态分布，到了 90 岁以上的高龄组，虚弱指数曲线形状才会逐渐趋于正态分布（顾大男等，2007）。一般而言，虚弱指数的分布在相对健康的群体中呈现偏态分布（曾宪新，2010）。就本章的样本而言，平均年龄为 85 岁，还未到达 90 岁以上的高龄组，因此未见呈现正态分布。2011 年样本的虚弱指数均值为 0.21，2014 年为 0.19，样本整体情况相对健康。

17.6.2　社会支持的描述性分析

从表 17.2 的社会支持变量的频率分布来看，制度性支持中，医疗保险的覆盖面比养老保险更高，在两个调查年度的样本中，8 成以上老人都拥有医疗保险。有养老保险（含退休金）的老年人 2011 年为 31.8%，2014 年为 40.0%。代际支持方面，两个年份的数据中得到代际经济支持的老年人稳定在 76%左右，子女照料相对于代际经济支持要少些，2011 年得到照料的老人占比为 64.0%，2014 年这一比例为 56.4%。从社区提供的服务支持的种类数量来看，社区支持还是偏少，2011 年仅为 1.001，2014 年为 1.251。

表 17.2　2011 年和 2014 年社会支持变量的频率分布

变量		2011 年			2014 年		
		样本数	均值	标准差	样本数	均值	标准差
制度支持	养老保险（有＝1）	9495	0.318	0.466	5403	0.400	0.490
	医疗保险（有＝1）	9493	0.855	0.352	5402	0.903	0.296
家庭支持	代际经济支持（是＝1）	9099	0.761	0.427	4987	0.762	0.426
	子女照料（是＝1）	6592	0.640	0.480	4785	0.564	0.496
社区支持	社区服务种类（1 种＝1，2 种＝2，3 种及以上＝3）	9597	1.001	1.194	5779	1.251	1.225

17.6.3　人口学变量的描述性分析

人口学变量方面,男性样本在 2011 年占 45%,2014 年为 47%。年龄均值 2011 年为 85.95 岁,2014 年为 85.57 岁,说明这个样本中高龄老人较多,因此本章分析的结果主要反映的是高龄老人这个群体的部分特征和规律。居住地方面,近一半的受访老年人居住在城镇。2011 年有配偶的老人占 38%,2014 年这一比例为 42%。约 8 成的老年人与子女或者配偶同住,如表 17.3 所示。

表 17.3　2011 年、2014 年社会经济地位、生活方式和人口学变量频率分布

变量	2011 年			2014 年		
	样本数	均值	标准差	样本数	均值	标准差
性别（男 = 1）	9765	0.45	0.50	6066	0.47	0.50
年龄	9386	85.95	11.25	5814	85.57	10.37
居住地（城镇 = 1）	9765	0.47	0.50	6066	0.48	0.50
婚姻（有偶 = 1）	9667	0.38	0.49	5876	0.42	0.49
居住方式（与子女或配偶同住 = 1）	9637	0.81	0.39	5902	0.80	0.41

17.6.4　老年人虚弱指数和社会支持现状相关分析

通过图 17.3 和图 17.4 可以看到,按照不同社会支持类型拥有情况划分的虚弱指数的均值柱形图。图 17.3 呈现的是 2011 年的数据情况,有养老保险的老年人的虚弱指数低于没有养老保险的老年人。有医疗保险的老年人的虚弱指数低于没

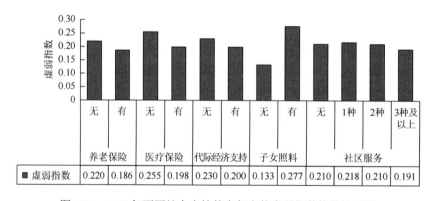

图 17.3　2011 年不同社会支持的老年人的虚弱指数均值柱形图

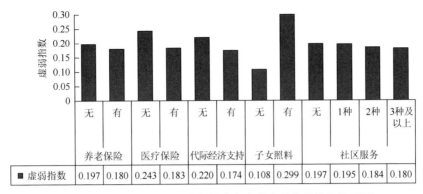

图 17.4　2014 年不同社会支持的老年人的虚弱指数均值柱形图

有保险的老人，且相差幅度较大。有代际经济支持的样本的虚弱指数取值也相对低于没有代际经济支持的样本。有子女照料的样本的虚弱指数取值高于没有子女照料的样本的虚弱指数。有 3 种及以上社区服务的样本的虚弱指数得分低于其他样本老人。

图 17.4 绘制了 2014 年样本按不同社会支持类型划分的虚弱指数的柱形图。图形形态与 2011 年样本基本一致，略有区别。相比没有养老保险的老年人，有养老保险的老年人的虚弱指数略低。有医疗保险的老年人虚弱指数明显低于无医疗保险老人的虚弱指数。有代际经济支持的样本的虚弱指数取值也相对低于没有代际经济支持的样本。子女照料与否对虚弱指数的取值有较大差异，没有子女照料样本的虚弱指数明显更低。有 3 种及以上社区服务的样本的虚弱指数略低。

进一步对老年人虚弱指数和社会支持进行 t 检验，表 17.4 展示了相关性分析的结果，显示社会支持与虚弱指数有显著相关性，除了子女照料这一变量符号为正外，其余社会支持变量的符号都是显著为负的。社会支持与虚弱指数呈负相关，这与前述的大多数研究结果是一致的。此外，人口学变量与虚弱指数的相关性基本都显著，男性、有配偶、独居、居住地为农村的老年人与更低的虚弱指数相关，年龄与虚弱指数正相关。在相关性分析基础上，可以进行下一步分析。

表 17.4　虚弱指数与社会支持和人口学变量的 t 检验系数

变量	2011 年	2014 年
养老保险（有 =1）	-0.092^{***}	-0.047^{***}
医疗保险（有 =1）	-0.119^{***}	-0.104^{***}
代际是否提供经济支持（是 =1）	-0.070^{***}	-0.114^{***}
子女是否照料（是 =1）	0.383^{***}	0.490^{***}
性别（男 =1）	-0.205^{***}	-0.226^{***}
婚姻（有偶 =1）	-0.302^{***}	-0.291^{***}
居住方式（与子女或配偶同住 =1）	0.064^{***}	0.074^{***}
居住地（城镇 =1）	0.006	0.030^{**}

$**\, p < 0.05$，$***\, p < 0.01$

17.7　社会支持对虚弱指数的影响分析

通过对 2011 年和 2014 年两个横截面数据进行 OLS 线性回归，结果显示，两个横截面样本的老年人社会支持与虚弱指数之间存在显著相关性，且大部分是负向相关性。表 17.5 中的模型 1、模型 2 为 2011 年数据，由回归结果可见，模型 2 中加入社会支持的变量之后，模型解释力比模型 1 有很大提升。从人口学变量看，男性的虚弱指数更低，年龄的增大会伴随虚弱指数的升高，与配偶或子女同住的老年人的虚弱指数更高，有配偶的老年人的虚弱指数更低。从社会支持变量来看，养老保险、医疗保险、代际经济支持和社区服务与老年虚弱指数都是负相关，系数分别为–0.012、–0.020、–0.026 和–0.003，有养老保险、医疗保险、代际经济支持和社区服务与更低的虚弱状态相关联。

表 17.5　老年人社会支持对虚弱指数影响的线性回归模型

变量	2011 年		2014 年	
	模型 1	模型 2	模型 3	模型 4
居住地	0.001 （−0.34）	−0.003 （−0.64）	0.007 （−1.62）	−0.003 （−0.47）
性别	−0.041*** （−10.63）	−0.040*** （−9.49）	−0.042*** （−8.93）	−0.042*** （−6.44）
年龄	0.008*** （−43.33）	0.007*** （−33.06）	0.008*** −33.69	0.007*** −19.47
婚姻	−0.016*** （−3.37）	−0.005 （−1.04）	−0.018*** （−3.14）	−0.003 （−0.34）
居住方式	0.036*** （−7.21）	0.027*** （−4.85）	0.040*** （−7.04）	0.043*** （−4.98）
养老保险		−0.012*** （−2.77）		0.002 −0.36
医疗保险		−0.020*** （−3.75）		−0.011 （−1.14）
代际经济支持		−0.026*** （−5.51）		−0.043*** （−6.05）
子女照料		0.092*** （−21.43）		0.131*** （−19.96）
社区服务		−0.003** （−2.54）		−0.002 （−1.42）
常数项	−0.516*** （−29.63）	−0.424*** （−20.15）	−0.528*** （−23.94）	−0.423*** （−12.41）
样本量	5341	5341	2334	2334
R^2	0.3185	0.3709	0.3007	0.4116

注：模型 1、模型 2 使用 2011 年数据；模型 3、模型 4 使用 2014 年数据，括号中为 t 值
** $p < 0.05$，*** $p < 0.01$

　　表 17.5 中的模型 3、模型 4 展示了 2014 年的数据回归结果，加入社会支持变量的模型 4 比模型 3 的解释力大幅提升。2014 年的人口学变量的性别、年龄、婚姻、居住方式的系数方向和显著性没有变化，系数大小的变化也不大。社会支持变量中，2014 年样本的数据结果只有子女照料的系数仍然显著，代际经济支持依然是显著负相关，养老保险、医疗保险和社区服务变得不再显著，向运华和姚虹（2016）的研究使用 CHARLS 2011 年数据也发现养老保险和医疗保险对城乡老年人的健康影响有限，但是新农保提升了农村老人的生活满意度，这是一种心理上的保障与慰藉。从模型 1 到模型 4 中大部分的数据发现都与以往研究相接近（张震，2004；沈可，2008）。

　　在两个横截面样本的回归中，唯一的与虚弱指数呈正相关的社会支持变量是子女照料，而且 2011 年和 2014 年数据的正相关性都显著。之前的文献也出现过这一数据结果，如张震（2004）使用代际经济支持和子女照料支持分析对老人自评健康的影响时，也发现子女提供经济支持和照料支持越多，对老人自评健康的作用是负向的，即便采用考虑了异质性的方法也依然是负向的，他的解释是身体越虚弱的老人的健康需求越多，因而得到子女的照料投入越多，这种子女对老人照料需求的满足就叫选择效应，照料本身的健康促进效应被选择效应抵消之后被严重低估，甚至方向变为相反方向。对于照料的健康促进效应，多数研究认为是存在的，但是影响的形式不同，比如有研究发现，核心家庭成员对老人的日常生活照料和疾病时照料，将显著改善老年人心理健康（杜旻，2017）。这一数据结果可以通过居住方式对虚弱指数的正相关，从而得到侧面印证。两个年度的横截面数据回归结果都显示，与子女或配偶同住的老年人的虚弱指数比独居的老年人更高，并非因为与子女或配偶同住加剧了虚弱状态，而是因为与照料对虚弱的正相关的情况解释类似，越虚弱的老年人越可能跟子女或配偶同住（沈可，2008）。

　　为了进一步进行因果推断，以 2014 年的虚弱指数为因变量，将 2011 年的社会支持变量和人口学变量纳入回归，构建滞后一期的回归模型。回归结果与 OLS 回归结果基本相同，性别、年龄、居住方式的显著性和方向都一样。社会支持变量方面，制度性支持和社区支持方向与虚弱指数负相关，但并不具有统计上的显著性。家庭支持的影响依然显著，代际经济支持对虚弱指数有显著的降低作用，这与以往的研究和本章的假设都是相符的。子女照料对虚弱指数的影响依然为正，解释机制是需要照料的往往是更虚弱的老年人，老年人对照料的需求效应抵消了健康促进效应，在系数上就显示出正相关。通过时滞模型对社会支持与虚弱指数关系的分析，在模型设定上把时间先后和相互影响的因果性清晰界定，社会支持对降低老年人的虚弱指数有促进作用，假设 1 得到验证。正式的制度支持与半正式的社区支持的直接健康促进效果在时滞模型中变得不显著，与以往一些研究发现类似，即正式支持仅对老年人生活满意度有促进作用，对身体健康影响有限，而子女支持主要对老年人身体健康和生活满意度都有促进作用，正式社会支持对农村老人的心理健康而非身体健康有积极影响（陶裕春和申昱，2014），如表 17.6 所示。

表 17.6　社会支持对老年人虚弱指数直接影响的滞后一期 OLS 模型

变量	模型 1	模型 2
居住地	0.007 （−1.61）	0.004 （−0.73）
性别	−0.044*** （−9.38）	−0.049*** （−8.09）
年龄	0.009*** −35.07	0.008*** −25.68
婚姻	−0.007 （−1.26）	−0.002 （−0.22）
居住方式	0.025*** （−4.1）	0.020** （−2.53）
养老保险		−0.003 （−0.46）
医疗保险		−0.005 （−0.57）
代际经济支持		−0.031*** （−4.51）
子女照料		0.049*** −8.29
社区服务		−0.002 （−1.14）
常数项	−0.514*** （−24.00）	−0.483*** （−15.92）
样本量	2334	2334
R^2	0.297	0.313

注：括号中为 t 值

$** p < 0.05$，$*** p < 0.01$

17.8　社会支持之间交互效应对虚弱指数的影响分析

健康的影响因素的作用方式是互相交织影响，一种因素对健康的影响可能会随另外一种因素变化而变化，呈现出一种复杂的交互作用，这种不同因素之间交互和构建的过程是老龄健康机制的重要部分（Institute of Medicine，2006）。基于资源替代和资源强化的理论的推导，老年人的不同类型的社会支持之间、同一类型的社会支持之间的相互关系对虚弱指数的影响也是本章所关心的问题。表 17.7 展示了 2011 年数据的 OLS 回归结果，并加入不同类型及同一类型社会支持之间的交互效应，考察交互效应对虚弱指数的影响。模型 1 考察制度性支持和代际支持变量的交互效应，发现养老保险与子女照料、医疗保险与子女照料、医疗保险与代际经济支持的交互作用有显著影响，其中前两者是负相关，医疗保险与代际经济支持的交互效应方向为正。而且养老保险的主效应变得不显著，说明养老保险与虚弱关系受子女提供照料影响，交互效应说明得到子女照料的老年人如果有养老保险将显著降低虚弱指数。从制度支持与家庭支持的回归系数看，两种不同类型的支持既形成了资源强化效应，共同促进降低虚弱状况，也有形成资源替代效应，比如医疗保险和代际经济支持的交互项与虚弱指数正相关。模型 2 考察社区支持变量与制度支持变量的交互效应，发现社区服务与医疗保险的交互效应显著为负，且社区服务与医疗保险主效应都是显著为负，说明有医疗保险的老年人得到越多的社区服务，越有可能处于更低的虚弱状态。养老保险与社区服务交互项与虚弱指数的回归系数为正。因此，制度性支持与社区支持也是既有资源替代效应，也存在资源强化效应。模型 3 考察代际支持变量与社区支持变量的交互效应，发现对虚弱指数影响并没有显著相关性。

表 17.7　2011 年不同社会支持类型之间交互效应对虚弱指数的 OLS 结果

变量	模型 1（制度与家庭）	模型 2（制度与社区）	模型 3（家庭与社区）	模型 4（制度内部）	模型 5（家庭内部）	模型 6（全模型）
养老保险	0.003（−0.02）	−0.017***（−3.13）	−0.012***（−2.78）	−0.022**（−2.12）	−0.012***（−2.74）	−0.021（−1.51）
医疗保险	−0.035***（−2.83）	−0.020***（−3.76）	−0.020***（−3.72）	−0.024***（−3.69）	−0.020***（−3.74）	−0.033**（−2.45）
代际经济支持	−0.058***（−5.20）	−0.026***（−5.51）	−0.025***（−4.31）	−0.026***（−5.50）	−0.022***（−2.99）	−0.052***（−4.02）
子女照料	0.116***（−10.86）	0.092***（−21.43）	0.096***（−18.25）	0.092***（−21.42）	0.098***（−11.56）	0.121***（−9.36）
社区服务	−0.004***（−3.02）	−0.004***（−2.92）	−0.001（−0.21）	−0.003**（−2.56）	−0.003**（−2.54）	0.003（−0.85）
养老保险与代际经济支持交互项	0.003（−0.27）					0.003（−0.31）
养老保险与子女照料交互项	−0.020**（−2.35）					−0.019**（−2.23）
医疗保险与代际经济支持交互项	0.041***（−3.46）					0.038***（−3.24）
医疗保险与子女照料交互项	−0.019*（−1.70）					−0.016（−1.48）
养老保险与社区服务交互项		0.004*（−1.51）				0.004*（−1.82）
医疗保险与社区服务交互项		−0.008***（−1.72）				−0.007**（−2.52）

续表

变量	模型 1 （制度与家庭）	模型 2 （制度与社区）	模型 3 （家庭与社区）	模型 4 （制度内部）	模型 5 （家庭内部）	模型 6 （全模型）
代际经济支持与 社区服务交互项			-0.001 (-0.36)			0.001 (-0.10)
子女照料与 社区服务交互项			-0.003 (-1.28)			-0.002 (-0.99)
养老保险与 医疗保险交互项				0.012 (-1.04)		0.016 (-1.37)
代际经济支持与 子女照料交互项					-0.007 (-0.74)	-0.008 (-0.78)
常数项	-0.418*** (-17.88)	-0.422*** (-20.05)	-0.426*** (-20.09)	-0.420*** (-19.76)	-0.427*** (-19.90)	-0.419*** (-17.41)
样本量	5341	5341	5341	5341	5341	5341
R^2	0.375	0.371	0.371	0.371	0.371	0.375

注：控制变量为居住地、性别、年龄、居住方式，括号中为 t 值

* $p<0.1$，** $p<0.05$，*** $p<0.01$

　　模型 4 和模型 5 主要是对假设 2 进行考察，即同一类型的社会支持之间的交互效应对虚弱指数的影响是否呈现资源替代效应。模型 4 考察两种制度支持变量之间的交互效应，模型 5 考察代际支持变量之间的交互效应，发现交互项与虚弱指数的回归系数都没有统计显著性，即没有识别出同一类型支持之间的资源替代效应。

　　模型 6 将上述所有的不同类社会支持之间及同类社会支持之间的交互项纳入回归，结果仍保持基本一致。总体来看，一是不同类型之间的社会支持存在资源强化效应，也存在资源替代效应。比如，制度性支持和代际支持之间对虚弱指数的降低存在相互强化的关系，也就是享有制度支持的老人若同时享有代际支持，将更有利于处于降低虚弱状态；制度性支持与社区支持的交互作用也存在这种对虚弱指数降低的资源强化关系。二是同一类型的支持变量之间的交互作用对虚弱指数降低没有显著影响，即不存在资源替代的效应。从 2011 年的 OLS 回归结果来看，假设 3 得到部分支持，假设 2 没有得到支持。

　　接下来，对 2014 年数据进行社会支持之间交互效应对虚弱指数影响的考察，表 17.8 展示了 OLS 回归结果。模型 1、模型 2、模型 3 检验的是假设 3，即不同类型社会支持之间是否存在资源强化效应。模型 1 中，制度性支持的主效应不显著，且制度性支持与家庭支持的交互效应不显著。模型 2 中，医疗保险与社区服务的交互效应显著为负，有医疗保险的老人若同时获得越多社区服务的支持，相应会有更低的虚弱状态，这是一种"强强联合"的资源强化效应。模型 3 中子女照料和社区服务的交互效应为负，显示同时有这两种支持的老人有更低的虚弱指数，说明

照料与社区服务存在资源强化效应，体现出掌握多种资源的情况下，资源相互影响产生叠加作用，放大其中某一种资源的效应（Ross and Mirowsky，2006）。

表 17.8　2014 年社会支持之间交互效应对虚弱指数的 OLS 回归结果

变量	模型 1（制度与家庭）	模型 2（制度与社区）	模型 3（家庭与社区）	模型 4（制度内部）	模型 5（家庭内部）	模型 6（全模型）
养老保险	0.002 (−0.13)	0.005 (−0.57)	0.002 (−0.27)	−0.016 (−0.87)	0.003 (−0.39)	−0.014 (−0.60)
医疗保险	−0.02 (−0.91)	0.004 (−0.34)	−0.012 (−1.24)	−0.02 (−1.56)	−0.011 (−1.17)	−0.019 (−0.78)
代际经济支持	−0.063*** (−2.98)	−0.043*** (−6.03)	−0.044*** (−4.72)	−0.043*** (−6.03)	−0.031*** (−2.84)	−0.049** (−2.06)
子女照料	0.141*** (−6.99)	0.131*** (−19.85)	0.146*** (−17.11)	0.131*** (−19.97)	0.148*** (−11.79)	0.165*** (−7.04)
社区服务	−0.003 (−1.53)	0.007 (−1.42)	0.002 (−0.62)	−0.002 (−1.44)	−0.002 (−1.37)	0.015** (−2.39)
养老保险与代际经济支持交互项	0.016 (−1.13)					0.015 (−1.05)
养老保险与子女照料交互项	−0.02 (−1.61)					−0.019 (−1.49)
医疗保险与代际经济支持交互项	0.014 (−0.64)					0.014 (−0.66)
医疗保险与子女照料交互项	−0.001 (−0.04)					0.01 −0.48
养老保险与社区服务交互项		−0.001 (−0.41)				−0.002 (−0.65)
医疗保险与社区服务交互项		−0.010** (−1.97)				−0.013** (−2.46)
代际经济支持与社区服务交互项			0.001 (−0.16)			0.001 (−0.15)
子女照料与社区服务交互项			−0.009*** (−2.68)			−0.010*** (−2.94)
养老保险与医疗保险交互项				0.02 (−1.07)		0.022 (−1.15)
代际经济支持与子女照料交互项					−0.023* (−1.60)	−0.024* (−1.69)
常数项	−0.411*** (−10.69)	−0.437*** (−12.55)	−0.425*** (−12.35)	−0.413*** (−11.75)	−0.430*** (−12.51)	−0.426*** (−10.43)
样本量	2334	2334	2334	2334	2334	2334
R^2	0.413	0.413	0.413	0.412	0.412	0.417

注：控制变量为居住地、性别、年龄、居住方式，括号中为 t 值

* $p<0.1$，** $p<0.05$，*** $p<0.01$

　　表 17.8 中模型 4、模型 5 主要是对假设 2 考察，也就是同一类型社会支持的交互效应是否遵循资源替代的逻辑。模型 4 结果显示，制度性支持变量之间的交互效应不显著，而且主效应也是不显著的。模型 5 中，代际支持变量之间的交互效应显著为负，代际经济支持和子女照料之间的交互效应呈现相互强化，降低虚弱指数，假设 2 的相互替代效应并没有得到支持。

　　在模型 6 的全模型中，医疗保险与社区服务、子女照料与社区服务、代际经济支持与子女照料都对虚弱指数有负向作用。因此，通过对 2014 年样本的综合分析，发现不同类型的社会支持之间存在强化效应，假设 3 得到支持，同类型的社会支持之间也存在强化效应而非替代效应，假设 2 并没有得到支持。

17.9　小　　结

　　从健康因果论、主效应模型等的理论视角出发，社会性因素对健康产生重要影响，社会参与和社会支持在中国的高龄老人群体中是怎么发挥健康促进作用的，其作用机理是什么，都是本章探讨的主要内容。本章的第一个问题是社会支持对老年人虚弱指数的直接影响是否存在。在控制了人口学变量的情况下进行了线性回归，本章发现了社会支持对老年人虚弱指数普遍有显著负向作用，这与以往大多数研究的结论类似（Berkman and Glass，2000）。仅子女照料与虚弱指数呈正相关，这是由于越虚弱的老人越需要子女照料，需要的效应抵消了照料本身具有的健康促进效应，而且还使得系数反而为正，与虚弱指数正相关（张震，2004）。这从一些利用中国老年健康调查数据的研究结果可以互相印证，受限的 ADL、罹患神经系统和心脑血管疾病等都会增加照料的可能性，此外眼部疾患、消化系统等疾病还会加重照料需求的强度（周云和封婷，2015）。在时滞模型中，也检测到社会支持对虚弱指数的降低作用。因此本章的假设 1 得到了支持。社会支持对老年人虚弱指数这一反映综合健康累积情况的指标，有显著的负相关性，社会支持对健康具有普遍的增益作用。

　　第二个问题是基于不同类型的社会支持的交互作用的健康效果，分析这种交互效应对虚弱指数的影响是相互强化还是相互替代。在这里借鉴了教育与健康研究中的资源替代和资源强化理论（Ross and Mirowsky，2006），尝试在社会支持与健康关系研究中进行拓展应用。结果发现，不同类型的支持之间主要是资源强化效应，它们相互叠加和强化，制度性支持与社区支持之间、代际支持与社区支持之间的交互效应对虚弱指数都有显著的降低作用。因此假设 3 得到了支持。本章还用时滞模型对因果推断对线性回归结果进行进一步检验，发现社会支持变量中始终显著影响虚弱指数的是子女照料，制度支持与社区支持、制度支持与代际支持之间的交互效应显著。

同一类型的支持特别是家庭支持之间是相互强化的，而非相互替代。这一发现使得假设 2 没有得到支持，但同样揭示了非常重要的发现，就是子女提供的经济支持与照料支持在健康促进方面是不可以相互替代的，而且二者兼具的老人会享有更低的虚弱状态、更佳的健康状态。

本章的发现有丰富的政策启示。从促进老年人健康的角度出发，首先，就是要尽可能丰富和拓展老年人的社会支持种类，国家、社区和家庭多方位的支持，相互交织的作用将会进一步促进老年人的健康。其次，社区服务更是起到一种"纽带"作用，其与制度和家庭的交互效应是相互强化的，因此需要进一步关注社区服务的提升建设。最后，一个重要的发现是家庭支持内部的健康促进作用是相互强化的，因此家庭建设非常重要，子女对老年人的经济、照料支持，从老年人的健康角度来看是"不嫌多"的，表现到健康效果上就是显著降低老年人的虚弱状态。鼓励继承和发扬传统的家庭代际支持，在当下依然对老年人有重要的健康促进意义（姚远，2003）。

第18章　老年社会休闲活动和旅游对老年生理健康的影响机理[①]

18.1　研　究　背　景

当今中国，人口老龄化是不可逆转的大趋势，是 21 世纪中国必须面临的一项新的基本国情。截至 2017 年底，中国 65 岁以上老年人口已达 1.58 亿人，占全国总人口的 11.4%（国家统计局，2018）。人口老龄化进程的加快及其社会经济影响引起了政府和社会的日益关注，关注的焦点从以往人口寿命的长度转向老年阶段的生命质量，政府和社会也以促进健康老龄化作为长期的应对战略，老年人口的健康状况已经成为政府政策的关注点和政策制定的基础（杜鹏，2013）。健康老龄化是缓解人口老龄化压力的关键，对于老年人生理健康状况的深入研究显得尤为重要（曾毅，2011；姜向群等，2015）。

社会休闲活动与每个人的日常生活息息相关。对于老年人来说，由于其长期处于闲暇状态，社会休闲活动是其日常生活的重要内容。社会休闲活动的差异不仅是老年人生活质量高低的现实反映，也会对其健康状况产生重要影响。如何选择自己的社会休闲活动类型、安排自己的社会休闲活动，已经成为老年人日常生活十分重要的问题（陶涛和李龙，2016）。而在目前社会条件下，我们对老年人社会休闲活动关注较少，缺乏对老年人参与社会休闲活动的科学指导。

本章依托全国性的调查数据，一方面，对老年人参与社会休闲活动的现状和特征、老年人生理健康状况做描述性分析；另一方面，采用客观的统计方法，针对老年人社会休闲活动对其生理健康的影响进行实证分析，探究老年人参与社会休闲活动情况对其生理健康的影响。本章希望以此来为老年人更加科学、高质量地参与社会休闲活动、提高生理健康水平提供一定的指导，进一步希望可以为中国老年产业的发展方向、国家养老服务设施建设提供一定的政策性建议。

[①] 本章由陆杰华（北京大学中国与社会发展研究中心研究员、社会学系教授）、周婧仪（上海财经大学）、韦晓丹（北京大学社会学系博士研究生）撰写。

18.2　相关文献回顾与评述

目前国内外学者对休闲活动还没有一个明确和统一的定义。有的学者将休闲活动定义为与 11 个方面相关的活动，这 11 个方面的活动分别是：机构性的、新奇性的、增进归属感的、服务性的、感官享受的、促进认知的、表达自我的、激励创造力的、竞争性的、智能的及放松性的活动（张莉和崔臻晖，2017）。现有文献对休闲活动的分类尚没有统一标准，一些研究将休闲活动分为五类：室内静态类、体能类、户外非体能类、社交类、技艺及其他类（刘洋和陈洪岩，2013）；一些研究则将休闲活动分为四类：积极被动型、消极被动型、积极能动型和消极能动型（吴凌菲，2013）；同样是分成四类，Scott 和 Willits（1998）采用了完全不同的分类，将休闲活动分成社会型、艺术型、益智型和体育型；另有文献将休闲活动分成三类：成就型、社交型、纯耗时型（Passmore and French，2001）。不同文献由于研究主题的不同，对休闲活动的分类也各有差异（许玲丽等，2017）。

在休闲活动对老年人的影响研究中，休闲活动对老年人健康状况的影响最受国内外学界的关注。作为一种崭新的生活体验，休闲活动是促进老年人身心健康的重要途径（Tinsley et al.，1985）。进一步的研究发现，不同类型的休闲活动会对老年人认知功能产生不同影响。自我提升型活动可以显著地影响老年人的生理健康和心理健康，精神追求层面更高的休闲活动则会显著提升老年人的主观幸福感（陶涛和李龙，2016）。有研究发现，老年人体育锻炼活动对生理健康的影响呈显著相关关系，体育锻炼量高的老年人患慢性病的数量少。老年人体育锻炼活动强度越大，抑郁及焦虑水平越低（刘倩辉，2013）。就益智类休闲活动而言，老人多参与和理解、推理、判断等认知能力相关的益智类休闲活动能防止其认知功能的衰退（Leung et al.，2011）。娱乐类休闲活动可能会降低老人参加其他类休闲活动的频率，而看电视和听广播等休闲活动所产生的刺激并不足以抵抗因年龄增长带来的认知衰退，因而会增加认知损伤的风险（Da Ronch et al.，2015）。

参与社会休闲活动是老年人社会参与的重要内容，众多研究显示社会参与对老年人的健康状况会产生重要影响。但随着研究的深入，有学者指出社会参与和老年人健康之间存在相互影响关系。Maier 和 Klumb（2005）的研究发现，社会活动与健康之间可能存在相互影响关系，一方面，社会活动对健康产生有益的影响；另一方面，良好的健康状况也会反过来促进社会参与活动的增加。在自评健康指标上，自评健康状况好的老年人更有可能进行社会参与活动。另外，进行社会参与活动能够显著提高老年人的自评健康，二者存在相互影响的循环机制（陆杰华等，2017a）。老年人身体健康状况与社会活动参与存在互为因果的内生性，老年人的失能状况削弱了其参与社会活动的能力，从而影响了其实际社会参与水平，不考虑内生性会显著高估社会参与对老年人健康的正向影响（胡宏伟等，2017）。

从现有研究来看，老年人健康状况的影响因素大致可以分为人口学因素、社会经济因素、家庭因素、生活习惯因素这四大类。人口学因素包括老年人的性别、年龄、民族、婚姻状况、户籍等。社会经济因素包括老年人的受教育程度、职业、收入、养老金、社会保险等。家庭因素包括老年人的居住安排、子女的日常照顾等。生活习惯因素包括老年人的饮食习惯、是否抽烟喝酒、参与社会休闲活动情况等。

综合现有文献来看，对老年人社会休闲活动及健康状况影响因素的研究主要取得了以下进展：首先，对社会休闲活动的定义、划分已经较为全面。其次，对影响老年人健康状况的因素探讨已经非常丰富，并且已经形成了一个较为清晰、完整的框架。笔者认为，现有对老年人健康状况影响因素的研究主要还存在以下两点不足：第一，现有研究多聚焦于老年人的客观情况，对老年人的主观意愿关注不足，如老年人再就业意愿、参加社会休闲活动意愿等。第二，国内现有的对老年人参与社会休闲活动的相关研究非常少，社会休闲活动是老年人生活中的重要组成部分，可能是影响老年人健康状况的关键因素，而对这一问题的关注却非常有限。

18.3　研　究　设　计

18.3.1　核心概念和操作化

综合已有文献和本章的研究目的，笔者将社会休闲活动界定为老年人在闲暇时间、自愿参与、以放松身心为目的的活动，具体分为户外休闲活动、益智类休闲活动和社交类休闲活动三大类。原始问卷中涉及社会休闲活动的问题有："您现在是否经常锻炼身体（有目的的健身活动，如散步、打球、跑步、气功等）（①是；②否）；近两年里您外出旅游过多少次；您现在从事/参加以下活动吗？（请从旁边的频次选项中选择答案）（①几乎每天；②不是每天，但每周至少一次；③不是每周，但每月至少一次；④不是每月，但有时；⑤不参加）（种花养宠物；阅读书报；打牌或打麻将等；看电视听广播；参加有组织的社会活动）。"对旅游这一变量，按照 0 次为不参加，其余为参加这一标准转化为新变量。对种花养宠物、阅读书报等活动，按照 1～4 为参加，5 为不参加转换为新变量。处理完这些变量后，将锻炼身体、旅游划归为户外休闲活动，将种花养宠物、阅读书报、打牌或打麻将、看电视听广播划归为益智类休闲活动，将参加社会活动（指有组织的活动）划归为社交类休闲活动。按照参加为 1，不参加为 0 给这些变量赋值，再进行加权，最终三大类社会休闲活动变量中，得分为 0（大类包含的各项活动回答均为不参加）的看作是不参加这一类社会休闲活动，其余（大类包含的各项活动只要有一项回答参加）为参加，由此得到本章的自变量。

本章从老年人的生理健康角度进行分析，生理健康由老年人日常活动能力和疾病情况两个方面来测量。Katz 等（1963）提出用 ADL 来评价老年人的健康状况，并在国际上得到广泛应用。针对这两个方面的指标，笔者选取了原始问卷中的两个问题，分别是："在最近 6 个月中，您是否因为健康方面的问题，而在日常生活活动中受到限制（①是的，受到很大限制；②是的，一定程度上受到限制；③没有受到限制）"，"过去两年中，您曾经患过几次重病（重病指需住院治疗或在家卧床不起）？"在日常活动能力方面，将日常活动能力按照 1～2 为受到限制，3 为没有受到限制生成新变量。在疾病情况方面，回答 0 次的为没有患过重病，其余为患过重病生成新变量，最终得到了本章反映生理健康的两个因变量。

基于已有研究文献，本章选取了可能对老年人参与社会休闲活动和生理健康状况有显著影响的控制变量，包括人口学因素、自评健康状况、生活方式、社会经济地位等 4 个方面。人口学因素包括年龄、性别、居住地、婚姻状况。年龄按照 60～69 岁 = 1、70～79 岁 = 2、80～89 岁 = 3、90～99 岁 = 4、100 岁及以上 = 5 重新编码为新变量。居住地按照 1～2 = 1、3 = 2 重新编码为新变量。婚姻状况按照①已婚并与配偶住在一起 = 1；②已婚但不与配偶住在一起 = 2；离婚、丧偶、从未结过婚为无配偶重新分组。自评健康状况原始问卷中涉及的问题是："您觉得现在您自己的健康状况怎么样（①很好；②好；③一般；④不好；⑤很不好；⑥无法回答）"，然后将自评健康状况按照 1～2 为健康，3～5 为不健康生成新变量。生活方式因素包括吸烟、喝酒等情况。社会经济地位因素包括受教育程度、60 岁以前职业类型、经济状况。受教育程度按照 0 为未受过教育、1～3 年为受教育程度较低、4 年及以上为受教育程度较高重新分组。职业类型方面，将①医生/教师归为专业技术人员；①行政管理划归为干部；②一般职员/服务人员/工人划归为工人；③农民单独为一组，其余职业类型为一组重新分组。经济状况原始问卷中涉及的问题是"您的生活在当地比较起来，属于（①很富裕；②比较富裕；③一般；④比较困难；⑤很困难）"然后按照 1～2 为富裕，3～5 为不富裕生成新变量。

18.3.2　分析框架

本节构建了老年人社会休闲活动对生理健康的影响的分析框架，详见图18.1。

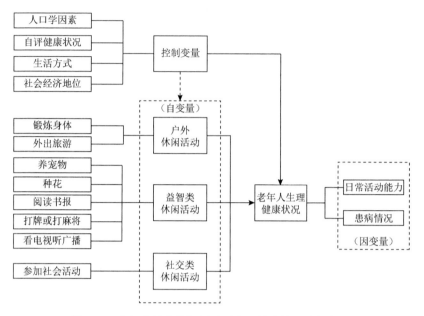

图 18.1　老年人社会休闲活动对生理健康的影响框架图

虚线箭头是表示控制变量可能对自变量产生影响，但这种影响并不是本书关注的核心部分，因此与实线箭头所指
的本书关注的控制变量、自变量与老年人生理健康状况的相关关系做区分。

18.3.3　研究假设

根据已有文献研究结果，本章提出如下假设。

假设 1　户外休闲活动、益智类休闲活动和社交类休闲活动均会对老年人的生理健康存在正向影响。休闲活动是促进老年人身心健康的重要途径（Tinsley et al.，1985）。自我提升型活动的有无、时间长短、程度高低可以显著地影响老年人的生理健康和心理健康；精神追求层面更高的闲暇活动则会显著提升老年人的主观幸福感（陶涛和李龙，2016）。

假设 2　老年人的自评健康状况会对其参与社会休闲活动产生一定影响。一方面，自评健康状况好的老年人更有可能进行社会参与活动；另一方面，进行社会参与活动能够显著提高老年人的自评健康水平，二者存在相互影响的循环机制（陆杰华等，2017a）。

18.3.4　数据来源

本节使用中国老年健康调查 2014 年的数据。2014 年数据共包含 7192 个样本。在剔除年龄小于 65 岁和变量存在缺失值的样本后，得到有效样本 6487 人。

18.3.5　分析方法

本节采用交互表分析和二元 Logistic 回归来对社会休闲活动对老年人生理健康的影响做进一步的深入分析。采用的二元 Logistic 回归公式为

$$\ln(P/1-P) = \alpha + \beta_1 X_1 + \beta_2 X_2 + \cdots + \beta_n X_n$$

在回归分析中，笔者将"日常活动能力受到限制"编码为 0，将"日常活动能力未受到限制"编码为 1；将"未患过重病"编码为 0，将"患过重病"编码为 1；因此，分析得出的系数大于零意味着老年人"日常活动能力未受到限制"或者"患过重病"的可能性更大，小于零意味着老年人"日常活动能力受到限制"或者"未患过重病"的可能性更大。

本节设计了 6 个模型，模型 1 考察参与三类休闲活动对老年人生理健康的影响，模型 2 纳入了人口学因素，模型 3 纳入了自评健康因素，模型 4 纳入了生活方式因素，模型 5 纳入了社会经济地位因素，模型 6 为全模型。

18.3.6　样本分布情况

表 18.1 为本节研究变量的样本分布情况，下文将在此基础上对老年人休闲活动参与现状及对健康的影响做进一步的分析。

表 18.1　研究内容的因变量和自变量的样本分布

变量		百分比	变量		百分比
日常生活活动能力	受到限制	35.3%	年龄	80～89 岁	31.1%
	未受到限制	64.7%		90～99 岁	23.3%
患过重病	是	28.5%		100 岁及以上	12.3%
	否	71.5%	性别	男	45.7%
户外休闲活动	是	30.4%		女	54.3%
	否	69.6%	居住地	城市	44.8%
益智类休闲活动	是	77.3%		农村	55.2%
	否	22.7%	婚姻状况	已婚与配偶同住	38.1%
社交类休闲活动	是	15.9%		已婚不与配偶同住	1.5%
	否	84.1%		无配偶	60.4%
年龄	65～69 岁	3.2%	自评健康状况	健康	44.5%
	70～79 岁	30.2%		不健康	55.5%

续表

变量		百分比	变量		百分比
吸烟	是	16.4%	职业类型	干部	7.3%
	否	83.5%		工人	11.6%
喝酒	是	15.0%		农民	69.6%
	否	85.0%		其他	11.6%
受教育程度	未受过教育	56.8%	经济状况	富裕	16.2%
	受教育程度较低	14.1%		不富裕	83.8%
	受教育程度较高	29.1%			

注：小计数字的和可能不等于总计数字，是因为有些数据进行过舍入修约，余同

18.4　老年人休闲活动参与现状及对健康影响的描述分析

18.4.1　老年人休闲活动参与现状

从图 18.2 来看，目前中国老年人对社会休闲活动的参与度总体较低。在三类社会休闲活动中，老年人对益智类休闲活动的参与率最高，约达到 77.3%，30.4% 的老年人会参与户外休闲活动，仅有 15.9% 的老年人参与过社交类休闲活动。

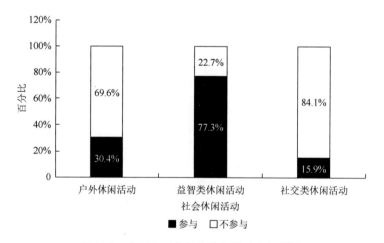

图 18.2　老年人三类社会休闲活动参与现状

18.4.2　老年人生理健康与社会休闲活动、人口学特征及其交互作用分析

从表 18.2 来看，参与户外休闲活动的老年人群体中，76.9%的老年人在日常活动能力上未因为健康方面的原因受到限制，比未参与户外休闲活动的老年人群体中的比例要高出近 20 个百分点，差异非常明显。而在患病情况方面，未参与户外休闲活动的老年人群体中患过重病的比例仅比参与户外休闲活动的老年人群体低了近 3 个百分点，差异并不明显；在参与益智类休闲活动的老年人群体中，71.8%的老年人日常活动能力没有因为健康问题受到限制，比未参与益智类休闲活动的老年人群体中的比例要高超过 30 个百分点，差异非常明显。在患病情况上，在参与益智类休闲活动的老年人群体中，未患过重病的老年人比例为 71.7%，而在未参与益智类休闲活动的老年人群体中这一比例为 70.9%，差异很小；在参与社交类休闲活动的老年人群体中，有 75.2%的老年人日常活动能力没有受到限制，比未参与社交类休闲活动的老年人群体中的比例要高约 12 个百分点。另外，在参与社交类休闲活动的老年人中有 65.3%的老年人没有患过重病，比未参与社交类休闲活动的老年人群体中的比例要低近 7 个百分点。初步来看，社会休闲活动参与情况不同的老年人群体，他们的生理健康状况在日常活动能力和患病情况这两个指标上是存在差异的。

表 18.2　老年人生理健康与参与休闲活动情况的交互关系分布

变量		日常活动能力		总计	患过重病		总计
		受到限制	未受到限制		是	否	
总计		35.3%	64.7%	100.0%	28.5%	71.5%	100.0%
户外休闲活动	是	23.1%	76.9%	100.0%	29.2%	70.8%	100.0%
	否	40.6%	59.4%	100.0%	26.3%	73.7%	100.0%
益智类休闲活动	是	28.2%	71.8%	100.0%	28.3%	71.7%	100.0%
	否	58.7%	41.3%	100.0%	29.1%	70.9%	100.0%
社交类休闲活动	是	24.8%	75.2%	100.0%	34.7%	65.3%	100.0%
	否	37.0%	63.0%	100.0%	27.3%	72.7%	100.0%

从表 18.3 来看，年龄越大的老年人日常活动能力受到限制的比例越高。在患病情况上，65～79 岁老年人随着年龄的增长，患过重病的老年人比例也在增加。但是在 80 岁及以上高龄老人群体中，随着年龄的增长，患过重病的老年人比例反而呈现出下降的趋势。在性别因素上，男性老人日常活动能力未受到限制的比例

为 71.7%，而女性老人日常活动能力未受到限制的比例只有 58.8%，差异明显。但是在患病情况上，男性老人和女性老人的差异很小，只相差 0.2 个百分点。在居住地因素上，居住在城市的老年人日常活动能力未受到限制的比例为 62.3%，而居住在农村的老年人日常活动能力未受到限制的比例为 66.8%，这表明居住在农村的老年人群体的日常活动能力比居住在城市的老年人群体要更加良好。在患病情况这一指标上，68.9% 的城市老年人没有患过重病，在农村老年人群体中这一比例为 73.7%，比城市老年人高出近 5 个百分点，差异比较明显。在婚姻状况因素上，有配偶的老年人总体上比没有配偶的老年人的日常活动能力要良好，在有配偶的老年人群体中，与配偶同住的老年人呈现出了更加良好的日常活动能力，这与既有研究的结论一致，婚姻状况对老年人健康状况存在显著保护作用，有配偶的老年人可通过配偶为其提供社会支持、鼓励健康的行为和生活方式等途径提高其健康水平（李成福等，2018）。在患病情况上，老年人是否有配偶、是否与配偶同住的差异并不明显。

表 18.3　老年人生理健康与人口学因素的交互关系分布

变量		日常活动能力		总计	患过重病		总计
		受到限制	未受到限制		是	否	
	总计	35.3%	64.7%	100.0%	28.5%	71.5%	100.0%
年龄	65～69 岁	11.6%	88.4%	100.0%	16.8%	83.2%	100.0%
	70～79 岁	23.8%	76.2%	100.0%	29.7%	70.3%	100.0%
	80～89 岁	33.9%	66.1%	100.0%	30.1%	69.9%	100.0%
	90～99 岁	43.7%	56.3%	100.0%	27.9%	72.1%	100.0%
	100＋岁	57.1%	42.9%	100.0%	25.7%	74.3%	100.0%
性别	男	28.3%	71.7%	100.0%	28.6%	71.4%	100.0%
	女	41.2%	58.8%	100.0%	28.4%	71.6%	100.0%
居住地	城市	37.7%	62.3%	100.0%	31.1%	68.9%	100.0%
	农村	33.2%	66.8%	100.0%	26.3%	73.7%	100.0%
婚姻状况	已婚与配偶同住	25.7%	74.3%	100.0%	28.9%	71.1%	100.0%
	已婚不与配偶住	34.9%	65.1%	100.0%	30.2%	69.8%	100.0%
	无配偶	41.4%	58.6%	100.0%	26.1%	73.9%	100.0%

从表 18.4 来看，在自评健康状况为健康的老年人群体中，日常活动能力未受到限制的比例为 67.0%，比自评健康状况为不健康的老年人群体高 2.7 个百分点。在患病情况上，自评健康状况为健康的老年人群体患过重病的比例为 25.2%，比自

评健康状况为不健康的老年人群体低 4.7 个百分点。自评健康状况是测量老年人心理健康状况较为稳定的代表性指标。由此来看，自评健康状况较好的老年人在日常活动能力和患病情况这两个测量生理健康的指标上也有着较好的表现。

表 18.4　老年人生理健康与自评健康状况的交互关系分布

变量		日常活动能力		总计	患过重病		总计
		受到限制	未受到限制		是	否	
总计		35.3%	64.7%	100.0%	28.5%	71.5%	100.0%
自评健康状况	健康	33.0%	67.0%	100.0%	25.2%	74.8%	100.0%
	不健康	35.7%	64.3%	100.0%	29.9%	70.1%	100.0%

从表 18.5 来看，在生活方式上，吸烟的老年人群体中日常活动能力受到限制的比例为 23.4%，比不吸烟的老年人群体要低近 15 个百分点，差异较为明显。日常吸烟的老年人群体中患过重病的比例为 20.3%，比不吸烟的老年人群体要低近 10 个百分点；在日常喝酒的老年人群体中，日常活动能力因为健康方面的问题受到限制的比例为 22.6%，比不喝酒的老年人群体要低 15 个百分点，存在较为明显的差异。在患病情况上，日常喝酒的老年人群体中患过重病的比例为 18.9%，比不喝酒的老年人群体也要低近 10 个百分点。这与很多研究的结果相悖，但是也有研究发现适当地吸烟、喝酒的老人的健康自评并不消极（谷琳和乔晓春，2006），现在仍然吸烟、喝酒的老人 ADL 丧失率较低（王德文等，2004）。初步来看，日常吸烟、喝酒的老年人群体的生理健康状况较为良好。

表 18.5　老年人生理健康与生活方式的交互关系分布

变量		日常活动能力		总计	患过重病		总计
		受到限制	未受到限制		是	否	
总计		35.3%	64.7%	100.0%	28.5%	71.5%	100.0%
吸烟	是	23.4%	76.6%	100.0%	20.3%	79.7%	100.0%
	否	37.6%	62.4%	100.0%	28.6%	71.4%	100.0%
喝酒	是	22.6%	77.4%	100.0%	18.9%	81.1%	100.0%
	否	37.6%	62.4%	100.0%	28.7%	71.3%	100.0%

从表 18.6 来看，在受教育程度上，未受过教育的老年人群体中日常活动能力因为健康方面的问题受到限制的比例为 40.8%，随着受教育程度的增加这一比例也在不断降低，在受教育程度较高的老年人群体中日常活动能力因为健康方面的问题受到限制的比例仅为 25.6%。在患病情况上，未受过教育的老年人群体中患

过重病的比例为 27.6%，受教育程度较低的老年人群体中这一比例为 31.1%，受教育程度较高的老年人群体中这一比例为 29.3%，差异并不明显。在职业类型上，职业类型为干部的老年人群体中日常活动能力因为健康方面的问题受到限制的比例要明显低于职业类型为农民、工人、其他三类老年人群体，为 31.0%。在患病情况上，农民群体的老年人患过重病的比例要明显低于职业类型为干部、工人、其他三类老年人群体，仅为 26.7%；在经济状况上，认为自己的生活在当地比较起来属于富裕的老年人群体中日常活动能力受到限制的比例为 29.9%，比认为自己的生活属于不富裕的老年人群体要低近 6 个百分点，存在一定差异。在患病情况上，认为自己的生活在当地比较起来属于富裕的老年人群体比认为自己的生活属于不富裕的老年人群体患过重病的比例要低 1.6 个百分点，存在差异但差异很小。

表 18.6　老年人生理健康与社会经济地位因素的交互关系分布

变量		日常活动能力		总计	患过重病		总计
		受到限制	未受到限制		是	否	
	总计	35.3%	64.7%	100.0%	28.5%	71.5%	100.0%
受教育程度	未受过教育	40.8%	59.2%	100.0%	27.6%	72.4%	100.0%
	受教育程度较低	33.2%	66.8%	100.0%	31.1%	68.9%	100.0%
	受教育程度较高	25.6%	74.4%	100.0%	29.3%	70.7%	100.0%
职业类型	干部	31.0%	69.0%	100.0%	35.5%	64.5%	100.0%
	工人	36.7%	63.3%	100.0%	37.0%	63.0%	100.0%
	农民	36.2%	63.8%	100.0%	26.7%	73.3%	100.0%
	其他	43.6%	56.4%	100.0%	31.3%	68.7%	100.0%
经济状况	富裕	29.9%	70.1%	100.0%	25.9%	74.1%	100.0%
	不富裕	35.7%	64.3%	100.0%	27.5%	72.5%	100.0%

18.5　老年人社会休闲活动对其生理健康影响的回归模型

通过交互表分析，笔者初步确定了老年人社会休闲活动参与情况与其生理健康状况具有相关性。此外，人口学特征、自评健康状况、生活方式、社会经济地位等因素也与老年人的生理健康状况存在一定相关性。但是由于各个自变量之间也可能存在着相关关系，前一部分的交互表分析无法在分析某一因素对老年人生理健康的影响时控制其他相关因素，无法准确反映一个变量对另一个变量的影响。因此在接下来的分析中，笔者将使用 Logistic 回归来对老年人社会休闲活动对其生理健康的影响做进一步的深入分析，通过在回归模型中逐步加入各变量组来对各个变量进行控制以研究其影响机理。

18.5.1　老年人参与社会休闲活动对其日常活动能力影响的回归模型分析

表 18.7 模型 1 的分析结果显示，户外休闲活动、益智类休闲活动、社交类休闲活动均会对老年人日常活动能力产生正向影响，验证了假设 1。具体而言，参与户外休闲活动的老年人日常活动能力没有受到限制的可能性是不参与户外休闲活动的老年人的 1.76（$e^{0.567}$）倍。随着年龄的增长，老年人日常活动能力面临着衰退的风险。户外休闲活动包括日常锻炼、旅游等，已有研究发现，合理的体育锻炼对老年人的健康有重要意义（张秀华，2005）。通过参与这些户外休闲活动，老年人形态机能、心脏功能、骨骼关节等可以得到有效的锻炼，从而可以保持较为良好的日常活动能力，这将有利于改善老年人整体的身体状况。相对于不参加益智类休闲活动的老年人而言，参加益智类休闲活动对老年人日常活动能力的回归系数符号同样为正，并且在 1% 的统计水平下显著，这说明参加益智类休闲活动对老年人日常活动能力产生正向影响。参与益智类休闲活动的老年人日常活动能力没有受到限制的可能性是不参与益智类休闲活动的老年人的 3.10（$e^{1.133}$）倍。有研究发现，益智类休闲活动不仅能降低认知损伤的风险，避免老年痴呆，还有利于缓和认知轻度损伤及老人病情恶化的速度（张莉和崔臻晖，2017）。相对于不参加社交类休闲活动的老年人而言，参加社交类休闲活动对老年人日常活动能力的回归系数符号为正，表明参与社交类休闲活动与老年人日常活动能力呈正相关，但由于回归系数在统计上不显著，不能拒绝系数等于 0 的原假设。因此，社交类休闲活动对老年人日常活动能力的正向影响仍有待进一步验证。

表 18.7　休闲活动对老年人日常活动能力影响的 logistic 回归结果分析

变量	模型 1	模型 2	模型 3	模型 4	模型 5	模型 6
户外休闲活动（否）	0.567*** (8.87)	0.581*** (8.72)	0.568*** (8.18)	0.576*** (8.57)	0.616*** (8.78)	0.591*** (8.02)
益智类休闲活动（否）	1.133*** (18.22)	0.876*** (12.90)	0.812*** (11.33)	0.844*** (12.33)	0.847*** (11.62)	0.751*** (9.68)
社交类休闲活动（否）	0.0990 (1.18)	0.0207 (0.24)	0.0091 (0.10)	0.0257 (0.29)	0.0867 (0.97)	0.0663 (0.71)
年龄（60～69 岁）						
70～79 岁		−0.768*** (−3.52)	−0.697** (−3.12)	−0.779*** (−3.55)	−0.631** (−2.78)	−0.567* (−2.42)
80～89 岁		−1.092*** (−5.00)	−1.043*** (−4.67)	−1.080*** (−4.93)	−0.909*** (−3.98)	−0.839*** (−3.57)

续表

变量	模型 1	模型 2	模型 3	模型 4	模型 5	模型 6
90～99 岁		−1.277*** (−5.75)	−1.225*** (−5.38)	−1.247*** (−5.59)	−1.106*** (−4.75)	−1.022*** (−4.26)
100 岁及以上		−1.535*** (−6.67)	−1.503*** (−6.36)	−1.542*** (−6.68)	−1.338*** (−5.53)	−1.313*** (−5.25)
性别（男）		−0.258*** (−4.39)	−0.237*** (−3.86)	−0.145* (−2.32)	−0.265*** (−3.92)	−0.119 (−1.59)
居住地（城市）		0.407*** (7.27)	0.381*** (6.52)	0.399*** (7.08)	0.272*** (4.44)	0.249*** (3.84)
婚姻状况（有配偶同住）						
有配偶不同住		−0.328 (−1.51)	−0.306 (−1.36)	−0.344 (−1.57)	−0.381 (−1.68)	−0.357 (−1.52)
无配偶		−0.0824 (−1.22)	−0.114 (−1.63)	−0.0866 (−1.28)	−0.0414 (−0.58)	−0.0733 (−0.99)
自评健康状况（健康）			−0.113* (−1.98)			−0.122* (−2.00)
吸烟（是）				−0.285*** (−3.38)		−0.274** (−2.99)
喝酒（是）				−0.311*** (−3.59)		−0.327*** (−3.48)
受教育程度（未受过教育）						
受教育程度较低					−0.0931 (−1.04)	−0.0580 (−0.61)
受教育程度较高					0.145 (1.71)	0.137 (1.54)
职业类型（干部）						
工人					−0.0179 (−0.13)	−0.0909 (−0.62)
农民					0.370** (2.88)	0.267* (1.97)
其他					0.0519 (0.36)	−0.0414 (−0.27)
经济状况（富裕）					−0.189* (−2.35)	−0.186* (−2.19)
N	6793	6722	6263	6644	5993	5547
Pseudo R²	0.0633	0.0867	0.1268	0.0905	0.0809	0.1254

*p＜0.1，**p＜0.05，***p＜0.01

模型 2 的分析结果显示，当控制了人口学特征后，参与户外休闲活动、益智类休闲活动依然会对老年人日常活动能力产生正向影响。参与户外休闲活动的老年人日常活动能力没有受到限制的可能性是不参与户外休闲活动的老年人的 1.79（$e^{0.581}$）倍，参与益智类休闲活动的老年人日常活动能力没有受到限制的可能性是不参与益智类休闲活动的老年人的 2.40（$e^{0.876}$）倍，均在 1% 的统计水平下显著。参加社交类休闲活动对老年人日常活动能力的回归系数符号为正，但回归系数在统计上不显著。从人口学特征上来看，年龄与老年人日常活动能力呈负相关。随着年龄的增长，老年人日常活动能力没有受到限制的可能性随之降低。这与以往的研究结论一致，老年人日常生活自理能力会随着年龄增长而快速下降（曾毅等，2004）。女性老人日常活动能力没有受到限制的可能性是男性老人的 0.77（$e^{-0.258}$）倍。居住在农村的老年人日常活动能力没有受到限制的可能性是居住在城市的老年人的 1.50（$e^{0.407}$）倍，并且在 0.01 的统计水平下显著。相对于有配偶并且与配偶同住的老年人而言，有配偶但不同住和无配偶对老年人日常活动能力的回归系数符号都为负向，但是在统计上并不显著。

　　模型 3、模型 4 和模型 5 的结果显示，当控制了人口学特征、自评健康状况、生活方式及社会经济地位后，参与户外休闲活动、益智类休闲活动仍然会对老年人日常活动能力产生正向影响。具体而言，相对于不参加这三类社会休闲活动的老年人而言，参加这三类社会休闲活动对老年人日常活动能力的回归系数符号都为正，并且参与户外休闲活动与益智类休闲活动在 0.01 的统计水平下都是显著的。另外，相对于自评健康状况为健康的老年人而言，自评健康状况为不健康的老年人的回归系数符号为负，并且在 0.1 的统计水平下显著，这说明自评健康状况为不健康的老年人日常活动能力没有受到限制的可能性是自评健康状况为健康的老年人的 0.89（$e^{-0.113}$）倍。在生活方式上，目前不吸烟的老年人日常活动能力没有受到限制的可能性是吸烟的老年人的 0.75（$e^{-0.285}$）倍，目前不喝酒的老年人日常活动能力没有受到限制的可能性是喝酒的老年人的 0.73（$e^{-0.311}$）倍，吸烟、喝酒与老年人日常活动能力呈正相关。在社会经济地位因素方面，相对于从未受过教育的老年人而言，受教育程度较低的老年人的回归系数符号为负，受教育程度较高的老年人的回归系数符号为正，但由于回归系数在统计上均不显著，不能拒绝系数为 0 的原假设。在职业类型上，职业为农民的老年人日常活动能力没有受到限制的可能性是职业为干部的老年人的 1.45（$e^{0.370}$）倍。在经济状况上，认为自己生活不富裕的老年人日常活动能力没有受到限制的可能性是认为自己生活富裕的老年人的 0.83（$e^{-0.189}$）倍。大量研究证明老年人经济状况和健康状况之间存在很强的正向关系，老年人的经济状况往往决定了其生活质量和健康状况。收入是影响老年人健康的重要因素，收入够用的老年人的健康状况显著好于收入不够用的老年人，收入的不平等会带来相应的健康状况的显著不平等（杜本峰和王旋，2013）。

18.5.2　老年人参与社会休闲活动对其患病情况影响的回归模型分析

表 18.8 模型 1 的分析结果显示，户外休闲活动、益智类休闲活动、社交类休闲活动均会对老年人患病情况产生负向影响，验证了假设 1。具体而言，相对于不参加户外休闲活动的老年人而言，参加户外休闲活动对老年人患病情况的回归系数符号为负，并且在 0.05 的统计水平上显著，这说明参加户外休闲活动与老年人患病情况呈负相关。参与户外休闲活动的老年人患过重病的可能性是不参与户外休闲活动的老年人的 0.83（$e^{-0.191}$）倍。相对于不参加益智类休闲活动的老年人而言，参加益智类休闲活动对老年人患病情况的回归系数符号为负，并且在 0.1 的统计水平上显著，说明参加益智类休闲活动与老年人患病情况呈负相关。参与益智类休闲活动的老年人患过重病的可能性是不参与益智类休闲活动的老年人的 0.85（$e^{-0.158}$）倍。相对于不参加社交类休闲活动的老年人而言，参加社交类休闲活动对老年人患病情况的回归系数符号为负，表明参与社交类休闲活动与老年人患病情况呈负相关，但由于回归系数在统计上不显著，不能拒绝系数等于 0 的原假设。因此，社交类休闲活动对老年人患病情况的负向影响仍有待进一步验证。

表 18.8　休闲活动对老年人患病情况影响的 logistic 回归结果分析

变量	模型 1	模型 2	模型 3	模型 4	模型 5	模型 6
户外休闲活动（否）	-0.191** (3.07)	-0.116 (1.80)	-0.144* (2.16)	-0.121 (1.86)	-0.0978 (1.44)	-0.137 (1.92)
益智类休闲活动（否）	-0.158* (-2.36)	-0.243*** (-3.33)	-0.174* (-2.23)	-0.196** (-2.66)	-0.226** (-2.90)	-0.138 (-1.65)
社交类休闲活动（否）	-0.0576 (-0.70)	-0.115 (-1.38)	-0.122 (-1.41)	-0.114 (-1.33)	-0.159 (-1.82)	-0.150 (-1.64)
年龄（60～69 岁）						
70～79 岁		0.613** (3.22)	0.650** (3.23)	0.632** (3.23)	0.816*** (3.64)	0.825*** (3.46)
80～89 岁		0.656*** (3.42)	0.710*** (3.51)	0.680*** (3.46)	0.827*** (3.65)	0.870*** (3.61)
90～99 岁		0.503* (2.54)	0.541** (2.59)	0.523** (2.58)	0.687** (2.95)	0.699** (2.82)
100 岁及以上		0.407 (1.94)	0.476* (2.15)	0.424* (1.98)	0.634** (2.59)	0.681** (2.62)
性别（男）		0.0214 (0.36)	-0.00751 (-0.12)	-0.135* (-2.15)	0.0472 (0.70)	-0.153* (-2.05)
居住地（城市）		-0.347*** (-6.17)	-0.353*** (-5.97)	-0.334*** (-5.87)	-0.302*** (-5.00)	-0.292*** (-4.56)

续表

变量	模型 1	模型 2	模型 3	模型 4	模型 5	模型 6
婚姻状况（有配偶同住）						
有配偶不同住		0.0788 (0.36)	0.123 (0.55)	0.133 (0.61)	0.0765 (0.33)	0.161 (0.68)
无配偶		−0.172* (−2.55)	−0.158* (−2.25)	−0.176* (−2.57)	−0.190** (−2.68)	−0.178* (−2.39)
自评健康状况（健康）			0.231*** (3.95)			0.216*** (3.47)
吸烟（是）				0.341*** (4.14)		0.366*** (4.00)
喝酒（是）				0.486*** (5.48)		0.430*** (4.54)
受教育程度（未受过教育）						
受教育程度较低					0.114 (1.25)	0.121 (1.26)
受教育程度较高					−0.0243 (−0.29)	−0.0130 (−0.15)
职业类型（干部）						
工人					0.0256 (0.19)	0.0587 (0.42)
农民					−0.366** (−2.97)	−0.306* (−2.37)
其他					−0.124 (−0.88)	−0.0535 (−0.36)
经济状况（富裕）					0.160* (1.99)	0.208* (2.41)
N	6803	6731	6267	6652	6001	5549
Pseudo R^2	0.0016	0.0077	0.0366	0.0155	0.0082	0.0456

* $p<0.1$，** $p<0.05$，*** $p<0.01$

模型 2 的分析结果显示，当控制了人口学特征后，参与益智类休闲活动依然会对老年人患病情况产生负向影响，参与益智类休闲活动的老年人患过重病的可能性是不参与益智类休闲活动的老年人的 0.78（$e^{-0.243}$）倍，并且在 0.01 的统计水平下显著。参加户外休闲活动和社交类休闲活动对老年人患病情况的回归系数符号仍然为负，但回归系数在统计上不显著。从人口学特征上来看，年龄与老年人患病情况呈正相关。相对于男性老人而言，女性对老年人日常活动能力的回归系数符号为正，但回归系数在统计上不显著。居住在农村的老年人患过重病的可能性是居住在城市的老年人的 0.71（$e^{-0.347}$）倍，并且在 0.01 的统计水平下显著。相对于有配偶并且与配偶同住的老年人而言，有配偶不同住的老年人患病情况的回归系数符号为正，但回归系数在统计上不显著。无配偶对老年人患病情况的回归系数符号为负，并且在 0.1 的统计水平下显著，这说明无配偶对老年人患病情况产生负向影响，无配偶的老年人患重病的可能性是有配偶并且与配偶同住的老年人的 0.84（$e^{-0.172}$）倍。

模型 3、模型 4 和模型 5 的结果显示，当控制了人口学特征、自评健康状况、生活方式及社会经济地位后，参与户外休闲活动、益智类休闲活动仍然会对老年人患病情况产生负向影响。具体而言，相对于不参加这三类社会休闲活动的老年人而言，参加这三类社会休闲活动对老年人患病情况的回归系数符号都是负的，并且参与益智类休闲活动都是显著的。但是在纳入生活方式及社会经济地位因素后，参与户外休闲活动的显著性消失了。另外，相对于自评健康状况为健康的老年人而言，自评健康状况为不健康的老年人的回归系数符号为正，并且在 0.01 的统计水平下是显著的，这说明自评健康状况为不健康的老年人患过重病的可能性是自评健康状况为健康的老年人的 1.26（$e^{0.231}$）倍。在生活方式上，目前不吸烟的老年人患过重病的可能性是目前吸烟的老年人的 1.41（$e^{0.341}$）倍，目前不喝酒的老年人患过重病的可能性是目前喝酒的老年人的 1.63（$e^{0.486}$）倍，吸烟、喝酒与老年人患病情况呈正相关。在社会经济地位因素方面，相对于从未受过教育的老年人而言，受教育程度较低的老年人的回归系数符号为正，受教育程度较高的老年人的回归系数符号为负，但由于回归系数在统计上均不显著，不能拒绝系数为 0 的原假设。在职业类型上，相对于职业是干部的老年人而言，职业为农民的老年人的回归系数符号为负，并且在 0.05 的统计水平上显著，职业为农民的老年人患过重病的可能性是职业为干部的老年人的 0.69（$e^{-0.366}$）倍。在经济状况上，相对于认为自己的生活在当地属于富裕的老年人而言，认为自己的生活在当地属于不富裕的老年人的回归系数符号为正，并且在 0.1 的统计水平上显著，认为自己生活不富裕的老年人患过重病的可能性是认为自己生活富裕的老年人的 1.17（$e^{0.160}$）倍。

18.6　结论与讨论

本章利用中国老年健康调查 2014 年的调查数据，实证分析了老年人社会休闲活动对其生理健康的影响。在分析的过程中，将社会休闲活动具体分为户外休闲活动、益智类休闲活动和社交类休闲活动，分别从老年人日常活动能力和患病情况两个方面来探讨这三类社会休闲活动对老年人生理健康状况的影响。通过交互表分析和 Logistics 回归分析，本章得出如下结论。

第一，中国老年人生理健康状况总体较好，但社会休闲活动参与度较低。本章发现，有 64.7% 的老年人日常活动能力未因为健康方面的问题而受到限制，71.5%

的老年人在过去两年未患过重病；虽然参与过益智类休闲活动的老年人比例相对较高，达到了 77.3%，但仅有 30.4% 的老年人参与过户外休闲活动，同时仅有 15.9% 的老年人参与过社交类休闲活动，社会休闲活动在中国老年人群体中推广和发展仍存在较大空间。

第二，户外休闲活动、益智类休闲活动和社交类休闲活动均会对老年人生理健康状况产生正向影响。户外休闲活动和益智类休闲活动对老年人日常活动能力和患病情况的影响显著。参与户外休闲活动对老年人日常活动能力产生正向影响，同时与老年人患病情况呈负相关。与不参与户外休闲活动的老年人相比，参与户外休闲活动的老年人日常活动能力没有受到限制的可能性增加 76%，患过重病的可能性降低 17%。参与益智类休闲活动会对老年人日常活动能力产生正向影响，同时与老年人患病情况呈负相关。与不参与益智类休闲活动的老年人相比，参与益智类休闲活动的老年人日常活动能力没有受到限制的可能性增加 2.1 倍，患过重病的可能性降低 15%。社交类休闲活动对老年人生理健康状况的影响并不显著，但是这可能是由于参与过社交类休闲活动的老年人样本量太少，需要进一步研究验证。综合交互表分析和以往研究经验，笔者认为参与社交类休闲活动也会对老年人的生理健康状况产生正向影响。

第三，人口学特征、自评健康状况、生活方式及社会经济地位因素会对老年人生理健康状况产生显著影响。在研究中，笔者发现，年龄与老年人日常活动能力呈负相关，与患病情况呈正相关；农村老年人在日常活动能力和患病情况两个指标上的表现均优于城市老年人；自评健康更好的老年人，其生理健康状况往往也更加良好；目前吸烟、喝酒的老年人往往更加健康；农民老人的健康状况要优于干部老人；生活富裕的老年人往往有着更好的生理健康状况。

本章研究发现，目前中国老年人的社会休闲活动参与率是比较低的，同时老年人参与社会休闲活动对其生理健康状况存在正向影响。政府应考虑在老年人群体中推广社会休闲活动，鼓励老年人积极参与社会休闲活动以提高其健康水平，实现健康老龄化。具体的措施可以包括：第一，加大财政对社会休闲活动设施的投入力度，为老年人参与社会休闲活动提供必要的设施基础；第二，定期在社区、养老机构举办社会休闲活动推广相关活动，培养一支专业队伍指导老年人更加科学、安全地参与社会休闲活动，提高老年人健康水平，丰富老年人的养老生活；第三，与社会资本合作，推动养老产业中老年人休闲活动服务领域的拓展和完善，如可以新建专门的老年人健身场地、设计老年人旅游特色路线等。

此外，本章还发现社会经济地位等因素对老年人生理健康具有显著影响。政府应该加大对经济困难老年人群体的财政支持力度，可以考虑适当对这一部分老年人群体参与社会休闲活动提供一定的财政补贴，使老年人没有经济压力地参与社会休闲活动，改善其健康状况。

　　本章主要存在以下两点不足：第一，在样本的选择上存在一定缺陷。原始问卷中涉及社会休闲活动的问题不够全面，在分析过程中可能会对一些类型的社会休闲活动有所遗漏。现有研究发现宗教信仰活动等也会对老年人的健康状况产生重要影响，本章缺少对这些休闲活动的探讨。另外，在选取变量时，曾考虑将慢性病纳入因变量指标中，但缺失值过多，因而选择了患病情况，因此结果可能会有些许偏差。第二，现有研究发现，老年人的健康状况会影响老年人的社会休闲活动参与情况。在本章中，笔者仅将自评健康状况作为控制变量来探讨其对老年人参与社会休闲活动的影响，这种探讨仍然不够深入与全面。

第 19 章　旨在改善老年健康的社会参与和行为干预政策研究①

19.1　老年社会参与对于生理健康的重要性

人口老龄化是 21 世纪人类社会共同面临的重大议题。为了积极应对人口老龄化，世界卫生组织长期以来大力提倡健康老龄化、积极老龄化概念。健康老龄化概念最初于 1987 年在世界卫生大会上被正式提出，并在 1990 年世界老龄大会上被世界卫生组织作为应对人口老龄化的一项发展战略（王洵，1996）。2002 年，世界卫生组织又在健康老龄化的基础上，将积极老龄化确定为应对 21 世纪人口老龄化的政策框架，"健康""保障""参与"共同构成了积极老龄化的三大支柱（陆杰华等，2017a）。

作为积极老龄化的重要内容，老年人全方位的社会参与成为国际社会解决人口老龄化问题的普遍共识。早在 1982 年，《维也纳老龄问题国际行动计划》就明确指出：20 世纪世界人口的老龄化问题不仅是保护、照顾老年人的问题，还包括老年人参与社会活动的问题。2002 年第二次老龄问题世界大会上，世界卫生组织再次提出，老年人对社会经济、文化、社会公益等各个方面活动的参与，能够达到提高老年人生活质量，提高老年人健康水平的目的（李佳绮，2012），表明了积极老龄化中的老年"健康"和"参与"之间具有不可分割的紧密联系。2015 年，世界卫生组织发布《关于老龄化与健康的全球报告》指出，健康老龄化更加强调老年人在行动能力和社会功能上的健康，其概念被定义为"发展和维护老年健康生活所需要的功能发挥的过程"。这一论述进一步阐释了老年人的社会参与是健康老龄化的必要表现和必然途径，因为老年人只有通过参与社会活动，才能实践发挥社会功能的过程，体现健康的社会功能水平。由此看来，老年社会参与对实现健康老龄化同样具有非常重要的意义。

随着中国老龄化问题的不断凸显，老年人参与政治、经济、文化等社会活动意识的提高，我国政府对老年社会参与同样给予了高度关注，相继出台了一系列有利于促进老年人社会参与的政策文件。1996 年我国颁布《中华人民共和国老年人权益保障法》，专门设置"老年人社会参与"一章，为老年人进行社会参与提供

---

① 本章由陆杰华（北京大学社会学系教授）、韦晓丹（北京大学社会学系博士研究生）撰写。

了法律基础和政策依据。2012 年，党的十八大明确提出，大力发展老龄服务事业和产业的要求，为老龄工作进一步明确任务，指明方向①。2016 年和 2017 年，国家先后印发《国家人口发展规划（2016—2030 年）》和《"十三五"国家老龄事业发展和养老体系建设规划》，分别提出要鼓励老年人积极参与家庭发展、互助养老、社区治理、社会公益等活动，继续发挥余热并实现个人价值和通过培育积极老龄观、加强老年人力资源开发、发展老年志愿服务、引导基层老年社会组织规范发展扩大老年社会参与。从上述一系列法律政策可以看出，推动老年人的社会参与已经逐渐成为我国开发老年人力资源、推进积极老龄化的一项重要战略决策。

从宏观背景来看，老年社会参与是国家和社会解决人口老龄化问题，推进健康老龄化和积极老龄化的重要战略；从老年人自身角度来看，老年社会参与是老年人适应社会、适应老年生活的选择，有助于老年人提升身心健康水平、实现自我价值。综合上述背景，对老年人社会参与和健康的研究的重要性和必要性与日俱增，对于有力地推动相关领域的研究与发展，具有重大的理论意义与实践意义。

19.1.1　理论意义

研究老年人社会参与的影响因素、社会参与和生理健康之间的关系，一方面，有助于明确社会参与影响健康的内在机理，丰富老年需求和老年社会参与的相关理论；另一方面，有助于对老年社会参与和健康的关系形成科学、全面、系统的认识，为促进老龄健康改善提供理论指导。

19.1.2　实践意义

1. 有助于提高老年人健康水平和生活质量，促进家庭和谐与社会稳定

老年人的健康关乎自身晚年阶段的幸福，也关乎整个家庭的和谐，对整个家庭与社会具有重要意义。由于老年人的社会参与对其身心健康水平具有显著的积极影响，因此进一步认识老年人社会参与与其健康之间的关系，促进老年人更加充分的社会参与，有利于为他们的健康促进提供指导和帮助，进而提高老年人健康水平和生活质量，促进家庭和谐与社会稳定。

2. 有助于推动健康老龄化和积极老龄化，实现社会可持续发展

通过进一步认识老年人社会参与与健康之间的关系，不仅有利于促进老年人

---

① 全力推动老龄服务事业和产业发展[EB/OL]. http://cpc.people.com.cn/n/2013/0729/c367361-22367001.html [2013-07-29].

参与社会，改善老年人的健康状况，充分发挥老年人的积极作用，还能开发老年人力资源，减轻社会负担。这对于缓解人口老龄化带来的负面影响，增强社会可持续发展的活力，推动健康老龄化和积极老龄化的实现具有重要的现实意义。

3. 有助于为国家老龄工作有关的决策和管理提供实证依据

通过研究老年人社会参与的相关影响因素，有助于针对性地解决目前我国老年人社会参与意愿较高，而实际社会参与程度不高、参与机会较少的问题，为国家老龄工作决策与创新管理提供信息参考与科学依据，推动经济社会的可持续发展。

19.2 老年社会参与的影响因素及其干预相关文献

19.2.1 老年社会参与的影响因素

从研究的层次来看，目前学界主要从微观、中观和宏观三个层次分析影响老年人社会参与的影响因素（谢立黎和汪斌，2019）。微观层次主要指老年人个体特征因素，包括身心健康状况、性别、受教育程度、离退休前的职业声望、社会地位、经济状况等都会影响老年人社会参与的内容、方式和强度（李宗华和高功敬，2009；陆杰华等，2017a）。中观层次主要指家庭因素与社区因素对老年人社会参与的影响。家庭因素主要包括代际支持、居住方式、家庭观念等因素。社区因素主要包括社区制度、组织（李芹，2010）、社区文化、社区地理位置等。宏观层次主要指社会政策、经济运行状况、科技进步、基础设施等因素（陈岱云和陈希，2015）。

从社会参与的类型来看，影响不同类型活动参与的因素不同。在社会经济活动方面，婚姻状况和代际支持会对老年人经济活动产生积极的影响，有配偶的老年人、代际支持更高的老年人参与经济活动的可能性更高（李翌萱，2016；彭青云和朱晓，2017）。在政治活动方面，政治效能感高的老年人及精英老年人群体更倾向于参与政治活动（董亭月，2016）；受教育程度越高，拥有社会网络资源越丰富的老年人参与政治活动的可能性也越大（Serrat et al.，2015）。在社会文化活动和人际交往活动方面，受教育水平对促进老年人社交参与具有显著的影响。接受过良好教育的老年人对精神层面的需求更加关注，如融洽的人际关系、群体的归属感、他人的尊重等，这些需求的满足往往需要通过社交活动来实现。社区环境也具有非常突出的影响。居住社区有活动场地能够为群体性文化娱乐活动的开展创造有利条件，能够显著提升老年人参与社交活动和娱乐活动的可能性（张文娟和赵德宇，2015）。在公益志愿活动方面，邻里关系和社区服务是重要的影响因素（Dury et al.，2016）。对社区的归属感越强，老年人参与志愿服务的可能性越高（Okun and Michel，2006）。社区宜居环境和老年人志愿活动参与存在正相关关系（谢立黎和汪斌，2019）。利他主义的价值观、身体健康状况较好、乐于社交和为他人提供帮助的老年人也更倾向于参加志愿活动（Dury et al.，2015）。

19.2.2　老年社会参与的干预

通过对已有研究的梳理，对老年社会参与干预的途径大致可以分为以下四个方面。

第一，改善老年人经济状况、生活条件和医疗保障，为老年人参与社会活动解除后顾之忧。老年人的经济状况是参与社会活动的物质基础，健康的身心资源是参与社会活动的基本前提（刘颂，2006；杨风雷和陈甸，2012）。因此，促进老年社会参与的干预措施可以包括：在国家层面，不断提高老年人最低生活保障水平，推进公共医疗服务均等化。在社区层面，成立养老托老综合服务站，建立以社区互助组织为核心的社会互助平台，帮助社区老年居民解决生活中的困难；建立社区健康卫生服务站，为老年人提供健康咨询、保健、心理疏导等服务，促进其身心健康，从根本上提高其生活质量（韩青松，2007）。

第二，转变老年社会参与思想观念，为老年人参与社会活动提供精神动力。要帮助老年人实现传统老化态度的转变，突破观念瓶颈，认同老年人的社会价值（李宗华，2009b）。一方面，全社会要转变将老年人看作完全的弱势群体，将其束缚在家庭空间、排除在社会主流活动领域之外的歧视性观念，逐渐消除对老年人社会参与的社会排斥（杨风雷和陈甸，2012；位秀平，2015）。另一方面，要让老年人正确认识自身价值，意识到离退休不是事业的终点，而是新生活的起点（王莉莉，2011）；要不断丰富和提升自己的生活，增强社会参与的动力和实现自我价值的信心（韩青松，2007）。

第三，大力发展老年教育，为老年人参与社会活动提供知识资源。有学者指出，老年群体在参与社会问题上面临的矛盾，根本原因在于老年自身发展与社会发展之间的不一致，解决这一矛盾的重点在于提升老年人的知识、才能、判断力和行动力，最直接、最有效的方式是终身教育（刘颂，2006）。因此，发展老年教育是解决老年社会参与问题的重要社会举措，能够帮助老年人不断优化适应社会的心理素质，提升自我参与社会的能力水平。国家和社会可以通过建立老年大学、在社区构建老年教育网等，为老年人传授科学知识、增强生活乐趣、提升精神境界、丰富文化生活，让老年人老有所教、老有所学（刘颂，2006；韩青松，2007）。

第四，搭建老年社会参与渠道，为老年人参与社会活动提供便利条件。促进老年社会参与需要加强场所、设施、组织、信息建设。一方面，老年人社会参与对活动场所和设施具有更高的要求。老年人由于生理功能退化，为社会参与带来客观障碍，需要加强活动场所的无障碍设施和适老设施建设，为老年人进行社会参与提供更加便利的条件（陈岱云和陈希，2015）。另一方面，老年人社会参与具有组织依赖性。因此，要通过加强社会组织建设，吸引老年人口加入组织，提高老年人社会参与积极性。社区是老年人社会参与的重要平台和依托（刘颂，2006；位秀平，2015）。社区组织的发育对社区公共事务、志愿服务的参与意愿有显著影响。老年人所在的社区成立有老年人的团体、组织，可以使老年人的参与意愿比没有设立相关组织时提高 41%（李宗华等，2011）。

19.3　旨在改善老年健康的社会参与和行为干预的思路与政策建议

19.3.1　干预思路

1. 不断提高老年人社会参与的意识和能力，由依赖照顾向主动参与转变

全社会包括老年群体在内，需要转变老年人只能成为依赖性人口、完全依赖家庭赡养和照顾的传统观念，要鼓励和引导老年人正确、客观地认识自身的价值，培养老年人社会参与意识，提升老年人社会参与能力。尤其是随着时代的发展，我国老年人群中具有中高级职称、身体健康、有能力继续发挥作用的老年人才队伍不断扩大，比例不断增长。因此，更要进一步挖掘老年人身上的主动性、积极性和创造性，充分利用老年人群的人力资源，充分利用老年人积累的知识、能力、经验、财富等优势；鼓励老年人主动承担社会责任，积极接受社会挑战，努力做到"老有所为""老有所乐"。

2. 不断扩大老年人社会参与主体的范围，由少部分人参与向全体参与转变

目前，我国老年社会参与主体的范围仍然较小，呈现出明显的年龄、性别、城乡差异。因此，要不断扩大老年人社会参与主体的范围，在年龄方面鼓励中、高龄老人依据自身实际情况积极进行社会参与，实现社会参与对低龄老人—中龄老人—高龄老人全年龄段、全生命周期覆盖；在性别方面为女性老年人提供更多公平参与社会的机会，促进女性老年人参与各项老年活动的比例；在城乡方面更重视为农村地区老年人提供社会参与的基本条件，提升农村老年人社会参与水平，进而逐步实现老年人社会参与机会的均等化。

3. 不断充实老年人社会参与的内容，由"生存型"社会参与向"发展型"社会参与转变

目前我国老年人的社会参与大都集中在干农活、做家务、进行文化娱乐活动等"生存型"的初级社会参与，对于需要一定知识和技能的"发展型"社会参与还明显不足。这既有一部分老年人本身文化程度不高，参与意愿不强的原因，更主要的是社会支持系统不充分、不完善的原因（王莉莉，2011）。因此，需要不断充实老年人社会参与的内容，使老年人社会参与的主观愿望和能力与社会支持环境协调一致，为老年人参与包括经济、政治、文化、社会、精神和公益事务在内的各个实践领域创造条件。

19.3.2　政策建议

1. 完善老年人社会参与的法律和政策保障建设，形成老年人社会参与的制度保障

健全的参与制度和畅通的参与渠道是老年人参与社会活动的根本保障。因此，亟须突破制度瓶颈，不断建设和完善老年人社会参与的法律法规和政策体系。首先，要建立以权利公平为基础的老年政策体系，尊重老年人平等享有生活各方面的权利，为全体老年人公平公正地享有社会参与的机会提供制度保证（李宗华，2009a；胡宏伟等，2017）。其次，从制度角度对老年人社会参与的具体内容、老年人参与社会发展的具体途径和可操作性的政策措施等进行明确和细化，使老年社会参与的具体工作做到有法可依、有章可循。再次，通过政策引导激发老年社会参与活力，对老年经济活动和行业建设给予政策倾斜和经济扶持，积极推进社区会议、居民议事会等现代老年人社会参与的制度化进程。最后，还要通过法治体系建设进一步规范老年人社会参与的重点领域，如公益组织、行业协会等，营造健康的老年社会参与环境（胡宏伟等，2018）。

2. 全面加强宣传引导，营造老年人社会参与的良好氛围

一方面，政府要加大积极老龄化理念的宣传，让老年人及其他群体、各种社会力量意识到全社会乃至全世界对老年人的积极态度（李细香，2016），激励老年人参与社会活动。引导老年人群自身及全社会转变滞后思想观念，消除对老年人的刻板印象、认知偏差和情感排斥，重新认识、确认和重视老年人的社会价值，营造老年人参与社会活动的良好氛围，形成全社会支持老年人社会参与的合力。另一方面，要树立榜样，通过各种渠道大力宣传老有所为的典型人物

和事迹，对老有所为、为社会做出贡献的老年人进行大力表彰，榜样的示范作用，使更多的老年人响应号召、积极效仿，带动整个社会老年人积极参与社会活动的良好氛围。

3. 大力发展老年文化教育，提升老年人社会参与的核心能力

发展老年教育是解决老年社会参与问题的重要社会举措（刘颂，2006）。因此，要切实增强老年人文化教育力度，鼓励老年人接受教育和再教育，这既是积极老龄化的要求，也是构建学习型社会和终身教育体系的要求。一方面，要大力发展正规高等老年教育，改革老年大学体制由"余热"体制向国民教育体制转变，系统规划教学体系，科学编排教学课程，丰富专业课程结构（刘颂，2006），使老年大学能够满足新时代下老年人日益增长的提升自身素质和能力、提升自我效能感的需求。另一方面，要以社区和志愿组织为依托，构建社区老年教育网、组织老年技能培训班等，帮助老年人掌握知识技能、丰富文化生活、增强生活乐趣；同时，还要帮助和指导老年人利用网络、图书馆资源和各种形式的其他资源进行自我学习和终身学习。

4. 立足社区，构建"家门口"的老年社会参与平台

社区拥有丰富的社会资源，是老年人社会参与的关键阵地。要重视社区的作用，积极推进社区建设，把老年人社会参与的主要平台建在老年人的家门口。首先，要加强社区机构建设，形成组织网络。中国老年人的社会参与对机构、组织的依赖性较强，自组织性较弱，具有明显的"从众"特点（李宗华等，2011）。因此，应在社区中成立老年协会、老年之家等机构，鼓励老年人参与社区公共事务，让老年人找到组织和群体归属感，进而提升老年人参与社区活动的积极性、规范性和系统性（李细香，2016）。其次，要从硬件设施入手，一方面，加强老年活动场所建设，如老年图书馆、老年活动室等；另一方面，不断推进社区环境和公共设施的无障碍化建设，降低老年人活动和出行障碍。再次，要改进社区服务和管理模式，居中协调多方资源，为老年社会参与提供活动场地，及时发布社区周围的设施、场所、社团活动及其他相关社会资源信息，为老年人社会参与创造良好机会。

5. 加强非正式组织建设，丰富老年社会参与的活动类型

公益志愿组织是老年人社会参与的重要补充。要为志愿性、非政府性和非营利性的老年人社会服务组织、社会公益组织和志愿组织的建立与发展予以政策上的支持和资源上的帮助，鼓励他们大胆探索与实践，不断拓展老年社会参与的新领域、新内容和新方法（胡宏伟等，2018；伊密，2010）。依托非正式组织针对性

强、灵活性强的特点和优势，为老年人提供丰富多样的社会参与活动，如社会经济发展活动、社会文化活动、人际交往活动、旅游活动等，使老年人可以通过不同的方式来实现社会参与的目的，全方位、多层次提升老年人社会参与水平。此外，还可以主动招募具有较强社会参与意识的志愿者来促进老年非正式组织发展，发挥志愿者的领头羊作用，以滚雪球的形式不断扩大志愿者队伍，提升老年人参与社会公益活动的比例，进一步帮助老年人实现自我价值和履行社会责任。

6. 不断开辟老年人社会参与领域，拓宽老年人社会参与途径

其一，要畅通老年人社会参与的信息和渠道，积极开发老年人才市场，建立老年人劳务市场和信息服务中心，及时了解老年人求职动向，加强老年人就业指导，为老年人获取就业信息提供便利。其二，要不断拓宽老年人参与社会、实现自身和社会发展的途径。鼓励老年人根据自身情况和社会的需要参与经济生产、管理、科技、卫生、教育、志愿服务和公益事业等各个领域的工作和服务。同时，还要因人群制宜，以老年人的需求为导向，组织和提供符合不同老年群体特点的社会参与活动类型。尤其要关注农村老年人、女性老年人、高龄老年人，以及残疾、失能、疾病、贫困等弱势老年群体社会参与的需求，真正建立起人人共享、人人参与的社会。

第三篇　全国及分省城乡生命表和老年健康期望寿命研究

第 20 章　全国及分省分城乡男女年龄别死亡率漏报问题与调整方法评述[①]

20.1　前　　言

基于历次人口普查的死亡数据，通过编制生命表，计算出全国分省分城乡的平均预期寿命等指标，不仅能够反映出人民的生活质量和健康水平的变动趋势和地区差异，也是作为人口分析和人口预测的基础信息，对于国家和地区实施未来的人口发展战略，以及优化社会保障、医疗服务等资源分配具有重要的政策意义。分年龄别死亡率是编制生命表的最基础信息，一般而言分年龄别死亡数据或多或少都存在着质量问题，所以数据质量评估和修正是必要的，因为直接影响到生命表编制的质量。截至 2020 年，中国已经进行过七次全国人口普查，但死亡数据的质量一直被学术界所质疑，诸多学者已对全国人口普查的死亡数据质量进行了评估，并对其进行一定的修正，尤其是 1982 年第三次全国人口普查及以后的人口普查死亡数据。本章首先对 1982 年及以来历次人口普查数据的死亡数据质量进行再评估，并就 2010 年全国第六次人口普查与国际死亡数据质量较好的国家进行比较，重点对全国 2010 年人口普查中的死亡数据质量进行评估，分析死亡数据存在的问题。其次，分地区对我国各个省份的分性别死亡数据进行了分析和比较。在此基础上，本章对婴幼儿和高龄人口死亡水平调整方法的相关文献进行了回顾和评述。最后对死亡数据调整应遵循的原则、调整的难点及存在的问题进行了讨论。

20.2　普查数据质量的基本评估

20.2.1　全国人口普查死亡数据质量

1. 历次全国普查分年龄、性别死亡率对比

已有研究（张二力和路磊，1992；李树茁，1994；孙福滨等，1993）表明我

---

① 本章由李建新、刘瑞平、刘梅、李月、张莉撰写。李建新，北京大学社会学系教授；刘瑞平，北京大学社会学系博士研究生；刘梅，北京大学社会学系博士研究生；李月，中国人口与发展研究中心副研究员；张莉，北京大学社会学系博士研究生。

国 1982 年人口普查死亡数据的准确度比较高，可以直接使用，1990 年人口普查存在一定程度的死亡漏报现象，此后的研究又表明 2000 年人口普查的死亡数据也有一定程度的漏报，只是不太严重，而 2010 年人口普查的死亡数据质量受到了更多学者的质疑（黄荣清和曾宪新，2013；赵梦晗和杨凡，2013；王金营和戈艳霞，2013；崔红艳等，2013）。

　　本节利用中国四次人口普查的死亡数据进行对比，按照人口死亡的一般规律对死亡数据进行质量评估。对比中国 1982 年、1990 年、2000 年和 2010 年人口普查死亡率（m_x）变化（图 20.1、图 20.2），总体上各个年龄段死亡率随着时间推移呈现出下降趋势，女性死亡率下降比男性更加明显。数据质量在某些年龄段存在严重偏误，但也有较为合理的年龄段数据可供参考。总体而言，出现问题较多的年龄组主要集中在婴幼儿组、青年组和高龄老年组。在婴幼儿组，0 岁婴儿死亡率和 1~4 岁幼儿死亡率存在较大低估，联合国儿童基金会、联合国人口司、世界银行等国际组织对中国 5 岁及以下儿童死亡率的估计也持有相同观点（UN IGME，2017）。在婴幼儿死亡数据质量上，尤其是 2010 年人口普查的死亡数据最差，黄荣清和曾宪新（2013）通过研究发现，2010 年人口普查的婴儿死亡漏报水平为 78%。在青年组死亡率上，国际相关研究认为，该年龄组存在死亡率会出现"凸起"上升的趋势，尤其是男性（Goldstein，2011；Remund et al.，2018）。对此现象的死因分析发现这种死亡率升高是生物和社会经济属性等多种力量作用的结果，而男女死亡率升高有共同点也有不同点。死因分析发现，男性在该年龄段死亡率升高的主要原因包括交通事故和其他意外的大幅提升，以及自杀、他杀和中毒等；女性则

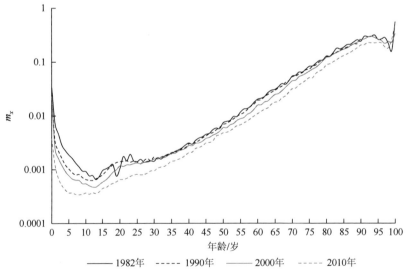

图 20.1　中国历次普查男性分年龄死亡率变化

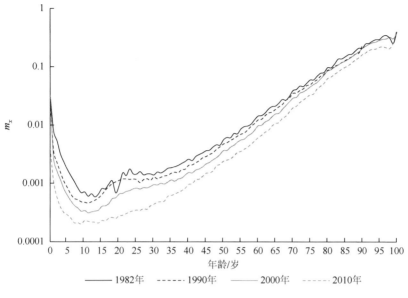

图 20.2　中国历次普查女性分年龄死亡率变化

主要是交通事故造成的死亡率升高（Zhao，2003）。中国 1982 年第三次全国人口普查在青年组除个别年龄的死亡率波动外，呈现了死亡率的"凸起"趋势，且男性更为明显，第四次全国人口普查、第五次全国人口普查也出现了这个趋势，但死亡率升高的幅度逐渐减小，2010 年人口普查时，该趋势消失。笔者认为，死亡率趋势具有总体稳定性，中国在前 30 年在青年组出现了死亡率升高的"凸起"趋势，那么在 2010 年人口普查中应该也有该特点。2010 年人口普查实际死亡数据中该"凸起"消失的可能解释是，存在青年组死亡人数的大量漏报，或者是由于青年人口的大规模流动导致对该年龄段基础人口的重复登记，造成死亡率的失真（崔红艳等，2013）。在高龄组也存在死亡数据质量问题，Gu 等（2016）利用中国第五次全国人口普查、第六次全国人口普查的死亡数据证明了高龄组存在的死亡漏报和年龄堆积等问题。

2. 2010 年全国人口普查数据质量

我国 2010 年的第六次人口普查死亡数据存在婴儿死亡率漏报、年轻人重复登记和老年人死亡漏报三个问题（Zhao et al.，2016；崔红艳等，2013）。一些学者（黄荣清和曾宪新，2013；赵梦晗和杨凡，2013；王金营和戈艳霞，2013）通过分析婴儿死亡率与经济发展的关系、婴儿死亡率及 5 岁以下儿童死亡概率的绝对水平和下降速度的国际比较、人口普查数据与卫生部检测地区婴儿死亡的对比等各个方面，认为 2010 年人口普查数据中的 5 岁以下的婴幼儿死亡数很可能存在着漏报。而不同年龄和性别的漏报程度存在显著的差异，婴幼儿的女性死亡漏报水平高于男性（黄荣清，2005；张文娟和魏蒙，2016）。在老年人口数据中，有研究通过与其他国家的死亡数据进行比较，发现中国的第三次全国人口普查和第四次全国人口普查数据中的高龄老年人口中可能存在着年龄误报和漏报（Coale and Li，1991；Zeng and Vaupel，2003），2010 年的普查数据中老年人口的死亡漏报现象同样比较严重，60～90 岁男性老年人口的死亡漏报率超过 20%，在 23%左右，男性老年人口的死亡漏报率高于女性（王金营和戈艳霞，2013；王金营，2013；张文娟和魏蒙，2016）。

　　为深化对 2010 年人口普查死亡数据质量的评估，我们将 2010 年人口普查数据与世界上死亡数据质量较好的瑞典和日本同时期、同性别的死亡数据进行对比，见图 20.3、图 20.4。从总体上看，2010 年人口普查与世界上死亡数据质量较好的国家的整体趋势较为一致，但是在婴幼儿组、青年组和高龄老年组的死亡数据存在问题，验证了上文的结论。例如，日本和瑞典 20～30 岁男性和女性青年组死亡数据呈现明显的"凸起"现象，而中国并没有此现象；日本和瑞典的高龄老年人的死亡数据较为平滑，而中国在 90 岁及以上的高龄老年人的死亡出现突然的下降现象。

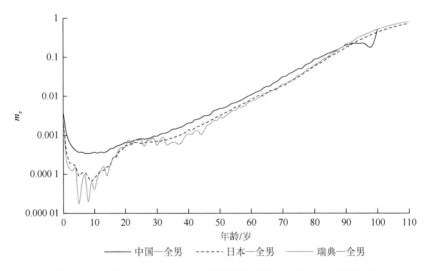

图 20.3　中国 2010 年人口普查男性死亡模式与日本和瑞典比较

　　进一步分析中国分性别的 2010 年人口普查死亡数据质量的城乡差异。由图 20.5 可以看出，2010 年人口普查数据的死亡性别差异表现出随着年龄递增差异逐渐缩小的趋势，这同世界上的总体趋势是一致的。从城乡看，整体上，各年龄的农村人口的死亡率高于城镇，尤其是婴幼儿死亡率的城乡差异更大，但随着年龄的递增，城乡之间的死亡率差异逐渐缩小。另外，农村人口死亡率在 20 岁左右的青年组出现略微的"凸起"现象，尤其是农村男性较为明显，但城镇青年组死亡率没有"凸起"现象；92～98 岁的高龄老年人的死亡率出现突然的断裂式下降现象，尤其是城镇和农村男性下降的幅度更大。

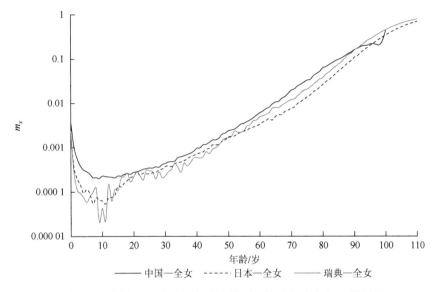

图 20.4　中国 2010 年人口普查女性死亡模式与日本和瑞典比较

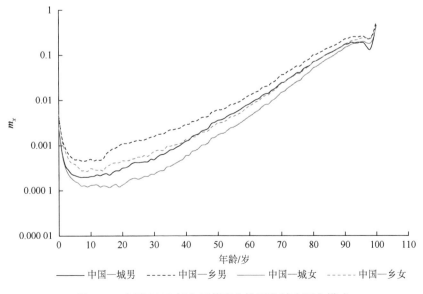

图 20.5　中国 2010 年人口普查分性别分城乡死亡模式

20.2.2　全国各省区市第六次人口普查分性别死亡数据质量评估

　　上文通过将中国历次人口普查分性别数据与国际上死亡数据较好的国家进行了对比,探索死亡率变化的规律,进而对中国31个省区市的死亡数据进行评估。以下将31个省区市分为东北、东部、中部、西南和西北五个地区[①],分别对每个地区的死亡数据质量进行分性别讨论。

　　东北地区死亡模式总体相近(图20.6),除了低龄和高龄组外,其他年龄组的死亡数据质量较好。20~30岁组的成年男性的死亡率出现略微升高现象,符合一般规律,质量较好,并且男女的死亡差异表现出随着年龄递增而缩小的趋势。比较这三个省份,辽宁的婴幼儿死亡率高于黑龙江和吉林,老年人死亡率的波动较小,尤其是95岁左右出现的死亡率突然下降的幅度更小,因此相对于黑龙江和吉林,辽宁省的死亡数据质量较好。

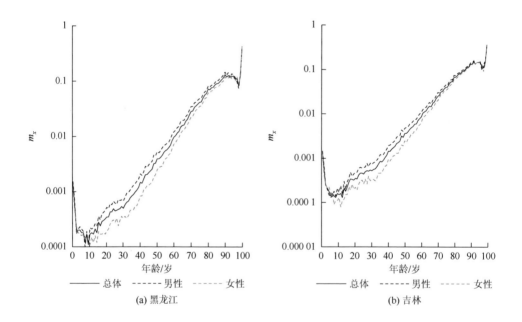

(a) 黑龙江　　　　　　　　　　　　(b) 吉林

---

　　① 东北地区包括3个省级行政区,分别是辽宁、吉林、黑龙江;东部地区包括10个省级行政区,分别为北京、天津、河北、上海、江苏、浙江、福建、山东、广东、海南;中部地区包括6个省级行政区,分别为山西、安徽、江西、河南、湖北、湖南;西南地区包括6个省级行政区,分别为广西、重庆、四川、贵州、云南、西藏;西北地区包括6个省级行政区,分别为内蒙古、陕西、甘肃、青海、宁夏、新疆。

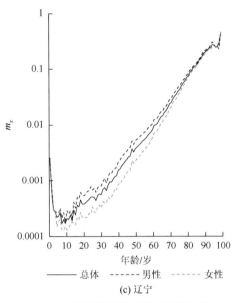

(c) 辽宁

图 20.6　东北地区分年龄性别死亡率

　　东部地区（图 20.7）的死亡模式和死亡数据质量呈现较大的地区差异。该地区所包括的省市的婴幼儿和高龄老年人口的死亡数据质量较差，存在婴幼儿死亡漏报、高龄死亡率波动较大的问题，死亡性别差异相对较小。河北、福建、山东、浙江这四个省份在 20～30 岁的青年男性的死亡率呈现明显的"凸起"现象，但其他省市的这种现象并不明显。北京、天津、上海和海南等地区各个年龄组的死亡率波动较大，尤其是在 30 岁以下年龄组，并且北京、天津男性死亡率在 30 岁左右有下陷

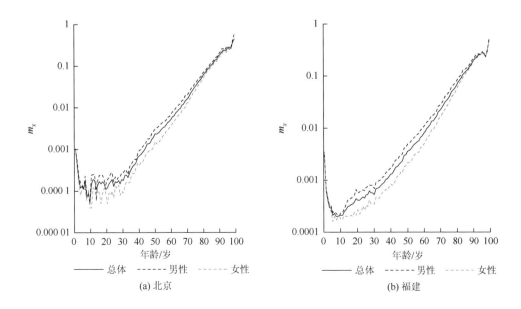

(a) 北京　　　　　　　　　　　　　　　　　(b) 福建

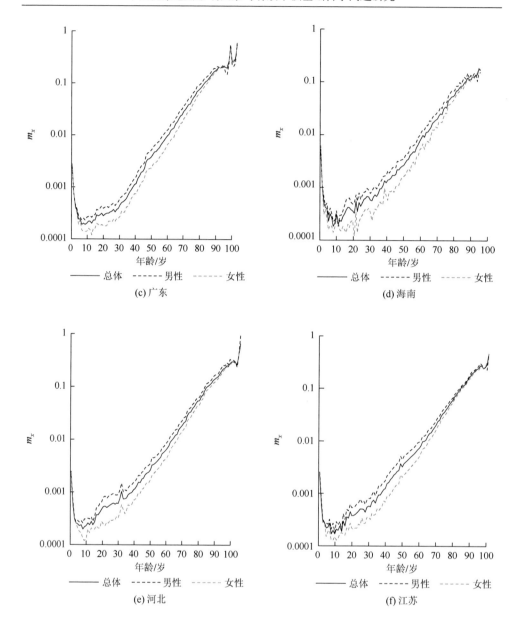

(c) 广东

(d) 海南

(e) 河北

(f) 江苏

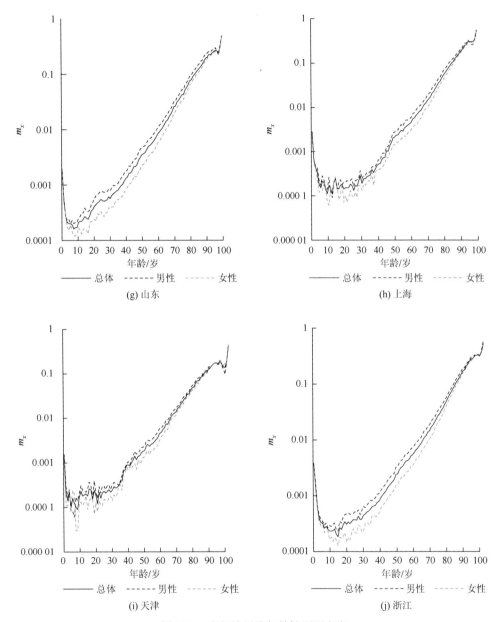

图 20.7　东部地区分年龄性别死亡率

趋势，这些都可能是人口流动造成的重复登记问题所导致的。广东、福建、海南、山东等省份数据显示的另一个特点是女婴死亡率高于男婴，这与婴儿死亡率性别差异规律相悖。另外，尤其要注意的是海南省的老年人口的死亡率质量问题，海南省有较大规模的"候鸟"老年人群，由于迁移的健康选择性，这些养老迁移老人的身体健康状况更好，因此导致海南整体的老年人口的死亡率低于北京等其他地区。

　　中部地区的婴幼儿组、青年组和高龄组死亡数据依然存在较大问题（图20.8），尤其是河南的婴幼儿死亡率处于异常的极低水平。中部地区各个省份的死亡率呈现明显的性别差异，在成年年龄段的死亡率也出现不同程度的波动现象，尤其是在60岁及以上的老年阶段。

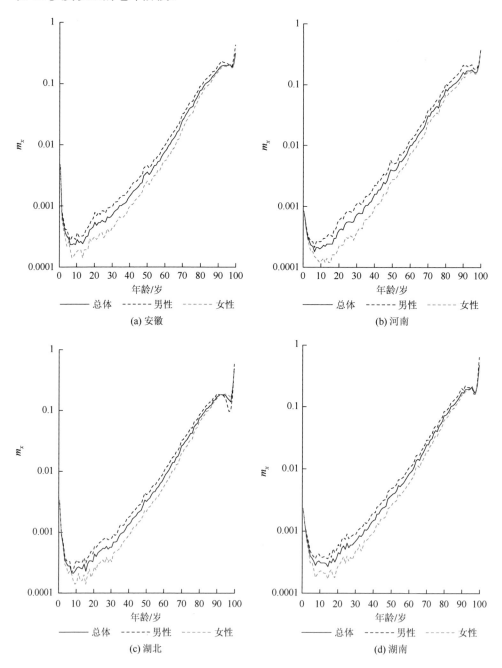

(a) 安徽

(b) 河南

(c) 湖北

(d) 湖南

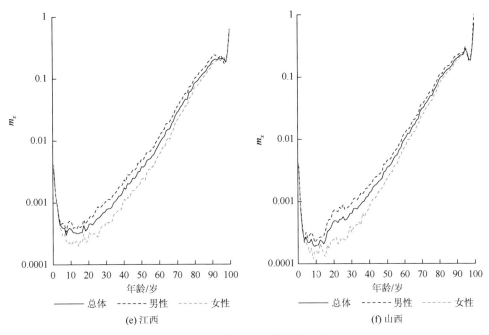

(e) 江西　　　　　　　　　　　　　　　(f) 山西

图 20.8　中部地区年龄分性别死亡率

西南地区各省区市在低龄组和高龄组的死亡数据质量同样存在问题（图 20.9），广西、四川和重庆的低龄组的死亡率都偏低，存在明显的漏报问题。西藏死亡数据的总体质量较差，各年龄段的死亡率波动较大，死亡率的性别差异不明显。

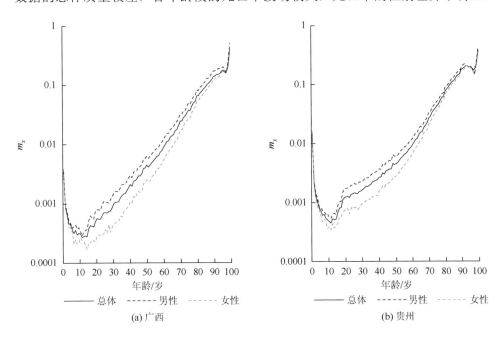

(a) 广西　　　　　　　　　　　　　　　(b) 贵州

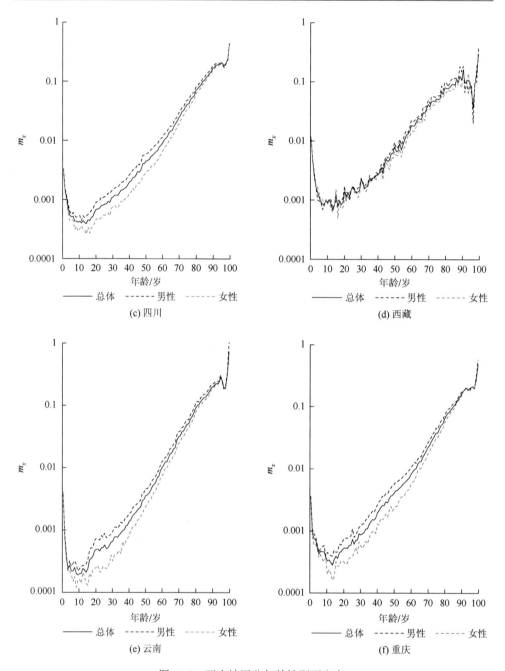

图 20.9　西南地区分年龄性别死亡率

除了贵州省 20～30 岁的男性和女性青年组的死亡率都呈现出明显的"凸起"现象,其他省区市并不明显。

　　西北地区的一些省区的死亡数据质量问题更加突出（图 20.10）。甘肃、宁夏、青海和新疆的各年龄段的死亡率波动较大，尤其是在低龄组和高龄组，死亡率的性别差异不明显。新疆 65 岁及以上的老年人口的死亡水平较低、波动大，仍存在一定的年龄误报和堆积现象。在 25 岁上下的男性青年组，西北地区各个省区的死

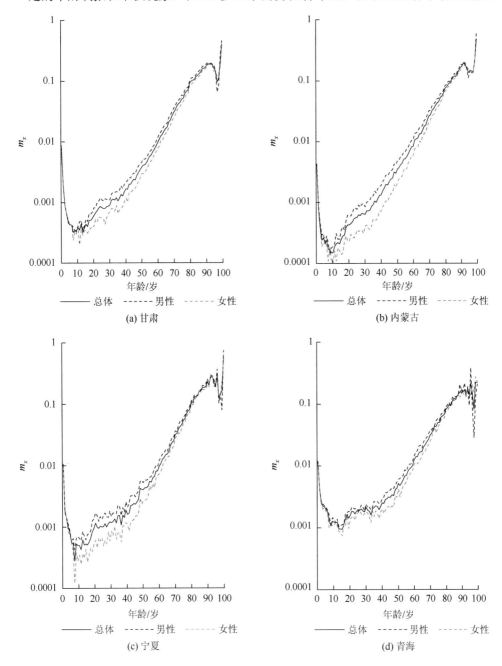

(a) 甘肃

(b) 内蒙古

(c) 宁夏

(d) 青海

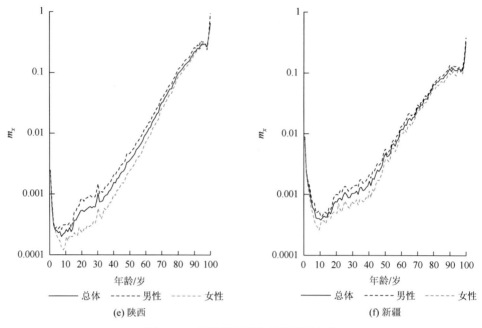

图 20.10　西北地区分年龄性别死亡率

亡率都呈现明显的"凸起"现象。相比于西北地区的其他省区，内蒙古和陕西的各年龄组的死亡率较为平滑，但其婴幼儿和高龄组的死亡率仍存在问题，陕西 25 岁左右的青年组的男性死亡率波动较大。

20.3　婴幼儿和高龄人口死亡水平调整方法文献回顾

20.3.1　婴幼儿死亡水平调整方法相关文献

中国 2010 年人口普查数据的婴幼儿和高龄人口死亡数据质量存在问题已经在学者间达成共识，对死亡数据的修正方法成为探索的重点。随着对死亡数据本身（数据偏差等）及不同国家间的特点差异（经济发展水平、历史因素等）的深入了解，死亡率评估的方法越来越多，并在以往方法的基础上不断完善。一般而言，对婴幼儿死亡率的评估都是建立在一定假设和标准的基础上，利用各种关系，达到为真实可信的估计。综合以往对婴幼儿死亡水平评估和预测方法的相关文献，调整方法主要运用死亡率外部关系、死亡率内部关系及其他方法。

1. 利用死亡率外部关系

以往学者利用死亡率外部关系主要对婴幼儿死亡率进行调整，普遍的做法是寻找婴幼儿死亡率与社会经济发展水平、教育等之间的关系，对中国普查人口死亡数据质量进行评估，然后再进行调整。达德利·鲍思顿采用 1982 年的婴儿死亡率及其他可用资料，在分析中国 2306 个县市的婴儿死亡率模式时，利用 5 个社会经济人口自变量（工农业产值、识字率、工业就业率、人口密度和人口规模）和婴儿死亡率的关系程度，提出了三种方法来调整婴儿死亡率：第一是排除婴儿死亡率低于 15‰的 253 个县市；第二是排除市低于 15‰和县低于 28‰的 861 个县市；第三是保留全部县市，但将市的婴儿死亡率水平提高 4%，县调高 44%。其中第二、三种方法较为猛烈，最后作者用第二种方法调整后的婴儿死亡率为 51.5‰，第三种方法调整后为 55.2‰。这两种方法均得出中国 2306 个县市平均婴儿死亡率在 50‰（鲍思顿，1991）。黄荣清（2005）根据不同数据判断，估计 20 世纪 80 年代初中国婴儿死亡率在 50‰以上，90 年代初在 40‰，作者根据 2001 年 167 个国家的人均国民收入和婴儿死亡率数据进行回归方程估计，估计得到 2001 年中国婴儿死亡率为 30‰。赵梦晗和杨凡（2013）通过考察了经济发展水平、文化教育水平与婴儿死亡率及 5 岁以下儿童死亡概率的关系，参照模式相近的模型生命表和布拉斯罗吉特相关生命表的方法，最终估计出我国婴儿死亡率和 5 岁以下儿童死亡概率分别在 18‰～19‰和 22‰～23‰的范围内。

2. 利用死亡率内部关系

第二种方法是利用死亡率内部关系进行评估。翟振武（1993）利用中国 1981 年与 1990 年的死亡模式不变的关系，以 1990 年原始生命表的 10 岁的平均预期寿命，即 e_{10} 为参数生成 1981 年死亡模式的生命表，编制出新的 1990 年生命表，已达到对婴儿死亡率的调整。黄荣清和曾宪新（2013）认为由于社会习俗、技术和政策等因素，中国人口普查数据中的幼儿（1～4 岁）死亡统计的误差要小于婴儿死亡统计的误差，因此作者有意绕开了对婴儿死亡率直接修正，改成以误差较小的幼儿死亡率来估计误差较大的婴儿死亡率，根据婴儿死亡率与幼儿死亡概率的对应关系，最终达到婴儿死亡率的估计，对 2010 年人口普查数据中全国的婴儿死亡率修正的结果是 17.27‰（男性为 16.85‰，女性为 17.69‰），计算出婴儿死亡的漏报在 78%左右。另外，还有通过死亡率内部其他关系来对我国婴儿死亡率进行调整，如留存法（黄荣清，2005；崔红艳等，2013）、以 1982 年为基础数据的布拉斯罗吉特生命表法（王金营，2013）、通过对死亡率数据进行 Box-Cox 变换建立函数型死亡率预测模型（王洁丹等，2013）、DCMD 模型生命表系统方法（李成等，2018）、通过模型 Coale-Demeny 模型生命表建立死亡概率和平均预期寿命的稳定关系（李建新等，2018）等。

3. 其他方法

近些年越来越多的机构和学者采用贝叶斯 B 样条偏差减少模型（bayesian b-spline bias-reduction model，简称为 B3 模型）对婴幼儿死亡率进行估计（黄荣清，2000；Alkema and New，2014；UN IGME，2015）。黄荣清（2000）发现，与比例估计相比，贝叶斯估计由于充分利用了已知的信息，其估计的死亡率稳定性较好，并利用该方法估计了 1995 年中国 30 个省区市的性别—年龄死亡率。联合国儿童基金会和联合国机构间儿童死亡率估计小组从 2013 年之后每年发布的《婴儿死亡率趋势和水平报告》对 5 岁以下的儿童死亡率（U5MR）的估计使用的是 B3 模型。由于以往对 U5MR 估计的方法为勒斯回归模型（Loess regression model）和高斯过程回归模型（Gaussian process regression modeling），这两种方法具有没有考虑潜在数据偏差等局限性，因而提出用 B3 模型来解决模型校验问题，认为该模型可以灵活地捕获 U5MR 随时间的变化，提供点估计和置信区间，考虑到数据中的潜在偏差、抽样误差和非抽样误差（Alkema and New，2014）。而姜昱汐和李兴斯（2005）认为用于估计死亡率的极大似然方法和贝叶斯方法在应用过程中需要做出主观假定，这些假定对计算结果直接产生影响，为了克服这些方法的主观性，避免因假定错误导致的错误结果，提出了一种估计死亡率分布的新模型——最大熵模型，该方法拟合效果更好、计算简便、适用性强。

另外，在医疗卫生领域，一些学者运用卫生统计数据和人口普查数据两个数据来源，采用捕获—再捕获法（capture-recapture methods，CRM），对儿童死亡数量和儿童死亡率漏报进行估算（吴艳乔等，1998；符文华等，2004；周萍等，2008；周晓军等，2009）。中国疾病预防控制中心采用多阶段分层抽样，对 161 个疾病监测点进行了实地调查，收集了 2009～2011 年的死亡病例，采用倾向值加权和捕获—标记—再捕获（capture-mark-recapture，CMR）的方法计算了不同群体的死亡漏报率（Guo et al.，2015）。李向云等（2009）利用 GM（1，1）灰色模型对我国婴儿死亡率进行预测，结果估计我国 2006～2009 年婴儿死亡率分别为18.2‰、16.4‰、14.8‰和 13.4‰；刘洁等（2011）利用自回归移动平均模型（autoregressive integrated moving average model，ARIMA）模型对 U5MR 进行预测，结果显示 2010 年全国 U5MR 估计为 14.88‰，城市为 5.44‰，农村为 15.44‰。

20.3.2　高龄死亡水平调整方法相关文献

在对高龄人口的死亡数据估计和调整方面，国外一些学者对高龄老年人口的死亡模式进行深入分析，试图用合适的模型来拟合，其中运用较多的是 Gompertz 模型、Weibull 模型、Heligman 模型、Pollard 模型、Logistic 模型和 Kannisto 模型。以上拟合高龄老年人死亡率的模型并非都能被学者所接受，由于人口异质性和个体风险性等因素，高龄老年人口的死亡率存在明显的减速现象，而 Gompertz 模型由于不能很好地描述减速这一特征，其不能准确地估计高龄人口死亡率（Horiuchi and Wilmoth，1998）。Thatcher 等（1998）分别将以上 6 个模型应用于意大利、日本、荷兰、瑞典、瑞士等 13 个国家 80～120 岁的高龄人口死亡率中，研究结果表明 Logistic 模型和 Kannisto 模型的拟合效果最好。而 Gavrilov 和 Gavrilova（2011）研究却发现 Gompertz 模型的拟合效果明显优于 Kannisto 模型。Zeng 和 Vaupel（2003）通过对中国 1990 年人口普查数据中的高龄老年人口的死亡模式进行研究，发现两个参数的 Kannisto 模型（即简化的 Logistic 模型）对中国高龄老人死亡率的拟合效果较好，并用此模型估算了中国 80～105 岁单岁年龄别死亡率，并制作了中国第一张高龄老年人口生命表。在此基础上，有学者利用各种参数模型来对 2010 年人口普查数据的高龄老年人口死亡率进行拟合，最终利用 Kannisto 模型（Gu et al.，2016）和 Logistic 模型（段白鸽和石磊，2015）对我国分省分城乡分性别的高龄老年人口死亡数据进行估计调整。另外，张震等（2017）发现二维死亡模型能够适用于中国人口死亡率的估计，即通过建立 0～4 岁死亡概率与各年龄别死亡率之间的关系对成人组死亡率进行间接估计。李成等（2018）采用普查法和二参数模型生命表对我国的老龄死亡率进行估计。

　　此外，Lee 和 Carter（1992）开发了 Lee-Carter（LC）方法利用历史数据来对全龄段的死亡率进行预测。国内有学者对人口死亡率估计和预测的方法基本借鉴了国外的方法，基于 1986～2002 年各年的年龄别男性人口死亡率，应用 Lee-Carter 方法建立人口死亡率预测模型，对未来 11 年中国男性人口死亡率和男性新生婴儿未来预期寿命进行了预测。李志生和刘恒甲（2010）基于中国 1992～2007 年的历史死亡数据，利用 WLS 方法求解 Lee-Carter 模型，对 2008～2017 年分年龄组人口死亡率进行了预测，估计 2010 年的 0 岁婴儿死亡率为 7.02‰，这一结果低于其他学者的估计值。王晓军和蔡正高（2008）认为，虽然根据模式选择的基本标准，如果对中国人口死亡率数据进行分析，可以用 Lee-Carter 模型进行模拟，并用 ARIMA 模型来拟合其随机时期效应，但对于处于转型期的中国，由于贫富不均、城乡差异等可能会导致死亡率的波动，因此，可以尝试基于小波转换的随机死亡率改善幅度建模。由于我国人口死亡率数据的历史有限性和数据质量问题限制了 Lee-Carter 模型在中国的应用（韩猛和王晓军，2010），并且该模型在死亡率长期预测上存在性别差异扩大和年龄别比值失调等问题（黄匡时，2015）。有研究发现，利用人口统计数据建立 Lee-Carter 模型对人口死亡率进行预测时，由于时间因子与死亡率之间的非线性关系，简单的外推存在系统的低估偏差，这个偏差可以通过对数正态分布性质或者运用随机模型的方法进行纠正（吴晓坤和李姚洁，2016）。一些学者对 Lee-Carter 模型进行了改进之后才用于中国人口死亡率的预测（韩猛

和王晓军，2010；高怡宁，2012；黄匡时，2015）。例如，加入出生年效应扩展
Lee-Carter 模型（黄顺林和王晓军，2010）；在经典 Lee-Carter 模型的基础上，将
各个时间、年龄组内的死亡率差异考虑入模型的构建中，死亡人口服从负二项分
布的 Lee-Carter 模型改进形式，运用改进后模型预测出未来 6 年内中国分性别分
年龄的死亡率（高怡宁，2012）。

　　事实上，现存的婴幼儿和高龄人口死亡率估计的方法仍需要进一步地探讨和
发展。首先，利用社会经济发展水平指标与婴幼儿死亡率之间的外部关系方法稳
定性较差，如人均 GDP 等指标的统计口径差异影响估计结果的准确性，而利用内
部关系的布拉斯罗吉特生命表法调整的 1982 年基础生命表难以反映 2010 年我国
人口的死亡模式等（李成等，2018）。其次，对婴儿死亡率的调整结果出现了女婴
高于男婴的异常现象需要进一步改进，如黄荣清和曾宪新（2013）对 2010 年人口
普查数据的男婴和女性的死亡率估计分别为 16.85‰、17.69‰。再次，对死亡率
的预测都是建立在真实的死亡数据基础上，甚至需要时间较长的死亡历史数据，利
用与死亡率的各种参数关系来拟合，根据这个函数公式外推出未来的死亡率。这种
函数模型预测，有时候因为参数较多，很难求解出方程；而且死亡数据质量较差
的国家和地区不适用这些方法。另外，目前对 2010 年人口普查数据的婴幼儿和高
龄人口死亡率同时进行调整的研究较少，仅修正一端所计算的平均预期寿命可能
会存在问题。最后，以往研究倾向于探索我国人口的死亡模式性别差异，对城乡
人口死亡模式差异关注较少。

20.4　数据调整应遵循的原则

　　编制生命表，先需要审核数据质量并做出适当的修正和调整，对于数据的修
正和调整一般必须遵循下列原则：①最少调整原则。事实上，任何对数据的修正
调整都可能产生二次误差，所以在没有充分证据证明数据有误之前不宜轻易进行
数据修正调整。例如，前文发现 2010 年人口普查中青年组死亡数据也存在问题，
但是由于数据质量及误差原因需要进一步深入探讨，对其死亡率调整的方法尚未
探索，因此按照最少调整原则，本节提倡只对普遍认为的 2010 年人口普查中质量
较差的婴幼儿死亡率和高龄人口死亡率进行调整，以避免调整结果产生更大的误
差。②内部一致性原则。人口数据有其内部结构，结构关系及变化存在一定的规
律。例如，男女人口之和为全体人口、城乡指标合一为总体指标、男婴与女婴死
亡率之间的稳定关系等，所以调整后的数据应该符合内部一致性。③外部一致性
原则。人口学中依据"统计事实"而构成的指标是人口现象或变化的反映，而这
些指标应该和相对应的其他非人口指标存在着一定的相关性，如婴儿死亡率、平
均预期寿命都是人口学的基本指标，能够反映一个人口所处的社会经济发展条件，

因此，调整后的人口指标应该可以和相关的发展指标，如人均 GDP、社会发展指标（如教育、医疗卫生、妇幼保健）等保持一致性。④旁证原则。反映同一事实的不同数据来源在理论上结果应该是一致的。例如，对于婴幼儿死亡率，可以比较统计局普查数据和卫生系统统计的结果，如果数据质量没有问题，应该可以相互印证。

目前在编制我国分城乡分性别生命表公认存在着数据质量问题，因此数据调整是必要的，但问题是如何调整。事实上，具体采取何种方案，都必须直面这些问题：①内部一致性弱。如果说分性别是依据人口的生物属性的话，那么城乡则没有性别这样稳定的生物学属性，城乡差异是地域特征，而非完全人口学特征，因此城乡死亡水平的关系并不好把握。②城乡划分变动不居。无论从发展还是政策方面来讲，城乡人口的界定都存在着很大的变化，特别是我国正处于城镇化发展巨变的现阶段。因此，对于城乡人口数据质量判断平添了困难。③不易取得"旁证"。目前，同一事件不同部门的数据分省分城乡的比较少，这也带来了相互印证的困难。

需要指出的是，虽然以上通过对 2010 年人口普查的死亡数据质量评估，发现全国及一些省份的婴幼儿组、青年组和高龄老年组的死亡数据质量存在问题，但是考虑到国内外缺少对青年组的死亡率调整的成熟方法，并且对中国青年组死亡率数据存在问题的基本判断及导致出现问题的可能原因需要深入分析，因此，建议对我国及各省的死亡数据调整应该依据最少调整原则，仅对婴幼儿死亡率和高龄老年人口死亡率进行调整，这样在减少误差的同时避免更大的误差，使死亡调整结果更加接近真实值。

第21章　基于2010年人口普查数据的全国城乡男女0～105岁单岁生命表[①]

21.1　引　　言

死亡水平和年龄别死亡率是反映人口健康和社会发展程度的重要指标。其数据的完整性、可靠性、准确性和及时性关系着人寿保险行业发展、社会医疗和公共卫生健康服务、社会资源优化整合和配置，乃至整个社会经济环境持续发展等领域决策性规划能否全面、合理、科学、有效地制订、实施和顺利实现。人口普查作为搜集死亡数据的主要手段之一，其质量直接影响死亡数据的可信度。因此，科学评价普查中死亡数据的质量并采用适当的人口分析方法对质量较差的数据进行调整是一项基础性工作，合理的修正能提高数据质量，有利于相关研究和社会经济科学决策及管理。鉴于我国生命登记制度的不健全性、较低的可获得性及可能存在的一些质量问题，死亡登记数据并没有成为人口学研究者估算死亡率水平的主要数据来源。相反，我国1982年之后的历次人口普查均搜集了每一家庭户普查时点前12个月内的死亡人口数，且普查的汇总数据均会在普查结束后的两年内公布，因此人口普查收集的死亡数据成为我国人口学者分析死亡水平最主要的来源。然而，由于各种原因，人口普查的死亡数据存在不同程度的漏报。如何调整人口普查收集的死亡率也成为我国人口学界甚至一些国际人口学者一个经久不衰的研究热点（Coale and Li，1991；Gu et al.，2016；黄荣清和曾宪新，2013；李成等，2018；李树茁，1994；曾毅和金沃珀，2004；翟振武，1993）。

第六次全国人口普查公报显示，我国人口平均预期寿命达到74.83岁，其中男性为72.38岁，女性为77.37岁（国家统计局，2012）。但是，国家统计局公布的第六次全国人口普查公报及其他相关普查文件并未发布计算预期寿命的死亡漏报数据调整细节。然而，根据公布的普查汇总数据得到的平均预期寿命远高于这些数值。也就是说，普查汇总表中的年龄别死亡率被显著低估了，死亡人数存在严重漏报。在我国人口基数大、流动性高，存在人户分离现象的情况下，人口普

---

① 本章由熊婉茹（普林斯顿大学人口系博士研究生）、顾大男（联合国人口司博士）和曾毅（北京大学国家发展研究院教授、瑞意高等研究所首席科学家及杜克大学老龄和人类发展研究中心教授）撰写。

查中的人口和死亡数据存在不准确性是可以理解且毋庸置疑的。对历次普查数据质量进行评估的很多实证研究结果都表明我国普查数据，尤其是死亡数据存在严重的漏报问题，在使用时需要进行修正（Gu et al.，2016；黄荣清，2003；靳永爱和赵梦晗，2013；李成等，2018；王金营和戈艳霞，2013；巫锡炜和甘雪芹，2013）。问题的核心是如何对此进行科学、合理的调整。

基于残缺或不完整数据间接估算死亡率的方法颇多。有仅基于某一次普查数据的估计法，如布拉斯增长平衡法、普莱斯顿-科尔法、孤儿法、兄弟姊妹法等。有基于两次或多次普查数据的估计法，如广义增长平衡法、假想世代消亡法等。还有基于模型生命表的方法来估计年龄别死亡率和生命表。常用的主要有布拉斯罗吉特关联模型生命表体系、修正的罗吉特关联模型生命表法和对数二次法（log-quadratic）（Moultrie et al.，2013）。过去，我国大多数学者基于布拉斯罗吉特关联模型生命表体系来估算全国或各省的分年龄别死亡率或平均预期寿命（崔红艳等，2013；郝虹生等，1988；黄润龙，1995；王金营，2013）。近期有学者将社会经济因素嵌入分析模型来估计死亡率（黄荣清和曾宪新，2013；黄润龙，2016，2017）。还有些学者对老年期死亡率的变化和可能存在的误差进行了分析（Gu et al.，2016；曾毅和金沃珀，2004）。最近，李成等（2018）基于联合国根据一些发展中国家的实际生命表汇集的数据库（DCMD），将婴幼儿期、成年期、老年期的三个死亡率参数用拓展的对数二次法模型，估算和调整了我国第六次全国人口普查数据的男女年龄别死亡率。

这些研究无疑极大地促进了对我国人口死亡率的准确性程度及其死亡水平的了解和掌握。然而，模型生命表技术只有当研究者缺乏年龄别死亡率数据，而只拥有少量死亡率综合指标（如婴幼儿死亡率、成年期死亡率、预期寿命等）的情况下使用才能体现其重要价值。若所研究人口具有较可信的分年龄死亡率模式，但各年龄存在比较严重的死亡漏报，特别是当研究者从人口普查以外其他数据来源掌握了各年龄死亡率漏报的某些信息时，过分依赖于模型生命表就不是上策了。这是因为模型生命表的应用要求假定所研究人口的年龄别死亡模式与模型生命表数据库中的死亡率模式类似。但是，就我国实际情况而言，显然我国人口的年龄别死亡模式很可能与 DCMD 生命表数据库所依据的其他发展中国家年龄别死亡模式存在较大差异。

因此，本章没有采用基于如 DCMD 生命表数据库、人类死亡数据库及模型生命表等方法；相反，我们在充分参照前人相关研究和文献基础上，拟基于第六次全国人口普查和全国死因监测系统搜集的各年龄死亡和漏报率数据及相关人口分析方法，分年龄段估算和合理调整我国 2010 年城乡男女单岁年龄别死亡率，并进行必要的拟合修匀，据此构建城乡男女 0～105 岁单岁生命表，以增进对我国人口死亡率现状和未来变化趋势的了解，并应用于家庭人口预测和社会经济规划。

21.2 数据来源和死亡率漏报调整方法概述

本章所用的主要数据为中国 2010 年第六次全国人口普查发布的上一年度（2009 年 11 月 1 日至 2010 年 10 月 31 日）0～100 岁单岁分性别和城乡的死亡人数、存活人数及死亡率数据（国务院人口普查办公室和国家统计局人口和就业司，2012）和中国疾控中心全国死因监测系统搜集的死亡和漏报率数据（Guo et al.，2015）。中国疾控中心团队 2015 年发表的关于全国疾病监测系统数据质量调查的研究提供了很有价值的死亡漏报数据（Guo et al.，2015）。该团队在对 2009～2011 年覆盖全国大部分地区的 161 个疾病监测点搜集死亡信息的基础上，评估死亡漏报情况。该研究包括的 161 个死亡监测点覆盖了全国 7%的人口。Guo 等（2015）的研究并没有列出分城乡、分男女的年龄别死亡漏报率情况。中国疾控中心团队在 2011 年发表的一篇对 2006～2008 年全国死因监测数据评估的论文中（王琳等，2011），列出了分年龄、分性别、分城乡的死亡漏报数据。通过比较，我们发现在 2006～2008 年和 2009～2011 年两个时期的死因监测数据中，男女合计和城乡合计的分年龄死亡漏报模式和漏报率水平很接近。因此，我们可以假定这两个时期中分年龄-性别-城乡的死亡漏报比例模式也类同。在研究中，我们根据两个时期的男女合计和城乡合计的分年龄死亡漏报比例和模式，以及第一个时期的分年龄-性别-城乡死亡漏报比例推算了第二个时期的分年龄-性别-城乡死亡漏报比例。

对普查数据质量检验的研究表明，不同年龄段存在不同程度的死亡漏报（巫锡炜和甘雪芹，2013；靳永爱和赵梦晗，2013；王金营和戈艳霞，2013；黄荣清和曾宪新，2013；崔红艳等，2013）。因此，本章对各年龄段死亡率采取有针对性的调整方法。具体来说，对于婴幼儿死亡率（0～4 岁），本章参考联合国跨机构婴幼儿死亡率研究组（UN Inter-agency Group for Child Mortality Estimation，UN IGME，以下简称联合国研究组）及《中国卫生统计年鉴》（国家卫生和计划生育委员会，2013）中公布的婴儿死亡率数据对中国 2010 年婴幼儿死亡率的漏报进行调整。对于高龄段死亡率（80～105 岁）的不规则波动，通过经典的 Kannisto 死亡率模型拟合进行修正，并根据中国死因监测系统得到 2009～2011 年死因监测数据中的死亡漏报比例和以往研究揭示的死亡规律进行调整。对于 5～79 岁年龄段，本章根据相关研究结果调整死亡率漏报（Guo et al.，2015；Gu et al.，2016）。

中国社会的城乡差异广泛存在于社会经济发展的各个方面。农村地区在经济发展、社会管理、基础设施、医疗卫生等方面都落后于城市。这些差异直接反映在普查数据中城乡死亡率的差异上。与此同时，普查是一项需要动员巨大人力、物力的工作，因此在普查数据收集汇总过程中也存在城乡差异。在农村地区，地理位置偏僻、流动人口外出、人户分离、登记系统不完善和入户访谈中隐瞒信息所导致的死亡漏报很可能高于城市地区。因此，虽然普查数据反映了死亡率的城乡差异，由于农村在死亡率漏报上更为严重，本章认为普查原始数据反映出来的城乡差异仍被低估，需要进一步调整。我们基于王琳等（2011）对 2006～2008 年和 Guo 等（2015）对 2009～2011 年两个时期的死因监测评估结果，估算了各年龄组分男女的城乡死亡漏报差异。

本章对所有调整漏报后的城乡男女年龄别死亡率进行修匀，并构建可供学界同仁、政府及企业部门使用的城乡男女 0～105 岁单岁生命表。

21.3　高龄死亡率模型拟合和漏报调整

我国普查数据中的 80 岁及以上高龄死亡率存在严重的漏报（崔红艳等，2013；Gu et al.，2016）。图 21.1 为 2010 年普查原始数据中分性别 60～100＋岁死亡率年龄变化曲线。60～79 岁较年轻老人和 80～92 岁高龄老人的死亡率曲线随年龄上升变得平滑，变动比较合理。死亡率从 93 岁开始表现出很不规则的波动，尤其在 97 岁附近男性和女性的死亡率均出现极不正常的较大幅度下降。表 21.1 对比了中国 2010 年高龄老人死亡率与日本和瑞典在其出生预期寿命与中国 2010 年相似的阶段相应年龄段的死亡率。很明显，普查原始数据计算得到的高龄老人各年龄段死亡率均显著低于日本、瑞典之前与我国 2010 年预期寿命相似时的可比水平，尤其是 93～99 岁不仅偏低，而且还有很不规则的波动。显然，必须对我国 2010 年人口普查得到的高龄老人死亡率进行认真评估和调整。

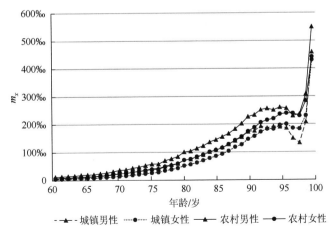

图 21.1　2010 年普查原始数据老年死亡率随年龄变化曲线

表 21.1　中国 2010 年人口普查高龄老人死亡率与日本（1975～1979 年）、
瑞典（1970～1974 年）的比较

性别	时期	e_0	80～84 岁	85～89 岁	90～94 岁	95～99 岁	100＋岁
男性	中国 2010 年	72.38‰	98.6‰	146.5‰	211.7‰	212.1‰	507.3‰
	日本 1975～1979 年	72.60‰	129.7‰	203.4‰	301.5‰	424.9‰	560.7‰
	瑞典 1970～1974 年	72.12‰	124.8‰	194.2‰	286.0‰	404.5‰	537.7‰
女性	中国 2010 年	77.37‰	74.0‰	115.3‰	180.2‰	219.4‰	436.3‰
	日本 1975～1979 年	77.81‰	96.8‰	166.2‰	264.8‰	396.4‰	547.4‰
	瑞典 1970～1974 年	77.55‰	93.0‰	156.7‰	245.6‰	366.6‰	513.6‰

资料来源：e_0 为国家统计局公布数据。中国五岁组死亡率来自 2010 年人口普查统计资料；日本和瑞典数据来自人类死亡数据库（human mortality database）

　　通过参考 Thatcher 等（1998）对世界上死亡数据质量最好的 13 个国家 200 多年数据的模型拟合方法评估及曾毅和金沃泊（2004）用中国 1990 年 80～96 岁普查中汉族人口数据进行的模型拟合评估结果和方法，本章在应用国际学术界认可的 Logistic、Kannisto、Gompertz、Weibull 和二次项等五个模型对 2010 年普查高龄老人死亡数据进行模拟比较分析的基础上，采用模拟效果最好的 Kannisto 模型，根据 2010 年普查 80～92 岁相对较可信的观测数据，拟合得到 80 岁及以上高龄死亡概率曲线，以纠正 93～99 岁波动很大极不正常的单岁死亡率模式，并将拟合模型外推到普查汇总表中没有发布的 100～105 岁单岁年龄死亡率，即通过模型拟合，本章得到平滑的 80～105 岁单岁高龄死亡率曲线初始估计值，之后，再进行漏报调整。

　　Kannisto 模型公式为

$$u(x) = \alpha + \frac{\beta_1 e^{\beta_0 x}}{1 + \beta_1 e^{\beta_0 x}} \tag{21.1}$$

其中，$u(x)$ 为 x 岁死亡力（force of mortality）。

　　本章采用最大似然估计方法。似然函数为

$$L = \sum_x (D(x) \ln q(x) + (N(x) - D(x)) \ln(1 - q(x))) \tag{21.2}$$

其中，L 为似然函数；$q(x)$ 为 x 岁和 $x+1$ 岁间的死亡概率，$q(x) = 1 - e^{-\int_x^{x+1} u(t)dt}$；$D(x)$ 为存活至年龄 x 岁但在达到 $x+1$ 岁前死亡的人数；$N(x)$ 为活至 x 岁的总人数。本章采用 Stata 14.0 中的 ml 命令进行最大似然估计。图 21.2 为 Kannisto 模型的拟合结果。如下文将要讨论的，这样得到的仅仅是高龄老人单岁死亡率"模式"的初步调整，而对死亡率水平本身的漏报问题还需要进一步调整。

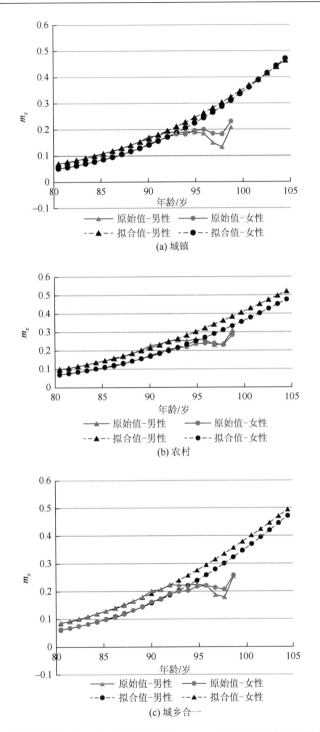

图 21.2　全国城乡男女高龄老人死亡概率模式 Kannisto 模型拟合结果（尚未调整漏报）

Gu 等（2016）根据世界上 13 个死亡率数据质量最好的国家 200 多年的实证数据，对第六次全国人口普查老龄死亡率漏报进行了研究；他们还基于中国疾控中心进行的 2009～2011 年全国疾病监测系统死亡漏报质量评估调查研究的结果，估计男女 60～70 岁死亡漏报率为 15%，男女 70～95 岁五岁组平均死亡漏报率分别为 20.4%和 28.4%。本章参考 Gu 等（2016）研究的结果及中国疾控中心报告的男女死亡漏报比例的城乡差异，对 2010 年男女 70～95 岁死亡率漏报进行相应调整，并将漏报率推计至 105 岁，以保持死亡率模式不变。经过漏报调整后的 80～105 岁死亡率模式曲线见 21.5 节图 21.3。

21.4　婴幼儿死亡率和 5～79 岁死亡率的调整

婴幼儿死亡率也是死亡模式研究关注的一个重点。在 2010 年普查原始数据中，男性婴儿死亡率为 3.72‰，女性为 3.90‰，大大低于其他数据来源的估计值。研究表明，2010 年普查原始数据中的婴儿死亡率不符合我国当前社会经济发展水平，严重低估了实际值（黄荣清和曾宪新，2013）。经过全面的文献检索，本章对比了各数据来源的 2010 年婴儿死亡率估计值（表 21.2），认为联合国研究组对中国的婴儿死亡率估计值相对可信。

表 21.2　婴儿死亡率估计值对比

婴儿死亡率	城乡合一			城镇			农村		
	男女合一	男	女	男女合一	男	女	男女合一	男	女
2010 年人口普查原始数据	3.81‰	3.72‰	3.90‰	2.50‰	2.50‰	2.51‰	4.69‰	4.53‰	4.85‰
联合国研究组	13.5‰	14.5‰	12.6‰	—	—	—	—	—	—
中国卫生统计年鉴	13.1‰	—	—	5.8‰	—	—	16.1‰	—	—
本章估计	13.63‰	14.5‰	12.6‰	5.92‰	6.00‰	5.83‰	16.77‰	18.12‰	15.14‰

资料来源：中国 2010 年人口普查统计资料；UN IGME（2017）；国家卫生和计划生育委员会（2013）

联合国研究组由人口学、流行病学和生物统计学等领域的国际知名专家学者组成，每年定期公开发布各国婴儿死亡率。该研究组汇总并评估各国所有可获得的有全国代表性的婴儿死亡率数据，包括出生死亡登记系统数据、普查数据、住户调查数据和抽样登记系统数据。经过合理的数据调整后，研究组利用科学的统计模型拟合估计出各国平滑的历史死亡率曲线（UN IGME，2017）。

联合国研究组汇总了包括中国疾病监测系统和相关调查的几乎所有数据，其中包括死亡登记系统，全国孕产妇和儿童死亡率监测系统，全国人口和计划生育抽样调查和历次普查等（UN IGME, 2017）。联合国研究组对婴儿死亡率的估计值与全国孕产妇和儿童死亡率监测系统估计值较为接近。综合相关信息，本章采用联合国研究组对我国 2010 年分性别婴儿死亡率的估计。调整后的 2010 年男性婴儿死亡率为 14.5‰，女性婴儿死亡率为 12.6‰，男女合一婴儿死亡率为 13.63‰。这一婴儿死亡率估计值被国际学术界所认可，且与《中国卫生统计年鉴》出版的数据吻合。联合国研究组没有分城乡估算婴儿死亡率。我们根据《中国卫生统计年鉴》2013 年发布的 2010 年农村和城镇婴儿死亡率，结合联合国研究组估计的城乡合一婴儿死亡率，估计了农村和城镇男女婴儿死亡率（见 21.5 节表 21.3）。

鉴于 2009～2011 年死因监测系统中未调整的分性别的年龄别死亡率与 2010 年人口普查中未调整的死亡率非常接近，我们可以用中国疾控中心 2009～2011 年死因监测得到的死亡漏报率，来调整 2010 年普查数据中的死亡漏报。中国疾控中心全国死因监测系统发布的数据表明，我国 2009～2011 年全国死因监测系统登记的 0～4 岁死亡平均漏报率为 23.7%，但是没有发布 0 岁婴儿和 1～4 岁死亡漏报率（Guo et al., 2015）。基于已发布的 0～4 岁平均死亡漏报率数据及 1～4 岁死亡漏报低于 0 岁婴儿死亡漏报的客观实际，本章估计 2010 年人口普查原始数据中 1～4 岁死亡漏报率大约为 20%。

5～79 岁死亡人数漏报虽然没有婴幼儿阶段和高龄段严重，但仍存在一定程度的漏报。根据对全国疾病监测系统数据漏报的调查评估研究，6～14 岁平均漏报率为 15.4%，15～44 岁平均漏报率为 14.6%，45～59 岁平均漏报率为 12.8%（Guo et al., 2015）。根据这些年龄别死亡漏报率及 Gu 等（2016）关于老年死亡率漏报的研究，本章对 2010 年人口普查数据的 5～79 岁死亡率进行了相应的调整。

包括我国在内的各国死亡率研究表明，人口死亡率随年龄的变化呈"J"形，即婴儿死亡率高，幼儿阶段死亡率随年龄增长下降，8～12 岁左右达到最低点，然后逐渐上升，整体呈现先下降后平滑上升的趋势。根据这一"J"形模式，本章对 5 岁和死亡率达到最低点年龄（9 岁左右）之间及随后至 80 岁之前的单岁死亡率进行平滑处理。另外，考虑到 2010 年普查中 10～24 岁青少年死亡率曲线形态与 1990 年和 2000 年普查及与其他数据质量较高国家同类死亡水平曲线形态上有所差异，以及考虑到 2010 年普查数据中 10～19 岁存活人数可能存在漏报和 20～24 岁存活人数可能存在重报（崔红艳等，2013），我们在对单岁死亡率进行平滑处理时，参照引用了我国 1990 年和 2000 年单岁年龄别生命表的 10～24 岁死亡率曲线形态。

21.5　分城乡男女 0～105 岁单岁生命表
及中日死亡率模式的比较

　　基于以上第 21.2～21.4 节讨论的相关研究文献和我们的数据分析研究,本章采用的分年龄段的城乡男女死亡漏报率列在表 21.3 中。总的来说,我国 2010 年普查数据中,所有年龄城乡合一平均死亡漏报率男性为 20.4%,女性为 19.1%,男女合一总体漏报率为 19.7%。崔红艳等（2013）对比 2000 年和 2010 年两次普查人口数据并运用布拉斯罗吉特生命表和人口留存率拟合等方法,推算普查登记的各年龄组死亡漏报率在 13.6%～27.1%,总体死亡漏报率为 18.4%。本章估计的漏报率和崔红艳等（2013）的研究结果总体基本一致。

表 21.3　2010 年普查数据分年龄段的男女死亡漏报率估计

年龄	城乡合一		城镇		农村	
	男	女	男	女	男	女
0 岁	74.4%	69.0%	58.4%	56.9%	75.0%	68.0%
1～4 岁	23.9%	17.5%	23.4%	17.6%	25.0%	18.2%
5～14 岁	23.7%	3.7%	13.5%	0.4%	28.5%	7.7%
15～44 岁	17.8%	18.3%	17.1%	16.5%	17.9%	19.1%
45～59 岁	13.7%	13.6%	12.9%	14.2%	14.1%	13.2%
60～69 岁	13.9%	14.2%	13.2%	13.6%	14.3%	14.7%
70～95 岁	18.6%	23.1%	18.1%	22.1%	18.8%	23.8%
95＋岁	41.8%	36.1%	44.3%	37.3%	37.9%	34.7%
合计	20.4%	19.1%	18.6%	17.9%	20.9%	19.8%

　　注：本表数据为本章作者根据以下文献估算而得：UN IGME（2017）、Guo 等（2015）、Gu 等（2016）、国家卫生和计划生育委员会（2013）、崔红艳等（2013）和王琳等（2011）

　　根据对死亡漏报调整后的 2010 年人口普查 0～105 岁死亡率数据,本章构建分城乡男女的单岁生命表。表 21.4 对比了本章估计的结果和普查原始数据及统计局公布的出生预期寿命。根据本章的估计,全国城乡合一出生预期寿命男性为 72.75 岁,女性为 77.55 岁,性别差异为 4.80 岁。统计局公布的调整漏报后出生预期寿命男性为 72.38 岁,女性为 77.37 岁,性别差异为 4.99 岁。本章的估计与统计局发布的出生预期寿命相近。全国城乡合一出生预期寿命与按分年龄城乡人口比例加权平均的死亡率计算的出生预期寿命非常接近。

表 21.4　基于 2010 年普查数据的出生预期寿命估计对比　　　　　　　单位：岁

出生预期寿命	全国			城镇			农村		
	男	女	性别差异	男	女	性别差异	男	女	性别差异
普查原始数据	75.62	80.42	4.80	78.69	82.92	4.23	73.21	78.53	5.32
统计局公布	72.38	77.37	4.99	NA	NA	NA	NA	NA	NA
本章估计	72.75	77.55	4.80	76.57	80.64	4.07	69.95	75.41	5.46

资料来源：国务院第六次全国人口普查领导小组办公室、中国 2010 年人口普查统计资料，以及本章作者估算

　　人类死亡率随年龄变化的模式存在一定的规律，出生预期寿命相近的人口死亡率模式也应当类似。日本素来具有高质量的死亡数据，可以作为参照。日本在 1975～1979 年出生预期寿命达到男性 72.60 岁，女性 77.81 岁，与本章估计的中国 2010 年出生预期寿命接近。本章对比了漏报调整后的全国 2010 年死亡率和日本 1975～1979 年的死亡率，如图 21.3 所示。结果表明，调整后的死亡率随年龄

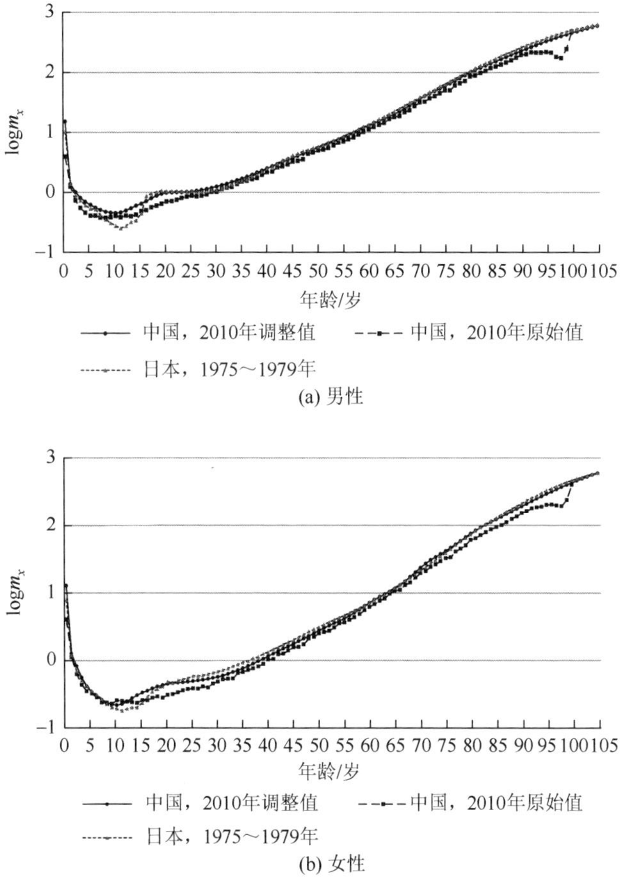

(a) 男性

(b) 女性

图 21.3　未调整和调整后中国 2010 年死亡率与日本 1975～1979 年死亡率对比

日本 1975～1979 年男女出生预期寿命分别为 72.60 岁和 77.81 岁。日本数据取自人类死亡数据库

变化模式与日本可比时期非常接近，尤其是在 40 岁及以上年龄段。中国婴儿死亡率高于日本可比时期水平，而青年时期略低。

本章经死亡率漏报调整等数据分析得到的中国城乡男女 0～105 岁单岁生命表详见附录。

21.6　结　语

中国正面临严峻的人口老龄化挑战，掌握老龄人口死亡状况和城乡男女 0～105 岁生命表模式对于科学制定对策应对白发浪潮具有重要意义。本章对高龄段死亡率进行了模型拟合和漏报调整，并对其他所有年龄组的死亡漏报进行了适当调整，给出了详细的调整死亡严重漏报后的城乡男女 0～105 岁单岁死亡率和生命表，为人口研究和人口管理及决策提供基础性的数据支持。

我们在估算中借用了基于多数据来源得到的由联合国研究组研发的比较可信的婴儿死亡率，充分应用了全国死因监测系统中得到的分年龄、城乡和性别的死亡漏报率，以及进行高龄经典死亡模型拟合对比分析，并合理调整漏报，得到高龄和所有其他年龄分城乡男女单岁年龄别死亡率的估计值。这些深入研究大大提高了本章研究结果的可信度和真实性。李成等（2018）基于联合国收集的发展中国家实际生命表应用拓展的对数二次方程估计和调整了我国的年龄别死亡率。该方法虽然因其考虑了老年人死亡率指标，而较以往其他方法更具灵活性，但因很多发展中国家的死亡数据存在较大漏报，其实际的生命表质量较低，特别是老年死亡率低估比较严重。以这些生命表作为模型生命表库的依据而估算得到的结果难免存在偏差。另外，基于其他发展中国家数据的 DCMD 生命表数据库中的死亡率模式与中国人口的死亡模式很可能存在一定差异。由此推断，基于 DCMD 生命表数据库估算得到的我国人口的年龄别死亡率存在偏差是意料之中的。比如，李成等（2018）的结果显示，我国 2010 年普查数据中老年人的死亡漏报率只有不到 10%，这显然是不合理的。究其缘由，就是因为 DCMD 生命表数据库中大多数发展中国家的普查或调查得到的生命表在老年期都存在较大的死亡率漏报问题。Gu 等（2016）基于世界上 13 个人口数据质量最好国家的实证分析，以及本章根据 2010 年人口普查和中国疾控中心全国死因监测系统搜集的死亡漏报等数据的进一步研究显示，我国 2010 年人口普查中的老年人口死亡漏报率远高于 10%。

诚然，本章研究仍有许多方面需要进一步完善。例如，在构建生命表的过程中，特别是对人口普查婴幼儿和各年龄段死亡率漏报调整，本章参考了大量相关文献，但并未深入探究高龄和其他年龄死亡率漏报问题的成因及对策，有待今后深入研究，以便从源头上为改进人口普查数据质量做出贡献。

本 章 附 录

附表 21.1～附表 21.6 是基于 2010 年人口普查数据并对死亡率漏报进行调整后的中国分性别城乡合一及分城乡的 0～105 岁单岁生命表。

附表 21.1　2010 年中国城乡合一男性 0～105 岁单岁生命表

年龄/岁	原始数据	调整死亡率漏报后的生命表				
	M(x)	m(x)	q(x)	l(x)	L(x)	e(x)
0	3.73	14.70	14.50	1000.00	986.72	72.75
1	1.16	1.28	1.28	985.50	984.76	72.82
2	0.67	0.94	0.94	984.24	983.69	71.91
3	0.50	0.75	0.75	983.31	982.88	70.98
4	0.42	0.64	0.64	982.58	982.21	70.03
5	0.37	0.57	0.57	981.95	981.66	69.08
6	0.37	0.51	0.51	981.39	981.13	68.12
7	0.35	0.47	0.47	980.89	980.66	67.15
8	0.34	0.44	0.44	980.43	980.21	66.18
9	0.35	0.42	0.42	980.00	979.80	65.21
10	0.37	0.41	0.41	979.59	979.39	64.24
11	0.35	0.43	0.43	979.19	978.98	63.27
12	0.37	0.46	0.46	978.77	978.55	62.29
13	0.36	0.50	0.50	978.32	978.08	61.32
14	0.39	0.55	0.55	977.83	977.57	60.35
15	0.45	0.60	0.60	977.30	977.01	59.38
16	0.46	0.66	0.66	976.71	976.40	58.42
17	0.52	0.73	0.73	976.07	975.72	57.46
18	0.55	0.81	0.81	975.35	974.96	56.50
19	0.59	0.88	0.88	974.56	974.14	55.54
20	0.65	0.91	0.91	973.71	973.27	54.59
21	0.66	0.92	0.92	972.82	972.37	53.64
22	0.69	0.93	0.93	971.92	971.47	52.69
23	0.75	0.94	0.94	971.02	970.56	51.74
24	0.79	0.95	0.95	970.10	969.65	50.79
25	0.82	0.96	0.96	969.19	968.72	49.84
26	0.80	0.98	0.98	968.26	967.79	48.88
27	0.81	1.02	1.01	967.31	966.82	47.93
28	0.86	1.06	1.06	966.33	965.82	46.98
29	0.94	1.11	1.11	965.31	964.77	46.03

续表

年龄/岁	原始数据	调整死亡率漏报后的生命表				
	M(x)	m(x)	q(x)	l(x)	L(x)	e(x)
30	0.95	1.17	1.16	964.23	963.68	45.08
31	1.05	1.23	1.23	963.11	962.53	44.13
32	1.11	1.30	1.30	961.93	961.31	43.18
33	1.15	1.39	1.39	960.67	960.01	42.24
34	1.28	1.49	1.49	959.34	958.63	41.30
35	1.42	1.59	1.59	957.91	957.16	40.36
36	1.45	1.71	1.71	956.39	955.58	39.42
37	1.55	1.85	1.85	954.76	953.88	38.49
38	1.64	2.01	2.01	952.99	952.04	37.56
39	1.84	2.19	2.18	951.07	950.05	36.63
40	2.04	2.37	2.37	949.00	947.89	35.71
41	2.10	2.58	2.58	946.75	945.54	34.80
42	2.47	2.80	2.80	944.31	943.00	33.89
43	2.57	3.04	3.03	941.66	940.25	32.98
44	2.77	3.29	3.29	938.81	937.28	32.08
45	3.10	3.57	3.56	935.72	934.08	31.18
46	3.18	3.87	3.86	932.39	930.61	30.29
47	3.39	4.20	4.19	928.79	926.87	29.41
48	4.19	4.56	4.55	924.90	922.82	28.53
49	4.42	4.95	4.93	920.69	918.45	27.66
50	4.80	5.36	5.34	916.15	913.73	26.79
51	4.92	5.79	5.78	911.26	908.66	25.93
52	5.23	6.25	6.23	905.99	903.20	25.08
53	5.80	6.73	6.71	900.35	897.37	24.23
54	6.51	7.26	7.23	894.31	891.12	23.39
55	6.76	7.86	7.83	887.85	884.42	22.56
56	7.36	8.56	8.52	880.90	877.20	21.73
57	7.92	9.38	9.34	873.39	869.37	20.92
58	8.86	10.34	10.29	865.24	860.85	20.11
59	9.89	11.43	11.37	856.34	851.54	19.31
60	10.87	12.61	12.53	846.60	841.37	18.53
61	11.96	13.87	13.77	836.00	830.31	17.76
62	13.10	15.15	15.04	824.48	818.36	17.00
63	13.99	16.50	16.36	812.08	805.52	16.25
64	16.34	17.99	17.84	798.79	791.76	15.51

续表

年龄/岁	原始数据	调整死亡率漏报后的生命表				
	$M(x)$	$m(x)$	$q(x)$	$l(x)$	$L(x)$	$e(x)$
65	17.66	19.75	19.56	784.55	776.98	14.79
66	18.30	21.90	21.66	769.21	761.00	14.07
67	21.28	24.56	24.26	752.54	743.56	13.37
68	23.02	27.80	27.43	734.28	724.38	12.69
69	26.89	31.62	31.13	714.14	703.20	12.03
70	31.28	35.80	35.18	691.91	679.91	11.40
71	32.29	40.30	39.51	667.57	654.54	10.80
72	37.30	44.84	43.87	641.19	627.26	10.23
73	40.47	49.46	48.28	613.07	598.38	9.67
74	45.35	54.36	52.93	583.47	568.13	9.14
75	50.49	59.79	58.06	552.58	536.64	8.62
76	50.54	66.03	63.93	520.50	503.96	8.12
77	61.01	73.37	70.78	487.23	470.08	7.64
78	66.93	81.95	78.74	452.74	435.00	7.18
79	73.20	91.66	87.65	417.09	398.86	6.75
80	87.27	101.99	97.04	380.53	362.07	6.35
81	91.17	112.65	106.63	343.61	325.23	5.98
82	99.70	122.78	115.64	306.97	289.11	5.64
83	108.36	133.71	125.27	271.47	254.33	5.31
84	120.34	145.51	135.54	237.46	221.20	5.00
85	129.19	157.87	146.18	205.28	190.08	4.71
86	138.55	171.48	157.76	175.27	161.24	4.43
87	149.46	186.09	170.00	147.62	134.85	4.16
88	163.94	201.74	182.92	122.52	111.09	3.92
89	180.52	218.46	196.50	100.11	90.05	3.68
90	202.26	236.28	210.73	80.44	71.74	3.46
91	206.56	255.24	225.59	63.49	56.12	3.26
92	223.86	275.35	241.06	49.17	43.04	3.07
93	222.70	296.63	257.08	37.32	32.34	2.89
94	221.91	319.08	273.63	27.72	23.77	2.72
95	225.36	342.69	290.63	20.14	17.08	2.56
96	221.00	367.45	308.04	14.28	11.97	2.42
97	187.73	393.34	325.78	9.88	8.19	2.28
98	179.42	420.30	343.78	6.66	5.45	2.16
99	255.11	448.29	361.96	4.37	3.53	2.04

续表

年龄/岁	原始数据	调整死亡率漏报后的生命表				
	$M(x)$	$m(x)$	$q(x)$	$l(x)$	$L(x)$	$e(x)$
100	507.28	477.24	380.23	2.79	2.22	1.93
101		507.08	398.51	1.73	1.36	1.84
102		537.71	416.71	1.04	0.81	1.75
103		569.04	434.76	0.61	0.46	1.66
104		600.93	452.56	0.34	0.26	1.59
105		634.04	470.12	0.19	0.14	1.54
106		667.14	1000.00	0.10	0.15	1.50

附表 21.2　2010 年中国城乡合一女性 0～105 岁单岁生命表

年龄/岁	原始数据	调整死亡率漏报后的生命表				
	$M(x)$	$m(x)$	$q(x)$	$l(x)$	$L(x)$	$e(x)$
0	3.92	12.75	12.60	1000.00	988.51	77.55
1	1.06	1.19	1.19	987.40	986.67	77.54
2	0.57	0.76	0.76	986.23	985.76	76.63
3	0.39	0.51	0.51	985.48	985.17	75.69
4	0.32	0.38	0.38	984.98	984.75	74.73
5	0.29	0.31	0.31	984.61	984.45	73.76
6	0.26	0.27	0.27	984.31	984.17	72.78
7	0.21	0.23	0.23	984.04	983.93	71.80
8	0.21	0.21	0.21	983.81	983.71	70.82
9	0.20	0.20	0.20	983.60	983.51	69.83
10	0.23	0.19	0.19	983.41	983.31	68.85
11	0.22	0.20	0.20	983.22	983.12	67.86
12	0.22	0.22	0.22	983.02	982.91	66.87
13	0.22	0.25	0.25	982.80	982.68	65.89
14	0.21	0.28	0.28	982.56	982.43	64.90
15	0.23	0.30	0.30	982.29	982.14	63.92
16	0.23	0.32	0.32	981.99	981.84	62.94
17	0.25	0.35	0.35	981.68	981.51	61.96
18	0.26	0.37	0.37	981.34	981.16	60.98
19	0.25	0.39	0.39	980.97	980.78	60.00
20	0.28	0.41	0.41	980.59	980.39	59.03
21	0.28	0.42	0.42	980.19	979.99	58.05
22	0.30	0.42	0.42	979.78	979.58	57.07

年龄/岁	原始数据	调整死亡率漏报后的生命表				
	M(x)	m(x)	q(x)	l(x)	L(x)	e(x)
23	0.33	0.43	0.43	979.37	979.16	56.10
24	0.34	0.44	0.44	978.94	978.73	55.12
25	0.35	0.45	0.45	978.51	978.30	54.15
26	0.35	0.46	0.46	978.08	977.85	53.17
27	0.37	0.47	0.47	977.63	977.40	52.19
28	0.36	0.49	0.49	977.17	976.93	51.22
29	0.41	0.50	0.50	976.69	976.45	50.24
30	0.44	0.52	0.52	976.20	975.95	49.27
31	0.48	0.55	0.55	975.69	975.43	48.29
32	0.49	0.58	0.58	975.16	974.88	47.32
33	0.50	0.62	0.62	974.60	974.30	46.35
34	0.60	0.66	0.66	974.00	973.68	45.38
35	0.62	0.70	0.70	973.36	973.02	44.41
36	0.66	0.76	0.76	972.67	972.31	43.44
37	0.70	0.83	0.83	971.93	971.54	42.47
38	0.75	0.90	0.90	971.13	970.70	41.50
39	0.82	0.99	0.99	970.25	969.78	40.54
40	0.96	1.09	1.09	969.29	968.77	39.58
41	0.98	1.19	1.19	968.23	967.67	38.62
42	1.15	1.30	1.30	967.08	966.46	37.67
43	1.18	1.42	1.42	965.82	965.15	36.72
44	1.32	1.54	1.54	964.45	963.72	35.77
45	1.49	1.68	1.68	962.97	962.17	34.82
46	1.51	1.83	1.83	961.36	960.49	33.88
47	1.64	2.01	2.01	959.60	958.65	32.94
48	2.01	2.21	2.20	957.67	956.63	32.01
49	2.13	2.43	2.43	955.56	954.42	31.08
50	2.41	2.67	2.66	953.24	951.99	30.15
51	2.52	2.92	2.91	950.70	949.34	29.23
52	2.64	3.17	3.17	947.93	946.45	28.31
53	2.97	3.44	3.43	944.93	943.33	27.40
54	3.41	3.73	3.73	941.68	939.95	26.49
55	3.54	4.07	4.07	938.17	936.29	25.59
56	3.88	4.48	4.47	934.36	932.30	24.69
57	4.23	4.98	4.97	930.18	927.91	23.80

年龄/岁	原始数据	调整死亡率漏报后的生命表				
	$M(x)$	$m(x)$	$q(x)$	$l(x)$	$L(x)$	$e(x)$
58	4.73	5.58	5.57	925.55	923.02	22.92
59	5.40	6.28	6.26	920.40	917.57	22.04
60	6.08	7.04	7.02	914.64	911.48	21.18
61	6.70	7.85	7.82	908.22	904.72	20.33
62	7.55	8.65	8.61	901.12	897.29	19.48
63	8.16	9.49	9.44	893.35	889.19	18.65
64	9.64	10.43	10.38	884.92	880.39	17.82
65	10.67	11.58	11.52	875.73	870.78	17.00
66	11.07	13.08	13.00	865.65	860.13	16.19
67	13.07	15.04	14.93	854.40	848.16	15.40
68	14.20	17.56	17.41	841.64	834.48	14.63
69	16.82	20.61	20.40	826.99	818.74	13.88
70	19.83	24.00	23.72	810.11	800.70	13.16
71	21.15	27.65	27.28	790.90	780.30	12.46
72	24.56	31.28	30.80	769.32	757.64	11.80
73	26.90	34.90	34.31	745.62	732.99	11.16
74	30.04	38.72	37.99	720.04	706.51	10.53
75	33.31	43.00	42.10	692.69	678.26	9.93
76	34.51	48.03	46.91	663.52	648.13	9.35
77	41.99	54.10	52.69	632.40	615.93	8.78
78	46.72	61.41	59.60	599.07	581.42	8.24
79	52.47	69.84	67.50	563.37	544.53	7.73
80	63.40	78.92	75.94	525.34	505.52	7.25
81	67.25	88.40	84.67	485.45	464.96	6.81
82	74.93	97.50	92.97	444.34	423.69	6.39
83	82.29	107.46	101.97	403.03	382.45	6.00
84	91.66	118.35	111.72	361.94	341.64	5.62
85	98.58	129.93	121.96	321.50	301.78	5.26
86	106.23	142.86	133.26	282.29	263.33	4.93
87	117.93	156.93	145.40	244.67	226.70	4.61
88	132.22	172.22	158.40	209.10	192.31	4.31
89	143.39	188.80	172.27	175.97	160.57	4.03
90	162.55	206.73	187.02	145.66	131.77	3.76
91	174.37	226.07	202.64	118.42	106.14	3.51
92	191.52	246.90	219.13	94.42	83.80	3.28

续表

年龄/岁	原始数据	调整死亡率漏报后的生命表				
	$M(x)$	$m(x)$	$q(x)$	$l(x)$	$L(x)$	$e(x)$
93	200.13	269.25	236.45	73.73	64.75	3.07
94	202.99	293.17	254.56	56.30	48.88	2.86
95	217.55	318.70	273.42	41.97	36.00	2.68
96	220.99	345.85	292.96	30.49	25.83	2.50
97	213.19	374.63	313.09	21.56	18.02	2.34
98	207.34	405.02	333.74	14.81	12.20	2.20
99	258.77	436.99	354.79	9.87	8.01	2.06
100	436.34	470.50	376.15	6.37	5.09	1.93
101		505.47	397.68	3.97	3.12	1.82
102		541.81	419.26	2.39	1.85	1.72
103		579.41	440.79	1.39	1.06	1.62
104		618.13	462.12	0.78	0.58	1.54
105		658.78	483.26	0.42	0.31	1.47
106		699.43	1000.00	0.22	0.31	1.43

附表 21.3　2010 年中国城镇男性 0～105 岁单岁生命表

年龄/岁	原始数据	调整死亡率漏报后的生命表				
	$M(x)$	$m(x)$	$q(x)$	$l(x)$	$L(x)$	$e(x)$
0	2.50	6.03	6.00	1000.00	994.36	76.57
1	0.72	0.79	0.79	994.00	993.54	76.03
2	0.37	0.55	0.55	993.22	992.89	75.09
3	0.28	0.41	0.41	992.67	992.43	74.14
4	0.23	0.34	0.34	992.26	992.06	73.17
5	0.22	0.29	0.29	991.92	991.77	72.19
6	0.20	0.26	0.26	991.63	991.49	71.21
7	0.20	0.24	0.24	991.36	991.24	70.23
8	0.20	0.22	0.22	991.12	991.01	69.25
9	0.20	0.21	0.21	990.90	990.79	68.26
10	0.21	0.21	0.21	990.69	990.58	67.28
11	0.21	0.22	0.22	990.48	990.37	66.29
12	0.22	0.23	0.23	990.26	990.15	65.31
13	0.21	0.25	0.25	990.04	989.91	64.32
14	0.23	0.27	0.27	989.79	989.66	63.34
15	0.24	0.29	0.29	989.52	989.38	62.35

年龄/岁	原始数据	调整死亡率漏报后的生命表				
	M(x)	m(x)	q(x)	l(x)	L(x)	e(x)
16	0.22	0.32	0.32	989.23	989.07	61.37
17	0.25	0.35	0.35	988.91	988.74	60.39
18	0.27	0.38	0.38	988.56	988.38	59.41
19	0.28	0.41	0.41	988.18	987.98	58.44
20	0.31	0.44	0.44	987.77	987.56	57.46
21	0.32	0.46	0.46	987.34	987.12	56.48
22	0.35	0.47	0.47	986.89	986.66	55.51
23	0.40	0.49	0.49	986.43	986.19	54.54
24	0.42	0.50	0.50	985.95	985.70	53.56
25	0.42	0.51	0.51	985.45	985.20	52.59
26	0.43	0.53	0.53	984.95	984.69	51.62
27	0.44	0.54	0.54	984.43	984.17	50.64
28	0.44	0.55	0.55	983.90	983.63	49.67
29	0.50	0.56	0.56	983.36	983.09	48.70
30	0.49	0.58	0.58	982.81	982.52	47.72
31	0.56	0.62	0.62	982.24	981.94	46.75
32	0.62	0.68	0.68	981.63	981.30	45.78
33	0.64	0.75	0.75	980.96	980.60	44.81
34	0.70	0.83	0.83	980.23	979.83	43.84
35	0.79	0.91	0.91	979.41	978.98	42.88
36	0.82	0.99	0.99	978.52	978.05	41.92
37	0.91	1.09	1.09	977.55	977.03	40.96
38	0.99	1.20	1.20	976.49	975.91	40.00
39	1.12	1.32	1.32	975.32	974.69	39.05
40	1.25	1.46	1.46	974.03	973.33	38.10
41	1.32	1.62	1.62	972.61	971.83	37.16
42	1.58	1.80	1.79	971.03	970.17	36.22
43	1.70	1.99	1.99	969.29	968.34	35.28
44	1.81	2.20	2.20	967.36	966.32	34.35
45	2.09	2.43	2.43	965.24	964.08	33.42
46	2.21	2.69	2.68	962.89	961.62	32.50
47	2.41	2.96	2.96	960.31	958.91	31.59
48	3.05	3.26	3.26	957.47	955.93	30.68
49	3.26	3.59	3.58	954.35	952.67	29.78
50	3.58	3.93	3.92	950.93	949.10	28.89

续表

年龄/岁	原始数据	调整死亡率漏报后的生命表				
	$M(x)$	$m(x)$	$q(x)$	$l(x)$	$L(x)$	$e(x)$
51	3.70	4.29	4.28	947.20	945.20	28.00
52	3.96	4.67	4.66	943.15	940.98	27.12
53	4.45	5.07	5.05	938.76	936.42	26.24
54	4.87	5.50	5.48	934.01	931.49	25.37
55	5.13	5.98	5.96	928.89	926.16	24.51
56	5.62	6.54	6.52	923.35	920.39	23.65
57	6.16	7.18	7.15	917.34	914.10	22.80
58	6.91	7.91	7.88	910.77	907.24	21.96
59	7.69	8.75	8.71	903.59	899.72	21.14
60	8.28	9.65	9.60	895.72	891.49	20.32
61	9.23	10.63	10.58	887.12	882.50	19.51
62	10.24	11.66	11.60	877.74	872.72	18.71
63	10.93	12.77	12.69	867.56	862.13	17.93
64	12.75	14.00	13.90	856.55	850.68	17.15
65	14.00	15.43	15.31	844.64	838.27	16.38
66	14.44	17.15	17.01	831.71	824.75	15.63
67	16.72	19.24	19.06	817.56	809.90	14.89
68	18.28	21.73	21.50	801.98	793.51	14.17
69	21.20	24.64	24.35	784.74	775.35	13.47
70	24.46	27.84	27.47	765.63	755.28	12.80
71	25.45	31.37	30.89	744.60	733.27	12.14
72	29.43	35.04	34.45	721.61	709.33	11.51
73	32.31	38.91	38.18	696.75	683.59	10.91
74	36.16	43.09	42.19	670.15	656.15	10.32
75	40.91	47.73	46.62	641.87	627.05	9.75
76	41.64	53.01	51.65	611.95	596.29	9.20
77	50.15	59.12	57.44	580.34	563.82	8.68
78	55.14	66.16	64.05	547.00	529.62	8.18
79	59.54	74.03	71.40	511.97	493.80	7.70
80	70.90	82.40	79.15	475.41	456.66	7.25
81	75.10	91.15	87.18	437.78	418.71	6.83
82	81.98	99.80	95.05	399.61	380.59	6.44
83	90.51	109.31	103.63	361.63	342.83	6.06
84	100.79	119.72	112.93	324.15	305.76	5.71
85	109.48	130.49	122.44	287.55	269.82	5.37

续表

年龄/岁	原始数据	调整死亡率漏报后的生命表				
	M(x)	m(x)	q(x)	l(x)	L(x)	e(x)
86	117.44	142.28	132.75	252.34	235.44	5.05
87	128.23	155.25	143.94	218.84	202.91	4.75
88	140.77	169.31	155.93	187.34	172.53	4.46
89	153.69	184.34	168.55	158.13	144.58	4.19
90	172.82	201.01	182.32	131.48	119.25	3.95
91	175.87	217.31	195.57	107.51	96.75	3.72
92	192.20	235.89	210.42	86.48	77.14	3.50
93	185.93	253.31	224.08	68.28	60.40	3.30
94	191.46	272.92	239.19	52.98	46.43	3.12
95	189.84	292.67	254.10	40.31	35.00	2.95
96	185.58	312.83	268.94	30.07	25.85	2.79
97	149.63	326.00	278.47	21.98	18.78	2.64
98	132.73	341.14	289.61	15.86	13.46	2.47
99	208.37	383.94	319.77	11.27	9.38	2.28
100	458.71	426.68	348.18	7.66	6.25	2.13
101		456.00	366.90	5.00	4.02	2.01
102		485.99	385.67	3.16	2.51	1.91
103		516.85	404.39	1.94	1.52	1.82
104		548.44	422.98	1.16	0.89	1.73
105		581.27	441.44	0.67	0.51	1.67
106		614.09	1000.00	0.37	0.61	1.63

附表 21.4 2010 年中国城镇女性 0～105 岁单岁生命表

年龄/岁	原始数据	调整死亡率漏报后的生命表				
	M(x)	m(x)	q(x)	l(x)	L(x)	e(x)
0	2.52	5.86	5.83	1000.00	994.56	80.64
1	0.66	0.74	0.74	994.17	993.72	80.11
2	0.33	0.46	0.46	993.44	993.15	79.17
3	0.23	0.30	0.30	992.98	992.79	78.21
4	0.19	0.21	0.21	992.68	992.55	77.23
5	0.16	0.17	0.17	992.47	992.38	76.25
6	0.15	0.15	0.15	992.30	992.23	75.26
7	0.13	0.13	0.13	992.16	992.09	74.27
8	0.13	0.12	0.12	992.02	991.96	73.28

续表

年龄/岁	原始数据	调整死亡率漏报后的生命表				
	$M(x)$	$m(x)$	$q(x)$	$l(x)$	$L(x)$	$e(x)$
9	0.12	0.11	0.11	991.90	991.85	72.29
10	0.13	0.11	0.11	991.79	991.73	71.30
11	0.13	0.12	0.12	991.68	991.62	70.30
12	0.13	0.13	0.13	991.56	991.50	69.31
13	0.12	0.14	0.14	991.44	991.37	68.32
14	0.13	0.16	0.16	991.30	991.22	67.33
15	0.12	0.17	0.17	991.14	991.06	66.34
16	0.12	0.17	0.17	990.98	990.89	65.35
17	0.13	0.18	0.18	990.81	990.72	64.36
18	0.14	0.19	0.19	990.63	990.54	63.38
19	0.12	0.19	0.19	990.44	990.35	62.39
20	0.13	0.20	0.20	990.25	990.16	61.40
21	0.15	0.20	0.20	990.06	989.96	60.41
22	0.17	0.21	0.21	989.86	989.75	59.42
23	0.18	0.22	0.22	989.65	989.54	58.44
24	0.19	0.23	0.23	989.43	989.32	57.45
25	0.18	0.23	0.23	989.21	989.09	56.46
26	0.19	0.24	0.24	988.97	988.86	55.47
27	0.21	0.25	0.25	988.74	988.61	54.49
28	0.21	0.25	0.25	988.49	988.37	53.50
29	0.23	0.26	0.26	988.24	988.11	52.51
30	0.23	0.27	0.27	987.98	987.85	51.53
31	0.26	0.29	0.29	987.71	987.57	50.54
32	0.27	0.31	0.31	987.43	987.27	49.56
33	0.28	0.34	0.34	987.12	986.95	48.57
34	0.33	0.37	0.37	986.79	986.61	47.59
35	0.35	0.40	0.40	986.42	986.23	46.60
36	0.38	0.44	0.44	986.03	985.82	45.62
37	0.41	0.48	0.48	985.60	985.37	44.64
38	0.46	0.53	0.53	985.12	984.87	43.66
39	0.50	0.59	0.59	984.60	984.31	42.69
40	0.60	0.66	0.66	984.01	983.70	41.71
41	0.61	0.74	0.74	983.36	983.01	40.74
42	0.74	0.83	0.83	982.64	982.24	39.77
43	0.78	0.92	0.92	981.83	981.38	38.80

年龄/岁	原始数据	调整死亡率漏报后的生命表				
	M(x)	m(x)	q(x)	l(x)	L(x)	e(x)
44	0.86	1.03	1.03	980.92	980.42	37.84
45	1.01	1.15	1.15	979.91	979.36	36.88
46	1.04	1.28	1.27	978.79	978.18	35.92
47	1.16	1.42	1.42	977.54	976.86	34.96
48	1.44	1.58	1.57	976.16	975.40	34.01
49	1.51	1.75	1.74	974.62	973.78	33.06
50	1.70	1.92	1.92	972.92	972.00	32.12
51	1.83	2.11	2.11	971.05	970.04	31.18
52	1.90	2.30	2.30	969.00	967.90	30.25
53	2.15	2.50	2.50	966.77	965.58	29.32
54	2.45	2.72	2.71	964.36	963.07	28.39
55	2.56	2.97	2.97	961.74	960.34	27.46
56	2.80	3.28	3.27	958.89	957.34	26.54
57	3.11	3.66	3.65	955.75	954.04	25.63
58	3.47	4.11	4.10	952.26	950.35	24.72
59	3.91	4.63	4.62	948.36	946.21	23.82
60	4.40	5.21	5.19	943.97	941.57	22.93
61	4.87	5.81	5.79	939.07	936.39	22.05
62	5.54	6.40	6.38	933.63	930.69	21.17
63	6.07	7.02	6.99	927.67	924.47	20.30
64	7.14	7.71	7.68	921.18	917.70	19.44
65	8.05	8.55	8.52	914.10	910.28	18.59
66	8.25	9.65	9.61	906.32	902.05	17.75
67	9.74	11.10	11.04	897.61	892.77	16.91
68	10.74	12.96	12.87	887.70	882.13	16.10
69	12.59	15.24	15.12	876.28	869.81	15.30
70	14.95	17.80	17.65	863.02	855.58	14.53
71	16.03	20.65	20.45	847.79	839.30	13.78
72	18.73	23.59	23.32	830.46	820.95	13.05
73	20.83	26.63	26.28	811.10	800.60	12.35
74	23.56	29.91	29.47	789.78	778.31	11.67
75	26.32	33.60	33.05	766.51	754.02	11.01
76	28.10	37.92	37.23	741.17	727.57	10.37
77	34.07	43.09	42.20	713.58	698.74	9.75
78	38.51	49.24	48.08	683.47	667.27	9.16

续表

年龄/岁	原始数据	调整死亡率漏报后的生命表				
	$M(x)$	$m(x)$	$q(x)$	$l(x)$	$L(x)$	$e(x)$
79	43.06	56.31	54.78	650.61	633.01	8.60
80	51.93	63.94	61.97	614.96	596.10	8.07
81	56.17	72.02	69.54	576.85	556.93	7.57
82	62.48	80.11	77.03	536.74	516.16	7.09
83	70.16	89.12	85.32	495.39	474.32	6.65
84	78.47	99.05	94.38	453.12	431.75	6.22
85	85.65	109.51	103.81	410.36	389.03	5.81
86	93.26	121.23	114.28	367.76	346.68	5.43
87	103.95	134.40	125.89	325.73	305.12	5.07
88	117.84	149.07	138.65	284.72	264.82	4.72
89	126.55	164.37	151.76	245.24	226.44	4.40
90	146.31	182.20	166.80	208.03	190.44	4.10
91	156.48	200.47	181.92	173.33	157.29	3.83
92	172.23	220.74	198.38	141.80	127.43	3.57
93	181.82	241.90	215.20	113.67	101.12	3.33
94	181.91	263.25	231.84	89.20	78.56	3.11
95	195.74	288.04	250.72	68.52	59.65	2.90
96	199.68	312.98	269.19	51.34	44.16	2.71
97	184.72	335.63	285.59	37.52	31.93	2.54
98	182.63	361.14	303.78	26.81	22.55	2.36
99	230.13	399.00	329.94	18.66	15.43	2.18
100	429.68	444.59	359.90	12.51	10.12	2.02
101		480.69	382.55	8.00	6.37	1.89
102		518.10	405.32	4.94	3.87	1.78
103		556.91	428.06	2.94	2.26	1.68
104		596.95	450.61	1.68	1.27	1.59
105		638.96	472.97	0.92	0.68	1.51
106		680.97	1000.00	0.49	0.71	1.47

附表 21.5　2010 年中国农村男性 0～105 岁单岁生命表

年龄/岁	原始数据	调整死亡率漏报后的生命表				
	$M(x)$	$m(x)$	$q(x)$	$l(x)$	$L(x)$	$e(x)$
0	4.55	18.42	18.12	1000.00	983.59	69.95
1	1.46	1.63	1.63	981.88	980.94	70.24
2	0.89	1.23	1.23	980.28	979.57	69.36

续表

年龄/岁	原始数据	调整死亡率漏报后的生命表				
	$M(x)$	$m(x)$	$q(x)$	$l(x)$	$L(x)$	$e(x)$
3	0.65	1.00	1.00	979.08	978.50	68.44
4	0.55	0.88	0.88	978.10	977.59	67.51
5	0.49	0.79	0.79	977.24	976.84	66.57
6	0.49	0.71	0.71	976.47	976.12	65.62
7	0.46	0.65	0.65	975.77	975.45	64.67
8	0.45	0.61	0.61	975.14	974.84	63.71
9	0.47	0.59	0.59	974.54	974.25	62.75
10	0.50	0.59	0.59	973.96	973.68	61.78
11	0.46	0.60	0.60	973.39	973.10	60.82
12	0.48	0.65	0.65	972.80	972.49	59.86
13	0.47	0.72	0.72	972.17	971.83	58.89
14	0.52	0.80	0.80	971.47	971.09	57.94
15	0.66	0.88	0.88	970.69	970.27	56.98
16	0.75	1.00	1.00	969.83	969.36	56.03
17	0.85	1.17	1.16	968.86	968.31	55.09
18	0.89	1.33	1.33	967.73	967.10	54.15
19	1.00	1.47	1.47	966.44	965.74	53.22
20	1.09	1.53	1.53	965.02	964.29	52.30
21	1.11	1.54	1.54	963.55	962.81	51.38
22	1.12	1.54	1.54	962.06	961.32	50.46
23	1.19	1.55	1.55	960.58	959.84	49.54
24	1.25	1.55	1.55	959.10	958.35	48.61
25	1.32	1.56	1.56	957.61	956.86	47.69
26	1.29	1.59	1.59	956.12	955.36	46.76
27	1.34	1.64	1.64	954.60	953.82	45.83
28	1.43	1.72	1.72	953.03	952.22	44.91
29	1.53	1.80	1.80	951.40	950.55	43.98
30	1.58	1.89	1.89	949.68	948.79	43.06
31	1.74	1.99	1.98	947.89	946.95	42.14
32	1.78	2.09	2.09	946.01	945.03	41.23
33	1.82	2.21	2.21	944.03	942.99	40.31
34	2.02	2.34	2.34	941.94	940.85	39.40
35	2.21	2.48	2.47	939.73	938.58	38.49
36	2.23	2.62	2.62	937.41	936.19	37.59
37	2.33	2.79	2.78	934.95	933.66	36.68
38	2.41	2.96	2.96	932.35	930.98	35.78
39	2.68	3.16	3.15	929.59	928.14	34.89
40	2.93	3.37	3.36	926.66	925.12	34.00

续表

年龄/岁	原始数据	调整死亡率漏报后的生命表				
	$M(x)$	$m(x)$	$q(x)$	$l(x)$	$L(x)$	$e(x)$
41	2.96	3.60	3.60	923.54	921.90	33.11
42	3.38	3.86	3.85	920.22	918.47	32.23
43	3.41	4.14	4.13	916.68	914.80	31.35
44	3.74	4.45	4.44	912.89	910.89	30.48
45	4.17	4.78	4.77	908.84	906.70	29.61
46	4.25	5.13	5.12	904.51	902.22	28.75
47	4.42	5.52	5.50	899.88	897.43	27.90
48	5.35	5.93	5.91	894.92	892.31	27.05
49	5.73	6.37	6.35	889.63	886.84	26.21
50	6.13	6.83	6.80	883.98	881.01	25.37
51	6.16	7.30	7.27	877.97	874.81	24.54
52	6.47	7.78	7.75	871.58	868.24	23.72
53	7.05	8.29	8.26	864.82	861.29	22.90
54	8.00	8.86	8.82	857.68	853.94	22.08
55	8.17	9.50	9.46	850.12	846.14	21.28
56	8.83	10.28	10.22	842.08	837.83	20.47
57	9.35	11.20	11.14	833.47	828.89	19.68
58	10.43	12.30	12.23	824.18	819.21	18.90
59	11.69	13.57	13.48	814.10	808.69	18.12
60	12.93	14.94	14.83	803.13	797.26	17.37
61	14.03	16.39	16.25	791.22	784.87	16.62
62	15.28	17.83	17.68	778.36	771.56	15.89
63	16.35	19.34	19.15	764.60	757.36	15.16
64	19.06	21.00	20.78	749.96	742.25	14.45
65	20.35	22.97	22.71	734.37	726.13	13.74
66	21.09	25.44	25.13	717.69	708.80	13.05
67	24.69	28.56	28.16	699.66	689.96	12.38
68	26.57	32.43	31.92	679.95	669.28	11.72
69	31.30	37.02	36.35	658.25	646.47	11.09
70	36.65	42.05	41.19	634.32	621.43	10.49
71	37.62	47.42	46.33	608.19	594.26	9.92
72	43.46	52.73	51.39	580.01	565.23	9.37
73	46.93	58.04	56.41	550.21	534.78	8.85
74	52.62	63.59	61.64	519.17	503.24	8.35
75	58.11	69.72	67.38	487.17	470.82	7.87
76	57.70	76.80	73.97	454.34	437.60	7.40
77	69.71	85.18	81.71	420.73	403.61	6.95
78	76.52	95.06	90.76	386.36	368.87	6.53

年龄/岁	原始数据	调整死亡率漏报后的生命表				
	M(x)	m(x)	q(x)	l(x)	L(x)	e(x)
79	84.37	106.28	100.92	351.29	333.57	6.13
80	100.83	118.21	111.59	315.84	298.17	5.76
81	104.03	130.41	122.38	280.59	263.31	5.42
82	113.80	141.69	132.23	246.25	229.81	5.11
83	122.63	153.95	142.82	213.69	198.25	4.81
84	136.02	166.82	153.81	183.17	168.88	4.53
85	144.61	180.69	165.49	155.00	141.96	4.27
86	155.14	195.81	178.04	129.35	117.61	4.01
87	166.46	211.99	191.26	106.32	95.92	3.78
88	182.95	228.90	204.85	85.98	76.95	3.55
89	202.12	246.69	218.91	68.37	60.67	3.35
90	226.39	265.35	233.40	53.40	46.97	3.15
91	233.17	286.57	249.55	40.94	35.65	2.96
92	251.63	308.05	265.55	30.72	26.48	2.78
93	256.42	331.96	282.98	22.56	19.23	2.61
94	250.66	358.38	301.75	16.18	13.62	2.45
95	260.52	384.69	319.95	11.30	9.40	2.31
96	257.27	413.94	339.70	7.68	6.30	2.17
97	229.54	450.19	363.33	5.07	4.09	2.05
98	235.05	483.12	383.78	3.23	2.57	1.95
99	307.36	501.64	394.93	1.99	1.57	1.87
100	549.36	521.18	406.81	1.20	0.94	1.79
101		551.71	424.84	0.71	0.55	1.70
102		583.15	442.70	0.41	0.31	1.62
103		615.17	460.31	0.23	0.17	1.55
104		647.63	477.60	0.12	0.09	1.49
105		681.36	494.56	0.06	0.05	1.43
106		715.10	1000.00	0.03	0.05	1.40

附表 21.6　2010 年中国农村女性 0～105 岁单岁生命表

年龄/岁	原始数据	调整死亡率漏报后的生命表				
	M(x)	m(x)	q(x)	l(x)	L(x)	e(x)
0	4.87	15.35	15.14	1000.00	986.31	75.41
1	1.33	1.51	1.51	984.86	983.94	75.57
2	0.75	0.98	0.98	983.38	982.78	74.68
3	0.51	0.67	0.67	982.41	982.01	73.75
4	0.41	0.51	0.51	981.76	981.45	72.80

续表

年龄/岁	原始数据	调整死亡率漏报后的生命表				
	$M(x)$	$m(x)$	$q(x)$	$l(x)$	$L(x)$	$e(x)$
5	0.39	0.41	0.41	981.26	981.05	71.84
6	0.33	0.35	0.35	980.86	980.68	70.87
7	0.28	0.31	0.31	980.51	980.36	69.89
8	0.28	0.28	0.28	980.21	980.07	68.92
9	0.27	0.26	0.26	979.93	979.80	67.93
10	0.31	0.26	0.26	979.67	979.54	66.95
11	0.29	0.27	0.27	979.42	979.28	65.97
12	0.28	0.31	0.31	979.15	979.00	64.99
13	0.29	0.36	0.36	978.84	978.67	64.01
14	0.28	0.41	0.41	978.49	978.29	63.03
15	0.34	0.46	0.46	978.09	977.86	62.06
16	0.37	0.51	0.51	977.63	977.39	61.08
17	0.41	0.56	0.56	977.14	976.87	60.12
18	0.42	0.61	0.61	976.59	976.30	59.15
19	0.42	0.65	0.65	975.99	975.68	58.18
20	0.46	0.68	0.68	975.36	975.03	57.22
21	0.46	0.69	0.69	974.70	974.36	56.26
22	0.47	0.70	0.70	974.03	973.69	55.30
23	0.50	0.70	0.70	973.35	973.01	54.34
24	0.52	0.71	0.71	972.66	972.32	53.38
25	0.56	0.72	0.72	971.97	971.62	52.41
26	0.55	0.74	0.74	971.27	970.91	51.45
27	0.60	0.76	0.76	970.55	970.18	50.49
28	0.58	0.79	0.78	969.81	969.44	49.53
29	0.66	0.81	0.81	969.05	968.66	48.56
30	0.73	0.85	0.85	968.26	967.86	47.60
31	0.78	0.88	0.88	967.45	967.02	46.64
32	0.78	0.93	0.93	966.59	966.15	45.68
33	0.79	0.98	0.98	965.69	965.22	44.73
34	0.95	1.04	1.04	964.74	964.24	43.77
35	0.96	1.10	1.10	963.74	963.21	42.82
36	1.00	1.17	1.17	962.68	962.12	41.86
37	1.04	1.24	1.24	961.55	960.96	40.91
38	1.09	1.33	1.33	960.36	959.73	39.96
39	1.19	1.43	1.43	959.08	958.41	39.01

续表

年龄/岁	原始数据	调整死亡率漏报后的生命表				
	M(x)	m(x)	q(x)	l(x)	L(x)	e(x)
40	1.36	1.54	1.54	957.71	956.99	38.07
41	1.38	1.66	1.66	956.24	955.46	37.13
42	1.56	1.78	1.78	954.66	953.82	36.19
43	1.56	1.91	1.91	952.96	952.06	35.25
44	1.77	2.05	2.05	951.14	950.18	34.32
45	1.96	2.21	2.21	949.19	948.16	33.39
46	2.00	2.39	2.39	947.10	945.98	32.46
47	2.12	2.60	2.60	944.84	943.63	31.54
48	2.55	2.85	2.84	942.38	941.06	30.62
49	2.79	3.12	3.11	939.70	938.26	29.70
50	3.16	3.41	3.41	936.78	935.20	28.79
51	3.21	3.72	3.71	933.59	931.88	27.89
52	3.36	4.02	4.01	930.12	928.28	26.99
53	3.72	4.33	4.32	926.39	924.41	26.10
54	4.29	4.67	4.66	922.38	920.26	25.21
55	4.43	5.06	5.05	918.08	915.80	24.33
56	4.81	5.54	5.52	913.45	910.96	23.45
57	5.17	6.12	6.10	908.40	905.68	22.57
58	5.78	6.82	6.80	902.86	899.84	21.71
59	6.65	7.65	7.62	896.72	893.36	20.85
60	7.50	8.55	8.51	889.89	886.16	20.01
61	8.19	9.51	9.46	882.31	878.20	19.18
62	9.18	10.46	10.41	873.96	869.48	18.36
63	9.83	11.46	11.40	864.87	860.01	17.54
64	11.60	12.60	12.52	855.01	849.74	16.74
65	12.74	13.99	13.90	844.31	838.54	15.95
66	13.25	15.83	15.70	832.57	826.16	15.16
67	15.76	18.24	18.08	819.50	812.25	14.40
68	17.01	21.35	21.13	804.68	796.38	13.65
69	20.31	25.12	24.81	787.68	778.12	12.94
70	23.97	29.26	28.85	768.13	757.27	12.25
71	25.45	33.64	33.09	745.97	733.82	11.60
72	29.36	37.82	37.13	721.29	708.06	10.98
73	31.82	41.86	41.01	694.51	680.40	10.39
74	35.29	46.02	45.00	666.02	651.16	9.81

续表

年龄/岁	原始数据	调整死亡率漏报后的生命表				
	$M(x)$	$m(x)$	$q(x)$	$l(x)$	$L(x)$	$e(x)$
75	38.90	50.64	49.39	636.05	620.47	9.25
76	39.50	56.07	54.55	604.64	588.29	8.70
77	47.98	62.68	60.79	571.65	554.43	8.17
78	52.70	70.68	68.29	536.90	518.73	7.67
79	59.19	79.96	76.91	500.24	481.13	7.20
80	71.67	89.95	86.09	461.77	441.97	6.75
81	75.05	100.31	95.52	422.01	401.86	6.34
82	83.59	110.01	104.26	381.70	361.75	5.96
83	90.67	120.74	113.84	341.91	322.35	5.59
84	100.81	132.25	123.99	302.99	284.07	5.25
85	107.47	144.77	134.92	265.42	247.35	4.92
86	115.10	158.63	146.85	229.61	212.56	4.61
87	127.69	173.32	159.32	195.89	180.06	4.32
88	142.37	189.10	172.51	164.68	150.24	4.05
89	155.23	206.33	186.68	136.27	123.30	3.79
90	173.81	224.48	201.35	110.83	99.41	3.54
91	187.49	244.59	217.31	88.52	78.64	3.31
92	205.80	265.75	233.75	69.28	60.94	3.10
93	214.08	289.33	251.68	53.09	46.18	2.89
94	219.26	314.87	270.62	39.73	34.14	2.70
95	235.03	341.17	289.62	28.98	24.60	2.53
96	238.65	370.47	310.24	20.58	17.24	2.37
97	238.00	402.47	332.09	14.20	11.71	2.22
98	229.56	438.17	355.53	9.48	7.69	2.08
99	283.58	464.87	372.43	6.11	4.90	1.97
100	441.22	491.91	389.30	3.84	3.04	1.87
101		526.55	410.27	2.34	1.82	1.76
102		562.62	431.25	1.38	1.06	1.66
103		599.88	452.14	0.79	0.59	1.57
104		638.19	472.82	0.43	0.32	1.50
105		678.46	493.29	0.23	0.16	1.43
106		718.73	1000.00	0.11	0.16	1.39

第 22 章　分省分城乡男女单岁生命表研究[①]

22.1　引　　言

生命表中的平均预期寿命是反映人口健康和社会发展程度的一个重要指标。依据生命表技术的死亡分析对社会医疗和公共卫生健康资源配置、社会资源优化整合等政策决策具有重要的指导价值。生命表编制质量的高低直接影响到政策决策的科学性和有效性。我国幅员辽阔，地区差异显著，各省的死亡水平、死亡模式可能存在较大差异，因此加强对各省生命表的研究具有重要的现实意义。

长期以来，我国死亡数据相对匮乏。新中国成立以后，我国逐步建立起了相对完备的死亡登记系统，其中人口普查是我国最为重要的死亡数据来源，尤其是分省分城乡死亡数据的重要来源。1982 年举行的第三次全国人口普查，是我国第一次运用现代化技术手段在全国范围内完成的人口调查，由此得到了高质量的人口数据。蒋正华等（1984）根据第三次全国人口普查结果编制了 1981 年全国及分地区的生命表，是我国十分重要的生命表资料。然而，近年来我国居民健康水平大幅提升，男性和女性预期寿命分别从 1981 年的 66.28 岁、69.27 岁提高到 2010 年的 72.38 岁、77.37 岁。我国居民疾病谱也发生了很大变化，流行性疾病发病率大幅下降，婴幼儿死亡率快速下降，慢性病成为影响我国居民健康的重要因素。在这些因素的共同影响下，我国死亡模式也发生了重大变化。因此，有必要根据最新的死亡数据编制分省生命表，为科学、准确的死亡分析提供数据支持。本章将根据当前最新的 2010 年第六次全国人口普查数据编制分省生命表。然而，众多研究显示，我国第六次全国人口普查的死亡数据存在不同程度的问题，在使用前需要对原始数据进行修正与调整（黄荣清和曾宪新，2013；王金营和戈艳霞，2013；赵梦晗和杨凡，2013；崔红艳等，2013；李建新等，2018）。基于此，本章将先对我国人口普查的死亡数据进行修正，在此基础上构建各省分城乡男女单岁生命表。

本章主要包括以下几个部分：一是基于原始死亡数据绘制得到全国 31 个省区市分城乡男女死亡率曲线和老年人口死亡率曲线，并分别进行描述分析，指出原始数据中可能存在的问题；二是对死亡率漏报调整方法进行概述；三是对婴儿死

---

① 本章由李月、刘梅、刘瑞平、李建新撰写。李月，中国人口与发展研究中心副研究员；刘梅，北京大学社会学系博士研究生；刘瑞平，北京大学社会学系博士研究生；李建新，北京大学社会学系教授。

亡率、5～79 岁年龄段死亡率、80 岁及以上高龄老人死亡率分别进行修正和调整；四是对全国 31 个省区市预期寿命进行估算调整；五是对调整后的死亡数据进行平滑处理；六是得到各省分城乡男女单岁生命表。

22.2　全国 31 个省区市分城乡男女死亡数据情况概述

本章采用的基础数据为国家统计局发布的 2010 年第六次全国人口普查全国 31 个省区市上一年度（2009 年 11 月 1 日至 2010 年 10 月 31 日）0 岁至 100 岁及以上单岁分城乡和性别的死亡人数、存活人数及死亡率数据（国务院人口普查办公室，2012）。根据该原始数据绘制了各省分城乡男女的年龄别死亡率曲线，对原始数据进行考察。参考国家统计局关于五大区域的划分，将全国 31 个省区市分为东北、东部、中部、西南、西北五个地区，在此基础上分别对各省分城乡分性别死亡数据情况进行讨论。

22.2.1　东北地区

1. 东北地区男性

对比东北黑龙江、吉林和辽宁三省分城乡男性死亡率变化（图 22.1），可以发现总体上三省男性城镇死亡率低于农村，城镇地区 14 岁以下死亡率波动较大，15～29 岁农村青年男性死亡率出现"凸起"现象。与吉林和辽宁两省相比，黑龙江城乡差异较大，且高龄老年人死亡率波动较大。辽宁婴儿死亡率较高，老年人死亡率波动较小，死亡数据质量较好。

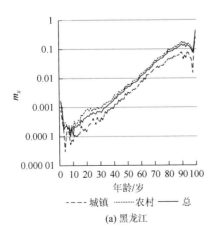

(a) 黑龙江

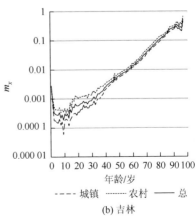

(b) 吉林

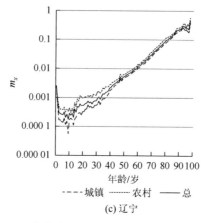

(c) 辽宁

图 22.1　东北地区男性分年龄-城乡死亡率曲线

2. 东北地区女性

如图 22.2 所示,东北地区三省女性城乡死亡率曲线图与男性具有相似的特征,

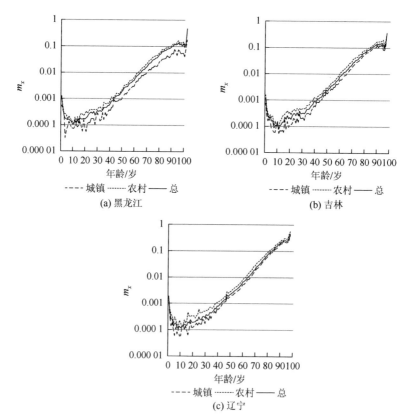

图 22.2　东北地区女性分年龄-城乡死亡率曲线

城镇死亡率低于农村，4～39 岁城镇死亡率波动较大。黑龙江城乡死亡率差异最大，且城镇女性低龄人口死亡率和高龄老人死亡率波动大，尤其是 35 岁及以下和 80 岁及以上年龄组。吉林和辽宁 15～29 岁农村青年女性死亡率出现较为明显"凸起"特征。

22.2.2　东部地区

1. 东部地区男性

东部地区各省市死亡率变化具有较大的差异性（图 22.3），总体上东部各省市男性城镇死亡率低于农村，福建、广东、江苏和天津城乡死亡率差异较大，河北、山东和浙江三省死亡率曲线波动较为稳定，北京、海南、上海和天津死亡率曲线波动呈现不同程度的异常。其中，北京、上海和天津在低龄组和幼儿组出现十分异常的波动，这可能与人口流动有关；天津 5～24 岁城镇男性死亡率波动较大，20～29 岁农村死亡率出现明显的"凸起"特征；海南城乡地区 90 岁以上高龄男性死亡率显著低于其他各省市，对于其原因仍有待深入的考察。

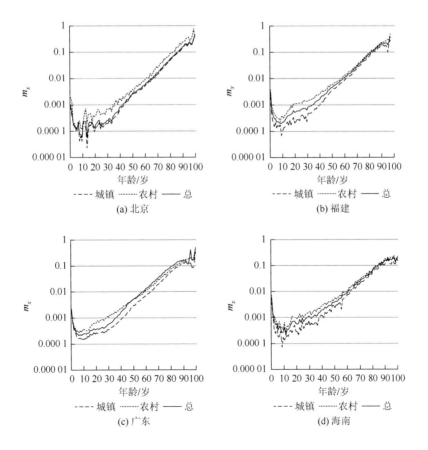

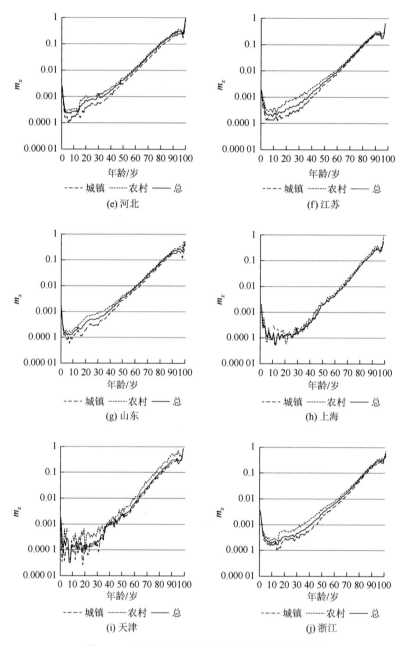

图 22.3　东部地区男性分年龄-城乡死亡率曲线

2. 东部地区女性

东部地区各省市女性城乡死亡率变化差异性与男性类似（图 22.4），福建、浙江女性死亡率城乡差异较大，河北、江苏、山东和浙江死亡率曲线较为稳定，北京、海南、上海、天津四省市各年龄组死亡率波动较大，海南婴儿死亡率高于其他各省，且城镇女性死亡率曲线在 5～24 岁波动较大。上海农村女性在 5～14 岁和20～24 岁出现异常下陷问题。

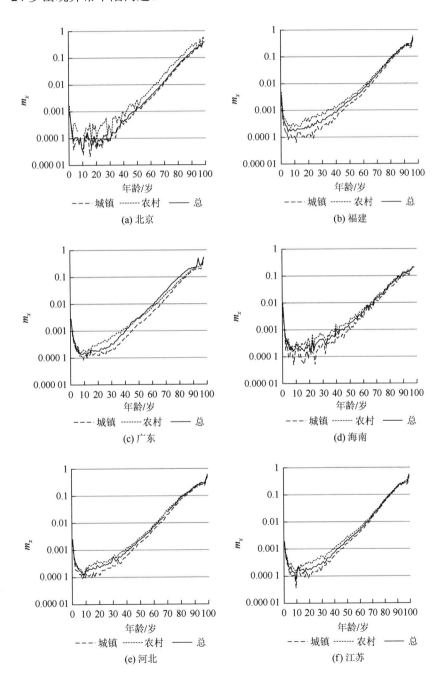

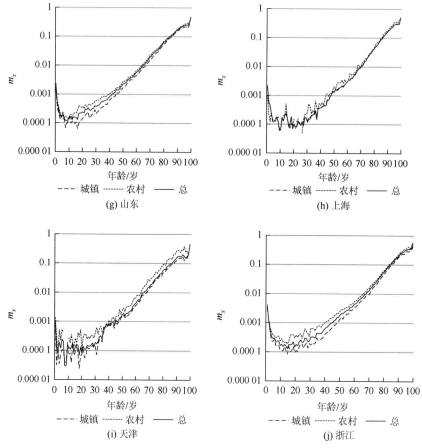

图 22.4　东部地区女性分年龄-城乡死亡率曲线

22.2.3　中部地区

1. 中部地区男性

对比中部地区六个省份男性死亡率变化曲线图，总体上中部各省份城乡差异比东北地区和东部大，各省份婴儿死亡率和高龄老人死亡数据存在不同程度的质量问题（图 22.5）。安徽、湖北和山西三省男性婴儿死亡率高于其他三省。安徽和山西两省 15～29 岁男性死亡率出现"凸起"特征，其他省份并未出现这一特征。河南省男性婴儿死亡率明显低于其他各省，可能是因为存在较为严重的漏报问题。

2. 中部地区女性

中部地区除河南外，其他五个省份城镇女性死亡率曲线波动较大，其中，安徽、湖北和江西三省女性死亡率城乡差异较大（图 22.6）。湖北和江西 10～14 岁城镇女性死亡率波动较大，湖南 5～9 岁城镇女性死亡率波动较大，山西城镇女性在 5～14 岁死亡率波动较大。

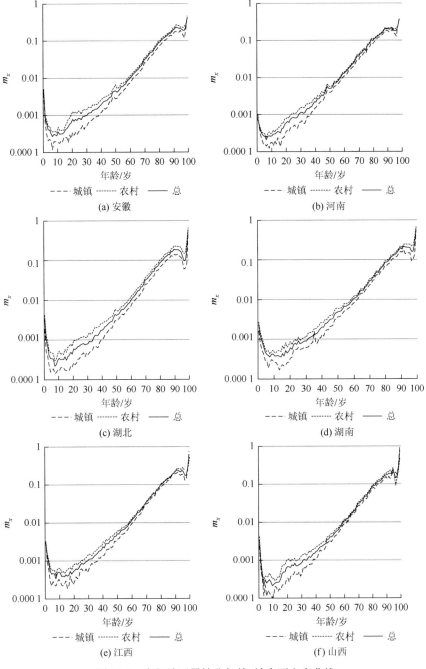

图 22.5　中部地区男性分年龄-城乡死亡率曲线

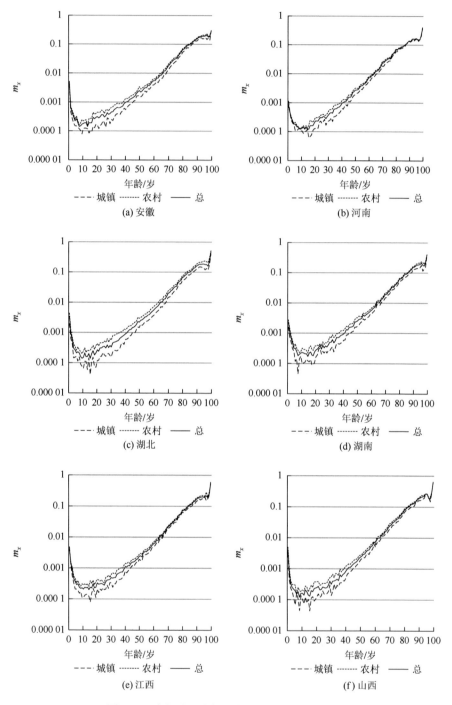

图 22.6 中部地区女性分年龄-城乡死亡率曲线

22.2.4　西南地区

1. 西南地区男性

对比西南六省区市男性死亡率变化曲线图（图 22.7）可以看出，云南男性死亡率城乡差异较小，广西、贵州、四川和重庆城乡死亡率差异较大，西藏城镇男性各年龄组死亡率曲线存在十分异常的波动，说明西藏数据存在较为严重的质量问题，需进一步评估和修正。贵州和云南农村男性在 15~24 岁年龄组出现"凸起"特征，其他省区市不明显。

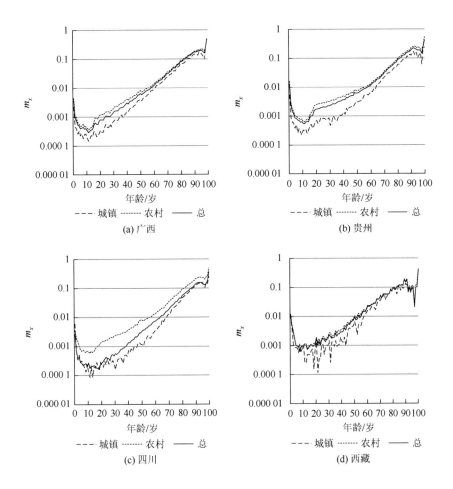

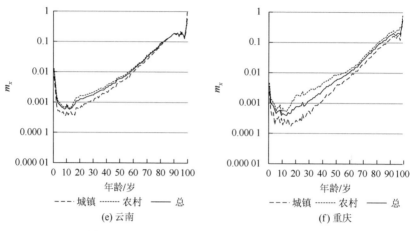

(e) 云南   (f) 重庆

图 22.7 西南地区男性分年龄-城乡死亡率曲线

2. 西南地区女性

从西南地区女性死亡率曲线图来看（图 22.8），总体上除西藏外，其他五省区市女性死亡率曲线都呈小幅波动，且城镇女性死亡率低于农村。贵州、四川和重庆城乡差异较大，广西和云南女性死亡率城乡差异较小。西藏城镇女性各年龄组死亡率曲线出现大范围异常波动，这可能是西藏城镇人口规模较小、中青年阶段人口流动性较大导致的。贵州、西藏和云南女性婴儿死亡率显著高于其他三省区市。

22.2.5 西北地区

1. 西北地区男性

西北地区各省区存在不同程度的数据质量问题（图 22.9），具体表现为甘肃、内蒙古、陕西和新疆低龄组死亡率偏低，存在明显漏报问题；甘肃、内蒙古、宁夏、

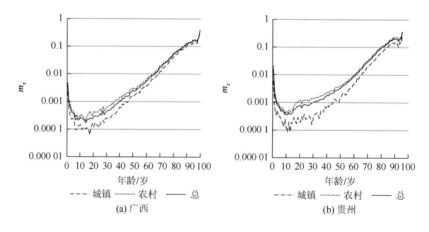

(a) 广西   (b) 贵州

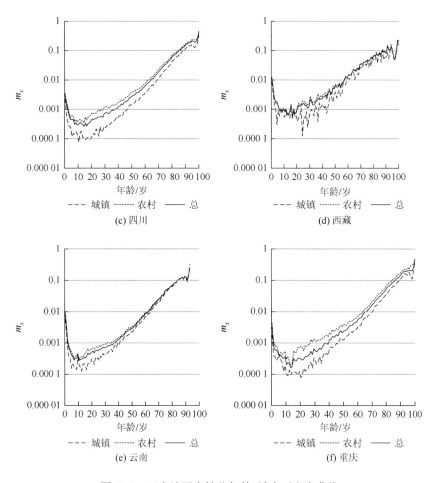

图 22.8　西南地区女性分年龄-城乡死亡率曲线

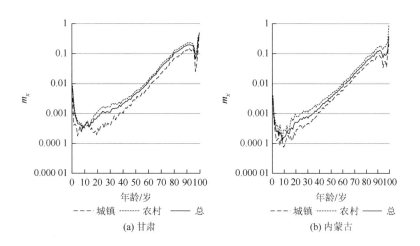

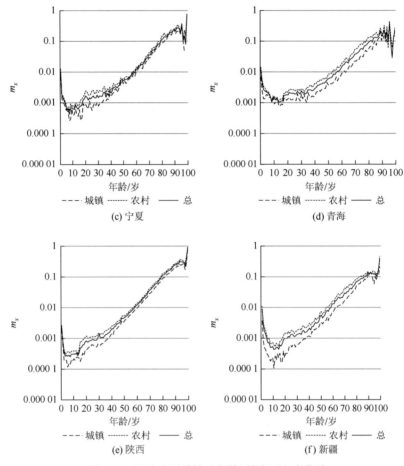

图 22.9　西北地区男性分年龄-城乡死亡率曲线

青海和新疆高龄老人死亡率也存在较为严重的漏报问题。甘肃和宁夏两省区 90 岁及
以上城镇高龄老人出现断崖式下降等异常现象,这可能与该年龄段人数较少有关。
甘肃、内蒙古、青海和新疆四省区男性死亡率城乡差异较大,陕西各年龄组死亡
率波动差异较小,且城乡差异较小,宁夏、青海和新疆三省区婴儿死亡率较高。
内蒙古、陕西和新疆三省区农村男性死亡率在 15~29 岁年龄组出现"凸起"现
象,其他省区不明显。

2. 西北地区女性

从西北地区女性死亡率曲线图来看(图 22.10),除陕西外,甘肃、内蒙古、
宁夏、青海和新疆五省区死亡率曲线波动较大,甘肃、内蒙古和新疆三省区女性
死亡率城乡差异较大。甘肃、内蒙古、宁夏和新疆低龄组死亡率波动较大,宁夏、
青海和新疆高龄组死亡率波动较大。青海省各年龄组死亡率水平较高。

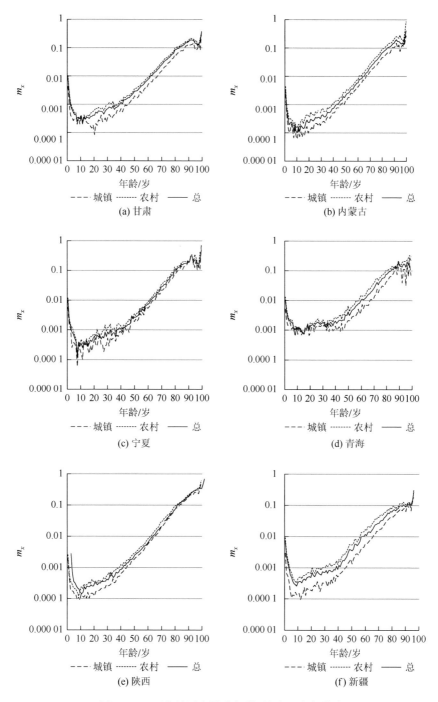

图 22.10　西北地区女性分年龄–城乡死亡率曲线

　　总的来看，各省份死亡数据存在一些共性的问题，主要包括以下几方面。第一，婴儿死亡率过低。第二，高龄老年人死亡率存在异常的波动，大部分省份在90岁以上死亡率存在较大幅度下降，这有悖于死亡规律，很可能是死亡漏报等导致的。第三，部分省份青少年和成年阶段死亡率曲线存在较大的波动。第四，大多数省份城镇地区数据波动性要高于农村地区。

22.3　老年人口死亡数据情况概述

　　以下将单独对老年人口死亡数据进行考察。同样将全国31个省区市分为东北、东部、中部、西南、西北五个地区，分别对各省分城乡、分性别的60岁至100岁及以上年龄段死亡数据情况进行讨论。

22.3.1　东北地区

1. 东北地区男性

　　从东北三省男性老人死亡率来看（图 22.11），总体上农村高于城镇，且均在95～99岁年龄段出现明显下陷。黑龙江80岁及以上高龄老人死亡率城乡差异较大，吉林男性老人死亡率在90～94岁年龄组城乡差异扩大，并在91岁和95岁出现两个峰值。辽宁85岁及以上高龄老人死亡率显著高于其他两省，90岁及以上高龄老人死亡率波动较大。

2. 东北地区女性

　　对比东北地区女性死亡率来看（图 22.12），黑龙江和吉林波动较缓，辽宁女性死亡率曲线上升速度最快，90岁及以上高龄老人死亡率显著高于其他两省。黑龙江女性高龄老人死亡率城乡差异较大，城镇显著低于农村。吉林城乡高龄老人死亡率在95～99岁年龄组出现明显下陷，可能存在死亡数据漏报问题。

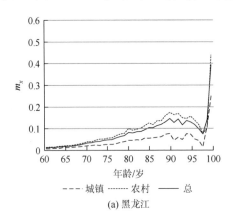

(a) 黑龙江

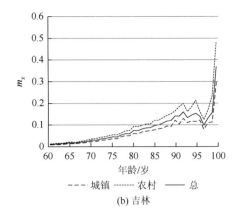

(b) 吉林

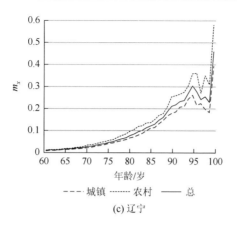

(c) 辽宁

图 22.11　东北地区男性老年人口分年龄-城乡死亡率曲线

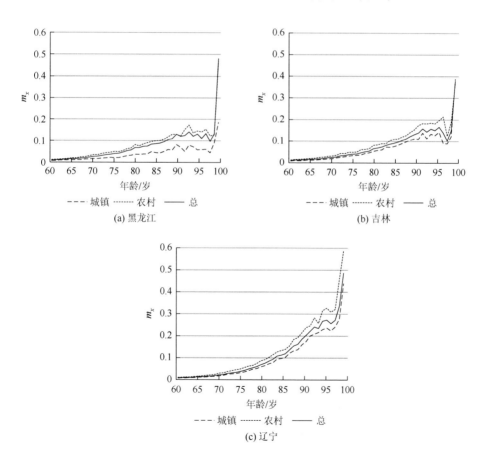

(a) 黑龙江　　　　　　　　　　　　　　(b) 吉林

(c) 辽宁

图 22.12　东北地区女性老年人口分年龄-城乡死亡率曲线

22.3.2　东部地区

1. 东部地区男性

从东部地区男性死亡率来看（图 22.13），北京、广东、天津等地农村 90 岁及以上高龄老人死亡率波动较大，福建、河北、江苏、山东、上海和浙江死亡率曲线波动幅度较小且城乡差异较小。北京、河北、上海和浙江农村老人死亡率较高，福建、海南、山东和天津等省市男性高龄老人死亡率水平相对较低，海南省男性人口死亡率较为特殊，城镇和农村老人死亡率曲线大范围重合且死亡水平显著低于其他省市。

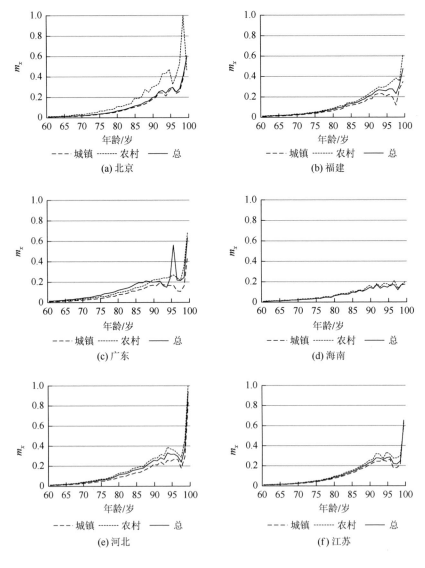

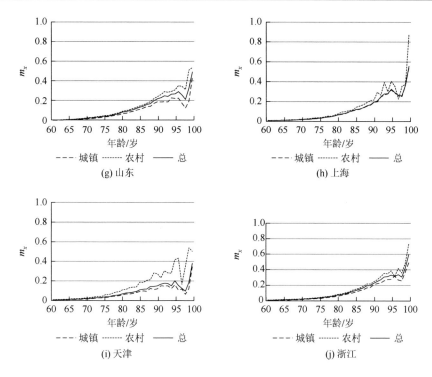

图 22.13　东部地区男性老年人口分年龄–城乡死亡率曲线

2. 东部地区女性

东部地区女性老人死亡率显示出与男性较为相似的特征。北京和天津 80 岁以上农村高龄女性老人波动较大，且农村死亡率显著高于城镇（图 22.14）。福建、海南、河北、江苏、山东、上海、浙江等省市女性老人城乡死亡率差异较小。海南省高龄老人城乡死亡率显著低于其他省市。

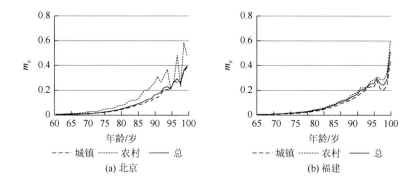

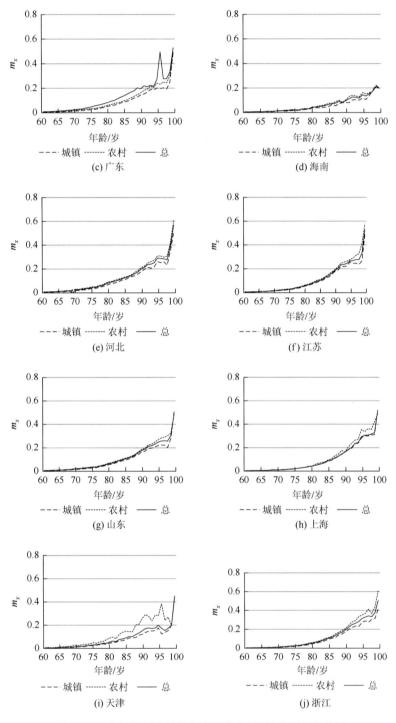

图 22.14　东部地区女性老年人口分年龄–城乡死亡率曲线

22.3.3　中部地区

1. 中部地区男性

如图 22.15 所示，中部六省份中，各省农村高龄老人死亡率均高于城镇。湖

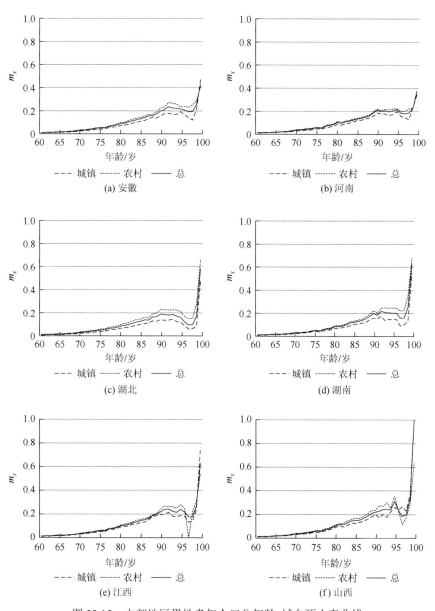

图 22.15　中部地区男性老年人口分年龄-城乡死亡率曲线

北、江西和山西城镇 95 岁及以上高龄男性老人死亡率较高。河南高龄老人死亡率相对较低，可能存在高龄老人死亡漏报问题。各省份 90 岁以上城乡高龄老人死亡率差距扩大，其中城乡差异较大的主要有安徽、湖北和湖南三省。

2. 中部地区女性

从中部地区各省份女性老人死亡率曲线图来看，各省份死亡率曲线具有较大的差异（图 22.16），安徽、湖北和湖南三省 90 岁以上高龄女性老人城乡死亡率差

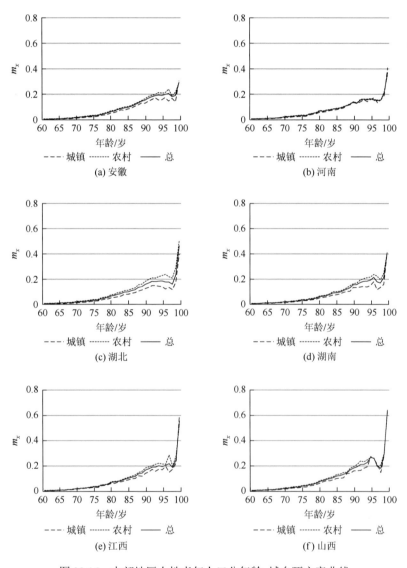

图 22.16　中部地区女性老年人口分年龄-城乡死亡率曲线

距较大,河南省各年龄段女性城乡死亡率曲线几近完全重合。安徽省 95 岁及以上女性老人死亡率较低,湖北、江西和山西三省 95 岁及以上高龄老人死亡率高于其他省份。

22.3.4　西南地区

1. 西南地区男性

从西南地区男性老人死亡率曲线图来看(图 22.17),广西、四川、云南和重庆四省区市男性城乡死亡率曲线重合度较高,西藏地区 90 岁及以上高龄老人死亡

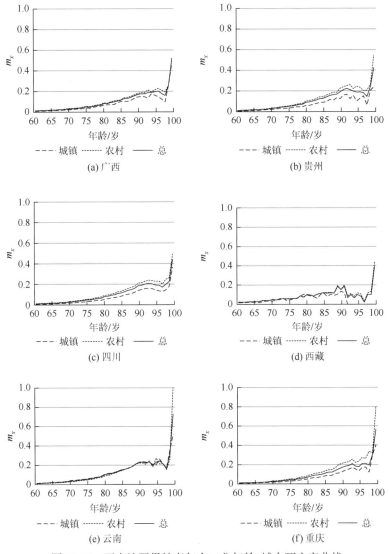

图 22.17　西南地区男性老年人口分年龄-城乡死亡率曲线

率出现下陷。广西、贵州、四川、西藏和重庆五省区市高龄老人死亡率较低,云南高龄老人死亡率较高。

2. 西南地区女性

从西南地区女性老人死亡率曲线来看(图 22.18),除西藏外,总体上广西、贵州、四川、西藏和云南五省区城乡死亡率曲线重合度较高,说明死亡率的城乡差异较小,广西、贵州、四川和重庆地区高龄老人死亡率较低。西藏城镇女性 98 岁及以上高龄老人死亡率呈现突然升高异常现象,这可能与西藏城镇高龄老人较少有关。

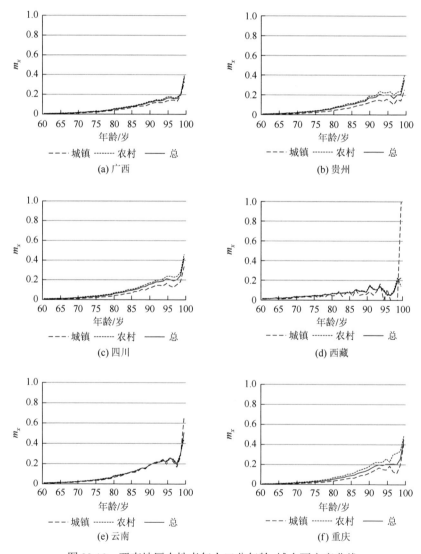

图 22.18　西南地区女性老年人口分年龄-城乡死亡率曲线

22.3.5　西北地区

1. 西北地区男性

与西南地区相比，西北各省区死亡率曲线波动较大，突出体现在 95 岁及以上高龄老人部分。如图 22.19 所示，甘肃、内蒙古、宁夏、青海和陕西五省区高龄

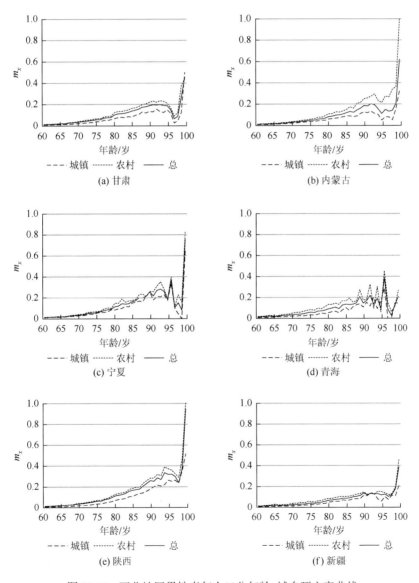

图 22.19　西北地区男性老年人口分年龄-城乡死亡率曲线

老人死亡率波动较大。新疆男性老人死亡率波动较小，高龄老人死亡率较低，可能存在死亡漏报问题。内蒙古 90 岁及以上男性高龄老人城乡差异较大，农村高龄老人死亡率显著高于城镇地区。宁夏和青海地区男性高龄老人死亡率在 95 岁附近出现峰值。

2. 西北地区女性

西北地区各省区女性老人死亡率曲线具有较大差异（图 22.20），甘肃、陕西和新疆地区女性死亡率曲线波动较小且城乡差异较小，内蒙古、宁夏和青海地区女性老人死亡率曲线波动较大，内蒙古 90 岁及以上农村高龄女性老人死亡率较高，宁夏农村女性高龄老人在 90～99 岁组死亡率较高，98 岁及以上城镇高龄老人死亡率要高于农村地区。青海 90 岁及以上城镇高龄女性老人死亡率波动较大且显著低于农村地区。内蒙古、宁夏和陕西三省区 90 岁及以上高龄老人死亡率高于其他三省区。新疆女性高龄老人死亡率明显低于其他省区，可能存在一定的数据质量问题。

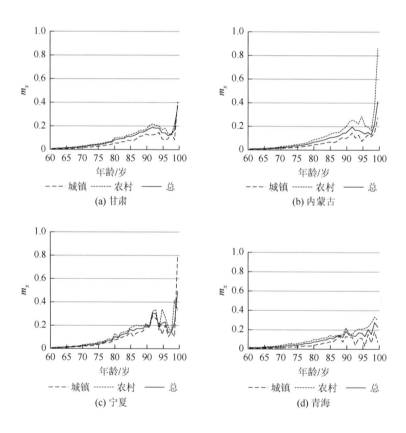

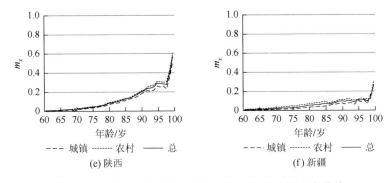

图 22.20　西北地区女性老年人口分年龄-城乡死亡率曲线

　　总体来看，各省份 60～79 岁较年轻老人和 80～89 岁高龄老人的死亡率随年龄变化曲线平滑，变动比较合理。各省份的死亡率从 90 岁左右开始表现出不规则的波动，大部分省份在 90 岁以上出现极不正常的大幅度下降。这一不正常的下降并不符合死亡率变动规律，很大可能是由于高龄老人死亡存在较为严重的漏报。

22.4　死亡率修正与调整

　　研究表明不同年龄段死亡率可能呈现不同的变动特征，而且各年龄段的死亡漏报特征也有差异。因此，本章将分别对各年龄段死亡率采取不同的调整方法。具体来看，对于婴幼儿死亡率（0～4 岁），本节参考联合国研究组及《中国卫生统计年鉴》（2013 年）中公布的婴儿死亡率数据对中国 2010 年婴幼儿死亡率的漏报进行调整，并根据地区差异评估各省的漏报程度。对于高龄段死亡率（80 岁及以上）的不规则波动，通过经典的 Kannisto 死亡率模型拟合对各省进行修正。在得到修正结果的基础上，再根据各省的死亡漏报率进行调整。对于 5～79 岁年龄段，根据相关研究结果对死亡漏报情况进行调整（Guo et al.，2015；Gu et al.，2016）。此外，基于相关研究成果对分城乡漏报率进行调整。

　　死亡漏报率数据是本节的重要基础。当前我国分省的死亡率漏报研究还很少，因此本节主要参考全国死亡漏报研究，并根据不同地区差异对其进行分解，从而得到各省的漏报数据。本节主要参考以下两项研究成果。一是中国疾控中心团队 2015 年发表的关于全国疾病监测系统数据质量调查的研究，该研究提供了价值较高的死亡漏报数据（Guo et al.，2015）。该研究给出了全国东、中、西部地区死亡率漏报情况，据此可以由全国的漏报情况分解得到不同区域的漏报率。但 Guo 等（2015）的研究并没有列出分城乡、分男女的年龄别死亡漏报率情况。二是中国疾控中心团队在 2011 年发表的一篇对 2006～2008 年全国死因监测数据评估的论文（王琳等，2011），其中列出了分年龄、分性别、分城乡的死亡漏报数据。通过比较 2006~2008 年和 2009~2011 年两个时期的死因监测数据，发现男女合计和城乡合计的分年龄死亡漏报模式和漏报率水平很接近。因此，可以假定这两个时期的分年龄-性别-城乡的死亡漏报比例模式也类似。本节将根据两个时期的男女合计和城乡合计的分年龄死亡漏报比例和模式，以及 2006~2008 年分年龄-性别-城乡死亡漏报比例推算得到 2009~2011 年的分年龄-性别-城乡死亡漏报比例。

22.5　婴幼儿死亡漏报率调整

研究表明，2010 年人口普查的婴儿死亡率存在严重的漏报，根据 2010 年人口普查原始数据计算的全国婴儿死亡率为 3.82‰，远低于 2000 年 26.27‰的水平，也大大低于相似经济社会发展水平的其他国家（黄荣清和曾宪新，2013）。本节以第六次全国人口普查数据为基础，参考中国疾控中心研究人员、联合国研究组及其他专家学者的相关研究成果，对我国 31 个省分男女、分城乡的婴儿死亡率进行了估算。

估算主要思路为：第一步，对 2010 年人口普查公布的各省男性和女性 $_4q_1$ 进行调整；第二步，根据 $_4q_1$ 与婴儿死亡率的关系得到各省婴儿死亡率的初步调整结果；第三步，结合各省受教育水平排名及其 1990 年婴儿死亡率水平等资料对婴儿死亡率的初步结果进行评估，筛选需要进一步调整的省份；第四步，对筛选出的省份进一步调整，得到 2010 年各省分男女的婴儿死亡率估算值；第五步，结合全国层面婴儿死亡率水平对各省婴儿死亡率进行调整；第六步，将各省分男女的婴儿死亡率和 $_4q_1$ 分解为分男女、分城乡婴儿死亡率值和 $_4q_1$ 值。以下对各步进行详细介绍。

第一步，对 2010 年人口普查公布的各省 $_4q_1$ 进行调整。根据黄荣清和曾宪新（2013）的研究，2010 年人口普查数据的幼儿死亡率数据质量要好于婴儿死亡率，因此本节选择先对幼儿死亡率进行调整，然后根据幼儿死亡率与婴儿死亡率的关系得到后者的估计值。中国疾控中心 Guo 等（2015）根据疾病监测点数据对 2009~2011 年的漏报率进行了评估，得到 0~4 岁的漏报率为 23.7%。根据疾病监测点数据，2010 年全国婴儿死亡率为 5.51‰，要高于 2010 年人口普查公布的数据（全国为 3.81‰），这表明 2010 年人口普查调查得到的婴儿死亡率数据的漏报率更高。综合以上材料，假设 2010 年人口普查 1~4 岁年龄段死亡率的漏报率为 20%左右。漏报率在不同地区和不同性别也存在差异，根据 Guo 等（2015）的估算，东部、中部、西部的漏报率分别为 10.1%、11.2%、18.8%；女性的漏报率比男性高 4%。基于这些信息，得到东部、中部、西部地区分男女 1~4 岁死亡率的漏报率。根据该漏报率对 2010 年人口普查公布的原始数据进行调整，得到修正后的各省分男女 $_4q_1$。

第二步，根据 $_4q_1$ 与婴儿死亡率的关系得到婴儿死亡率的初步调整结果。幼儿死亡率与婴儿死亡率的数量关系如表 22.1 所示。根据估算得到的 $_4q_1$ 及表 22.1 得到各省婴儿死亡率的初步估算值。

表 22.1　幼儿死亡概率与婴儿死亡率的关系

$_4q_1$	<2 岁	2~5 岁	5~8 岁	8~10 岁	>10 岁
比率	0.18	0.19	0.25	0.30	0.35

资料来源：黄荣清和曾宪新（2013）

第三步，对婴儿死亡率初步结果进行评估。一个地区的婴儿死亡率与其历史水平有密切关系，同时也受该地区经济社会发展水平的影响，其中受教育程度是影响婴儿死亡率的重要因素。根据各省以往的婴儿死亡率水平，以及 31 省教育排名对婴儿死亡率初步结果进行评估。

当前能够得到各省 1982 年、1989 年、2000 年的婴儿死亡率值（图 22.21、图 22.22），其中 1989 年各省婴儿死亡率值为李树茁（1996）估算得到，数据质量相对较高，因此将其作为重要参考。

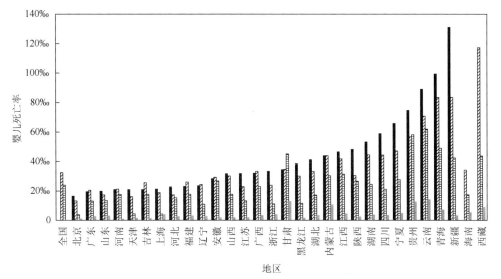

图 22.21　全国各省历史婴儿死亡率水平-男性

资料来源：1981 年、1989 年数据来自李树茁（1996），2000 年数据来自第五次人口普查各省资料卷

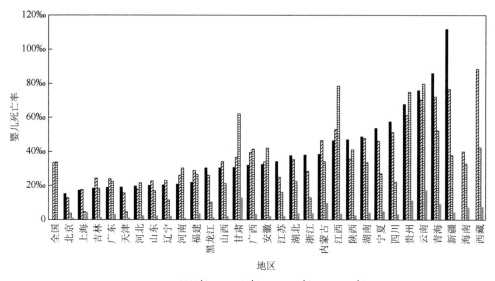

图 22.22　全国各省历史婴儿死亡率水平-女性

资料来源：1981 年、1989 年数据来自李树茁（1996），2000 年数据来自第五次人口普查各省资料卷

　　如图 22.23 和图 22.24 所示，根据幼儿死亡率估算得到的 2010 年各省婴儿死亡率初步结果与 1989 年的情况在模式上较为相似，这部分验证了本节对婴儿死亡率的初步调整结果有一定的合理性。

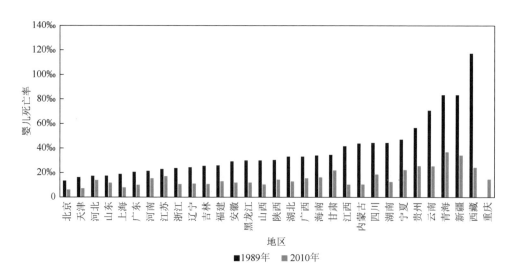

图 22.23　我国 2010 年婴儿死亡率初步调整结果与 1989 年婴儿死亡率的对比-男性

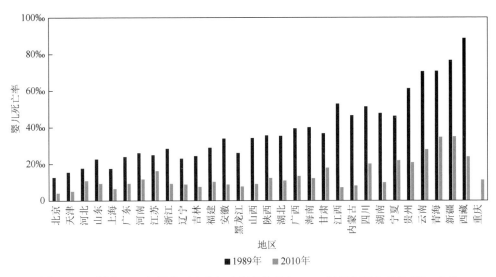

图 22.24　我国 2010 年婴儿死亡率初步调整结果与 1989 年婴儿死亡率的对比-女性

将各省教育程度排名与婴儿死亡率初步结果的排名进行比较，考察二者的差值。出于最低程度调整原则，当某个省份的排名差值大于等于 10 时，判定该省的婴儿死亡率调整值存在异常。由此筛选得到需要进一步调整的省份。经过比较，河南、山东、河北、浙江的排名差值大于 10。此外，黑龙江、吉林、辽宁的婴儿死亡率值与 1989 年相比也存在较大异常。因此需要对这些省份进一步调整。

第四步，对部分省份的进一步调整。对于初步调整结果存在异常的省份，首先根据其所在区域其他省份婴儿死亡率变化的信息对其进行调整。根据其他省份的婴儿死亡率变化计算该区域在 1989～2010 年婴儿死亡率平均下降程度，据此对需要调整的省份进行估计。其次，根据教育排名与这些省份相似的其他省份婴儿死亡率值对其进行调整。最后，综合两种方法确定这些省份分男女的婴儿死亡率估算值。

第五步，各省婴儿死亡率的确定及各省 $_4q_1$ 值估算。本课题参考联合国研究组的估算得到全国层面的婴儿死亡率估算值，男性为 14.5‰，女性为 12.6‰。为保证本节所采用婴儿死亡率值全国水平与各省加权汇总值的一致性，以全国层面婴儿死亡率值为基础，对各省婴儿死亡率估算值进行调整。具体方法为，假设各省婴儿死亡率等比例变动，以人口比例为权重，使其加权汇总值与全国水平相同，从而得到各省分男女的婴儿死亡率估算值。

第六步，估算各省分城乡、分男女婴儿死亡率值和 $_4q_1$ 值。假设各省婴儿死亡率和 $_4q_1$ 值的城乡差异与全国的城乡差异相同。根据城乡差异及城乡人口比重，对各省分男女的婴儿死亡率和 $_4q_1$ 值进行分解，从而得到各省分男女、分城乡的婴儿死亡率和 $_4q_1$ 值。

22.6　高龄老年人死亡漏报调整

当前有多种模型用于对老年人口死亡率进行调整，其中得到国际学术界认可的主要有 Logistic、Kannisto、Gompertz、Weibull 和二次项等模型。根据曾毅和金沃泊（2004）的研究，Kannisto 模型对我国高龄老年人死亡率模拟效果最好，因此本节也采用该模型对各省高龄老年人死亡率进行调整。具体方法为，根据 2010 年人口普查 80～92 岁相对可信的观测数据，拟合得到 80 岁及以上高龄死亡概率曲线，以纠正 93～99 岁波动很大、极不正常的单岁死亡率模式，之后再进行漏报调整。

Kannisto 模型公式如下：

$$u(x) = a + \frac{\beta_1 e^{\beta_0 x}}{1 + \beta_1 e^{\beta_0 x}} \tag{22.1}$$

其中，$u(x)$ 为 x 岁死亡力。

采用最大似然估计方法。似然函数为

$$L = \sum_x (D(x) \ln q(x) + (N(x) - D(x) \ln(1 - q(x)))) \tag{22.2}$$

其中，L 为似然函数；$q(x)$ 为 x 岁和 $x+1$ 岁之间的死亡概率，$q(x) = 1 - e^{-\int_x^{x+1} u(t) dt}$；$D(x)$ 为存活至 x 岁但在达到 $x+1$ 岁前死亡的人数；$N(x)$ 为存活至 x 岁的总人数。采用 Stata 14.0 中的 ml 命令进行最大似然估计。

22.7　对 5～79 岁人口死亡率的调整

如本章 22.2 节所示，除西藏、新疆、青海、宁夏等省区有较大波动外，我国大部分省区市的 5～79 岁年龄段死亡率曲线相对比较平滑。5～79 岁死亡人数漏报虽然没有婴幼儿阶段和高龄老年人阶段严重，但仍存在一定程度的漏报。根据对全国疾病监测系统数据漏报的调查评估研究，我国年龄别死亡率数据的平均漏报率在 6～14 岁为 16%，15～44 岁为 14.6%，45～59 岁为 12.8%（Guo et al., 2015）。根据这些年龄别死亡漏报率及 Gu 等（2016）关于老年死亡率漏报的研究，本节对各省 5～79 岁死亡率进行了相应的调整。

22.8　全国 31 个省区市预期寿命的估算

中国统计年鉴公布了 2010 年全国及各省区市的预期寿命，但未介绍 31 个省区市预期寿命的计算方法。其中，全国的预期寿命为国家统计局在对死亡漏报进行调整的基础上估算得到，2010 年我国平均预期寿命为 74.83 岁，男性为 72.38 岁，女性为 77.37 岁。本节对国家统计局公布的 31 个省区市不分城乡的预期寿命值进行了检验。在此基础上，结合本课题组的研究成果对其进行了微调，分解得到全国 31 个省区市分城乡、分男女的预期寿命。

22.8.1　对 2010 年 31 个省区市预期寿命数据质量的检验

首先，从数据内部逻辑一致性来看，以 31 个省区市的人口比例为权重，对 31 个省区市预期寿命加权汇总得到全国值并与公布的全国水平进行比较，二者的值很接近，根据各省加权汇总得到全国男性为 72.88 岁、女性为 77.09 岁，全国公布值分别为 72.38 岁、77.37 岁，表明该数据内部逻辑一致性较好。

其次，从近三次（1990 年、2000 年、2010 年）人口普查各省预期寿命的比较来看，如图 22.25 和图 22.26 所示，各省的差异模式总体上较好，但在部分省份有一定差异，尤其是女性预期寿命的差异在部分省份较为明显。这是由于不同省份预期寿命变动速度不同，还是由于数据质量问题，还需要进一步深入分析。

最后，从经济社会发展水平与预期寿命关系来看，对 31 个省区市预期寿命排名与其 HDI 指数排名进行比较，考察两个排名的差值，男性排名差异大于 5 位的有内蒙古、海南两个省区，女性排名差异大于 5 位的有江苏、内蒙古、湖北、山西、陕西、海南、四川、安徽、广西等 9 个省区。

总的来看，国家统计局公布的 2010 年 31 个省区市平均预期寿命数据质量相对较好。

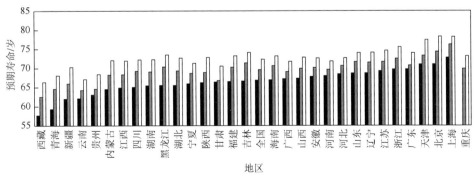

图 22.25　全国 31 个省区市近三次人口普查的预期寿命比较-男性

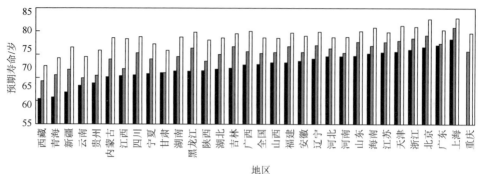

图 22.26　全国 31 个省区市近三次人口普查的预期寿命比较-女性

22.8.2　对 31 个省区市分男女、分城乡预期寿命的估算

　　根据本章前文所述，本节对各省年龄别死亡率进行了调整，得到各省修正调整后的年龄别死亡率。基于调整后的死亡数据，本节计算得到全国男性预期寿命为 72.88 岁，女性为 77.86 岁，与国家统计局公布值十分接近。为保证本节所采用数据的内部一致性，以本节结果为基础对国家统计局公布的 31 个省区市预期寿命值进行了微调，即保持各省等比例变动，使其加权汇总得到的全国水平与本节调整结果一致。

　　在得到各省区市调整结果的基础上，假设各省区市预期寿命的城乡差异与全国一致，以城乡人口比例为权数，将各省区市城乡合一值分解，得到分男女、分城乡预期寿命估算结果（表 22.2）。

表 22.2　各省区市分男女、分城乡预期寿命估算结果　　　　单位：岁

省区市	城镇-男性	城镇-女性	农村-男性	农村-女性
北京	79.23	82.96	72.35	77.44
天津	78.76	81.63	71.92	76.19
河北	76.40	80.46	69.77	75.10
山西	76.31	80.02	69.69	74.69
内蒙古	74.94	79.59	68.43	74.29
辽宁	76.64	80.87	69.98	75.48
吉林	77.24	80.93	70.54	75.54
黑龙江	76.45	81.19	69.81	75.78
上海	78.91	83.02	72.06	77.48
江苏	77.20	80.98	70.49	75.59
浙江	78.15	82.31	71.37	76.82
安徽	76.39	80.92	69.75	75.53
福建	76.07	80.95	69.47	75.55
江西	75.61	80.05	69.04	74.72
山东	77.38	81.81	70.66	76.36

续表

省区市	城镇-男性	城镇-女性	农村-男性	农村-女性
河南	75.84	80.91	69.26	75.52
湖北	75.97	80.02	69.38	74.69
湖南	76.01	80.50	69.41	75.13
广东	76.16	81.24	69.55	75.82
广西	76.70	80.92	70.04	75.52
海南	76.52	82.77	69.88	77.26
重庆	76.26	81.12	69.64	75.71
四川	76.19	80.79	69.57	75.41
贵州	72.59	77.51	66.29	72.35
云南	71.09	75.69	64.92	70.65
西藏	71.05	73.89	64.88	68.97
陕西	76.42	79.61	69.78	74.31
甘肃	74.70	77.38	68.21	72.22
青海	71.50	74.83	65.29	69.84
宁夏	74.65	78.43	68.17	73.20
新疆	73.96	77.80	67.54	72.62

22.9　死亡率平滑及生命表构建

根据以上步骤对各省区市死亡率进行调整，得到各省区市年龄别死亡率。但由于死亡率是分段进行调整，在连接处可能是非平滑的。此外，在部分年龄段还存在较大波动。因此，进一步对调整数据进行了平滑处理。本节采用样条方法进行平滑处理。在得到修改调整的死亡率基础上，利用生命表构建方法即可得到各省的生命表。

22.10　结　　语

本章基于 2010 年第六次全国人口普查各省的原始死亡数据对我国死亡漏报的相关研究，以及死亡率修正模型，对各省区市的原始数据进行了修正调整，从而得到各省区市分城乡男女的单岁生命表。

由于我国死亡数据资料较为匮乏，尤其是分省区市的死亡数据，而且对分省区市死亡数据漏报情况的研究也很少，因此在调整过程中，本章主要参考了全国的漏报率数据，对各省区市的死亡率调整可能不够精细。未来，随着数据的不断完善，可对分省区市的生命表进行更为细致的研究。

第23章　健康预期寿命的研究方法及其在全国的应用[①]

　　健康预期寿命（health life expectance，HLE）是将预期寿命（life expectancy）和健康指标相结合考察某一年龄的人在未来可能处于健康状态上的时期，最早由 Sanders 在 1964 年提出（Sanders，1964）。健康预期寿命是研究老年人健康的一个重要指标，它同时测量了生命的长度和质量（乔晓春，2009）。健康预期寿命同时考虑死亡、健康两个指标，将平均继续生存年数划分成不同健康状况（Jagger and Robine，2011），从而能够反映老年个体的生命质量，是衡量老年个体养老服务需求情况的重要指标。健康预期寿命是在预期寿命的基础上进一步识别预期寿命的健康部分和非健康部分。

　　全球人口老龄化背景下，人口预期寿命的不断延长使得健康预期寿命的变化日益受到关注。在我国政府 2016 年印发的《"健康中国 2030"规划纲要》中提出的到 2030 年具体实现的目标就包括"人民身体素质明显增强，2030 年人均预期寿命达到 79.0 岁，人均健康预期寿命显著提高"。虽然给出了人均预期寿命的发展目标，但是人均健康预期寿命却无法给出明确的发展指标。这主要是由于在 2016 年之前我国已有的各类调查数据（如中国老年健康调查、CHARLS、CLASS 等）无法满足测算全国 31 个省区市分城乡多状态健康预期寿命的需求，因此"健康中国"只给出了健康预期寿命的发展方向，没有设定准确的发展目标。第四次中国城乡老年人生活状况抽样调查（SSAPUR）首次实现了在全国 31 个省区市针对 60 岁及以上老年人开展了 1‰ 的大样本追踪调查。由于其抽样方法科学，样本规模大，调查内容全面、翔实，可以全面地反映出我国各省区市老年人健康状况的动态变化特征。本章利用最新的 2015～2016 年第四次中国城乡老年人生活状况抽样调查追踪数据，基于多状态生命表方法构建各省区市分性别、分城乡多状态生命表，并计算出了各省区市分城乡、分性别、分年龄的多状态健康预期寿命。准确刻画了我国各省区市老年人口多状态健康预期寿命的现状，为我国人口健康发展战略的制定提供科学依据。

23.1　健康预期寿命的研究方法简介

　　随着人们对健康预期寿命的关注度不断提高，学术界关于健康预期寿命的研

　　① 本章由米红、刘悦、孙凌雪、冯广刚、李成、樊瑾、马齐旖旎、文静、陈晨、郑雨馨、汤晓彤、卜越、张雨凡、苏乐（浙江大学公共管理学院人口大数据与政策仿真工作坊）撰写，由米红、孙凌雪完成校对工作。

究方法也逐渐增多。主要分为基于截面数据计算健康比例的沙利文方法（Sullivan's method）和以跟踪数据计算转移概率为核心的多状态生命表方法（multistate life table method）。国内学者黄匡时（2018b）总结出七种相关的测量方法，分别是基于患病率的生命表法，又叫沙利文方法；双递减生命表方法（double decrement life table method）；多状态生命表方法；隶属等级方法（grade of membership approach）；全球疾病负担方法（the global burden of disease approach）；微观仿真方法（microsimulation method）；贝叶斯方法（Bayesian approach）。

23.1.1　沙利文方法

沙利文方法是最早用于对健康预期寿命进行研究的方法，也是目前应用最为广泛的 20 世纪的方法之一。20 世纪 70 年代，Sullivan（1971）首次提出了"无残疾预期寿命"（disability-free life expectancy，DFLE）的概念，并运用生命表方法测算出了无残疾条件下的健康预期寿命，由此提出了经典的沙利文生命表法。该方法是基于截面数据中实际人口在各年龄段中某种健康比例的健康状况，直到 20 世纪 80 年代末期，该方法才取得极大的应用。由于计算方法相对简单，且对数据要求不高（截面数据即可满足）成为国内外使用较多的方法。同样可以使用截面数据的方法还有全球疾病负担方法。该方法主要基于残疾调整的生命年数，即一个人损失的健康生命年数。不同人群的残疾调整生命年数之和可以认为是一个理想健康状况和目前健康状态的差距。疾病或健康状态的残疾调整生命年数可以计算为人口群体中死亡导致的生命损失年数和疾病导致的残疾损失年数（黄匡时，2018a）。后来有学者提出沙利文方法计算出的健康预期寿命会产生较大的偏误，而且不能很好地准确估计寿命随时间的变化趋势（Rogers et al.，1990；Bebbington，1992）。然而在静止人口或者稳定人口条件下，沙利文方法和多状态生命表方法估计结果一致（Mathers，1991）。

23.1.2　双递减生命表方法

美国学者引入双递减生命表法计算健康预期寿命（Katz，1983）。双递减生命表方法和下文多状态生命表方法近似，但这种方法把不同的健康状态当作不可逆的吸收状态，只考虑健康状态的单向变化，即仅观察从健康到不健康，从不健康到死亡的变化，而不考虑从不健康恢复到健康的情况。因此，使用这种方法得到的计算结果与实际情况有较大偏差。Bebbington（1992）比较了沙利文法和双递减生命表法，在失能率不断上升的情况下，基于失能比例的沙利文方法实际上反映的是队列中历史状态，而非现实状态，故倾向于低估失能率。

23.1.3　多状态生命表方法

20 世纪 90 年代初，Rogers 等（1989）提出基于转移概率（transitions between health states）的多状态生命表方法计算健康预期寿命，又叫多增减生命方法。这种方法使用发生率代表目前的健康状态，并且假定不同的健康状态间可以相互转换，不同健康状态具有不同的死亡率（顾大男等，2001）。构造多状态生命表的核心是估算转移概率。基于多状态生命表计算的健康预期寿命是假设在目前的死亡率和患病率下度过余生处在健康状态的平均年数，随着年龄的增长每个人的健康状况都会经历下降和改善（高向阳和康晓平，2010）。

从数学上来说，多状态生命表更一般性的定义是半马尔可夫过程（semi-Markov processe），与传统马尔可夫过程的未来演变规律不依赖它以往的经历不同，其主要改变是未来演变规律不仅取决于目前状态，还会受到达目前状态的时长影响。通俗描述即是当前时刻各状态转移概率不仅与起始状态有关，而且与当期年龄有关，如果更为精确还与进入当前年龄某一状态的时长有关。Littman 和 Mode（1977）最早使用半马尔可夫过程分析不平衡的面板数据。1982 年召开的多维数理人口学会议，包括多增减生命表和多状态人口预测等内容，从转移率出发，讨论其在人口学婚姻、死亡、教育、劳动力和区域人口迁移等领域的应用（Land and Rogers，1981）。但是多状态生命表方法对数据的要求较高，仅适用于追踪数据，Laditka 和 Wolf（1998）给出关于数据不平衡、对象观察时间不等时的问题时，应用离散马尔可夫链结合最大似然估计得到转移概率。Mathers 和 Robine（1997）应用法国数据对比沙利文方法和多状态生命表方法的差异，研究表明前者不能准确体现失能率突然变动，但当失能率随着时间变动是较为平稳时（增加或者减少），高龄组的偏误大幅增加。

23.1.4　其他相关方法

多状态生命表方法的核心是估计一步转移概率（one-step transition probability），微观仿真方法和贝叶斯方法是近年来才开始引入健康预期寿命的研究，这两种方法主要用于对患病率或转移概率的估算，但相关文献并不丰富。微观仿真方法通常用于政策分析中，要求资料的调查间隔必须非常短，如每月或每季度需跟踪调查一次。隶属等级方法是基于不同的健康维度来考察健康预期寿命。在既往研究中，较多使用横断面资料运用沙利文方法计算健康预期寿命或自评健康预期寿命指标，从不同角度对老年人健康进行评价。而多状态生命表方法，由于受调查资料类型的限制，在国内的应用研究较少。但已有部分学者运用此方法对老年人的自理预期寿命、期望照料费用等方面进行研究，并根据中国的实际情况对传统的多状态生命表进行改良。

Stata 作为最流行的统计软件包，目前有三个主要的统计分析包，分别是 LXPCT_2、MULTISTATE 和 mstatecox。LXPCT_2 相对简单，依靠输入的单岁组转移概率（age-specific transition probabilities）计算不同状态的预期寿命。MULTISTATE 和 mstatecox 模块功能像是均是多状态的生存分析（multi-state survival analysis）模块，包括数据格式转换、非参 Aalen-Johansen 转移概率估计、绘图、计算生存时间等具体功能。

23.2　健康预期寿命研究方法的应用

23.2.1　国外健康预期寿命研究进展

有回顾性研究表明，美国在 20 世纪 80 年代和 90 年代疾病或残疾持续下降。欧洲老年人，特别是英国的老年人，从 1976 年到 1994 年疾病或残疾有大幅度的下降（Robine et al.，2002）。法国在 1981~1991 年预期寿命的增长伴随着健康预期寿命的同步增长，但是不带病预期寿命保持稳定，前者支持 Manton 的动态平衡理论，后者则支持疾病扩展理论（Robine and Michel，2004）。此外，通过把健康预期寿命信息与预期寿命信息联合起来分析和比较，可以评估慢性疾病患者的生存时间延长导致的不健康寿命所占的比例是否正在扩大（Olshansky et al.，1991；Verbrugge，1984），或者发病率的推迟导致不健康寿命所占的比例是否正在压缩（Fries，2003），抑或是处于一种动态平衡中（Manton，1982）。由于健康预期寿命在健康状况的综合性测量上具有优势，它也常常被用于研究不同性别、不同社会阶层乃至不同国家之间的健康不平等问题。对不同人口群体的健康预期寿命的比较可以用于评价一个国家或地区医疗卫生制度情况，以及确定健康不平等问题背后的影响因素（Pongiglione et al.，2015）。

23.2.2　我国健康预期寿命研究进展

顾大男（2004）基于中国高龄老人健康与长寿纵向调查数据和多变量风险回归模型，用改良的多状态生命表方法从性别、城乡居住地、民族、文化程度、经济自立状况、婚姻状况和居住安排角度计算并讨论了中国高龄老人的生活自理预期寿命。曾毅等（2007）运用一种新的估算方法估算了纠正偏差后的中国高龄老人日常生活自理能力完好和失能预期寿命，首次对发展中国家高龄老人分年龄、分性别与分生活自理能力的死亡率和健康的多状态转移概率进行分析。蒋承等（2009）基于拓展的多状态生命表方法，对我国 65 岁及以上老年人的日常生活照料成本和临终前照料成本进行了分城乡、分性别、分年龄和分自理能力状态分析，结果表明不同年龄、性别、城乡和生活自理能力的老年人的期望照料费用存在差异。

　　目前，中国健康预期寿命方面的研究还处于发展阶段。从王梅 1993 年应用 1992 年中国老年人供养体系调查数据和 1987 年残疾人调查数据研究中国老年人的健康预期寿命开始，中国学者逐渐关注这个问题。乔晓春（2004）应用 1987 年、1992 年和 2000 年有关中国老年人的调查数据研究平均预期自评健康寿命的变化后发现，老年人的预期寿命在增长，但是自评健康预期寿命，特别是老年女性的自评健康预期寿命是下降的。汤哲等（2005）专门针对北京市老年人进行了研究。该研究显示，北京市老年人的平均预期寿命在增加，但是生活自理预期寿命占余寿的比重近年呈下降趋势。杜鹏和武超（2006）应用 2004 年和 1994 年国家统计局全国人口变动抽样调查中有关老年人生活自理能力的数据，采用沙利文方法对老年人的生活自理预期寿命进行了分析。研究发现，中国老年人的预期寿命和生活自理预期寿命都有所增长，但是生活自理预期寿命在余寿中的比重反而下降了，而且随年龄的增长，下降得也越来越快，男性和女性均呈现同样的态势。

　　在既往研究中，学者较多使用横断面资料运用沙利文方法计算自理健康预期寿命或自评健康预期寿命指标，从不同角度对老年人健康进行评价。而多状态生命表方法，由于受调查资料类型的限制，在国内的应用研究较少。但已有部分学者运用此方法对老年人的自理预期寿命、期望照料费用等方面进行了研究，并根据中国的实际情况对传统的多状态生命表进行改良。李强和汤哲（2002）以北京老年病医疗研究中心组织实施的北京老龄化多维纵向调查数据为基础，用多状态生命表方法计算了老年人的平均预期生活自理能力寿命。结果显示，北京市 60 岁老年人的余寿中近 95% 的时间处于基本生活能自理的状态。其中，女性老年人不仅比男性老年人活得长，而且在比男性老年人多存活的寿命中，绝大部分时间是在基本生活能自理的状态下度过的。结果表明，健康与非健康预期寿命和起点年龄的生活自理能力状态有很大关系。蒋承等（2009）利用 2002 年和 2005 年中国老年人健康长寿影响因素纵向调查所搜集的老年人日常生活照料费用及临终前照料费用数据，基于拓展的多状态生命表方法，对我国 65 岁及以上老年人的日常生活照料成本和临终前照料成本进行了分城乡、分性别、分年龄和分自理能力状态分析。结果表明不同年龄、性别、城乡和生活自理能力的老年人的期望照料费用存在差异。高向阳和康晓平（2010）运用多状态生命表方法计算自理健康预期寿命和自评健康预期寿命等指标，对中国 80～105 岁高龄老人的健康状况进行分析，结果显示中国高龄老人的健康状况具有明显的城乡和性别差异。

在《青岛市长期护理保险研究》一书中，作者构建三个状态的健康生命表（米红等，2019），状态 1 是生活完全依赖（ADL1：0～15），状态 2 是生活依赖明显（ADL2：20～55），状态 3 是离开（含死亡）吸收状态。统计数据显示随着年龄增加（60 岁除外），女性比例不断上升，ADL 分值不断下降，生活完全依赖人员比例不断上升，平均为 32.4%。年度转换率数据显示，2013 年和 2014 年两个失能状态之间的转换率均处于较高水平（10%左右），而 2015 年和 2016 年状态之间的转换率显著下降（均不足 2.5%）。其后，分性别、分年份（2013 年、2014 年、2015 年、2016 年、混合）用 Probit 模型估算单岁年龄别转移概率，在此基础上构建多状态生命表。结果显示：第一，60 岁男性和女性的预期寿命均为 4.2 年，且在状态 1 和状态 2 的停留时间也基本一致；第二，不同年龄的预期寿命上，随着年龄的增加，男性预期寿命下降比女性更快，到 85 岁时男性预期寿命 2.7 岁显著低于女性 3.4 岁；第三，分初始状态的条件预期寿命，可以发现无论是男性还是女性，如果初始处于身体较差的完全失能状态 ADL1（0～15）的总预期寿命反而大于初始处于生活依赖明显状态 ADL2（20～55）；第四，分年份数据显示，无论男女均呈现出先下降后上升的趋势，2013～2016 年的男性预期寿命分别为 5.8 年、3.2 年、4.2 年和 6.0 年，女性的预期寿命则为 5.0 年、2.6 年、4.7 年和 8.7 年。健康预期寿命研究是预测长期护理保险制度运行成本最关键的因素之一。

23.2.3　不同失能测量标准对健康预期寿命估算的影响

老年人健康的动态变化非常复杂，并最终体现在老年人身体机能、脑力和功能的变化上。随着我国人口老龄化程度逐步加深，老年健康受到了越来越多的关注。众多领域的学者围绕这一问题展开了深入的研究。世界卫生组织将其定义为身体、心理和社会适应的良好状态，老年健康是一种动态变化，机能和环境的细微变化可能产生重要的长期后果。对老年健康状况的评估大体可分为客观指标、主观指标和综合指标三类。最常用的主观指标是自评健康，它是个体对其健康状况的主观评价和期望。有研究指出健康自评是死亡率的有效预测指标（Idler et al.，2004）。客观指标包括 ADL、IADL、巴氏量表（Barthel index，BI）（Mahorney，1965）、健康预期寿命等。其中 ADLS（Katz et al.，1963），最早由 Katz 提出用来评价老年人的健康状况，后来在此基础上提出了 IADL（Katz，1983）用于测量老年人能够完成基本的社会性活动所需的能力。由于老年人口的健康和机能状况具有复杂性，客观或主观指标难以全面评估老年人的健康状况。因此，逐渐发展出多种综合指标，如健康质量指数（quality of well-being，QWB）（Kaplan and Anderson，1988）、老年人资源与服务评价量表（older American resources and services，OARS）（Fillenbaum and Smyer，1981）、综合评价量表（the comprehensive assessment and referral evaluation，CARE）（Gurland et al.，1977）、欧洲老年人评估系统量表（European assessment system for care of old people，EASY-Care）（Craig et al.，2015）、中国老年人健康综合功能评价量表（胡秀英等，2013）、老年健康功能多维评定量表（茅范贞等，2015）等不一而足。综合指标虽然能全面反映老年人口的健康状况，但由于所需要的数据较多、计算方法复杂、每种指标的测量方法和适用场景均不相同，因此没有在实际应用中得到普及。

健康的定义和测量是研究老年健康的核心和关键，诸多学者采用失能对健康概念进行定义和操作化，而且已有众多国内外研究对失能的测量标准做出了深入的探讨。根据关注的重点及测量的目的不同，测量失能的标准和方法也不尽相同。被广泛接受并应用于实践的失能界定及量化方法包括：沙利文的活动限制定义，世界卫生组织的疾病、残疾、损失定义，华盛顿残疾统计团队的残疾定义，Euro-Reves 的全球活动限制指数，ADL，自评健康指数（self-reported health index）（黄匡时，2018a）。前四个都是面向全生命周期的人口进行失能界定的，对已经退出劳动力市场、社会活动逐渐减少的老年人来说，这些界定及量化方法的评估标准过于严格，增加了对老年人失能状态评估工作的难度。同时，前四种界定方法对调查者的专业要求较高，不适合对数量众多的老年人口进行普遍评测。

ADL 和自评健康指数则常用于对老年群体的失能状况进行测量。自评健康指数是受访者对自身健康状况的主观评价。受访者通常会综合社会、生理、情绪和文化因素来评价自身健康状况。自评健康是受访者对健康的自我认知评价，容易受心理因素的影响。虽然在历时性研究和预测性研究上有较好的可比性（Benjamins et al.，2004；Lyyra et al.，2006a），但对于长期照护需求的研究和测算并不具有充分的代表性，长期照护需求的评定需要更加客观可衡量的指标。ADLS 是评估老年人基本的独立生存和活动能力的测量工具。最早是由 Katz 等于 1963 年提出的（Katz et al.，1963），后来 Lawton 和 Brody（1970）又发展出了 IADL。在实际应用中，ADLS 界定明确、便于测量、可操作性强，对测量者的专业要求不高，因此在世界各国广泛应用于对老年人失能状态的评估。ADL 具体分为基本生活自理能力（basic activities of daily living，BADL）和 IADL。BADL 包括进食、洗澡、穿衣、如厕、室内活动、控制大小便六项，在通常情况下中如无特殊说明 ADL 均指包含这六项的基本生活自理能力量表。而 IADL 则包括上街购物、外出活动、烹调实物、家务维持、洗衣服、使用电话、服用药物、处理财务这八项。ADL 是通过对老年人日常活动能力的测量评估老年人失能状况的客观指标；自评健康指数是老年人对自我健康状况的主观评价。虽然自评健康指数是全球范围内使用最广泛的测量指标，但受到人群对健康信息了解程度的局限。有可能出现生理健康状况或活动能力相同的老年人，自评健康差异巨大的情况。而在衡量和评估照护需求时，也需要更为客观统一的标准对老年人的健康状况进行测量。因此，本节采用 ADLS 测量老年人的健康状况。

虽然有诸多研究都使用 ADLS 衡量老年人的失能状况，但我国老年人失能率的高低一直是社会各界讨论、关注的重点。由于对老年人失能状态的界定存在多种标准，人们对失能的评估和测量存在较大的分歧。同时调查范围、样本选择、调查方法的不同也造成了测量结果的差别。即便使用相同的数据来源，由于对失能等级划分的不同，也会引起失能率的巨大差异。中国老龄科学研究中心的研究报告中将 ADL 六项指标每项都分成"不费力""有些困难""做不了"三个级别。如果都选择"不费力"即为完全自理，有一项及以上选择"有些困难"即为部分自理，有一项及以上选择"做不了"即为不能自理。根据这一划分标准，2006 年中国城乡老年人口状况跟踪调查显示，在城乡家庭居住的老年人中有 6.4% 为失能老年人。其中城市老年人的失能率为 5%，农村老年人的失能率为 6.9%（中国老龄科学研究中心课题组等，2011）。杜鹏和武超（2006）认为在 ADL 六项中任何一项活动如果老年人不能独立完成即为失能，如果有一至两项不能独立完成通常可定义为中度失能，有三项及以上不能独立完成即为重度失能。根据这一标准在2004 年全国人口变动抽样调查数据中，全国有 8.9% 的老年人生活不能自理。潘金洪等（2012）基于第六次全国人口普查长表数据计算出 2010 年我国老年人口失能率为 2.95%，失能老人人口规模为 522 万人。尹德挺和陆杰华（2007）利用 2002 年中国老年健康调查数据，仅选取其中 80~100 岁的高龄老人进行分析。设定 ADL六项指标全部能够自理的即为自理老人，其他为不能自理。根据这一标准得出在80~100 岁的高龄老人日常生活完全自理的比例为 64.3%（尹德挺和陆杰华，2007）。因此可见，虽然大部分研究中对照护需求的测量都采用 ADLS，但对于自理、半失能及失能标准的划分尚未形成统一的定论，同时对中国老年人失能规模、失能率也并未达成一致。

23.3　计算健康预期寿命的软件

随着健康预期寿命研究的深入和研究方法的不断创新，国内外有越来越多的学者投入健康预期寿命的研究，并开发出多种软件，使得健康预期寿命的计算和研究更加准确和便捷。这些软件大多是基于多状态生命表方法的原理，结合计算机强大的存储运算能力进行开发的。常用的软件包括 SAS、Stata、R。

SAS、Stata、R 均是目前较为流行的统计分析软件，其开源的属性使得研究者可以根据自己的需要编写代码，开发程序包。美国医疗保险与医疗救助服务中心（centers for medicare and medicaid services，CMS）的蔡立明博士利用 SAS 软件开发了 SPACE（stochastic population analysis for complex events）程序包可以通过微观的追踪数据估计转移率，然后基于估计的转移率使用微观仿真方法构建多状态生命表，从而计算健康预期寿命。其中多状态生命表遵循一阶马尔可夫过程，其中转移概率仅取决于当前的状态，并使用步长法计算健康预期寿命的标准误。同时，SPACE 程序包还提供了各种计算健康预期寿命的选项，使用者可以选择适当的方法来估计转移概率和转移率，如多元 logistic 回归或风险回归。SPACE 程序包在计算健康预期寿命方面具有高度的灵活性，便于总结人口健康动态变化的各个方面。在 Stata 软件中也有程序包用于计算健康预期寿命。威斯康星大学麦迪逊分校的 Margaret M. Weden 编写了 LXPCT_2 用于计算多状态预期寿命。该软件包是根据特定龄的转移概率计算多状态预期寿命。与标准生命表、多增减生命表一样，该程序允许使用者调整不同人群组成中与年龄相关的差异。伦敦大学学院 Ardo van den Hout 教授在 R 语音环境下编写了 ELECT（estimation of life expectancies using continuous-time multi-state survival models）程序用于构建多状态生命表。该软件也是在马尔可夫假设的基础上计算转移概率，使用连续时间多状态生存模型估计健康预期寿命。

除此之外，还有由法国国家人口研究所研究人员开发的 IMaCH 软件，以及基于贝叶斯方法开发的 GSMLT 软件均可以实现健康预期寿命的计算。

23.4　全国分城乡男女健康预期寿命的估计[①]

23.4.1　数据来源及研究方法

1. 数据来源

本章所使用的分析数据为第四次中国城乡老年人生活状况抽样调查 2015～2016 年追踪调查数据，以及 CHARLS 2013 年分健康状态死亡数据。其中前者是全国老龄工作委员会在全国 31 个省区市和新疆生产建设兵团开展的针对 60 周岁及以上中国公民开展的追踪调查。调查内容涉及老年人的基本状况、家庭状况、健康状况、照料护理状况等 9 个方面的内容。2015 年进行的第四次调查在 2000 年、2006 年、2010 年三次调查的基础上，扩展调查范围、丰富调查内容，扩大了调查样本规模，提升调查数据的代表性。2015 年调查设计样本规模为 22.368 万份，抽样比为 1‰，调查实际回收样本 22.270 万份，有效样本为 22.017 万份，样本有效率为 98.8%。2016 年在 2015 年调查的基础上在全国范围内抽取 10% 的样本开展

---

① 本节研究内容主要依据浙江大学刘悦 2019 年的博士学位论文"中国老年人口健康状态动态特征与长期照护需求研究"的第六章第三节改写而成。

追踪调查。追踪调查全部采用短表问卷，共收集有效问卷 22 896 份。本章经过清洗最终得到 2015~2016 年记录完整的追踪数据 13 133 份。

目前我国曾经对老年人口年龄别分健康状态死亡数据进行过统计的有 CHARLS 和中国老年健康调查。这两大调查对我国老年人口及家庭进行长期追踪，获得了大量微观数据，其数据的质量获得了国内外众多学者的一致认可。本章将这两个调查的分年龄别死亡数据与第六次全国人口普查、2015 年小普查及使用 DCMD 模型生命表对 2010 年人口普查进行修正后的死亡数据（李成等，2018）进行对比分析。从图 23.1 可以看出，CHARLS 除了 90 岁及以上年龄组死亡率偏高，其他年龄组死亡率与第六次全国人口普查的数据较为接近，中国老年健康调查各年龄组死亡数据略高于另外四个来源的数据，因此本章借用 CHARLS 2013 年老年人死亡调查数据计算全国分性别各年龄组分健康状态死亡率。[①]

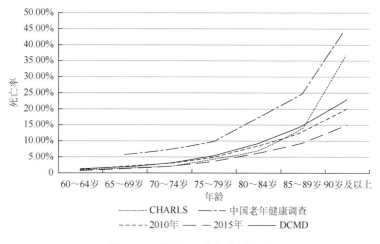

图 23.1　老年人口分年龄死亡率

在"中国城乡老年人生活状况抽样调查"问卷中，共有六道 ADL 题目：进食、洗澡、穿衣、如厕、室内活动、控制大小便。每个题目都对应三个选项，分别是"做得了""有些困难""做不了"，任何一项活动老年人无法自己完成都意味着他（她）需要依赖别人的照料，因此，研究者对于老年人失能状态的界定为上述日常生活自理能力活动项目无法独立完成。目前国内外对于失能的测量方法和划分标

---

① 利用"第四次中国城乡老年人生活状况抽样调查" 2015~2016 年调查数据，浙江大学米红教授及其博士研究生孙凌雪、刘悦、硕士研究生文静，在 2019 年西班牙巴塞罗那国际健康期望寿命研究组织（the 31st REVES）国际会议上发表题为 Health life expectancy analysis of urban and rural elderly in China and its impact on long-term care——based on the sample survey data of the elderly in China from 2015 to 2016 主旨发言，并获得在场各位专家学者好评。网址：https://reves.site.ined.fr/en/REVES_meetings/previous_meetings/barcelona/[2020-03-27]。

准还没有形成统一的认识，而且各研究所使用的数据来源、划分标准及计算方法不同，造成现有研究对我国老年人失能率的测算结果有巨大差异，因此本章对不同研究的测量结果不做深入辨析。本章对健康状态的判定以评估失能者对长期照护服务的需求为目标，因此采用 ADL 作为判断标准。失能的划分标准延续第三次中国城乡老年人生活状况抽样调查的标准。ADL 六项均选择"不费力"为完全自理，有一项及以上选择"做不了"为失能，其余的为半失能。

从表 23.1 可以看出 2016 年的老年人中健康的比例比 2015 年降低了 1.53 个百分点，半失能老年人上升了 0.14 个百分点，失能老年人上升了 1.39 个百分点。表明在追踪调查的老年人中，随着时间的推移，健康状况逐渐下降。2015 年健康的老年人中超过 90% 到 2016 年仍然保持健康的状态，在半失能的老年人中有 60.61% 到 2016 年恢复到健康状态。2015 年失能老年人中有 56.54% 到 2016 年仍然是失能状态，有 22.47% 的老年人恢复到健康状态，20.99% 恢复到半失能状态。可见，初始状态如果为健康或失能到下一年仍有很大的可能性仍然保持初始状态。如果初始状态为失能，则在下一年很有可能仍然为失能状态。初始状态在很大程度上决定了老年人下一年的健康状态。

表 23.1　2015～2016 年老年人健康状态变化情况

年份	2016 年				
	失能分类	健康	半失能	失能	合计
2015 年	健康	81.96%	5.52%	1.51%	88.99%
	半失能	4.80%	1.90%	1.22%	7.93%
	失能	0.69%	0.65%	1.74%	3.08%
	合计	87.46%	8.07%	4.47%	100.00%

2. 研究方法

健康预期寿命是寿命与健康状态相结合的指标，可以综合反映一个国家或地区人口寿命的长度和生命的质量，因此越来越多地被各国政府和国际组织采用衡量人口质量。本章采用多状态生命表估算健康预期寿命和转移概率。虽然目前国内大多数研究采用沙利文方法计算健康预期寿命，但是在健康预期寿命的研究上多状态生命表方法比沙利文方法更适用。这是由于沙利文方法是以截面数据为基础，只能表示调查时点上各年龄人口不同健康状况的比例，而不能反映老年人在一段时期真实的健康变化。而多状态生命表方法基于面板数据能够弥补沙利文方法的缺陷，使健康预期寿命更好地符合实际情况。

多状态生命表应用于健康预期寿命的研究时，假设各种健康状态之间可以相互转换并且各种健康状态的死亡率不同（顾大男等，2001）。先以两状态为例进行说明，如图 23.2 所示，状态 1 和状态 2 二者之间可以相互转换，或者保持原有状态。状态 3 为死亡，和状态 1、状态 2 之间不能逆向转换。状态 1 和状态 2 根据研究需要设定。单岁组年龄别转换率 ${}_1M_x^{ij}$ 的计算等于年龄为（$x, x+1$）岁初始状态处于状态 i 期末转移到状态 j 的转换人数 ${}_1D_x^{ij}$ 与同年龄组状态 i 的期中人口估计值（${}_1N_x^i$）之比，${}_1D_x^{ij}/{}_1N_x^i$。

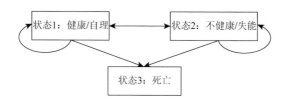

图 23.2　多状态示意图

图 23.2 状态转换示意图在传统的单递减生命表中只关注离开或退出初始状态的描述值。为此，先从普查数据计算得到年龄区间（$x, x+n$）岁的死亡率，再由死亡率估算出死亡概率，然后制作生命表。这种估算存在一定的假设，即假设 $l(x)$ 在一年总为线性分布，就可以从各年龄组的 ${}_nM_x^{ij}$ 估计中得到唯一的 ${}_nq_x$，然后导出 ${}_nd_x$ 和 ${}_nL_x$，对生命表中的每个年龄都有 3 个未知数方程：

$$l(x+n) = l(x) - {}_nd_x \tag{23.1}$$

$$_nd_x = {}_nM_x \cdot {}_nL_x \tag{23.2}$$

$$_nL_x = n/2 \cdot [l(x) + l(x+n)] \tag{23.3}$$

假设死亡在预测区间内是均匀分布的，因此有

$$_nd_x = l(x) \cdot \frac{{}_nM_x}{1 + (n - {}_na_x){}_nM_x} = l(x) \cdot \frac{{}_nM_x}{1 + \frac{n}{2} \cdot {}_nM_x} \tag{23.4}$$

其中，${}_na_x$ 为 x 岁至 $x+n$ 岁死亡人口的平均存活人年数，在死亡是均匀分布的条件下 ${}_na_x = n/2$。因此有

$$_nq_x = l(x) \cdot \frac{{}_nM_x}{1 + \frac{n}{2} \cdot {}_nM_x} \tag{23.5}$$

以上是传统生命表的实际解的核心，这与多状态下使用的方法相似。不同的是每个年龄都会有一种以上的转换目标。因此在多状态下的三类方程为

$$l^i(x+n) = l^i(x) + \sum_j {}_nd_x^{ji} - \sum_j {}_nd_x^{ij} \qquad \text{I 类方程}$$

$$_nd_x^{ij} = {}_nM_x^{ij} \cdot {}_nL_x^i \qquad\qquad \text{II 类方程}$$

$$_nL_x^i = \frac{n}{2}[l^i(x) + l^i(x+n)] \qquad\qquad \text{III 类方程}$$

其中，$l^i(x)$ 为确切年龄 x 岁处于状态 i 的人数；$_nd_x^{ij}$ 为 x 岁至 $x+n$ 岁从状态 i 转换至状态 j 的人数；$_nL_x^i$ 为 x 岁至 $x+n$ 岁状态 i 的存活人年数。x 岁以上状态 i 的累计存活人年数 $T_x^i = \sum_{x_0}^{\omega} L_x^i$，$x$ 岁处于状态 i 的无条件预期寿命 $e_x^i = \dfrac{T_x^i}{\sum_i l_x^i}$。

以上公式对所有年龄使用，在图 23.2 中有 3 种状态，其中一个状态为吸收状态。所以对每个年龄组都要解 2 个 I 类方程和 2 个 III 类方程；一共有 4 个转换，所以需要 4 个 II 类方程，合计共 8 个方程。未知量为 $l^i(x+n)$ 的 2 个值、$_nL_x^i$ 的 2 个值及 $_nd_x^{ij}$ 的 4 个值。为了得到所需要的估计值 $_nq_x^{ij}$，必须对每个年龄组 8 个未知量的 8 个方程组系统求解。可以利用相应的状态与转换的 $_nM_x^{ij}$ 观察值求解这个方程系统，然后对状态 1 和状态 2 求解 $l^i(x)$、$_nd_x^{ij}$、$_nL_x^i$。全部计算都根据对所有 i 都相同的基数 $l^i(0) = 100\ 000$，即初试队列中每种状态 100 000 人。为了估计精确，应当代入起始时状态 1 和状态 2 的实际分布。

在本章中将根据受访老人的 ADL 失能情况将所有老年人分为健康、半失能、失能三个状态。其中期初有 3 种状态，期末有 4 种状态，其中死亡为吸收状态。每个年龄组有 4 个 I 类方程，4 个 III 类方程，一共有 12 个流向或转换，所以需要 12 个 II 类方程。共有 20 个方程。求解未知量 $l^i(x)$ 的 4 个值、$_nL_x^i$ 的 4 个值及 $_nd_x^{ij}$ 的 12 个值（即相应的条件概率 $_nq_x^{ij}$ 的 12 个值），共 20 个未知量。通过对第四次调查（2015～2016 年）清洗整理，得到全国及男女城乡健康状态转移率。

多状态生命表假定不同的健康状态间可以相互转换且不同健康状态的死亡率不同。构造多状态生命表需要先估算转移概率。记 $P_{ij}(x)$（$i, j = 1, 2, 3, 4$）为 x 岁时处于 i 状态的人将于 $x+1$ 岁时处于 j 状态的概率。各年龄区间的状态转移概率可以写成矩阵 $P(x)$。

$$P(x) = \begin{pmatrix} P_{11}(x) & P_{12}(x) & P_{13}(x) & P_{14}(x) \\ P_{21}(x) & P_{22}(x) & P_{23}(x) & P_{24}(x) \\ P_{31}(x) & P_{32}(x) & P_{33}(x) & P_{34}(x) \end{pmatrix}$$

然后根据全国及男女城乡健康状态转移率的结果计算转移概率。为了得到所需要估计的转移概率 $_nq_x^{ij}$，必须对每个年龄 20 个未知量的 20 个方程系统求解。运用 Stata 14 进行矩阵求逆的连续运算，将全国及男女城乡健康状态转移率 M 代入矩阵，对每个年龄组解方程系统，然后计算期末 4 种状态的 $l^i(x)$、$_nd_x^{ij}$、$_nL_x^i$。结果如表 23.2 所示。

表 23.2　全国及男女城乡多健康状态转移概率

2015 年	健康				半失能				失能			
2016 年	健康	半失能	失能	死亡	健康	半失能	失能	死亡	健康	半失能	失能	死亡
全国												
60～64 岁	96.81%	1.90%	0.63%	0.66%	53.00%	41.06%	5.08%	0.85%	53.00%	41.06%	5.08%	0.85%
65～69 岁	95.18%	2.75%	0.85%	1.22%	53.58%	41.04%	4.27%	1.11%	26.41%	12.54%	56.93%	4.12%
70～74 岁	92.87%	4.00%	1.27%	1.86%	44.86%	44.63%	8.91%	1.60%	17.49%	17.46%	60.60%	4.45%
75～79 岁	85.67%	7.42%	2.55%	4.36%	38.40%	48.84%	9.47%	3.30%	23.18%	10.40%	60.54%	5.88%
80～84 岁	80.23%	10.15%	3.34%	6.28%	27.37%	53.67%	12.00%	6.96%	12.54%	17.56%	63.68%	6.21%
85～89 岁	67.65%	11.79%	6.51%	14.04%	17.05%	49.68%	17.25%	16.02%	13.14%	7.88%	70.31%	8.66%
90 + 岁	47.18%	5.44%	3.13%	44.25%	4.30%	39.91%	8.74%	47.05%	4.97%	9.10%	58.08%	27.86%
男性												
60～64 岁	96.43%	1.57%	0.64%	1.36%	54.24%	39.11%	5.51%	1.13%	27.70%	9.64%	57.33%	5.34%
65～69 岁	95.44%	2.24%	0.82%	1.50%	51.22%	40.64%	6.81%	1.32%	25.63%	13.15%	54.44%	6.78%
70～74 岁	91.82%	3.84%	1.43%	2.91%	43.83%	43.00%	11.07%	2.10%	13.17%	13.65%	67.94%	5.24%
75～79 岁	86.97%	6.39%	1.75%	4.89%	38.50%	45.19%	11.76%	4.55%	22.71%	6.69%	66.89%	3.71%
80～84 岁	83.78%	8.58%	1.63%	6.00%	28.92%	50.74%	12.48%	7.86%	6.89%	14.07%	71.32%	7.72%
85～89 岁	73.47%	7.58%	5.21%	13.74%	16.99%	50.75%	13.03%	19.24%	13.71%	4.43%	74.88%	6.98%
90 + 岁	45.47%	1.10%	4.33%	49.11%	2.14%	37.55%	9.03%	51.28%	0.08%	4.83%	52.36%	42.73%
女性												
60～64 岁	97.00%	2.26%	0.62%	0.13%	51.81%	42.84%	4.73%	0.61%	19.44%	9.02%	66.65%	4.88%
65～69 岁	94.85%	3.31%	0.88%	0.97%	55.72%	41.45%	1.83%	1.00%	27.37%	12.35%	58.96%	1.33%
70～74 岁	93.94%	4.15%	1.14%	0.77%	45.77%	46.04%	7.18%	1.02%	21.47%	21.01%	55.05%	2.47%
75～79 岁	84.45%	8.46%	3.27%	3.81%	38.37%	52.10%	7.60%	1.93%	23.11%	13.04%	55.55%	8.30%
80～84 岁	77.12%	11.52%	4.84%	6.52%	26.38%	55.43%	12.03%	6.17%	14.19%	19.07%	61.91%	4.83%
85～89 岁	63.48%	14.78%	7.58%	14.15%	17.29%	49.49%	19.96%	13.26%	12.73%	9.16%	68.64%	9.47%
90 + 岁	49.17%	8.07%	2.76%	40.00%	5.17%	40.91%	8.92%	44.99%	7.40%	11.39%	61.24%	19.97%
城镇												
60～64 岁	97.79%	1.16%	0.40%	0.65%	53.72%	41.54%	3.91%	0.82%	31.82%	4.95%	58.25%	4.98%
65～69 岁	96.25%	1.93%	0.60%	1.22%	56.87%	37.81%	4.21%	1.12%	19.89%	9.23%	66.58%	4.30%
70～74 岁	93.94%	2.98%	1.21%	1.86%	47.40%	44.18%	6.86%	1.56%	11.01%	12.80%	71.55%	4.64%
75～79 岁	88.11%	5.45%	2.07%	4.37%	41.03%	45.92%	9.73%	3.32%	25.94%	12.01%	56.23%	5.83%
80～84 岁	81.95%	8.21%	3.56%	6.28%	30.89%	51.86%	10.29%	6.96%	9.95%	13.85%	70.01%	6.19%
85～89 岁	68.41%	11.82%	5.70%	14.07%	14.11%	50.19%	19.74%	15.95%	12.59%	7.92%	70.84%	8.65%
90 + 岁	46.65%	4.94%	4.30%	44.11%	2.51%	39.45%	11.27%	46.77%	6.41%	6.20%	59.78%	27.60%

续表

2015 年	健康				半失能				失能			
2016 年	健康	半失能	失能	死亡	健康	半失能	失能	死亡	健康	半失能	失能	死亡
乡村												
60～64 岁	95.86%	2.65%	0.83%	0.67%	52.17%	40.75%	6.20%	0.89%	23.97%	8.82%	62.12%	5.08%
65～69 岁	94.09%	3.58%	1.11%	1.22%	50.74%	44.20%	3.96%	1.10%	29.91%	13.49%	52.57%	4.03%
70～74 岁	91.64%	5.18%	1.32%	1.86%	43.40%	44.73%	10.26%	1.62%	19.35%	19.30%	56.97%	4.38%
75～79 岁	82.83%	9.61%	3.21%	4.35%	37.15%	51.43%	8.16%	3.26%	19.98%	9.57%	64.52%	5.93%
80～84 岁	78.54%	12.23%	2.94%	6.29%	24.22%	55.41%	13.39%	6.97%	15.69%	20.91%	57.16%	6.23%
85～89 岁	66.87%	11.76%	7.35%	14.01%	21.46%	48.33%	14.11%	16.10%	13.55%	9.60%	68.08%	8.76%
90 + 岁	47.22%	5.73%	2.75%	44.30%	5.92%	40.32%	6.46%	47.30%	0.55%	12.97%	58.58%	27.90%

　　表 23.2 显示了全国及分性别、分城乡的多状态转移概率。从中可以看出，无论起始状态是健康、半失能还是失能，随着年龄的增长，目标状态是健康的转移概率逐渐降低，目标状态是失能的转移概率不断提高（除了 90 岁及以上年龄组外）。随着年龄的增长，老年人的日常生活活动能力逐渐衰退，从非健康状态向健康状态转移的概率也越来越小。起始健康状态在很大程度上决定了目标状态，如60～74 岁年龄组的老人健康到健康的转移概率均在 90% 以上，半失能到半失能的转移概率始终在 40% 以上，失能到失能的转移概率始终在 55% 以上（除了 60～64 岁年龄组以外）。从非健康状态到健康状态的转移多发生在低龄老年人中，在中高龄老年人中多是从健康向非健康的转移。在 60～69 岁年龄组半失能到健康的转移概率在 50% 以上，到 90 岁及以上的转移概率就下降到 4.30%。在 60～64 岁年龄组失能到健康的转移概率高达 53.00%，失能到半失能的转移概率为 41.06%；到 65～69 岁年龄组这两项转移概率分别下降到 26.41% 和 12.54%。

23.4.2　研究结果

　　多状态生命表显示了个体的预期生命历程。假设初始队列共有 100 000 人，即 $l^1(x) + l^2(x) + l^3(x) = 100\ 000$，每种状态的起始人口由各状态占当年总人口的比例确定，即可计算出各年龄组不同健康状态老年人的存活人数及预期寿命。其中，x 岁预期寿命表明一个存活到 x 岁的队列成员平均还能再活多少年。在没有其他信息的情况下，x 岁预期寿命就是这个队列成员还能存活多长时间的最佳估计。基于多状态生命表估算得到的多状态预期寿命，是老年人按照假象队列中分年龄、健康状态的死亡率及不同健康状态间的转移概率，度过余生处在不同健康状态下的平均年数。尽管多状态预期寿命既不是实际队列的经历，也不是对未来的预测，

但能描述所研究老年人口的健康状态。本章针对 60 岁及以上不同起点年龄老年人
的预期寿命分为健康、半失能和失能三种状态，并考察其差异性。同时对男性、
女性、城镇、乡村分别进行考察，分析其中的差异性。在这一节主要对分性别、
分城乡的多状态预期寿命（e）进行重点分析。

1. 全国及男女多状态预期寿命

从表 23.3 及图 23.3 可以看出全国老年人的无条件预期寿命（下文无特指均为
无条件预期寿命）均随着年龄的增长逐渐降低。全国老年人在每个年龄组的健康
预期寿命大于半失能和失能预期寿命，除了高龄组（85 岁及以上）以外，半失能
预期寿命大于失能预期寿命。可见，健康状况是影响老年人预期寿命长短的主要
因素。而且随着年龄的提高，健康与半失能的预期寿命均逐步降低，且不同健康
状态下的预期寿命的差距越来越小。

表 23.3 全国及男女多健康状态预期寿命 单位：岁

年龄	全国			男性			女性		
	健康	半失能	失能	健康	半失能	失能	健康	半失能	失能
60～64 岁	19.46	2.22	1.64	18.55	1.66	1.42	20.36	2.79	1.94
65～69 岁	15.43	2.06	1.61	15.04	1.56	1.45	15.93	2.57	1.87
70～74 岁	11.62	1.98	1.61	11.39	1.52	1.46	11.98	2.44	1.85
75～79 岁	8.06	1.85	1.60	8.36	1.45	1.48	7.89	2.19	1.79
80～84 岁	5.40	1.72	1.63	5.92	1.33	1.47	5.04	2.01	1.85
85～89 岁	3.25	1.35	1.60	3.76	1.02	1.41	2.94	1.56	1.82
90 + 岁	2.25	1.08	1.67	2.75	0.78	1.48	1.95	1.22	1.83

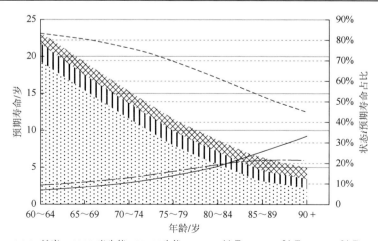

图 23.3 全国老年人分年龄和性别健康状态预期寿命

表 23.3 显示在 60～69 岁低老龄阶段男性的健康预期寿命低于女性,在 70～90＋岁高老龄阶段男性健康预期寿命高于女性。女性老年人的半失能预期寿命和失能预期寿命在各个年龄组均高于男性。和大多数的研究结果一致,女性在高龄组的健康预期寿命比男性短,但女性的带残存活时间高于男性。

图 23.3 显示健康预期寿命的斜率最大,表明健康预期寿命的变化最剧烈。其中在 80～89 岁健康预期寿命下降的速度最快。半失能预期寿命的斜率较小,表明不同年龄组之间半失能预期寿命的差异不大。失能预期寿命的斜率最小,且失能的预期寿命并不是随着年龄单调递减的。在 80～84 岁及 90 岁以上两个年龄组的失能预期寿命比上一个年龄组有所增加。为了解各年龄组不同健康状态预期寿命在无条件预期寿命中所占的比例,本章计算了健康状态 i 预期寿命的占比。其中,eT 表示无条件预期寿命,$e1$ 表示健康预期寿命,$e2$ 表示半失能预期寿命,$e3$ 表示失能预期寿命(下同)。从图 23.3 中可以看出,全国老年人健康预期寿命的占比逐渐下降,但始终在 45% 以上。失能预期寿命的占比与健康预期寿命相反,呈现逐渐上升的趋势。在 60～64 岁组失能预期寿命占比为 7%,到 90 岁及以上占比达到 33%。半失能预期寿命占比缓慢上升,到 85～89 岁组达到 22% 保持这一比例到 90 岁及以上。在 60～84 岁半失能预期寿命占比大于失能预期寿命,85 岁及以上阶段则相反,在老龄阶段健康预期寿命占比始终大于半失能及失能预期寿命。

图 23.4 表示男性的分年龄和健康状态预期寿命,从中可以看出,和女性相比男性健康预期寿命的斜率更小,表明健康预期寿命的变化较为缓和,其中在 80～89 岁健康预期寿命下降的速度最快。男性半失能预期寿命及失能预期寿命的斜率较小,表明不同年龄组之间半失能及失能预期寿命的差异不大。男性健康及半失能预期寿命均随年龄增长单调递减。从各年龄组不同健康状态预期寿命在无条件预期寿命中所占的比例来看,男性老年人健康预期寿命所占比例高于全国水平,并且随年龄逐渐下降,到 90 岁及以上年龄组为最低点 55%。半失能预期寿命占比缓慢上升,到 85～89 岁组达到 16% 并保持这一比例直至 90 岁以上。失能预期寿命占比逐渐上升,从起初的 7% 逐渐增长到 30%。男性老人健康预期寿命始终大于失能及半失能预期寿命,并且占比始终在 55% 以上,表明男性老年人的带残生存期压缩;男性老年人在 60～74 岁年龄组半失能预期寿命占比略高于失能预期寿命,75 岁及以上失能预期寿命占比大于半失能预期寿命。

从图 23.5 可以看出,女性老年人预期寿命的变化趋势和不同健康状态预期寿命占比和男性老年人有明显的差异。女性老年人健康预期寿命的变化斜率大于全国及男性老年人,表明女性老年人健康预期寿命下降速度较快,其中在 80～89 岁下降的速度最快。半失能和失能预期寿命的斜率较小,说明不同年龄组之间半失能和失能预期寿命的差异不大。健康预期寿命和失能预期寿命均随年龄的增长而单调递减,除了 80～84 岁组和 90 岁及以上两个年龄组的失能预期寿命比上一年龄组略高以外，失能预期寿命也随年龄递减。女性老年人健康预期寿命所占比例低于全国及男性老年人，随年龄增长从最初的 81% 逐渐下降到 39%。和男性相比女性老年人的不健康预期寿命中所占比例更大，85 岁及以上的女性老年人其超过一半的余命是在不健康状态下度过的。和男性老年人不同的是女性老年人半失能预期寿命所占比例的变化趋势是先上升后下降，半失能预期寿命所占比例在 60~64 岁年龄组最低为 11%，在 85~89 岁年龄组最高为 25%。女性老年人的失能预期寿命所占比例从 8% 逐渐上升到 37%。和大多数研究一致，虽然女性的预期寿命高于男性，但不健康预期寿命所占比例也远远高于男性老年人。

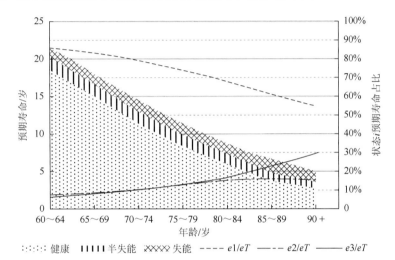

图 23.4　男性老年人分年龄和健康状态预期寿命

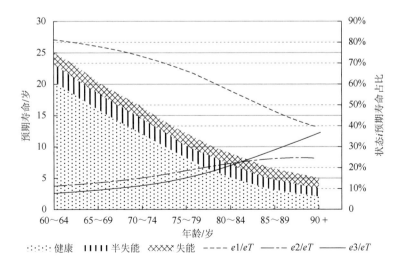

图 23.5　女性老年人分年龄和健康状态预期寿命

2. 城乡多状态预期寿命

除了性别差异，中国老年人预期寿命还存在明显的城乡差异。改革开放三十年来，受政策倾斜的影响，乡村在经济发展水平、医疗卫生条件和人民生活质量等方面都与城镇存在显著差距。以往的研究中显示，乡村居民的预期寿命低于城镇居民。本章的研究结果也表明各年龄组城镇老年人预期寿命均大于乡村老年人（表 23.4）。除了 90 岁及以上，在其他各年龄组城镇老年人的健康预期寿命均大于乡村老年人。城镇老年人在各年龄组的半失能预期寿命均小于乡村老年人；失能预期寿命在 60～79 岁组低于乡村老年人，在 80～90 岁及以上年龄组高于乡村老年人。表明城镇老年人不仅预期寿命高于乡村老年人，而且健康预期寿命也明显高于乡村老年人；但是半失能预期寿命低于乡村老年人；低龄失能预期寿命低于乡村老年人，高龄失能预期寿命高于乡村老年人。

表 23.4　　全国及城乡分状态预期寿命　　　　　　　单位：岁

年龄	全国			城镇			乡村		
	健康	半失能	失能	健康	半失能	失能	健康	半失能	失能
60～64 岁	19.46	2.22	1.64	20.02	1.79	1.55	18.89	2.66	1.71
65～69 岁	15.43	2.06	1.61	15.92	1.65	1.55	14.92	2.49	1.67
70～74 岁	11.62	1.98	1.61	12.02	1.62	1.57	11.18	2.37	1.64
75～79 岁	8.06	1.85	1.60	8.42	1.55	1.55	7.70	2.18	1.61
80～84 岁	5.40	1.72	1.63	5.66	1.48	1.62	5.16	1.97	1.58
85～89 岁	3.25	1.35	1.60	3.32	1.25	1.64	3.22	1.47	1.48
90 + 岁	2.25	1.08	1.67	2.21	1.09	1.70	2.35	1.11	1.54

图 23.6 显示了城镇老年人不同健康状态预期寿命堆积图和不同健康状态预期寿命占比折线图。城镇老年人健康预期寿命斜率较大，表明城镇老年人健康预期寿命变化较为剧烈，其中在 80～99 岁健康预期寿命下降的速度最快。城镇老年人半失能及失能预期寿命的斜率较小，表明不同年龄组之间半失能及失能预期寿命差异不大。城镇老年人健康及半失能预期寿命随着年龄的增长单调递减，失能预期寿命除了 75～79 岁组均逐渐增长。从各年龄组不同健康状态预期寿命在无条件预期寿命中所占的比例来看，城镇老年人健康预期寿命所占比例略高于全国，半失能预期寿命所占比例低于全国，失能预期寿命所占比例和全国大致相当。健康预期寿命所占的比例逐渐下降，半失能和失能预期寿命所占比例的变化趋势都是逐渐上升。半失能预期寿命和失能预期寿命所占比例在 60～79 岁组几乎一致，均在 7%至 13%之间；在 80～90 岁及以上失能预期寿命所占比例超过半失能预期寿命。但在各年龄组健康预期寿命所占比例均高于失能及半失能预期寿命，表明城镇老年人的余命中带残生存期较短。

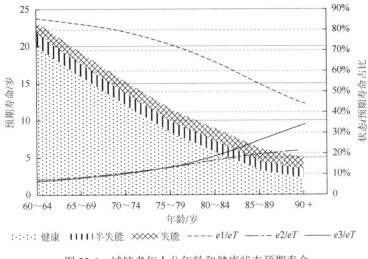

图 23.6　城镇老年人分年龄和健康状态预期寿命

图 23.7 显示了乡村老年人不同健康状态预期寿命及所占比例变化趋势。乡村老年人健康预期寿命的变化也较为剧烈，但不同年龄组之间失能及半失能预期寿命差异不大。乡村老年人的健康、半失能及失能预期寿命均随着年龄的增长单调递减，除了失能预期寿命在 90 岁及以上年龄组比上一个年龄组略有提高。从各年龄组不同健康状态预期寿命在预期寿命中所占的比例来看，各年龄组健康预期寿命所占比例低于城镇（除了 90 岁及以上年龄组），且单调递减；各年龄组半失能预期寿命所占比例高于城镇，且单调递增；失能预期寿命所占比例除了 85～90 岁及以上年龄组低于城镇以外，其余年龄组高于城镇，且单调递增。

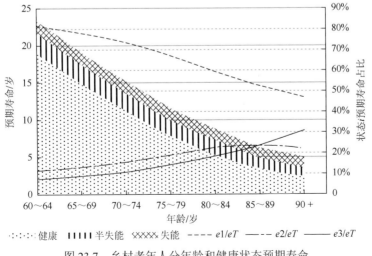

图 23.7　乡村老年人分年龄和健康状态预期寿命

第24章　分省分城乡男女健康预期寿命的估算与分析[①]

当前我国正处于人口快速老龄化阶段，我国 2017 年国民经济和社会发展统计公报显示，2017 年年末我国 60 周岁及以上人口数为 2.4090 亿，占总人口比重为 17.3%，其中 65 周岁及以上人口数为 1.5831 亿，占全国总人口 11.4%。据 *World Population Prospect：The 2017 Revision* 预测（UNDP，2017），到 2055 年，我国老年人口比重都将呈递增的趋势。到 2055 年，我国 60 岁及以上老年人将达到 4.8 亿人，占比 36.40%，65 岁及以上老年人将占比 29.40%。人口老龄化面临的压力与挑战主要表现在日益沉重的养老保障负担、迅速膨胀的医疗护理支出和逐渐增长的老年照护需求上，而造成这些压力和挑战的直接因素就是老年人口不断增加，尤其是失能老年人口的增加。实现健康老龄化是当前缓解快速老龄化的关键，因此对老年人生活自理能力状况和失能水平的研究十分重要。

本章基于全国老龄工作委员会办公室在全国 31 个省区市开展的第四次中国城乡老年人生活状况抽样调查 2015 年、2016 年、2017 年调查数据，通过描述性统计分析，探究 2015~2017 年我国老年人的失能率水平及变化趋势，对中国老年人生活自理能力状况进行分析，并在此基础上利用 2015~2016 年追踪数据，使用多状态生命方法计算出各省区市健康预期寿命。

24.1　数据来源与研究方法

本章使用的数据来源于第四次中国城乡老年人生活状况抽样调查数据，该调查是由全国老龄工作委员会办公室主办、各省级老龄工作委员会办公室协办的专项老龄国情调查。该调查内容涵盖人口、经济、健康、服务、社会参与、精神文化、维权、宜居环境等诸多方面，调查通过多阶分层抽样和追踪调查的方法，采取入户访谈和问卷调查的形式，选取 60 周岁及以上的中国公民作为调查对象。第四次中国城乡老年人生活状况抽样调查的样本覆盖全国各省区市和新疆生产建设兵团，涉及 466 个县（区），1864 个乡镇（街道）[每个抽中的县（区）抽 4 个乡镇（街道）]，7456 个村（居）委会 [每个抽中的乡镇（街道）抽 4 个村（居）委会]，首次实现覆盖全国范围的调查目标。此次追踪调查持续了

[①] 本章由米红、刘悦、孙凌雪、冯广刚、李成、樊瑾、马齐嫡旎、文静、陈晨、郑雨馨、汤晓彤、卜越、张雨凡、苏乐（浙江大学公共管理学院人口大数据与政策仿真工作坊）撰写，由米红、孙凌雪完成校对工作。

三年，获取了 2015 年、2016 年、2017 年的数据。本章重点研究 60 岁及以上的老年人的生活自理能力状况。在对样本进行清理，剔除了存在缺失值的样本后，2015 年的有效数据样本共 223 675 个，2016 年的有效样本共 22 973 个，2017 年的有效样本共 22 340 个。

表 24.1　60 岁及以上性别城乡结构比较

调查	男		女		城镇		乡村	
	人数/人	占比	人数/人	占比	人数/人	占比	人数/人	占比
2010 年人口普查	8 607 680	48.74%	9 051 022	51.26%	7 570 744	42.87%	10 087 958	57.13%
2015 年小普查	1 669 245	48.58%	1 766 619	51.42%	1 710 786	49.79%	1 725 078	50.21%
第四次中国城乡老年人生活状况抽样调查	106 998	47.75%	117 068	52.25%	116 564	52.00%	107 578	48.00%

表 24.1 显示，2010 年第六次全国人口普查中 60 岁及以上老年人口中男性占 48.74%，2015 年小普查中男性老年人口占 48.58%，第四次中国城乡老年人生活状况抽样调查中男性老年人口的比例为 47.75%，三次调查的性别结构基本一致。2010 年人口普查城镇老年人口比例为 42.87%，2015 年小普查城镇老年人口比例为 49.79%，第四次中国城乡老年人生活状况抽样调查老年人口比例为 52.00%。随着我国城市化进程的推进，城镇老年人的比例在 5 年内有显著的提高。2010 年人口普查和 2015 年小普查根据《统计用区划代码和城乡划分代码编制规则》（国统字〔2009〕91 号），按照受访者的户口登记地址分为城镇和乡村。城镇包括城区和镇区。城区是指在市辖区和不设区的市，区、市政府驻地的实际建设连接到的居民委员会和其他区域；镇区是指在城区以外的县人民政府驻地和其他镇，政府驻地的实际建设连接到的居民委员会和其他区域。乡村指城镇以外的区域。第四次中国城乡老年人生活状况抽样调查根据受访者所在地城乡划分代码分为城镇和乡村。由于部分老年人存在人户分离的情况，随子女到城镇生活，因此第四次中国城乡老年人生活状况抽样调查中城镇老年人的比例略高于 2015 年小普查。本章研究方法同 23.4.1 节中研究方法，在此不再赘述。

24.2　分析结果

24.2.1　老年人口生活自理能力状况分析

表 24.2 的统计结果显示，从总体来看，2015 年我国老年人中 95.99%的老年

人能自理（包括完全自理和半失能，下同），2016 年 95.40%的老年人生活能自理，2017 年 95.37%的老年人生活能自理，说明老年人的生活自理能力总体较好。比较不同特征的老年人群的日常生活自理能力状况可以发现，在按照自然属性划分的不同特征的老年人中，男性老年人的日常生活自理能力总体好于女性，2015 年，96.70%的男性老年人生活能够自理，95.40%的女性老人能自理；2016 年，96.10%的男性老人能自理，94.70%的女性老人能力自理，2017 年生活能自理的男性老人占比仍高于女性。说明女性老人寿命虽然更长，但老龄阶段健康状况较差。此外，从年龄分组上看，低龄老人的日常生活自理状况较好，高龄老人的生活自理能力较差。从 2017 年的数据可以看出，60～64 岁的老年人中生活能自理的老人有98.40%，80～84 岁的老年人中只有 90.80%的老年人能自理，85～89 岁的老年人中生活自理的老人仅占 83.80%，90 岁及以上的老年人只有 72.10%的人生活还能自理，可见随着年龄增长，老年人的生活自理能力状况不断下降。在依据社会属性划分的不同老年人群中，就城乡比较而言，2016 年城镇老年人的生活自理状况略差于农村老年人，而 2015 年和 2017 年城镇老年人的生活自理能力状况略好于农村老年人。这可能是由于农民原先大多从事农业种植等体力劳动，对身体有一定的锻炼效果，但是农村的医疗卫生服务质量低于城镇，对老年人的治疗和照料水平有限，因此城镇老年人的生活自理能力状况相比农村老年人更为良好。

表 24.2　分城乡性别年龄老年人生活自理能力交叉表

分类		2015 年（N = 223 675）		2016 年（N = 22 973）		2017 年（N = 22 340）	
		失能	自理	失能	自理	失能	自理
城乡	城镇	3.90%	96.10%	4.70%	95.30%	4.70%	95.30%
	农村	4.10%	95.90%	4.40%	95.60%	4.80%	95.20%
性别	男	3.30%	96.70%	3.90%	96.10%	4.20%	95.80%
	女	4.60%	95.40%	5.30%	94.70%	5.10%	94.90%
年龄	60～64 岁	1.30%	98.70%	1.50%	98.50%	1.60%	98.40%
	65～69 岁	2.00%	98.00%	2.20%	97.70%	2.40%	97.60%
	70～74 岁	3.30%	96.70%	3.40%	96.60%	3.00%	97.00%
	75～79 岁	5.60%	94.40%	6.00%	94.00%	5.20%	94.80%
	80～84 岁	9.30%	90.70%	9.80%	90.20%	9.20%	90.80%
	85～89 岁	15.10%	84.90%	18.10%	81.90%	16.20%	83.80%
	90 + 岁	25.50%	74.50%	23.20%	76.80%	27.90%	72.10%
总计		4.01%	95.99%	4.60%	95.40%	4.63%	95.37%

24.2.2　老年人口失能率计算

总体来看（表 24.3），2015 年 60 岁及以上老年人 ADL 失能率为 4.04%，2016 年为 4.51%，2017 年为 4.77%。农村 60 岁及以上老年人 ADL 失能率从 2015 的 3.90% 上升到 2017 年的 4.81%，上升幅度较大，而城镇老年人的失能率趋于平稳，2016 年和 2017 年分别为 4.69% 和 4.68%。2015 年、2016 年城镇老年人的失能率均大于农村老年人，2017 年情况反之。如前文所述，一是由于农村老年人多从事农业劳动或外出打工，自理状况优于城镇老年人；二是农村医疗水平低，长期照护服务尚未建立，使得农村老年人带残存活时间短。

表 24.3　2015～2017 年分城乡 60 岁及以上老年人 ADL 失能率

城乡	2015 年			2016 年			2017 年		
	总计 人数/人	失能 人数/人	失能率	总计 人数/人	失能 人数/人	失能率	总计 人数/人	失能 人数/人	失能率
城镇	64 694	2 498	3.86%	5 754	270	4.69%	5 297	248	4.68%
农村	135 995	5 614	3.90%	13 124	581	4.43%	12 866	619	4.81%
总计	200 689	8 112	4.04%	18 878	851	4.51%	18 163	867	4.77%

从表 24.4 来看，女性老人的失能率明显高于男性，2015 年女性老年人失能率为 4.61%，2016 年女性老年人失能率为 5.34%，2017 年失能率为 5.07%；2015 年男性老年人的失能率为 3.34%，2016 老年人失能率为 3.89%，2017 年为 4.21%。可见女性老年人的失能率高于男性一个百分点左右，其可能的原因是首先女性寿命普遍高于男性，也就意味着高龄女性老年人数多于高龄男性老年人，高龄老人失能的可能性更大；其次，也可能印证了女性老人虽然寿命长于男性，但健康状况较差的说法。同时，可以发现男女性之间失能率的差距在 2017 年有所缩小，本章认为这是医疗水平的提高造成的。

表 24.4　2015～2017 年分年龄组分性别老年人失能率

年龄组	总体			男性			女性		
	2015 年	2016 年	2017 年	2015 年	2016 年	2017 年	2015 年	2016 年	2017 年
60～64 岁	1.30%	1.50%	1.60%	1.32%	1.44%	1.62%	1.34%	1.63%	1.64%
65～69 岁	2.00%	2.20%	2.40%	1.77%	2.21%	2.48%	2.18%	2.20%	2.35%
70～74 岁	3.30%	3.40%	3.00%	3.14%	3.16%	3.16%	3.43%	3.70%	2.82%
75～79 岁	5.60%	6.00%	5.20%	4.95%	5.30%	5.71%	6.11%	6.77%	4.72%

年龄组	总体			男性			女性		
	2015 年	2016 年	2017 年	2015 年	2016 年	2017 年	2015 年	2016 年	2017 年
80～84 岁	9.30%	9.80%	9.20%	7.80%	7.89%	7.32%	10.42%	11.52%	11.01%
85～89 岁	15.10%	18.10%	16.20%	12.40%	15.78%	13.81%	17.02%	20.18%	18.21%
90 + 岁	25.50%	23.20%	27.90%	19.22%	19.55%	26.36%	28.71%	25.10%	28.38%
总计	4.01%	4.60%	4.63%	3.34%	3.89%	4.21%	4.61%	5.34%	5.07%
N/人	224 066	22 896	10 560	106 998	11 628	4 061	117 068	11 268	6 499

对于分年龄别的 ADL 失能率，如图 24.1 所示，年龄越大的老年人失能率越高。其中，60～79 岁老年人的失能率呈逐步上升趋势，而 85 岁以上绝对高龄老人的失能率呈急剧上升的趋势。从表 24.4 显示的计算结果可以看出，2015～2017 年几乎每一年 90 岁及以上老年人失能率都比 60～64 岁年龄组的低龄老人的失能率高出 20%以上。其中，从 2017 年的老年人失能率来看，60～64 岁老年人失能率为 1.60%，75～79 岁老年人失能率为 5.20%，80～84 岁老年人失能率为 9.20%，85～89 岁老年人失能率为 16.20%，90 岁及以上老年人失能率为 27.90%。可见，随着年龄的增加，失能率的上升速度也在增加。因此伴随着人口高龄化而来的是失能老人人数的不断增加。

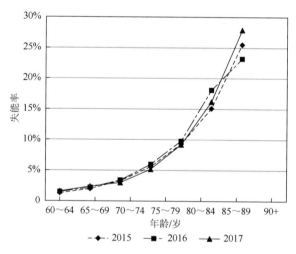

图 24.1　2015～2017 年分年龄老年人失能率变化趋势

24.2.3　小结

随着中国人口长寿化、高龄化发展，失能风险随之增大。从失能老人的绝对数量上看，由于我国第一次生育高峰时期出生的人口即将步入高龄化阶段，失能老人数量的增长趋势不可避免。从上述分析中可以得到以下结论。

（1）我国当前老年人的生活自理能力状况总体较好，95%以上的老年人生活能自理。其中男性老年人的生活自理能力略好于女性老年人，城镇老年人的生活自理能力略好于农村老年人，且随着年龄的不断增加，高龄老年人的生活自理能力相较低龄老人变差，生活不能自理的老年人人数越来越多。

（2）2015～2017 年，我国老人的 ADL 失能水平呈略微上升趋势，从 2015 年的 4.01%增加到 2017 年的 4.63%。在这种发展趋势下，未来我国养老照护需求将逐渐增大，我国亟须发展养老照护产业，政府应出台相应的政策鼓励、引导、支持养老服务业的发展。

（3）老年人的失能率和年龄呈正相关，即老年人年龄越大，失能率越高，且高龄老人相较于中低龄老人其失能率的增速更快。可见，随着年龄增长带来的身体功能的衰退是引起失能的首要因素，且高龄老年人衰老的速度比低龄老年人更快。因此，失能照护服务的主要人群是高龄老年人，高质量的照护服务可以延长高龄老年人预期寿命，提高生命质量。

（4）女性寿命高于男性，受女性老年人健康状况较差等因素影响，女性老年人的失能率明显高于男性，且年龄越大，女性老年人失能率与男性老年人失能率的差距越大。与大多数研究结论相同，女性老年人和男性老年人相比长寿却不健康。由于男女性之间存在着天然的生理差异，女性存在生存优势，死亡选择和淘汰作用在男性老年群体中表现得更加突出（郝虹生，1995）。此外，由于传统文化和各种社会因素的影响，男性老年人比女性老年人拥有更多的社会资源，因此在文化程度、就业、收入等方面优于女性。

（5）从城乡角度来看，城镇老年人的失能率略高于农村老年人的失能率。城乡差异一方面反映了社会因素对老年人生活质量的影响，另一方面也折射出历史上城乡发展的不均衡现象。城镇地区的医疗卫生资源配置相对充足，老年人的医疗卫生资源的可及性较高。而且城市老年人的受教育水平和收入都比较高，对医疗服务的购买力较强，对卫生保健知识的接受程度和利用效率都较高，因此在健康状况等方面优于乡村老年人。乡村老年人的经济收入低且来源有限，农村老年人领取的基础养老金保障水平也较低。因此具有劳动能力的乡村老年人仍然从事有收入的工作的比例较高。

24.3　各省区市健康期望寿命

在本章中的东、中、西部划分根据国家统计局公布的统计制度及分类标准中的经济地带划分方法，将我国各省区市划分为东部、中部、西部和东北地区四类。其中，东部 10 省市包括北京、天津、河北、上海、江苏、浙江、福建、山东、广东和海南；中部 6 省包括山西、安徽、江西、河南、湖北和湖南；西部 12 省区市包括内蒙古、广西、重庆、四川、贵州、云南、西藏、陕西、甘肃、青海、宁夏和新疆；东北 3 省包括辽宁、吉林和黑龙江。本节根据第四次中国城乡老年人生活状况抽样调查数据，统计出 2015～2016 年各状态转移人数，估计出健康、半失能、失能三个状态之间的转移概率，并以此为基础编制多状态生命表，计算各省区市分性别、分城乡健康预期寿命。

　　从地区角度来看，受人口地理分布的影响，中东部地区人口众多，所以失能和半失能老年人的人数和占总人口的比例比西部地区及东北地区高。但是总体来看，因为中东部地区经济发展水平较高，医疗和护理条件较好，所以中东部地区老年人从半失能和失能状态转换为完全自理的比例高于西部地区老年人，中东部地区老年人的预期寿命也更长。东北地区由于气候等自然环境因素和其他社会经济发展因素，老年人的预期寿命较短。从多状态生命表中可以看出，湖北 60 岁老年人处于健康状态的平均预期寿命为 17.50 岁，处于失能状态的平均预期寿命为 2.20 岁；云南 60 岁老年人处于健康状态的平均预期寿命为 16.62 岁，处于失能状态的平均预期寿命为 1.41 岁；辽宁 60 岁的老年人中处于健康状态的老年人的平均预期寿命为 10.10 岁，处于失能状态的平均预期寿命为 1.16 岁。湖北 70 岁老年人处于健康状态的平均预期寿命为 10.98 岁，处于失能状态的平均预期寿命为 1.53 岁；云南 70 岁老年人处于健康状态的平均预期寿命为 10.90 岁，处于失能状态的平均预期寿命为 1.29 岁；辽宁 70 岁老年人中处于健康状态的老年人的平均预期寿命为 5.90 岁，处于失能状态的平均预期寿命为 0.95 岁。

　　如图 24.2、图 24.3、图 24.4 所示，东部地区经济发展较快，人口众多，老龄化程度高，老年健康人力资本水平较高。中西部省份中失能和半失能状态的老年人口数量大，占老年人口总数的比重相对较高，社会及家庭养老压力较大，加上医养资源相比于东部略为匮乏，长期照护的需求更为旺盛。西部地区医疗卫生条件相对落后，卫生机构数量较少，导致半失能和失能状态老年人数量快速上升。因此，可以看出某一地区老年人健康预期寿命与所处的地理位置及该地区的社会经济发展水平有明显的相关关系。东部地区自然条件优越，经济水平发达，医疗卫生服务水平高，这些地区的老年人不仅生活环境好，而且能够享受到高水平的医疗及养老照护服务，不管是健康预期寿命还是失能、半失能预期寿命均高于西部地区。

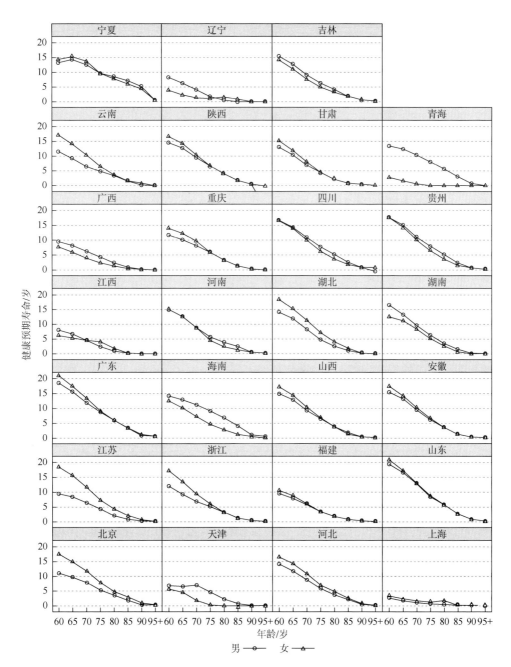

图 24.2　各省区市分性别健康预期寿命

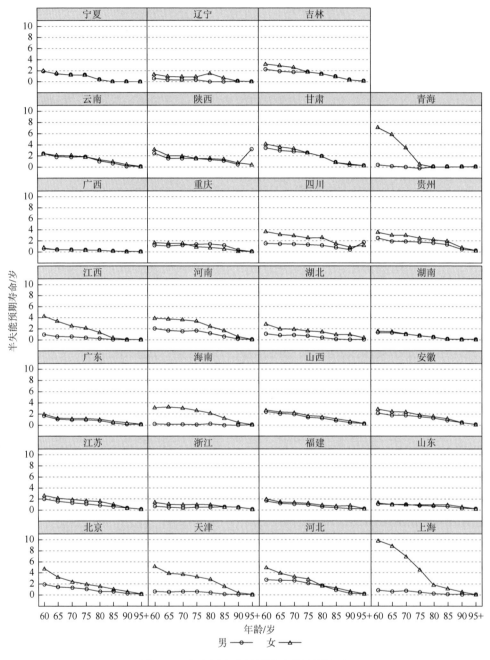

图 24.3　各省区市分性别半失能预期寿命

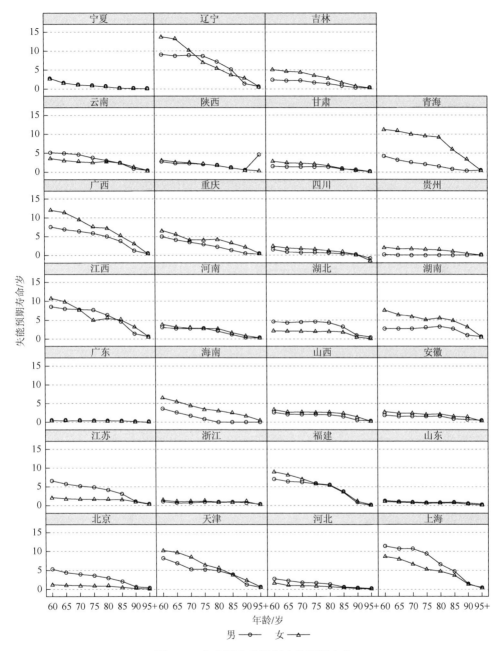

图 24.4　各省区市分性别失能预期寿命

　　从性别角度讲，因为女性比男性受教育程度低、经济水平差，所以从健康状况来看女性由完全自理转移为半失能、失能的概率高于男性，即女性老年人失能的风险高于男性老年人，但是女性从半失能状态向完全自理状态转变的概率高于男性。此外，女性在各个年龄段各种状态的平均预期寿命都高于男性。以云南省为例，60 岁健康男性的平均预期寿命为 11.64 岁，失能男性的平均预期寿命为 5.13 岁；60 岁健康女性的平均预期寿命为 17.24 岁，失能女性的平均预期寿命为 3.54 岁；70 岁健康男性的平均预期寿命为 6.55 岁，失能男性的平均预期寿命为 4.67 岁；70 岁健康女性的平均预期寿命为 10.42 岁，失能女性的平均预期寿命为 2.83 岁。可见女性平均寿命高于男性，但老年的身体状况不好，多患有慢性病或失能。

如图 24.5、图 24.6、图 24.7 所示，从城乡之间的比较来看，由于人口异质性，在低龄组老年人中（60～64 岁、65～69 岁、70～74 岁的）从保持完全自理的能力上来看，城镇老年人高于乡村老年人。但是在高龄组老年人中（75～79 岁、80～84 岁、85～89 岁、90 岁及以上）乡村老年人高于城镇老年人。另外由于城乡之间医疗护理资源不均衡的特点，处在从完全自理向半失能和失能转换的状态时，乡村老年人半失能的风险高于城镇老年人。同理，在半失能和失能状态中，城镇老年人从半失能和失能状态转换为完全自理的比例高于乡村老年人。此外，从多状态生命表中可以看出城镇低龄老年人中处于健康状态老年人的平均预期寿命低于农村老年人，但城镇高龄健康老年人的平均预期寿命高于农村高龄老人，另外城镇失能老年人的平均预期寿命高于农村失能老年人。以云南为例，60 岁的城镇健康老年人的平均预期寿命为 16.24 岁，失能老年人的平均预期寿命为 2.87 岁；60 岁农村健康老年人的平均预期寿命为 16.76 岁，农村失能老年人的平均预期寿命为 2.82 岁；70 岁的城镇健康老年人的平均预期寿命为 10.27 岁，70 岁农村失能老年人的平均预期寿命 1.99 岁，70 岁农村健康老年人的平均预期寿命为 9.97 岁，70 岁农村失能老年人的平均预期寿命 1.97 岁；80 岁城镇健康老年人的平均预期寿命为 4.69 岁，而农村健康老年人的平均预期寿命为 3.97 岁。由此可知，城镇老年人的身体条件可能不如农村老年人，但由于城镇医疗水平较高，对老年人养老照护资源相较于农村地区供给更充分，因此城镇失能老人和高龄老人的预期寿命略高于农村地区的老年人。城乡差异与经济社会发展状况密切相关。我国城乡卫生服务可及性存在差异；农村的医疗保险没有城市健全，大部分人看病无法报销；农村高龄老人经济储蓄较少，一旦得病，所有费用要靠儿女支付。小病不治，大病治不起，上述情况使得农村高龄老人半失能、失能人口预期寿命低于城镇。

通过以上分析可以看出我国东、中、西部地区健康预期寿命存在明显的差异。东部地区老年人的健康预期寿命高于西部地区。各个省份之间，受社会经济水平和医疗服务质量的不同也存在明显差异。同时，每个省份的健康预期寿命都存在性别差异和城乡差异。男性及城镇老年人的健康预期寿命高于女性及乡村老年人。分析表明，我国 21 世纪人口家庭老化的"重灾区"在中部和西部地区，其次是东部，且农村人口家庭老化程度大大高于城镇，此种城乡差异远比西部和全国要大，导致这一现象的重要原因是当前中、西部向东部的迁移和农村向城镇的迁移绝大

多数为年轻人。如果迁移者绝大多数是年轻人的趋势长期不变，那么 21 世纪中、
西部地区和各地区农村的人口老化程度将过分偏高，社会难以承受，因此，改变
迁移者绝大多数是年轻人这一趋势是非常紧要的。

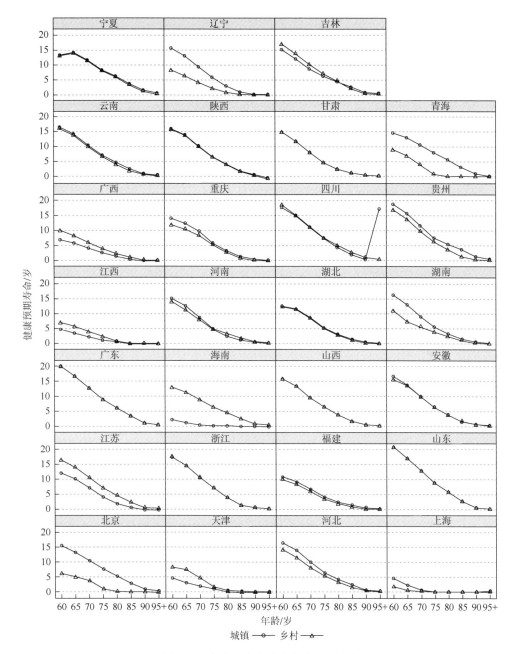

图 24.5　各省区市分城乡健康预期寿命

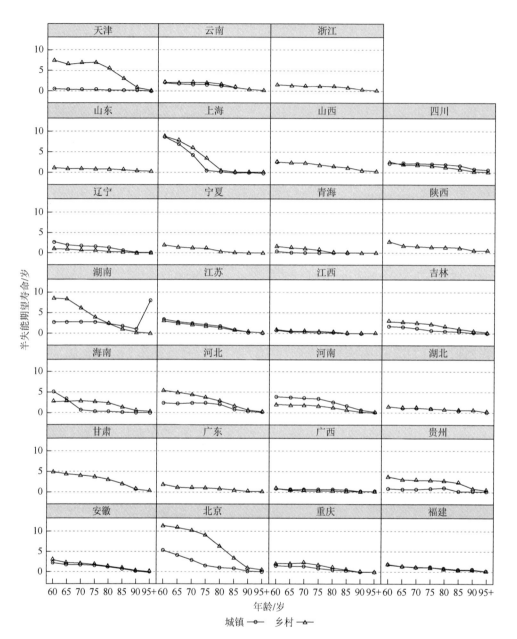

图 24.6　各省区市分城乡半失能预期寿命

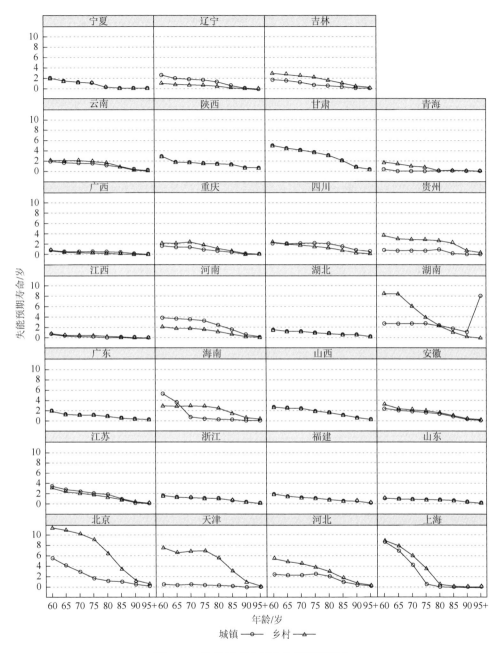

图 24.7 各省区市分城乡失能预期寿命

24.4 政 策 建 议

第一，建立并完善长期护理保险制度。

基于长期调研与多年探索，青岛将居家护理与社区紧密关联，将老年护理（含临终关怀）与医养机构相关联，将医养康护服务融入医院业务，形成了"筹资模式—失能评估—保障范围—待遇标准—补偿方式—支付方式—风险控制"完整的工作闭环，目前青岛试点的长期护理保险制度总体取得了良好的成效。保险费用由政府、社会和个人共同承担，采取现收现付制度，有效缓解了失能老人的医疗及生活负担，减轻了政府的保障压力，同时促进了照护产业的发展，为解决居民的后顾之忧提供了有力保障。应当将青岛模式向全国推广，扩大长期护理保险的覆盖范围，优化资金的筹集渠道，为应对"超老龄化"社会的到来做好充分的制度保障。之后可通过使用第四次中国城乡老年人生活状况抽样调查数据进一步扩大样本，对其中追踪的死亡数据进行清洗，用 IMaCH 和 SPACE 等软件进一步计算健康预期寿命。这也是预测长期护理保险制度运行成本的关键因素之一，有助于完善长期护理保险制度。

第二，设置失能老人护理专项资金。

从国家层面制定统一的失能老人护理资金补助标准，中央财政拨付资金，地方政府严格审查申报情况，为需要的失能家庭提供经济补贴。在制定资金补贴制度时，应将失能老人的年龄、家庭经济情况（是否低保）、失能等级、疾病分类、有无子女照护等因素考虑在内。不同等级的补贴标准既照顾了失能老人的照护需求，又最大效用地使用了财政资金，降低照护的总成本，体现出失能照护制度的健全性。

第三，加大对非正式照护的支持。

非正式照护是指家属给予照护或者聘请非正式人士进行照护服务。目前来看，家庭照护依然是我国失能老人最主要的照护方式。在未来，我国要建立以居家为基础、以社区为依托、以机构为补充的多层次养老服务体系。相应地，照护体系也随之确定。首先要认可家庭照顾者的价值，家人的亲情投入是无可替代的。可以为家属的非正式照护提供补贴，也算得上是对失能家庭的补贴。其次，完善社区巡护的功能，对照顾失能老人的家政人员等也给予一定的资金补贴，从而吸引更多人从事失能老人护理的工作，推动整个行业的发展。

第四，培养专业护理人员。

现有的失能老人专业护理人员存在从业人数较少、年龄偏大、技能水平偏低等问题。为了满足未来社会对养老护理员的需要，政府应当和市场充分结合，发展养老护理教育，完善人才的培养路径。通过政策引导、技能培训，扩充居家养老服务业的就业岗位，完善贫困人员的就业帮扶工作。将居家护理从业人员纳入人才培养队伍中，提高其社会地位，在职称评定、技能认定、晋升空间等方面引入新政策。着力发展职业服务型技术学校，鼓励高校增设养老服务课程，在招生、收费、就业方面提供政策给予倾斜。政府为失能老人照护技能的学习与实践提供机会，吸引新一代的年轻人投身于养老护理行业。

第四篇　遗传及其与环境交互作用对健康长寿的影响

第 25 章 高龄老人健康长寿的家庭遗传调查数据实证分析①

25.1 引　　言

基因遗传是健康长寿的一个重要决定因素，研究表明基因遗传对健康长寿的影响随着年龄的增长而变得越来越大，特别是在百岁阶段（Perls et al.，2002）。家庭环境是健康长寿的另一个重要决定因素（Repetti et al.，2002）。本章提到的"家族长寿影响"包括基因遗传和家庭环境两个方面，我们研究的是家族长寿史带来的健康效应及其与环境因素的交互作用。

聚焦于极端样本是一种常见的以合适的成本获得研究发现的好方法，对百岁老人子女和控制组的对比分析，是了解基因遗传和家庭环境是如何影响健康老龄化的有效途径。前人研究表明，百岁老人子女有更健康的血压和糖尿病指标（Barzilai et al.，2001），Adams 等（2008）发现与对照组样本相比，百岁老人子女患心肌梗死的风险降低 78%，中风风险降低 83%，患糖尿病的风险降低 86%。

近年的研究表明，基因遗传和环境因素之间的交互作用也对健康起着至关重要的作用。环境可能通过 DNA 甲基化和组蛋白修饰来调节基因表达，从而影响老年健康和长寿（Institute of Medicine，2006；Tsankova et al.，2007）。例如，近年的一项研究显示，在控制住各种混杂因素后，携带 *FOXO1A-209* 基因型（此基因型会显著降低从中年到 100 岁以上的生存概率）和经常运动之间的交互作用将 92 岁以上汉族高龄老人的存活风险率显著提升了 31%～32%（$p < 0.05$）（Zeng et al.，2010）。许多先前的研究也揭示了童年期、成年期社会经济/家庭状况与晚年健康之间的紧密联系（Hayward and Gorman，2004；Zeng et al.，2007）。从逻辑上来说，人们可能认为家族长寿史（包括基因遗传和家庭环境的长期影响）与童年/成年期特征之间的交互作用会影响老年健康水平。然而我们发现，尽管相当多的研究者已经探讨了儿童和青少年时期基因遗传和环境因素之间交互作用对健康的

① 本章由陈华帅（湘潭大学商学院副教授，杜克大学医学院老龄化与人类发展研究中心高级研究员）和曾毅（北京大学国家发展研究院教授，杜克大学医学院老龄化与人类发展研究中心教授）根据英文论文 *Health consequences of familial longevity influence among the Chinese elderly* 翻译撰写。

影响（Rutter and Silberg，2002；Guo et al.，2008），但是关于家族长寿史与环境因素的交互作用（以下简称 $F \times E$）对老年健康影响的文献还很少。

目前所有关于百岁老人子女和对照组的研究都是来自工业化国家。西方百岁老人通常不如发展中国家的百岁老人那么健壮，而且发展中国家的百岁老人在过去因艰苦的生活条件和高死亡率而受到高度选择。例如，20 世纪 90 年代中国每百万人中大约只有五人是百岁老人，而西欧这个比率则为百万分之五十，因为中国有更高比例的老人在 100 岁之前就已死亡。由于中国的生活环境远比西欧国家要艰苦，只有非常健壮的中国老人才可能存活到百岁（Jeune and Vaupel，1995）。显然，将中国百岁老人子女与其同龄人对照组进行对比研究，对于确定家族长寿史及其与环境因素交互作用对健康老龄化的影响非常有用。

经过仔细的文献检索，我们发现这一领域的前人研究通常只分析了数量很有限的特定疾病，在单一研究中从未有文献同时涉及生理健康、心理健康和主观幸福等众多维度。然而除了生理健康之外，心理健康（如认知功能和负性情绪）和主观幸福感（如自评健康和自我评定的生活满意度）也是老年健康的重要方面（WHO，2010）。例如，作为精神障碍症组成部分的焦虑感和孤独感在老年人中比在年轻成人中更为普遍，这会对健康产生不利影响，导致生理健康状况不佳，生活质量下降和死亡率上升（Hawkley et al.，2006）。现有文献已发现主观幸福感是死亡率和健康结果的预测指标。例如，基期的生活满意度差会显著增加在未来几年出现生活自理能力残障（Collins et al.，2008）和死亡（Lyyra et al.，2006b）的风险。我们还发现，关于百岁老人子女与对照组的前人研究均没有探讨家族长寿史与环境的交互作用对健康的影响。本章旨在通过探讨家族长寿史及其与环境因素的交互作用对老年人生理健康、心理健康和主观幸福感的影响来填补这些研究空白。

基于仔细的文献检索及我们掌握的有关中国百岁老人子女及其对照组的独特数据库，在下文中我们准备验证以下两个假设。

假设 1：在控制住其他因素的情况下，与无家族长寿史的邻里对照组相比，百岁老人子女的生理和心理健康，以及主观幸福感均显著较高。

假设 2：家族长寿影响与某些环境因素（如童年期状况，当前社会经济和家庭状况）之间的交互作用可能会影响老年健康。

25.2　数据来源、变量说明和实证方法

25.2.1　数据来源

本章基于 2008～2009 年中国老年健康调查的部分数据，即来自分布在中国北

部、中部和南部地区共 8 个长寿地区的 977 名 60～80 岁被访样本的入户调查数据。977 名受访者包括 417 名百岁老人的亲生子女（在本章研究中每位百岁老人有一个子女）和 560 名对照组样本，这些对照组样本和百岁老人子女居住在相同或邻近的村庄或街道，所有对照组样本都没有长寿家族史，即他们的亲生父母都在 85 岁之前死亡，且其兄弟姐妹也都没有活到 85 岁（样本抽样的具体情况参见本章附录Ⅰ部分，样本年龄-性别分布参见本章附录附表 25.3）。

25.2.2　变量说明

1. 因变量

（1）IADL：如果被访者需要借助他人帮助来进行购物、做饭、洗衣服、拜访邻居、连续行走 1 千米、举重 5kg、连续下蹲和站立三次、乘坐公共交通工具等八项任务中的任何一项，则被视为 IADL 功能障碍，否则被视为 IADL 功能正常。这些 IADL 项目实际上是国际标准的 IADL 项目（Wiener et al.，1990）与新构造项目（拜访邻居是中国文化背景下许多老年人的日常做法）及国际标准的生理机能限制（如举重 5kg）（Nagi，1991）这三者的组合。由于在我们的样本中只有很少比例的 60～80 岁参与者（只有 2.4% 的百岁老人子女和 3.2% 的邻居）有 ADL障碍（包括进食、洗澡、穿衣、如厕、室内活动、控制大小便等 6 项功能），我们在本章中不将 ADL 指标作为健康因变量。

（2）自报的慢性病状况：在中国老年健康调查问卷中收集了以下慢性病或健康问题的自报信息：高血压，糖尿病，心脏病，中风/其他脑血管疾病，支气管炎/肺气肿/哮喘/肺炎，肺结核，白内障，青光眼，癌症，前列腺肿瘤，胃或十二指肠溃疡，帕金森病，褥疮，关节炎，痴呆，癫痫，胆囊炎或胆石症，血液病，慢性肾炎，乳腺疾病，子宫肿瘤，肝炎。我们将这些慢性疾病组合成二分的虚拟变量，0 表示没有患慢性病，1 表示至少患有一种慢性疾病，并且将自我报告的慢性病（在 0～22 的范围内）数量分类为 0, 1, 2, 3 和 4 + 这五个类别，并用作附加的健康变量。

（3）MMSE：中国老年健康调查对国际标准的 MMSE 问卷（Folstein et al.，1975；Zeng and Vaupel，2002）进行了修正，加入了中国文化背景的有关问项，并在中国老年健康调查基线调查中进行了仔细测试（Zeng and Vaupel，2002）。调整后的 MMSE 问卷主要包括有关方位、登记、注意力、计算、记忆力和语言等问项，得分范围为 0～30 分，MMSE 得分越高意味着认知功能越好。

（4）焦虑和孤独感：焦虑和孤独感是老年人精神障碍和抑郁症状的重要组成部分，会导致许多不良后果，如生活质量下降和死亡率过高（Connor and Davidson，

2003；Zeng and Shen，2010）、血压收缩压（systolic blood pressure，SBP）随年龄增长而急剧升高（Hawkley et al.，2006）、血管阻力较高（Hawkley and Cacioppo，2003）、对疫苗的抗体反应较差（Pressman et al.，2005）。在本章中，中国老年健康调查收集的关于焦虑和孤独感的数据来自以下两个问项："您是否经常觉得恐惧或焦虑"和"您是否经常觉得孤独无助"。根据被访者对这两个问题的回答定义为一个三分的分类变量：没有出现这两种情绪则赋值为 0；两者有其一则赋值为 1；两者都有则赋值为 2。

（5）简易心理韧性评分（simplified resilience score，SRS）：我们使用 SRS来反映老年人心理的自我应对和调整。该指数是基于 CD-RISC（Connor and Davidson，2003）的总体理论框架，由中国老年健康调查问卷中七个与心理韧性有关的问项（Zeng and Shen，2010）加总而成。这七个问项反映了个人的坚韧、乐观、应对消极情绪、安全关系和自我控制的状况，这些都是心理韧性的重要因素（Connor and Davidson，2003）。SRS 得分范围为 0～22 分，分数越高意味着心理韧性越强（Zeng and Shen，2010）。[①]

（6）自评生活满意度：根据前人文献，基期对于生活感到非常不满意会显著增加后续几年中出现生理残障（Koivumaa-Honkanen et al.，2004）和死亡（Koivumaa-Honkanen et al.，2000）的风险。我们使用国际标准的自评生活满意度（Kahneman and Krueger，2006）来衡量主观幸福感。如果受访者对"您目前如何评价您的生活？"这一问题的回答是"不好"或"非常不好"，那么自评生活满意度就会被定义为"差"，否则定义为"好"。

（7）自评健康：如果回答是"差"或"非常差"，则自评健康赋值为"差"，如果回答为"好"或"非常好"，则自评健康度"好"。尽管自评健康通常不作为度量主观幸福感的指标，但有研究表明自评健康与主观幸福感之间存在显著关联（Siahpush et al.，2008）。

2. 主要自变量和控制变量

本章中的主要自变量是"受访者是否是百岁老人的亲生子女（=1）或没有直系亲属存活到 85 岁的邻里对照组样本（=0）"。在控制变量方面，除了年龄、性别等基本人口统计数据外，我们的模型中还包括六个主要的环境因素变量：童年时期社会经济地位（童年生病时是否得到及时治疗），成年时期社会经济地位（教育程度、家庭经济状况），家庭/社会联系和支持（婚姻状况、存活子女数量、社

---

① 由 Cronbach's alpha 系数测得的 SRS 内部一致性为 0.69，说明该指标具有足够的可信度（Hawkley et al.，2006）。主成分分析产生了三个特征值大于 1 的因子，可解释总方差的 78.5%。这些心理韧性的基本指标表明，基于中国老年健康调查数据的 SRS 指数是合理且可接受的。

会和休闲活动指数），具体定义详见本章附录Ⅱ。为了简化起见，我们将童年和成年时期的社会经济地位变量，以及家庭/社会联系和支持这三组协变量共同视为"环境因素"。下文我们将探讨家庭长寿史及其与环境因素交互作用对老年健康的影响。

25.2.3　实证分析方法

我们拟使用二元 logit 回归模型来考察家族长寿史（即百岁老人子女与无家族长寿史的邻里对照组）和其他协变量对 IADL、自评健康和自评生活满意度等三个健康指标的影响，我们还将使用有序 logit 模型来估计家族长寿史和其他协变量对焦虑和孤独、MMSE 评分、SRS、慢性病项数等四个健康指标的影响。Wald 统计检验结果表明，在以下的实证分析中有序 logit 模型满足平行性假设，模型选择恰当。我们在多元回归模型中将分析家族长寿史与六个主要环境因素之间可能存在的交互作用对老年健康的影响，参照前人文献的做法（Audrain-McGovern et al.，2004），仅探讨在统计上显著的交互作用效应。本章使用到的软件是 Stata/SE14.0。

25.3　实　证　结　果

25.3.1　描述性统计和六个环境因素的影响

表 25.1 列出了性别、平均年龄和六个环境变量等的统计分布，以及百岁老人子女与邻里对照组之间均值的差异。表 25.2 列出了百岁老人子女与无长寿家族史的邻里对照组样本之间健康指标的比较。表 25.1 和表 25.2 未添加控制变量的描述性统计结果表明百岁老人子女的七个健康结果指标全部优于无长寿家族史的邻里对照组样本。

表 25.1　变量描述性统计

协变量	百岁老人子女			邻里控制组		
	女性	男性	男女合并	女性	男性	男女合并
受访者人数/人	98	319	417	269	291	560
老年受访者平均年龄/岁	68.9	69.0	69.0	71.2	70.7	71.0
男性比例	—	—	76.5%	—	—	52.0%
童年生病能及时治疗比例	36.7%	28.2%	30.2%	23.8%	32.0%	28.0%
家庭经济状况良好比例	21.4%	13.8%	15.6%	10.4%	12.4%	11.4%

协变量	百岁老人子女			邻里控制组		
	女性	男性	男女合并	女性	男性	男女合并
受过至少一年学校教育比例	63.3%	82.8%	78.2%	37.9%	74.6%	57.0%
当前有偶者比例	74.5%	88.4%	85.1%	67.3%	73.5%	70.5%
平均存活子女数量/人	3.6	3.4	3.5	4.0	3.5	3.7
社会休闲活动指数平均值	2.3	2.7	2.6	2.3	2.6	2.4

表 25.2　百岁老人子女和无家族长寿史的对照组样本的健康指标统计比较

协变量	百岁老人子女			邻里控制组		
	女性	男性	男女合并	女性	男性	男女合并
受访者人数/人	98	319	417	269	291	560
出现 IADL 残障的比例	22.4%	14.7%	16.5%	39.0%	27.5%	33.0%
经常觉得紧张或焦虑者比例	5.1%	5.6%	5.5%	12.6%	7.9%	10.2%
MMSE 平均得分（0～30 分）/分	27.2	28.3	28.0	26.1	27.7	27.0
患有慢性病的平均项数/项	0.85	0.66	0.70	0.98	0.95	0.96
至少患有一项慢性病的比例	53.1%	46.1%	47.7%	61.0%	59.8%	60.4%
自评健康较差者比例	35.7%	37.6%	37.2%	53.9%	54.6%	54.3%
自评生活满意度较差者比例	28.6%	41.7%	38.6%	46.8%	49.1%	48.0%
SRS 平均得分/分	5.8	6.0	5.9	5.4	5.5	5.5

　　表 25.1 中协变量的样本分布表明，百岁老人子女的社会经济地位优于邻里对照组。例如，78.2%的百岁老人子女受过至少一年的学校教育，而对照组的这一比例仅为 57.0%；15.6%的百岁老人子女家庭经济状况良好，比对照组高出 4.2 个百分点；85.1%的被访百岁老人子女处于有偶状态，高于对照组样本（70.5%）。显然，百岁老人子女与对照组相比具有更好的人口统计学和社会经济特征，这可能对他们的健康状况产生积极影响。因此，虽然表 25.2 显示百岁老人子女和邻里对照组之间的健康指标均值存在显著差异，但我们无法判断这一差异究竟来自家庭长寿史影响，还是来自人口统计/社会经济特征的差异。因此，我们拟控制住年龄、性别、童年期/成年期社会经济地位及家庭/社会联系支持等其他因素的影响，采用多种回归统计模型来研究家族长寿史及与环境因素的交互作用对健康结果的影响，结果列于表 25.3 和表 25.4 中。

表 25.3　家族长寿史对健康影响的 OR 值估计

因变量	IADL 残障（logit）		慢性病项数（定序 logit）	自评健康较差（logit）	自评生活满意度较差（logit）	
模型编号：	I -(1)	I -(2)	II -(1)	III -(1)	IV -(1)	IV -(2)
邻里对照组（百岁老人子女 = 0）	1.75**	2.11***	1.49**	2.03***	1.51**	2.92**
年龄/岁	1.15***	1.15***	1.04**	1.01	1.01	1.00
男性（女性 = 0）	0.69*	0.71+	0.85	1.04	1.31+	1.29+
童年生病能及时治疗（否 = 0）	0.45***	0.82	0.97	0.63**	0.90	0.89
家庭经济状况良好（较差 = 0）	0.59+	0.58+	1.02	0.41***	0.22***	0.22***
受过至少一年学校教育（否 = 0）	0.71+	0.68*	1.13	1.20	0.88	0.89
当前有偶（无偶 = 0）	1.04	1.02	0.85	1.06	1.15	1.13
存活子女数量/人	1.02	1.01	0.99	1.00	0.92	1.02
社会休闲活动指数	0.80**	0.80**	1.04	0.86**	0.93	0.93
$F \times E$ 交互项						
"对照组"×"童年生病得到及时治疗"		0.40*				
"对照组" × "存活子女数量"						0.83*
LR 检验卡方值	216.0	220.5	31.7	70.6	67.9	72.2
Prob＞chi2	0.000	0.000	0.000	0.000	0.000	0.000
似然值对数：−2log(L)	903.7	899.2	2383.2	1280.2	1272.4	1268.2
似然值变化 = −2[log(L0)−log(L1)]	4.5*				4.2*	

注：自变量后括号中的类别是参照组
+ $p<0.1$，*$p<0.05$，**$p<0.01$，***$p<0.001$

表 25.4　家族长寿史对健康影响的 OR 值估计（续）

因变量	感到紧张焦虑（定序 logit）		MMSE 得分良好（定序 logit）·	SRS 得分良好（定序 logit）
模型编号：	V -(1)	V -(2)	VI -(1)	VII -(1)
邻里对照组（百岁老人子女 = 0）	1.46*	1.63**	0.72**	0.67**
年龄/岁	1.02	1.02	0.94***	0.96***
男性（女性 = 0）	0.74*	0.75+	1.46**	1.02
童年生病能及时治疗（否 = 0）	0.67*	0.66**	1.32*	1.32*
家庭经济状况良好（较差 = 0）	0.81	1.27	1.07	1.21
受过至少一年学校教育（否 = 0）	0.91	0.92	3.06***	1.23
当前有偶（无偶 = 0）	0.35***	0.35***	0.89	4.46***
存活子女数量/人	0.96	0.96	0.99	1.07+
社会休闲活动指数	0.90+	0.90+	1.22***	1.18**

续表

因变量	感到紧张焦虑 （定序 logit）	MMSE 得分良好 （定序 logit）	SRS 得分良好 （定序 logit）
F×E 交互项			
"对照组"×"家庭经济状况良好"	0.43*		
LR 检验卡方值	101.4	105.2	257.9	205.0
Prob>chi2	0.000	0.000	0.000	0.000
似然值对数：−2log(*L*)	1551.6	1547.8	3596.9	2656.0
似然值变化 = −2[log(*L*0)−log(*L*1)]	3.8*			

注：自变量后括号中的类别是参照组

+ $p<0.1$，* $p<0.05$，** $p<0.01$，*** $p<0.001$

如表 25.3 和表 25.4 所示，控制了协变量之后发现，年龄增大会使得老年人群出现 IADL 障碍风险显著上升，更有可能患有慢性病，且认知功能得分和心理韧性得分会更低，但年龄和自评健康、自评生活满意度、焦虑/孤独感之间不存在显著关联。与女性相比，男性样本出现 IADL 障碍的风险显著较低、较不容易感到焦虑或孤独，认知功能更好，并且自评生活满意度更高。但在患慢性病项数、自评健康和 SRS 等健康指标方面，并没有发现显著的性别差异。童年患病能否及时治疗与老年健康状况正相关，且对大多数健康指标的影响系数在统计上显著。家庭经济状况和受教育程度通常与健康结果正相关，但估计值在统计上往往不够显著。婚姻状态与心理健康显著相关（以负性情绪和 MMSE 衡量），但与生理健康（以 IADL 和慢性病项数衡量）及主观幸福感（以自评健康和生活满意度衡量）不相关。回归结果也表明，存活子女数量对老年健康没有显著影响，但社交和休闲活动与老年健康存在显著关联。

25.3.2　家族长寿史对健康的影响

家族长寿史对老年健康影响的回归分析结果详见图 25.1 和表 25.3、表 25.4。结果表明，与百岁老人子女相比，没有家族长寿史的邻里对照组出现 IADL 障碍的风险增加了 111%（$p<0.001$），患慢性病的可能性增加 49%（$p<0.01$），自评健康较差的可能性增加 103%（$p<0.001$），自评生活满意度较差的可能性增加 192%（$p<0.01$），经常感到焦虑或孤独的可能性增加 63%（$p<0.01$），MMSE 分值较高的可能性降低 28%（$p<0.01$），SRS 较高的可能性降低 33%（$p<0.01$）。以上这些估计结果均控制住了可能的混淆变量的影响，包括人口统计特征、儿童期和成年期社会经济地位、家庭/社会联系和支持等因素。

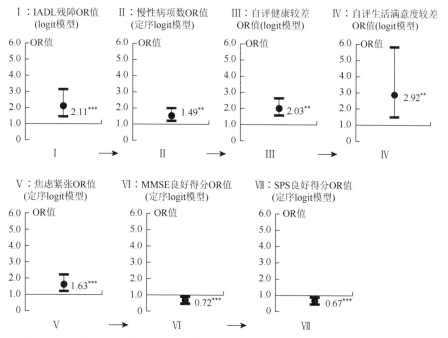

图 25.1　家族长寿史对老年健康指标影响 OR 值：百岁老人子女 vs. 邻里对照组

$**p < 0.01$，$***p < 0.001$

25.3.3　家族长寿史（F）与环境因素（E）交互作用对健康的影响（$F \times E$ 交互作用）

根据环境与遗传之间交互作用的标准定义（Rutter and Silberg，2002），在具有不同家庭长寿史的两组个体中，如果环境因素对健康指标的影响效应存在显著差异，则认为存在环境因素与家族长寿史的交互作用。在表 25.3 和表 25.4 中，除了给出了家庭长寿史和环境因素的影响效应之外，我们还根据模型 I-(2)，IV-(2) 和 V-(2) 中的 $F \times E$ 交互作用估算了健康的相对超额风险指数（relative excess risk due to interaction，RERI），并列示了其统计显著性（$p < 0.05$）（Andersson，2005；de Mutsert et al.，2009），RERI 的估算过程参见附录III。在分组多元回归时，最后一个分组中加入了交互项，我们还用卡方检验来判断包含交互项的完整模型与不含交互项的模型之间的似然比是否存在显著的统计差异，该检验报告了在模型中加入交互项是否有必要。分析结果（参见表 25.3 和表 25.4 的最后几行）表明，在模型中加入了家族长寿史与三种环境因素之一的交互作用（童年生病能及时治疗、存活子女数量和家庭经济状况良好）具有统计显著性（$p < 0.05$）。检验结果还意味着交互效应估计中产生第 I 类统计误差的可能性很低（Helm and Mark，2012）。

通过统计检验和多元回归分析（参见附录Ⅳ中附表 25.1 和附表 25.2），排除了家族长寿史与表 25.3 和表 25.4 中列示的三种环境因素中任何一种之间存在相关性的可能。因而表 25.3 和表 25.4 中 RERI 的估计值应视为 $F \times E$ 交互作用效应。估计结果显示，家庭长寿史和"童年生病能及时治疗"之间的 $F \times E$ 交互作用将老年人出现 IADL 残障的风险显著降低了 60%（$p < 0.05$）[见表 25.3 中的模型 I-(2)]。"无家族长寿史"和"存活子女数量"之间的 $F \times E$ 交互作用使得自评生活满意度较差的风险显著降低了 17%（$p < 0.05$）[见表 25.3 中模型Ⅳ-(2)]。"无家族长寿史"和"家庭经济状况良好"之间的 $F \times E$ 交互作用使出现焦虑和孤独的风险显著降低了 57%（$p < 0.05$）[见表 25.4 中模型 V-(2)]。

除了分析上述 $F \times E$ 交互作用导致的老年健康的 RERI 之外，还有一个解释交互作用的更直观方式，就是将百岁老人子女及无家族长寿史的邻里对照组暴露或不暴露于环境因素对健康的影响效应进行比较（技术细节见附录Ⅳ）。如表 25.5 所示，如果童年时期生病能得到及时治疗，百岁老人子女出现 IADL 障碍的风险会降低 18.0%，而邻里对照组样本出现 IADL 障碍的风险降幅高达 67.3%[表 25.5 模型 I-(2)]。存活子女数量每增加一人时，百岁老人子女自评生活满意度较差的风险会增加 2.0%（在统计上不显著），但邻里对照组样本的自评生活满意度较差的风险会显著降低 15.4%[表 25.5 模型Ⅳ-(2)]。表 25.5 的模型 V-(2)结果表明，良好的家庭经济条件可能会使得百岁老人子女感到焦虑和孤独的风险增加 27.0%（在统计上不显著）；然而在对照组样本中，良好的家庭经济条件有助于将感到焦虑和孤独的风险降低 45.4%。

表 25.5　家族长寿史和环境因素对健康的 OR$_{FE}$ 值估计及相对超额风险估算

因变量及模型编码	I-(2)：IADL 残障（logit 模型）			IV-(2)：自评生活满意度较差（logit 模型）			V-(2)：感到紧张焦虑（定序 logit 模型）		
环境暴露（$E=0$ 或 1）	童年生病能及时治疗			存活子女数量			家庭经济状况良好		
	否（$E=0$）	是（$E=1$）	差异（1 vs.0）	均值（$E=0$）	均值 + 1（$E=1$）	差异（1 vs.0）	否（$E=0$）	是（$E=1$）	差异（1 vs.0）
百岁老人子女（$F=0$）	1.00（参照组）	0.82	−18.0%	1.00（参照组）	1.02	2.0%	1.00（参照组）	1.27	27.0%
邻里对照组（$F=1$）	2.11***	0.69	−67.3%	2.92**	2.47	−15.4%	1.63**	0.89	−45.4%
$F \times E$ 交互项引致的相对超额风险	0.40（0.175, 0.923）$p = 0.032$			0.83（0.698, 0.992）$p = 0.041$			0.43（0.185, 0.998）$p = 0.049$		

注：有关本表中所列估算的一些技术细节，请参见附录Ⅳ部分

$p < 0.01$，*$p < 0.001$

25.4　讨　　论

基于包含 417 名百岁老人子女和 560 名无家族长寿史的邻里对照组的数据，我们利用多元 logit 回归进行了分析。我们发现，在控制了年龄、性别和六个主要环境因素后，与没有家族长寿史的邻里对照组老年样本相比，身为百岁老人子女的老年样本明显具有更好的日常生活自理能力（$p < 0.001$），患慢性病可能性更低（$p < 0.01$），较少的焦虑和孤独感（$p < 0.01$），更好的认知功能（$p < 0.01$），更强的心理韧性和调适能力（$p < 0.01$），更好的自评健康水平（$p < 0.001$），以及更好的自评生活满意度（$p < 0.01$）。基于这些发现我们可得出结论，家族长寿史（包括基因遗传和家庭环境的影响）与老年人的生理健康、心理健康和主观幸福感等健康指标具有显著的正向关联。

研究结果还表明，家族长寿史与童年生病能及时治疗、存活子女数量和家庭经济状况良好等三种环境因素之间的交互作用对老年健康指标（IADL、自评生活满意度和焦虑/孤独感）具有显著影响（$p < 0.05$）。我们发现与百岁老人子女相比，环境因素对健康的影响在无家族长寿史的老年人群中更为强烈，这可能是因为有家族长寿史的百岁老人子女可能携带长寿基因或传承了父母的健康行为，以及长寿父母提供了更好的家庭环境。这个有趣的发现可以从更一般的机制中理解：在缺乏给定的保护因素（如家族长寿史）的情况下，其他保护因素对健康具有更强的影响。这一发现虽然综合了基因遗传和家庭环境传承的影响，但总体上与聚焦于遗传变异与行为/环境因素交互作用的其他研究所得到的结论一致。例如，APOE4 是一种与健康状况不佳和死亡率较高相关的基因型（Blazer et al.，2001；Albert et al.，1995），Zeng 等（2011）通过实证分析发现，四种生活压力因素对 APOE4 基因型携带者的自评健康的负面影响要远高于对 APOE4 非携带者的影响。Talmud 等（2000）发现具有脂蛋白脂肪酶 D9N 等位基因的中年人群在吸烟时患缺血性心脏病的风险显著较高，而未携带 D9N 等位基因的个体在吸烟时患缺血性心脏病的风险则小得多。

本章的发现也意味着，尽管家族长寿史是影响健康的一个重要因素，积极的社会/行为/环境干预因素对于那些没有长寿家族史的人来说可能更为重要。因此，考虑到健康促进方案的成本-效益问题及健康弱势群体的护理需求日益增加，未来的健康干预措施可能需要更多地聚焦于那些无家族长寿史的人群（Ryff and Singer，2005）。

虽然我们的分析结论具有明显的社会现实意义，但我们应认识到本章的研究仍然存在局限性。首先，我们对 $F \times E$ 交互作用影响的估计是探索性的，而不是结论性的。在统计分析中我们构建了七个回归模型，每个模型都有一个健康指标作为因变量，度量生理健康、心理健康和主观幸福感的不同方面。在这七个回归模型中，我们检验了家族长寿史与童年期社会经济地位、成年期社会经济状况和社会家庭关系/支持的六个环境因素之间的 $F×E$ 交互作用。我们共进行了 42 次（6×7）统计分析，由此出现了一个问题：是否需要使用 Bonferroni 方法（或其他类似方法）通过将 p 乘以比较次数来纠正估计的 p 值？我们认为不需要这样做，这一观点与前人文献中的建议一致。例如，在 *Intuitive Biostatistics：A Nonmathematical Guide to Statistical Thinking* 一书中，Motulsky（2014）先阐述了对多重比较结果进行校正的重要性，以防止在独立比较中出现假阳性错误的风险。他接着提出，在许多临床试验中研究人员使用各种补充措施来衡量相同的临床结果，这些数据可以导致多个 p 值，但不应该对多次比较的结果进行纠正，以防出现假阴性错误的过高代价，因为零假设不是独立的，在很大程度上各种结果测量的是同一件事。McDonald（2009）在 *Handbook of Biological Statistics* 一书中的章节"何时不应纠正多重比较"中也强调了类似的观点，并进行了论证。我们在七个回归模型中使用了高度相关的健康指标作为因变量，所做的多重比较并不是相互独立的，因此我们认为没有必要使用 Bonferroni 方法（或其他类似方法）来纠正估计的 p 值，否则假阴性错误出现的概率会显著上升。由于未使用 Bonferroni 等方法对多重比较的 p 值进行校正，我们的估计结果仍然可能包含假阳性错误。在进一步的研究中，需要利用更大规模的样本和重复研究来进行更严格的显著性测试，以验证我们的探索性发现，即家族长寿史和环境因素之间的交互作用对老年健康的影响。

其次，我们也应意识到，目前的对比分析很难将家族长寿史对百岁老人子女健康影响的不同原因加以区分，虽然家族长寿史对百岁老人子女的健康产生了积极的影响，但是更健康的孩子也可能有助于父母活到 100 岁以上。此外，我们还未弄清楚环境因素对百岁老人子女和无长寿家族史的对照组样本健康影响存在显著差异的生物学机制。在未来需要利用更大规模样本来进行更严格的显著性检验和重复研究，以利于更深入地了解家族长寿史和环境因素的交互作用对老年健康的影响。

本 章 附 录

Ⅰ. 数据来源和样本选择

本章是基于居住在中国 8 个"百岁老人密度极高"（exceptionally high density of centenarians，EHDC）的长寿地区的入户调研数据，2008~2009 年这一期的中国老年健康调查对这 8 个长寿地区进行调研，时间为 2009 年 2 月至 6 月。这 8 个长寿地区来自中国老年学学会经过专业评估在中国正式认定的 11 个长寿地区（截止到 2009 年）。中国老年学学会认定长寿地区的标准已公开发布并广为告知，主要评定标准包括百岁老人和 90 岁以上老年人的密度,当地平均预期寿命及一系列的区域内一致性检查,包括普遍的健康状况和环境质量等。本章的 8 个长寿地区包括湖北钟祥市,湖南麻阳县,河南夏邑县,山东青岛市和莱州市,海南澄迈县,广东佛山市和三水区,广西永福县,涵盖了华北、华东、华中和华南地区,分布范围较广。中国老年健康调查数据涵盖的这 8 个长寿地区有 4167 名受访者,包括数量大致相等的百岁老人、90 岁老人、80 岁老人、65~79 岁低龄老人和 40~64 岁的中年对照组样本。在中国老年健康调查研究中,对所抽取地区中所有自愿参与调查的百岁老人进行了访谈;对于每位百岁老人,选取一位邻近的 80 岁老人,一位邻近的 90 岁老人,一位邻近的 65~79 岁的低龄老人和一位年龄在 40~64 岁的对照组样本进行调查,他们的年龄和性别都是预先设定好的。“邻近”的定义比较宽泛——它可以指同一村庄或同一街区,也可以指同一个城镇或同一抽样县市。预先设定的年龄和性别是基于随机分配的百岁老人代码随机确定的,在 90~99 岁、80~89 岁、65~79 岁和 40~64 岁的年龄组中,每个年龄组的男性和女性的数量相近。

在 8 个长寿地区的被访者中,有 536 对百岁老人及其亲生子女接受了访谈。我们的研究对象是百岁老人的年龄在 60~80 岁范围的子女,按这一原则,剔除了109 名 60 岁以下的百岁老人和 10 名 80 岁以上的百岁老人[①]。在 2008~2009 年的中国老年健康调查数据中,生活在相同或邻近村庄/街道的对照组样本的选取标准如下:①亲生父母在 85 岁之前死亡,并且直系兄弟姐妹都没有存活到 85 岁或以上;②对照组人员年龄在 60~80 岁。

本章主要围绕 417 名百岁老人的亲生子女(每个百岁老人只有一个亲生子女参与本次研究)和 560 名没有相关家族长寿史的邻居展开,我们认为这 560 名不相关的邻里样本很适合作为 417 名百岁老人子女的对照组。

II. 核心自变量和协变量

本章中的主要自变量是“被访者是百岁老人的亲生子女(=1),还是直系亲属均没有活到 85 岁及以上的邻里对照组(=0)”。表 25.2 列出了回归模型中的协变量,主要包括基本人口统计学特征、儿童社会经济状况、成年社会经济状况,以及家庭/社会关系和支持等信息。

人口统计变量包括年龄和性别。

儿童时期状况设置了“童年生病能否及时治疗”这一变量,是基于如下问题

---

① 由于本章主要关注健康老龄化问题,年龄低于 60 岁的样本主要来自 40~59 岁的中年对照组,这些样本仅接受了简化的问卷调查,未详细询问各项健康指标信息,因而我们将年龄低于 60 岁的 109 名受访者剔除。此外,我们还剔除了 10 位年龄超过 80 岁的受访者,这些样本的父母和兄弟姐妹均未能存活到 80 岁,选择这些样本作对照组会使问题复杂化。

"当你童年生病时，你能得到及时治疗吗？"，回答"是"或"童年时没有生病"的人被赋值为 1，表示童年时有良好的医疗服务和健康状况，回答"否"则被赋值为 0。根据入户调查手册，"及时治疗"是指当孩子生病时，父母能够让孩子去看医生并得到中医或西医的药物治疗。

成年社会经济状况的变量包括受教育程度（未受过教育 vs. 受过至少一年学校教育）①、自报的家庭经济状况（与社区平均水平相比，经济较好 vs. 经济较差）。

家庭/社会关系和支持变量包括婚姻状况（目前有偶 vs. 无偶，无偶是指离婚、丧偶或从未结婚），存活子女数量，社会及休闲活动指数 [包括园艺、个人户外活动（不包括运动）、饲养家禽或宠物、阅读、打牌/打麻将、听广播/看电视及参加一些有组织的社会活动（不包括宗教活动）等七项变量的加总]。

综上所述，七个回归模型的因变量是衡量生理和心理健康及主观幸福感等不同方面的七个健康指标（请参阅正文中数据部分的"研究方法"），主要自变量是"受访者是百岁老人的亲生子女，还是无家族长寿史的邻里对照组？"，协变量包括两个人口统计变量和六个与童年和成年的社会经济状况和家庭/社会联系有关的环境因素变量。出于探索目的，除了上述六个主要环境因素外，我们还尝试在回归模型中添加了以下协变量：种族（汉族与少数民族）、出生地（农村与城市）、父亲以前的职业、被访样本在 10 岁时父母是否健在、童年时是否经常挨饿、出生孩次别、目前的手臂长度（作为童年时期状况的代理变量）、居住状况（农村与城市）、退休前的职业、经济独立性 [被访者有退休工资和（或）其他收入 vs. 无收入]、子女经常回家探望（至少有一名子女经常探望则赋值为 1，没有子女经常性探望则赋值为 0）。然而，与包含六个主要环境因素和基本人口统计特征的模型相比，在添加了以上 11 个额外的环境因素之后，家族长寿史及与环境因素交互作用的回归系数基本保持不变（模型 V 和 VI 中的显著性水平略有降低）。由此可见，以六个主要环境变量和基本人口统计特征作为协变量的回归模型是稳健的，以上额外的 11 个协变量被证明是多余的，在模型中予以剔除。

Ⅲ. 评估家庭长寿史与环境因素交互作用的方法探讨

下式为本章使用的 logit 回归模型：

$$\text{logit}(H) = \log\left[\frac{P(H=1)}{P(H=0)}\right] = a + b_1 F + b_2 E + b_3 (F \times E) + \sum_{i=4}^{k} b_i X_i + \varepsilon \quad (25.1)$$

其中，H 为健康指标；F 为家族长寿史状态（$F=1$ 为对照组样本，$F=0$ 为百岁老人子女）；E 为六个环境因素之一；X_i 为年龄、性别和另外五个环境因素的协变量；b_1 为家族长寿史变量 F 在 $E=0$ 时对健康 logit（H）的影响系数；b_2 为 $F=0$

---

① 至少一半的 60～80 岁年龄段的中国女性老人未上过学。

时 E 对 logit（H）的影响系数；b_3 为 F 与 E（$F \times E$）交互作用对 logit（H）的影响系数；ε 为随机扰动项。

公式（25.1）中的 b_1、b_2 和 b_3 可以转换为 OR_{FE}，表示个体受环境影响因素 E 和家族长寿史 F 影响的健康相对风险，没有暴露于环境因素（$E = 0$）的百岁老人子女（$F = 0$）作为参考组，具体而言：

$$OR_{00} = 1.0$$
$$OR_{10} = \exp(b_1)$$
$$OR_{01} = \exp(b_2)$$
$$I = \exp(b_3)$$
$$OR_{11} = OR_{10} \times OR_{01} \times I$$

其中，I 为 $F \times E$ 交互作用引起的健康水平的相对超额风险指数，是根据统计教科书和统计软件中采用的标准定义（Rothman，2012；Andersson et al.，2005；de Mutsert et al.，2009），基于乘法的 $F \times E$ 交互项估计得到。OR_{10}，OR_{01} 和 I 的估计是标准统计软件（如 Stata）产生的 logit 回归结果的一部分。

注意，I 的统计显著性代表的是 $F \times E$ 的协同效应显著，其可能不完全反映 $F \times E$ 的交互作用，因为其中可能混杂着家庭长寿史与环境因素之间的相关性影响（简称为 rFE）。rFE 指的是家族长寿史对某些环境因素具有因果影响并通过这些途径间接影响健康水平，换句话说，家族长寿史会诱使人们改变自己所在的环境（Institute of Medicine，2006）。因此，如果 $F \times E$ 的协同效应具有统计学意义，我们需要进行以下辅助分析，以检测 rFE 是否显著存在。如果连续型或离散型环境变量构成的 $F \times E$ 交互作用项的估计系数显著，我们先使用最简单的方差分析（analysis of variance，ANOVA）模型或卡方检验来评估百岁老人子女和邻里对照组之间的环境因素的差异。如果在不控制任何协变量的情况下，通过最简单的 ANOVA 模型或卡方检验显示其差异显著，我们需要进一步进行多元回归分析（调整协变量）以评估百岁老人子女和对照组之间环境因素的差异。对于通过多元回归分析检测到的统计学上显著的 rFE，我们需要使用结构方程模型进行路径分析，并控制住其他相关因素，以探索家族长寿史、环境因素和老年健康之间的交互作用。基于路径分析，我们可以估计通过环境暴露发生作用的家族长寿史的影响效应，以及家族长寿史和环境因素之间交互作用对健康结果的影响。

附表 25.1 和附表 25.2 中的结果表明，通过卡方统计检验和多元回归分析排除了家族长寿史与三个环境因素中的任何一个（童年生病时能及时治疗、存活子女数量、家庭经济状况）之间有相关性（rFE）的可能性。因此，表 25.3 和表 25.4 中列出的 $F \times E$ 交互作用项的估计表示的是家族长寿史与环境因素之间交互作用对健康的影响，不需要做进一步的路径分析。

附表 25.1　用于评估 rFE 是否存在的统计检验（即评估百岁老人子女与对照组暴露于环境因素的差异）

样本类别	（1）童年生病能及时治疗	（2）家庭经济状况良好	（3）存活子女数量/人
百岁老人子女（CC）	30.2%	15.6%	3.48
邻里对照组（NC）	28.0%	11.4%	3.75
两组样本差异检验 p 值	p（Chi-sq.）: 0.458	p（Chi-sq.）: 0.057	p（ANOVA）: 0.016
结论	不存在 rFE	需要进一步评估	需要进一步评估

附表 25.2　进一步比较百岁老人子女和对照组之间环境因素（2）和（3）的差异

因变量	（2）家庭经济地位（logit 模型）	（3）存活子女数量（定序 logit 模型）
无家族长寿史的对照组样本(百岁老人的子女＝0)	0.82 （$p = 0.348$）	1.05 （$p = 0.697$）
年龄/岁	0.99	1.13^{***}
男性（女性＝0）	0.70^{+}	0.71^{**}
60 岁前主要从事白领工作（否＝0）	2.91^{***}	0.90
受过至少一年学校教育（否＝0）	1.93^{*}	1.06
少数民族（汉族＝0）	1.80^{+}	1.03
出生在城市（农村＝0）	1.47	0.93
在兄弟姐妹中排行老大（否＝0）	0.98	1.17
目前为城市居民（农村＝0）	0.81	0.63^{***}
LR chi2	37.6	179.4
Prob＞chi2	0.000	0.000

注：Wald 统计检验表明，在定序 Logit 模型中使用存活子女数量作为因变量时，回归结果满足平行性假设
$+ p < 0.1$, $* p < 0.05$, $** p < 0.01$, $*** p < 0.001$

Ⅳ. 对 $F \times E$ 交互作用的直观解释

正如前面所讨论的，表 25.5 中给出的 OR_{FE} 是个人家族长寿史 F 和环境因素 E 造成的健康的相对风险，使用不暴露在环境因素（$E = 0$）中的百岁老人子女（$F = 0$）作为参照组样本。根据教科书中的标准定义，$I = OR_{11}/(OR_{10}OR_{01})$，这里的 I 是 $F \times E$ 交互项的估计值，即基于乘法假设的 $F \times E$ 交互项的相对超额风险（Rothman，2012；Andersson et al.，2005；de Mutsert et al.，2009）。OR_{10}、OR_{01}、OR_{11} 和 I 的估计值是由标准统计软件（如 Stata）生成的 logit 回归输出的一部分。然而，我们并不知道根据 OR_{10}、OR_{01} 和 I 估计的 OR_{11} 统计上的显著性水平（即 p 值）。我们可以通过在回归方程中设置三个虚拟变量 V_{10}、V_{01}、V_{11} 作为替代，来

估计 OR_{10}、OR_{01}、OR_{11} 及其 p 值。如果 $F=1$，$E=0$，则 $V_{10}=1$；如果 $F=0$，$E=1$，$V_{01}=1$；如果 $F=1$，$E=1$，则 $V_{11}=1$。以 V_{00}（$F=0$，$E=0$）为参照组。在这一替代回归中，可以估计 OR_{11}、OR_{10} 和 OR_{01} 的显著性水平，并根据 OR_{10}、OR_{01} 和 OR_{11} 的估计值计算出 I。值得注意的是，替代回归（具有三个没有交互项的虚拟变量）得到的 OR_{10}、OR_{01}、OR_{11} 和 I 估计值与在常规回归模型（具有两个虚拟变量和一个交互项）中得到的估计值及其显著性完全相同。

附表 25.3 是本章样本年龄性别分布情况。

附表 25.3 按年龄和性别分列的百岁老人子女组和对照组样本频数分布

年龄段	男性			女性			总样本		
	子女组	对照组	合计	子女组	对照组	合计	子女组	对照组	合计
60~64 岁	82	57	139	29	49	78	111	106	217
65~69 岁	87	73	160	26	61	87	113	134	247
70~74 岁	88	63	151	20	62	82	108	125	233
75~80 岁	62	98	160	23	97	120	85	195	280
合计	319	291	610	98	269	367	417	560	977

第 26 章 汉族长寿全基因组关联分析[①]

26.1 与长寿显著相关的基因新位点和新通路

2016 年以前，人们在全基因组范围内只鉴定出两个位点与长寿显著相关。这可能是百岁老人 GWAS 研究样本量不足所致，因为百岁老人基因组可能含有与健康长寿相关的遗传变异。本章报告一个汉族百岁老人队列的 GWAS 研究，其样本量是之前美国和欧洲最大的百岁老人研究样本量的 2.7 倍。我们鉴定出 11 个相互独立的位点与长寿相关，这些位点可以在中国的南北方地区分别被验证。其中两个新位点（rs2069837-IL6 和 rs2440012-ANKRD20A9P）具有全基因组显著性，剩下的位点具有提示性显著性（$p < 3.65 \times 10^{-5}$）。8 个相互独立的位点在汉族、欧洲、美国人群中是重叠的，并且长寿位点 APOE 和 5q33.3 被重复验证。整合分析表明，有四条通路［淀粉、蔗糖和外源物质代谢；免疫应答和炎症（简称免疫）；MAPK（mitogen-activated protein kinase，丝裂原活化蛋白激酶）；钙离子信号］在汉族人群中与长寿高度相关。其中三条通路（MAPK、免疫、钙离子信号）都被其他人群队列研究所支持。淀粉、蔗糖和外源物质代谢通路与长寿相关联的新发现与之前来自果蝇的研究结果是一致的。本章的研究表明，免疫，淀粉、蔗糖和外源物质代谢及它们与环境压力相互作用而组成的保护机制在人类长寿中起着重要的作用。

人类寿命是由基因和环境因素共同决定的复杂性状，随着年龄增长，基因的影响越来越明显（Sebastiani et al.，2012，2016；Tan et al.，2013）。之前的研究发现，绝大多数百岁老人的丧失行为能力期被压缩到生命尽头，表明他们在老年以前，避免了衰老疾病及相关的丧失行为能力（Hitt et al.，1999；Christensen et al.，2008；Andersen et al.，2012）。而且，百岁老人的后代显著地比同龄人更健康（Terry et al.，2004；Zeng et al.，2013a）。因此，百岁老人基因组可能含有与健康长寿相关的遗传变异（Deelen et al.，2014）。近年来，美国和欧洲实施了一些对长寿的 GWAS 研究，但只有两个位点被鉴定为在全基因组水平与长寿显

① 本章由母庆典（浙江大学转化医学研究院硕士研究生）、安鹏（中国农业大学营养与健康系副教授）和宋秭君（浙江大学转化医学研究院博士研究生）、聂超（深圳华大基因研究院研究员）、闵军霞（浙江大学转化医学研究院教授）和曾毅（北京大学国家发展研究院教授、瑞意高等研究所首席科学家及杜克大学老龄和人类发展研究中心教授）根据 Zeng 等（2016a）的英文论文翻译撰写。

著相关：一个是与长寿负相关的著名的 TOMM40/APOE/APOC1 位点（Newman et al., 2010；Sebastiani et al., 2012；Deelen et al., 2014），另一个是在一个全基因组关联研究中由 Deelen 等（2014）鉴定出的位于染色体 5q33.3 上的位点。

尽管人们对这一主题的兴趣很强烈，但缺乏具有基因型、表型信息和足够大的百岁老人样本量的数据库，这阻碍了这一领域的发展（Newman et al., 2010；Sebastiani et al., 2012）。2016 年以前发表的 GWAS 研究中，百岁老人样本量最大的有 801 人，而且只发现了一个具有全基因组显著性的 SNP 位点（Sebastiani et al., 2012）。要发现基因组范围内显著的长寿关联基因，需要大得多的百岁老人样本量和与其民族匹配的对照（Newman et al., 2010；Sebastiani et al., 2016）。

为了寻找更多的长寿相关位点，更好地理解基因和生物通路对长寿的影响，我们用中国老年健康调查的样本进行了 GWAS 研究。这个研究样本包含 2178 位汉族百岁老人，这是过去发表过的百岁老人 GWAS 研究中最大样本量的 2.7 倍（Sebastiani et al., 2012）。样本过滤后还包含 2299 位中年人作为对照，意味着我们的研究具有相当好的统计效力。

我们的工作也代表了第一个研究亚洲人群，更宽泛地说是发展中国家人群长寿的 GWAS。在 20 世纪 90 年代的中国，每 100 万人中有 5 位百岁老人，而同时期的西欧，每 100 万人中有 50 位百岁老人（Jeune and Vaupel, 1995）。比起西方的百岁老人，汉族百岁老人也许更可能有长寿相关和（或）疾病预防基因，因为他们在饥荒、战争高发的死亡率很高的旧体制中幸存下来了。中国接收的国际移民很少，不像西方国家，曾接收过很多来自世界其他地方的国际移民，导致即使同一族群内，遗传组成也相对非均质。因此，即使如人所想由于汉族人长期与周边的中国少数民族相互通婚产生人群子结构（Xu and Jin, 2008），汉族的遗传组成仍比西方民族更均质。比如，据估计，用 F 统计量 F_{ST}（Weir and Hill, 2002）测得的汉族人口样本间的遗传差异平均值（$F_{ST} = 0.002$）比西方人群间的值（$F_{ST} = 0.009$）小得多（Xu and Jin, 2008）。因此，拥有大量汉族百岁老人和中年对照样本的 GWAS 被期待能对长寿相关遗传变异的鉴定有所帮助。

26.2　结　　果

26.2.1　人口特征和分析策略

在基因型鉴定与质控部分有详细的标准质控。基于已有的中国遗传学研究的文献（Xu et al., 2009）和我们的主成分分析（方法的南北地域的分层部分，图 26.1），我们将样本分成两个独立的 GWAS 数据集，分别对应南方和北方。南方数据集有 1063 例百岁老人、887 例对照，北方数据集有 1115 例百岁老人、1412 例对照（表 26.1）。南方、北方和合并数据集的基因组方差膨胀因子（λ）分别是

1.022、1.010 和 1.022，表明人群分层对遗传分析的影响得到了很好的控制（图 26.2）（Purcell et al.，2007）。为了使假阳性率和假阴性率最小化，我们运用了一种新型的双指向性发现—评估策略（Jia et al.，2012）：将南方数据集作为发现数据集时，北方数据集用作评估，反之亦然，这样通过平行分析就充分利用了这两个独立的数据集。当我们分析两个独立的 GWAS 数据集时，经典的单指向性的发现—重复方法，即指定一个数据集作为发现数据集，另一个数据集作为重复，会导致更高的阴性率：那些在发现数据集里 p 值高于阈值、低于名义显著性水平但在重复数据集里刚达到阈值显著性水平的 SNP 位点被大量丢失。而我们的双指向性发现—评估策略可以让我们避免发生这种假阴性率更高的现象。

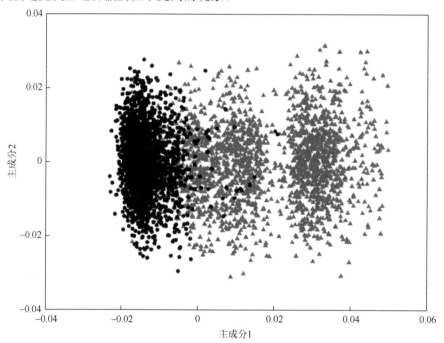

图 26.1　4477 例有效样本的主成分分析结果

▲代表南方地区，●代表北方地区

表 26.1　中国老年健康调查人群基本特征

| 项目 | 中国南方人群 | | | | | | 中国北方人群 | | | | | | 合并 | | | | | |
| | 百岁老人 | | | 对照 | | | 百岁老人 | | | 对照 | | | 百岁老人 | | | 对照 | | |
	男性	女性	全部	男性	女性	全部	男性	女性	全部	男性	女性	全部	男性	女性	全部	男性	女性	全部
数量/例	278	785	1063	265	622	887	286	829	1115	508	904	1412	564	1614	2178	773	1526	2299
平均年龄/岁	100.0	101.8	101.3	50.4	50.0	50.1	100.8	102.0	101.7	47.9	47.1	47.3	100.4	101.9	101.5	48.7	48.2	48.4
标准差	3.57	3.37	3.50	6.64	8.05	7.65	3.28	3.38	3.40	6.54	7.38	7.10	3.44	3.38	3.45	6.68	7.79	7.44

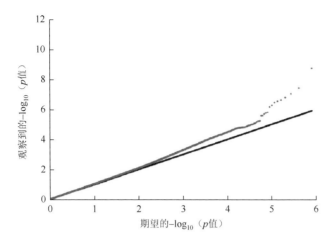

图 26.2　在合并数据集的基因型中观察到的–log₁₀（p 值）和期望的
–log₁₀（p 值）quantile-quantile 图

基因组方差膨胀因子是 1.022

　　我们将一个先验的发现阈值 $p < 10^{-4}$ 定义为发现阈值 p 值。而在评估阶段使用了名义显著性 $p < 0.05$。我们执行 GWAS 时在 PLINK（版本 1.06）里运行了根据第一和第二主成分的特征向量与性别进行调整的逻辑回归。通过使用在双指向性发现—评估分析中鉴定出的 SNP 位点，我们进行了合并分析：比较了汉族 2178 名百岁老人和 2299 名中年对照，也根据性别和南北区域的地理分层进行了调整。另外，我们还进行了荟萃分析，将来自中国南北区域的两个独立的数据集视为两个组别。然后我们将自己的结果与欧盟长寿基因联盟、美国新英格兰百岁老人研究这些长寿 GWAS 的数据进行了评估和比较分析。为了将先前的 SNP 关联分析向理解长寿背后的生物过程延伸，我们进行了通路和网络分析。

26.2.2　汉族长寿相关 SNP 位点的关联分析

　　在双指向性发现—评估分析中，我们鉴定出了在中国南、北方相互独立的 GWAS 数据集里得以重复的 11 个独立的位点（表 26.2 和图 26.3）。所有 11 个位点在合并数据集里与长寿关联的 p 值小于 $p < 3.65×10^{-5}$，其中有 2 个位点，rs2069837（染色体 7p15.3，*IL6*，$p < 1.80×10^{-9}$）和 rs2440012（染色体 13q12.12，*ANKRD20A9P*，$p < 3.73×10^{-8}$）达到了全基因组显著性（$p < 5×10^{-8}$）（表 26.2 和图 26.3）。*IL6* 之前已被报道和长寿相关（Christiansen et al.，2004；Soerensen et al.，2013），但这个研究中鉴定出的 rs2069837 是 *IL6* 位点内的新信号。汉族百

表 26.2 使用独立的中国南北方 GWAS 数据集分别作为发现—评估数据集鉴定出的 11 个相互独立的位点

SNP 位点	染色体	临近基因	中国北方人群			中国南方人群			合并		
			次要等位基因频率（百岁老人/对照）	p	OR	次要等位基因频率（百岁老人/对照）	p	OR	次要等位基因频率（百岁老人/对照）	p	OR
rs2069837	7	IL6（内含子区）	0.018/0.033	5.98×10^{-3}	0.58	0.086/0.134	1.00×10^{-6}	0.64	0.053/0.095	1.80×10^{-9}	0.61
rs2440012	13	ANKRD20A9P（外显子区）	0.050/0.092	1.38×10^{-6}	0.51	0.057/0.079	2.26×10^{-3}	0.69	0.054/0.084	3.73×10^{-8}	0.60
rs145672791	21	ANKRD30BP2, MIR3156-3	0.003/0.011	5.08×10^{-3}	0.27	0.004/0.022	9.88×10^{-6}	0.20	0.004/0.018	8.95×10^{-8}	0.22
rs61856137	10	AKR1C2, AKR1C3	0.019/0.032	9.85×10^{-3}	0.57	0.040/0.070	1.56×10^{-5}	0.55	0.029/0.056	1.60×10^{-7}	0.54
rs2704588	4	FAM13A（内含子区）	0.004/0.013	4.32×10^{-3}	0.29	0.005/0.021	3.26×10^{-5}	0.24	0.004/0.018	2.38×10^{-7}	0.25
rs1487614	4	BEND4, SHISA3	0.112/0.146	1.85×10^{-3}	0.74	0.103/0.141	8.13×10^{-5}	0.71	0.107/0.143	2.87×10^{-7}	0.72
rs10934524	3	EPHA6（基因上游区域）	0.453/0.384	2.97×10^{-5}	1.35	0.470/0.431	4.76×10^{-3}	1.19	0.462/0.413	5.33×10^{-7}	1.27
rs57681851	4	ZFYVE28（内含子区）	0.187/0.136	7.05×10^{-5}	1.45	0.155/0.128	7.75×10^{-3}	1.26	0.170/0.131	1.83×10^{-6}	1.35
rs7213812	17	ASIC2（内含子区）	0.216/0.161	1.36×10^{-5}	1.45	0.176/0.152	2.84×10^{-2}	1.18	0.196/0.155	6.33×10^{-6}	1.29
rs9568833	13	OLFM4, MIR1297（外显子区）	0.145/0.193	7.85×10^{-5}	0.71	0.144/0.168	2.46×10^{-2}	0.84	0.144/0.177	1.77×10^{-5}	0.78
rs405509	19	APOE（基因上游区域）	0.374/0.316	7.92×10^{-5}	1.32	0.308/0.279	2.56×10^{-2}	1.15	0.341/0.293	3.64×10^{-5}	1.21

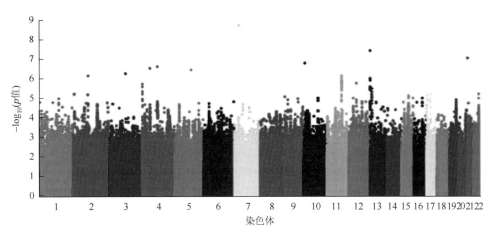

图 26.3　曼哈顿图展示合并了的 GWAS 数据集里长寿关联的结果

岁老人中 rs2069837 的次要等位基因显著没有中年个体中那么频繁（OR = 0.61，$p < 1.80 \times 10^{-9}$），表明这个位点对长寿的影响是有害的。这个结果与已经发表的研究发现相一致，IL6 基因可以作为机能衰退和不良健康状况（包括死亡风险增加）的炎症性生物标志物（Bonafè et al.，2001；Cohen et al.，2003）。另一个新 SNP 位点 rs2440012 位于一个附属于长非编码 RNA[①]（long noncoding RNA，lncRNA）分类的假基因——ANKRD20A9P 内部。这个独特的非编码转录本变体的生物学功能还有待表征。

　　表 26.2 发现阶段长寿相关性 $p < 10^{-4}$，评估阶段至少达到名义显著性（$p < 0.05$）。注意：SNP 位点 rs57681851 和 rs7213812 是被估算的，而表 26.2 中所列的其他 9 个 SNP 位点是进行了基因型鉴定的。

　　其他 9 个可以重复出来的长寿相关位点 p 值处于暗示性显著水平（$p < 3.65 \times 10^{-5}$），其中，TOMM40/APOE/APOC1 位点特别令人关注，因为它与长寿的关系已被人熟知（Newman et al.，2010；Sebastiani et al.，2012；Deelen et al.，2014），接下来我们会详细讨论它。其余的 8 个重复位点有 rs145672791（MIR3156-3，21q11.2，28 kb 基因下游区域），rs61856137（AKR1C2，10p15.1，27 kb 基因上游区域），rs2704588（FAM13A，4q22.1，内含子区），rs1487614（BEND4，4p13，114 kb 基因上游区域），rs10934524（EPHA6，3q11.2，383 kb 基因上游区域），rs11658235 和 rs7212444（ASIC2，17q12，内含子区）和 rs9568833（OLFM4，13q14.3，200 kb 基因下游区域）。

　　总的来说，这 11 个与长寿相关的位点，解释了从中年活到 100 岁以上的过程中产生的变异的 3.38%，而基于合并分析中用限制最大似然估计（restricted estimation maximum likelihood，REML）法（Bonafè et al.，2001）评估出的效果，每个位点的贡献从 0.39%（rs9568833-OLFM4）到 1.0%（rs2069837-IL6）不等。

_____

① 即 ribonucleic acid，核糖核酸。

　　值得注意的是，表 26.2 中所列出的 11 个 SNP 位点的性别特异性相关分析表明，它们在男性和女性中的影响是同向的，有着非常相似的 OR 值（表 26.3）。所有 11 个 SNP 位点在女性中的 p 值都小于 10^{-3}。11 个 SNP 位点里有 10 个在男性中达到了名义显著性 p 值（$p < 0.05$），另一个 SNP 位点在男性中的 p 值是 0.0549（表 26.1）。这 11 个在发现和评估数据集中得以重复的 SNP 位点，对长寿的影响在方向或大小上有着跨性别的相似性，这与其他长寿 GWAS 的结果相一致（Sebastiani et al.，2012；Deelen et al.，2014），非重复性 SNP 位点的性别差异不在本章的讨论范围，我们将在接下来的研究中继续探索。

表 26.3　对 11 个在南北方人群中与长寿显著关联的 SNP 位点的性别特异分析

SNP 位点	染色体	临近基因	男性			女性			性别差异 p 值
			次要等位基因频率（百岁老人/对照）	p	OR	次要等位基因频率（百岁老人/对照）	p	OR	
rs2069837	7	IL6（内含子区）	0.052/0.118	1.45×10^{-6}	0.47	0.053/0.084	2.02×10^{-4}	0.70	0.0365
rs2440012	13	ANKRD20A9P（外显子区）	0.048/0.084	6.92×10^{-4}	0.55	0.056/0.084	1.30×10^{-5}	0.62	0.4182
rs145672791	21	MIR3156-3（28kb 基因下游区域）	0.006/0.022	4.96×10^{-3}	0.28	0.003/0.016	9.48×10^{-6}	0.20	0.5057
rs61856137	10	AKR1C2（27kb 基因上游区域）	0.032/0.058	8.94×10^{-3}	0.57	0.029/0.055	6.56×10^{-6}	0.54	0.8550
rs2704588	4	FAM13A（内含子区）	0.001/0.020	3.68×10^{-3}	0.05	0.005/0.017	1.39×10^{-4}	0.33	0.0661
rs1487614	4	BEND4（114kb 基因上游区域）	0.112/0.142	2.63×10^{-2}	0.77	0.106/0.144	3.71×10^{-6}	0.70	0.5939
rs10934524	3	EPHA6（383kb 基因上游区域）	0.463/0.420	1.81×10^{-2}	1.23	0.462/0.409	8.48×10^{-6}	1.29	0.6622
rs57681851	4	ZFYVE28（内含子区）	0.174/0.136	9.66×10^{-3}	1.35	0.169/0.129	4.74×10^{-5}	1.35	0.8490
rs7213812	17	ASIC2（内含子区）	0.210/0.163	5.35×10^{-3}	1.33	0.191/0.152	1.71×10^{-4}	1.29	0.7760
rs9568833	13	OLFM4（200kb 基因下游区域）	0.162/0.192	4.13×10^{-2}	0.81	0.138/0.170	3.36×10^{-4}	0.77	0.7554
rs405509	19	APOE（200bp 基因上游区域）	0.342/0.295	5.49×10^{-2}	1.18	0.340/0.292	2.52×10^{-4}	1.22	0.9565

注：性别差异的 p 值计算自基于性别特异的 OR 值的 Woolf's 检验

26.2.3　研究结果与不同人群的长寿 GWAS 研究的比较

　　为了研究汉族、欧洲、美国人群之间长寿的遗传关联上的相似性和差异，我们将汉族 GWAS 作为发现数据集，两个欧洲/美国研究作为评估数据集，进行了比较和评估分析。用于评估的两个 GWAS 研究，一项是来自欧盟长寿基因联盟，包含了来自荷兰、丹麦、冰岛、德国、意大利、英国、瑞典的 14 项研究，有 5406 名 90 岁以上的老人、15 112 名 65 岁以下的对照；另一项是美国新英格兰百岁老人研究，有 1030 名长寿个人（男性年龄在 95 岁及以上，女性年龄在 100 岁及以上）和 368 名平均年龄为 79.9 岁的对照（Sebastiani et al.，2012）。

　　表 26.4 里的结果显示，与长寿相关并在中国老年健康调查南北方 GWAS 数据集里得以重复的 11 个 SNP 位点中，有 6 个 SNP 位点可以在另外两个长寿 GWAS 项目中的至少一个中有可用数据。有 1 个 SNP 位点不在另外两个长寿 GWAS 里有可用数据，但它有 1 个来自欧盟人群 SNP 数据库的通过连锁不平衡计算得到的代理 SNP（$r^2 = 0.97$）（表 26.3）。APOE 中有一个叫 rs405509 的 SNP 位点，可以在中国老年健康调查的南北方数据集中重复，也得以同时在欧盟（$p < 2.75 \times 10^{-6}$）和美国新英格兰 GWAS（$p < 2.46 \times 10^{-3}$）队列研究中被验证，鉴定出一个新的 SNP 特异性（表 26.4）。

　　我们对在汉族 GWAS 合并数据集中有边缘性显著水平（$p < 10^{-4}$）的 723 个长寿相关的 SNP 位点进行了额外的评估/比较分析。723 个 SNP 中，267 个在欧盟 GWAS 中可找到，37 个在美国新英格兰 GWAS 中可找到。在这些 SNP 里，汉族 GWAS 中有 8 个独立的长寿相关 SNP（$p < 2.46 \times 10^{-4}$）至少与欧盟和美国新英格兰 GWAS 中的 1 个 GWAS 相重叠，其中，与欧盟 GWAS 重叠 8 个 SNP，与美国新英格兰 GWAS 重叠两个 SNP。所以，在三个数据集中都得以重复出来的 SNP 是前文提到的 APOE 里的 rs405509 和 TOMM40/APOE/APOC1 里的 rs4420638，其在汉族、欧洲、美国新英格兰人群中关联分析的 p 值分别是 7.85×10^{-5}、4.09×10^{-21}、1.03×10^{-9}（表 26.5）。

　　另外，我们对之前发表的 4 个主要长寿 GWAS 研究中发现的 54 个 SNP 位点（$p < 10^{-4}$）进行了评估（Newman et al.，2010；Sebastiani et al.，2012；Broer et al.，2015；Deelen et al.，2014），发现其中 44 个 SNP 位点在汉族中可以找到。而 44 个 SNP 位点中，39 个 SNP 位点在汉族中与长寿没有关联（$p > 0.05$）。欧盟、美国新英格兰 GWAS 中报道的 TOMM40/APOE/APOC1 区域的 4 个 SNP 位点在汉族 GWAS 中得以重复出来，$p < 10^{-4}$（表 26.5）。此外，我们的汉族 GWAS 鉴定出了 TOMM40/APOE/APOC1 区域内另外 10 个 $p < 10^{-4}$ 的 SNP 位点，其中 8 个 SNP 位点与欧盟、美国新英格兰长寿 GWAS 报道的显著 SNP 位点有很高的连锁不平衡性（$r^2 = 1.0$ 或 0.99），另外两个 SNP 位点从未被报道过（表 26.6 和表 26.7）。考虑到 TOMM40/APOE/APOC1 区域内有大量的长寿相关 SNP 位点，我们进行了条件性分析，以鉴定出这个位点内独立的关联信号。排在最前面的独立关联是 $p = 3.64 \times 10^{-5}$ 的 rs405509。当以 rs405509 为条件时，我们观察到 rs71352238 处有次级的独立关联（$p_{conditional} = 2.1 \times 10^{-4}$）（图 26.4）。根据 rs405509 和 rs71352238 进行调整后，在这个位点内，我们再没发现其他显著关联（$p > 0.01$）（图 26.5）。

表 26.4　11 个在南北方人群中与长寿显著关联的 SNP 位点与欧盟/美国新英格兰地区长寿人群的比较

SNP 位点	染色体	染色体位置	临近基因	变异/参考位点	次要等位基因频率（案例组/对照组）	汉族南北方研究		欧盟研究		美国新英格兰研究	
						p	OR	效应位点影响方向	p	OR	p
rs2069837	7	22768027	IL6（内含子区）	G/A	0.053/0.095	1.80×10^{-9}	0.610	+	0.90	0.88	0.25
rs2440012	13	19440123	ANKRD20A9P（非编码外显子区）	G/C	0.054/0.084	3.73×10^{-8}	0.602	NA	NA	NA	NA
rs145672791	21	14750023	MIR3156-3（28kb 下游区域）	A/G	0.004/0.018	8.95×10^{-8}	0.219	NA	NA	0.39	0.25
rs61856137	10	5087978	AKRIC2（27kb 上游区域）	T/G	0.029/0.056	1.60×10^{-7}	0.544	NA	NA	NA	NA
rs2704588	4	89849772	FAM13A（内含子区）	C/T	0.004/0.018	2.38×10^{-7}	0.248	NA	NA	NA	NA
rs1487614	4	42269480	BEND4（114kb 上游区域）	T/C	0.107/0.143	2.87×10^{-7}	0.716	−	0.066	0.93	0.23
rs10934524	3	96150160	EPHA6（383kb 上游区域）	T/C	0.462/0.413	5.33×10^{-7}	1.266	+	0.98	1.01	0.46
rs57681851	4	2290698	ZFYVE28（内含子区）	G/T	0.170/0.131	1.83×10^{-6}	1.348	NA	NA	NA	NA
rs7213812	17	31448649	ASIC2（内含子区）	C/A	0.196/0.155	6.33×10^{-6}	1.29	+	0.275	NA	NA
rs9568833	13	53827016	OLFM4（200kb 下游区域）	T/C	0.144/0.177	1.77×10^{-5}	0.778	NA	NA	0.83	0.46
rs405509	19	45408836	APOE（200bp 上游区域）	G/T	0.341/0.293	3.64×10^{-5}	1.210	+	2.75×10^{-6}	1.29	2.46×10^{-3}

注：NA 表示不可得，下同

表26.5　在汉族GWAS南北方人群中与长寿相关（$p<10^{-4}$）并在欧盟和美国新英格兰GWAS里p值小于0.05的独立SNP位点

SNP位点	染色体	染色体位置	临近基因	效应位点	参考位点	汉族南北方研究			欧盟研究		美国新英格兰研究	
						次要等位基因频率（案例组/对照组）	p	OR	效应位点影响方向	p	OR	p
rs4420638	19	45422946	APOC1	G	A	0.086/0.112	7.85×10^{-5}	0.746	−	4.09×10^{-21}	0.326	1.03×10^{-9}
rs9989350	15	97589967	SPATA8, LOC91948	G	C	0.235/0.277	6.09×10^{-5}	0.820	−	0.006	NA	NA
rs12650823	4	42253022	BEND4, SHISA3	T	A	0.094/0.122	6.09×10^{-5}	0.755	−	0.010	NA	NA
rs3114020	4	89083666	ABCG2	T	C	0.377/0.330	5.93×10^{-5}	1.195	+	0.022	NA	NA
rs4696616	4	155801039	RBM46, NPY2R	A	T	0.132/0.163	9.86×10^{-5}	0.785	−	0.041	NA	NA
rs931612	11	91832242	MIR4490, FAT3	T	C	0.097/0.073	6.13×10^{-5}	1.363	+	0.018	NA	NA
rs12739724	1	5038051	AJAP1, MIR4417	A	G	0.062/0.086	1.56×10^{-5}	0.695	−	0.018	1.19	0.187

这些结果证明，*TOMM40/APOE/APOC1* 区域内的这两个独立关联，可以解释汉族 GWAS 里这个区域内所有的其他关联信号。

表 26.6   汉族 GWAS 中新研究发现以及在欧美研究中的对比（一）

染色体位置	SNP 位点	汉族 GWAS		欧盟 GWAS		美国新英格兰 GWAS	
		p 值	风险比 OR	p 值	风险比 OR	p 值	风险比 OR
19q13	rs4420638	7.85×10^{-5}	0.74	3.40×10^{-36}	0.72	1.03×10^{-9}	0.33
19q13	rs2075650	1.74×10^{-5}	0.71	4.46×10^{-14}	<1.0	4.92×10^{-8}	0.44
19q13	rs6857	3.28×10^{-5}	0.71	5.11×10^{-17}	<1.0	NA	NA
19q13	rs405509	3.64×10^{-5}	1.21	8.51×10^{-5}	>1.0	2.46×10^{-3}	1.29

注：本表在汉族 GWAS 合并数据集里鉴定出来的 *TOMM40/APOE/APOC1* 区域里与长寿相关（$p < 10^{-4}$）的 4 个 SNP 位点，要么是之前被报道的长寿 SNP 位点，要么与欧盟和美国新英格兰 GWAS 报道的长寿 SNP 位点有高度连锁不平衡

表 26.7   汉族 GWAS 中新研究发现以及在欧美研究中的对比（二）

染色体位置	汉族 GWAS 中新研究发现的位点			欧盟和美国新英格兰 GWAS 研究中报道且与中国老年健康调查研究高度连锁的位点	
	SNP 位点	p 值	风险比 OR	研究中报道的 SNP 位点	连锁度量值 r^2
19q13	rs73052335	1.23×10^{-5}	0.71	rs4420638	0.99
19q13	rs71352238	1.66×10^{-5}	0.71	rs6857	1.00
19q13	rs34404554	2.39×10^{-5}	0.71	rs2075650	1.00
19q13	rs10414043	3.27×10^{-5}	0.72	NA	NA
19q13	rs7256200	4.04×10^{-5}	0.72	rs405509	1.00
19q13	rs12721046	4.18×10^{-5}	0.73	rs4420638	1.00
19q13	rs7259620	4.44×10^{-5}	1.21	rs405509	0.90
19q13	rs11556505	4.96×10^{-5}	0.72	rs6857	0.99
19q13	rs56131196	5.93×10^{-5}	0.74	rs4420638	1.00
19q13	rs12721051	6.45×10^{-5}	0.75	NA	NA

注：本表在汉族 GWAS 合并数据集里鉴定出来的 *TOMM40/APOE/APOC1* 区域里与长寿相关（$p < 10^{-4}$）的 10 个 SNP 位点，要么是之前被报道的长寿 SNP 位点，要么与欧盟和美国新英格兰 GWAS 报道的长寿 SNP 位点有高度连锁不平衡

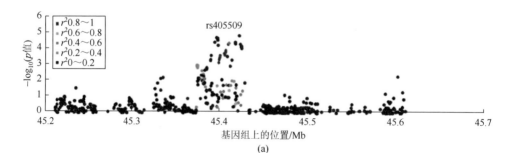

(a)

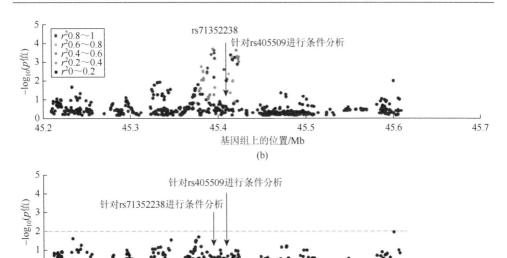

(b)

(c)

图 26.4 在 *TOMM40/APOE/APOC1* 区域两个独立的信号

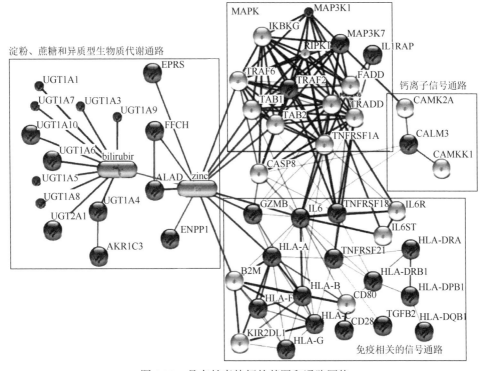

图 26.5 具有长寿特征的基因和通路网络

注: bilirubir 为药物和化合物, zinc 为锌离子; 圆形节点均代表蛋白或营养物质, 椭圆形节点代表营养物质
区别于基因的蛋白产物; 线越粗代表关联越强

欧盟 GWAS（Deelen et al.，2014）报道的在全基因组范围内具有显著性的长寿位点 5q33.3（rs2149954，$p=1.74\times10^{-8}$）在汉族 GWAS 里展现出 $p=0.02$ 的同向效用。我们还发现曾被报道的长寿基因 *FOXO3* 的 4 个 SNP 位点与长寿相关联，在汉族里 $p<0.04$，比值比大约为 1.2。（数据未展示，可联系作者获取）

在汉族 GWAS 里鉴定出的全基因组显著性位点 rs2069837（$p=1.80\times10^{-9}$），位于染色体 7p15.3 上的 *IL6* 基因的内含子区域（表 26.2）。之前被报道的与长寿相关的 *IL6* 里的 SNP 位点 rs2069827（Christiansen et al.，2004；Soerensen et al.，2013）在汉族里并未发现有关联，但根据 HaploReg v2 里千人基因组计划数据集的注释，它在欧洲人群中相当普遍。类似地，我们鉴定出 SNP 位点 rs2069837 在亚洲人群里的次要等位基因频率是 0.14，但在欧洲人群里是 0.09，提示之前被报道的 SNP 位点 rs2069827 是个欧洲人特异性的长寿相关基因型，而我们鉴定出的 SNP 位点 rs2069837 可以是汉族特异性的长寿相关基因型。这两个 *IL6* 的基因变体在汉族人与欧洲人中对长寿起着相反作用的发现强调了跨种族的遗传异质性对长寿的影响。

简单来说，我们的比对分析提示，中国汉族、欧洲、美国人群间与长寿的遗传关联既有相当大的相似又有相当大的不同。进一步的跨国荟萃分析是有必要的，以此去深入理解跨种族人群的基因与人类长寿的关联。

26.2.4　通路和网络分析

我们通过使用一种改善了的用于 GWAS 的基因集富集分析（gene set enrichment analysis，GSEA）方法——i-GSEA4GWAS（Zhang et al.，2010），进行了通路分析。25 条经典通路被评为显著富集（FDR [①] <0.05，校正后 $p\leqslant0.04$）并与长寿相关（表 26.8）。它们按照功能可以分为 4 条主要通路：淀粉、蔗糖和异型生物质代谢（10 条被富集的通路），免疫（7 条被富集的通路），MAPK（4 条被富集的通路）和钙离子信号（2 条被富集的通路），加上两条其他显著被富集的通路（表 26.8 和图 26.5）。我们发现的这 4 条显著与长寿相关的主要通路普遍和阿尔茨海默病 GWAS 研究结果相似，其中有超过 20 条在统计上有显著关联信号的基因（Lambert et al.，2013），它们映射在相对少的主要显著通路里，包括脂代谢、炎症反应、内吞作用和免疫反应（Karch et al.，2014）。

---

① 即 false discovery rate，错误发现率。

表 26.8 富集在长寿特征的 25 条经典通路

通路/基因集名称	描述	p 值	FDR	显著基因/选择的基因/所有基因
淀粉和蔗糖代谢	UGT1A8，UGT1A10，UGT1A7，UGT1A9，UGT1A1，UGT1A6，UGT1A3，UGT1A5，UGT1A4，ENPP1	<0.001	0	10/23/44
HSA00500_淀粉和蔗糖代谢	UGT1A8，UGT1A10，UGT1A7，UGT1A9，UGT1A6，UGT1A3，UGT1A5，UGT1A4，UGT1A1，UGT2A1，ENPP1	<0.001	0.001	11/35/84
HSA00040_戊糖和葡萄糖醛酸酯互换	UGT1A8，UGT1A10，UGT1A7，UGT1A9，UGT1A1，UGT1A6，UGT1A3，UGT1A5，UGT1A4，UGT2A1	<0.001	0	10/13/25
伊立替康通路PHARMGKB	ABCG2，UGT1A8，UGT1A10，UGT1A7，UGT1A9，UGT1A6，UGT1A3，UGT1A5，UGT1A4，UGT1A1	<0.001	0	10/12/18
HSA00980_细胞色素P450介导的异型生物质代谢	AKR1C3，UGT1A8，UGT1A10，UGT1A7，UGT1A9，UGT1A6，UGT1A3，UGT1A5，UGT1A4，UGT1A1，UGT2A1，ADH4	<0.001	0	13/21/41
HSA00860_卟啉和叶绿素代谢	UGT1A8，UGT1A10，UGT1A7，UGT1A9，ALAD，UGT1A1，UGT1A6，UGT1A3，UGT1A5，UGT1A4，，UGT2A1，FECH，EPRS	<0.001	0	13/21/41
卟啉和叶绿素代谢	UGT1A8，UGT1A10，UGT1A7，UGT1A9，ALAD，UGT1A1，UGT1A6，UGT1A3，UGT1A5，UGT1A4，FECH，EPRS	<0.001	0	12/14/26
HSA00604_鞘糖脂生物合成神经节苷脂糖	ST6GALNAC4，GLB1，ST6GALNAC3，ST6GALNAC6	<0.001	0.001	4/11/16
HSA00150_雄激素和雌激素代谢	UGT1A8，UGT1A10，UGT1A7，UGT1A9，UGT1A6，UGT1A3，UGT1A5，UGT1A4，UGT1A1，UGT2A1	<0.001	0.018	10/31/54
HSA00760_烟酸和烟碱代谢	BST1，NMNAT2，ENPP1，NT5C2	<0.001	0.0177	4/12/24
他汀类药物通路_PHARMGKB	APOC1，APOE，APOA4，APOC3	<0.001	0.0001	4/9/20
HSA04940_I型糖尿病	HLA-DRA，HLA-DPB1，HLA-B，HLA-A，HLA-F，GZMB，HLA-G，HLA-DRB1，CD28，HLA-DQB1，HLA-C，GAD2	<0.001	0.0006	12/29/45
HSA04514_细胞黏附分子	MPZ，PVRL2，CNTN1，HLA-DRA，HLA-DPB1，HLA-B，HLA-A，CNTNAP2，CDH4，HLA-F，MAG，CLDN20，HLA-G，ITGA6，HLA-DRB1，GLG1，CLDN15，CD28，ITGB2，NRXN1，HLA-DQB1，CDH15，HLA-C，CLDN14，NEO1	<0.001	0.001	25/79/134
红斑通路	IL6，TGFB2	<0.001	0.001	2/10/15

左侧分组标签：淀粉、蔗糖和异型生物质代谢；免疫

续表

通路/基因集名称		描述	p 值	FDR	显著基因/选择的基因/所有基因
免疫	HSA04612_抗原处理和呈递	HLA-DRA，HLA-DPB1，HLA-B，HLA-A，HLA-F，CANX，HLA-G，HLA-DRB1，HLA-DQB1，HLA-C	<0.001	0.001	10/34/83
	炎症通路	IL6，HLA-DRA，TGFB2，HLA-DRB1	0.004	0.024	4/16/29
	HSA04060_细胞因子-细胞因子受体互作	IL6，CXCL13，TNFRSF10C，BMPR1A，TNFRSF11B，IL2RB，VEGFA，GHR，TNFRSF1B，TNFSF13B，IL15RA，IL1RAP，GF，TNFRSF21，PLEKHO2，TGFB2，BMPR1B，IL28RA	<0.001	0.0259	18/114/257
MAPK	P38-MAPK 通路	MAP3K1，MAP3K7，TGFB2，TRAF2，MEF2B	0.003	0.0357	5/22/40
	白介素 1 受体通路	IL6，MAP3K1，MAP3K7，TGFB2，IL1RAP	<0.001	0.0173	5/17/33
	ST_肿瘤坏死因子通路	TNFRSF1B，MAP3K7，TRAF2	<0.001	0.011	3/12/29
	凋亡	MAP3K1，BIRC5，TNFRSF1B，GZMB，TNFRSF21，IRF2，IRF1	<0.001	0.0113	7/26/71
钙离子信号	一氧化氮通路	PDE3A，CALM3，RYR2，PRKG2，BDKRB2，PRKG1	<0.001	0.0009	6/15/31
	钙离子-钙调蛋白通路	CALM3，CAMKK1，CAMK2A	0.006	0.0448	3/10/14
两条其他被富集的通路	mRNA 加工_REACTOME	CLK4，DHX16，METTL3，SNRPN，SNURF，BRUNOL4，LSM2，CUGBP2	0.004	0.0273	8/37/124
	前列腺素和白三烯代谢	AKR1C3，LTA4H，PLA2G5	0.003	0.0074	3/13/32

我们目前的研究鉴定出的 4 条主要通路里，P38-MAPK（Asai et al.，2002）和免疫（Naumova et al.，2011）之前就被报道和长寿相关。特别是 P38-MAPK 在 IL6 受体下游发挥作用，这或许解释了这种关联。P38-MAPK 也在 *FOXO* 上游，前面提到过，之前的 GWAS 报道过 *FOXO* 与长寿相关联。另外，我们也注意到 P38-MAPS 也可以被 AMPK 激活，其在 *mTOR* 上游，*mTOR* 的激活已经被证明可以延长线虫（Apfeld et al.，2004）、小鼠（Anisimov et al.，2008）、酵母（Yao et al.，2015a，2015b）的生存期限。一个研究鉴定出 *mTOR* 信号与衰老表型显著相关（Li et al.，2015），这与我们的研究结果相同。

在我们这个研究之前，在欧洲人和美国人 GWAS 里都没有鉴定出蔗糖和外源物质代谢、钙离子信号与人类长寿相关。中国饮食富含碳水化合物，主要是淀粉和蔗糖，通常脂肪含量很低。蔗糖是葡萄糖和果糖的异源二聚体，而淀粉是葡萄糖聚合物，这两种分子都被在肠道分解。释放的葡萄糖导致胰岛素响应，果糖不产生胰岛素响应，但当它被过量消耗，它会促进多种慢性代谢疾病的发生。果糖代谢也会促进活性氧的生成，导致细胞机能失调和衰老（Semchyshyn et al.，2011）。

因此，我们的新发现——淀粉、蔗糖和外源物质代谢通路在汉族人群中与人类长寿显著相关，这是可以理解的，因为中国百岁老人携带的有利的防御基因型可能与他们的高碳水饮食相互作用而达到最大程度的长寿。另外，这个新发现与膳食来源的碳水化合物（主要是蔗糖和淀粉）可能会影响果蝇的生存期限的假设是一致的（Troen et al.，2007）。

钙离子稳态变化促进衰老性的神经退行性疾病的发生，包括阿尔茨海默病，钙离子信号的药理学抑制剂已被证明可以挽救阿尔茨海默病鼠患病神经元的结构可塑性缺陷所致的死亡（Zhang et al.，2015）。我们的分析表明，钙离子信号对延长寿命有潜在的重要影响。

值得注意的是，Tan 等（2016）对平均入组年龄为 76 岁的丹麦双胞胎进行了为期 10 年的纵向表观基因组范围关联研究。我们汉族 GWAS 里发现的与长寿相关的 4 条主要显著通路中的 3 条（MAPK、免疫和钙离子信号通路），在他们的研究中也是显著通路，他们的工作支持了这些通路的长寿相关性。有意思的是，在线虫衰老过程中，汉族 GWAS 发现的这 4 条主要显著通路的基因表达水平是受不同程度调控的（He et al.，2014）。在人类和动物模型中，这些主要通路与长寿的相关性以及衰老过程中被不同程度调控的结果是始终如一的，表明这 4 条主要通路的功能可调对长寿和衰老有着深远的影响。

为了进一步理解鉴定出的主要通路里基因的互相联系，我们在 STITCH 里进行了网络分析（方法的基因互作网络分析部分），鉴定出 25 条富集通路里具有高度代表性的 35 个基因（表 26.9）。这 35 个具有高度代表性的基因包括基因家族成员 UGT1A（抵抗有机分子如小分子毒素的基因簇）和 HLA（在免疫中发挥作用，防范病原体），提示了对于长寿很重要的潜在防御性机制。我们发现介导防御机制并在长寿中起作用的 4 条主要通路是高度互连的。例如，在我们的 SNP 和通路分析里排行前列的 IL6 是免疫反应、炎症和通过 IL6 受体激活 P38 的关键基因。反过来，P38-MAPK 通路通过调控许多与免疫反应相关的保护基因来介导病原体特异性的反应，进而促进长寿（Troemel et al.，2006）。小分子解毒的 UGT1A 基因簇和 HLA 家族的加入，对防御性机制对于成功的长寿十分重要这一概念给予了进一步的支持。

总的来说，我们的数据有力地表明，长寿位点代表了一种多基因/通路与环境的复杂交互作用（尤其是饮食在其中发挥着重要作用），最终汇聚在特定的生物过程中。

表 26.9 富集在长寿特征的 25 条经典通路里 35 个高度代表性的基因（包含 531 个与长寿相关且 p 值小于 0.01 的 SNP 位点）

在富集通路中出现的次数	基因 ID	基因名
8	UGT1A10	UDP 葡萄糖醛酸基转移酶 1 家族，多肽 A10
8	UGT1A1	UDP 葡萄糖醛酸基转移酶 1 家族，多肽 A1

续表

在富集通路中出现的次数	基因 ID	基因名
8	UGT1A3	UDP 葡萄糖醛酸基转移酶 1 家族，多肽 A3
8	UGT1A4	UDP 葡萄糖醛酸基转移酶 1 家族，多肽 A4
8	UGT1A5	UDP 葡萄糖醛酸基转移酶 1 家族，多肽 A5
8	UGT1A6	UDP 葡萄糖醛酸基转移酶 1 家族，多肽 A6
8	UGT1A7	UDP 葡萄糖醛酸基转移酶 1 家族，多肽 A7
8	UGT1A8	UDP 葡萄糖醛酸基转移酶 1 家族，多肽 A8
8	UGT1A9	UDP 葡萄糖醛酸基转移酶 1 家族，多肽 A9
5	UGT2A1	UDP 葡萄糖醛酸基转移酶 2 家族，多肽 A1
5	TGFB2	转化生长因子，beta 2
4	IL6	白介素 6
4	HLA-DRA	主要组织相容性复合体，Ⅱ型，DR alpha
4	HLA-DRB1	主要组织相容性复合体，Ⅱ型，DR beta 1
3	HLA-A	主要组织相容性复合体，Ⅰ型，A
3	HLA-B	主要组织相容性复合体，Ⅰ型，B
3	HLA-C	主要组织相容性复合体，Ⅰ型，C
3	HLA-DPB1	主要组织相容性复合体，Ⅱ型，DP beta 1
3	HLA-DQB1	主要组织相容性复合体，Ⅱ型，DQ beta 1
3	HLA-F	主要组织相容性复合体，Ⅰ型，F
3	HLA-G	主要组织相容性复合体，Ⅰ型，G
3	ENPP1	外核苷酸焦磷酸酶/焦磷酸酶 1
3	TNFRSF1B	肿瘤坏死因子受体超家族，成员 1B
3	MAP3K1	有丝分裂原激活蛋白激酶的激酶的激酶 1
3	MAP3K7	有丝分裂原激活蛋白激酶的激酶的激酶 7
2	ALAD	氨基乙酰丙酸酯，delta-，脱水酶
2	CD28	CD28 分子
2	EPRS	谷氨酰-脯氨酰-tRNA 合成酶
2	FECH	亚铁螯合酶（原卟啉症）
2	AKR1C3	醛酮还原酶家族 1，成员 C3
2	CALM3	钙调蛋白 3
2	IL1RAP	白介素 1 受体相关蛋白
2	GZMB	颗粒酶 B
2	TNFRSF21	肿瘤坏死因子受体超家族，成员 21
2	TRAF2	肿瘤坏死因子受体相关因子 2

26.2.5　相关变异对基因表达调控的分析

我们用几个 eQTL（expression quantitative trait locus，表达数量性状基因座）数据库检测了我们研究中的 11 个 SNP 位点对基因表达的潜在影响或者它们的连锁不平衡（ $r^2 \geq 0.6$ ）。两个 SNP 位点与 rs11658235（*ASIC2*）有中等的连锁不平衡（ $r^2 = 0.61$ ），也就是说，rs7224279 和 rs11658301 在人小脑组织样本中有显著的反式 eQTL 关联（ $p = 3.88 \times 10^{-9}$ ），但是我们没有发现其他长寿相关变异具有统计显著 eQTL。我们的 SNP 位点分析结果和这个 eQTL 分析结果表明，小脑中的 *ASIC2* 位点在调节长寿表型中发挥着作用。

我们通过查询从多种细胞类型和多种组织类型衍生而来的 GTEx（the Genotype-Tissue Expression）数据库，获得了在 35 个高度代表性基因里与长寿显著相关（ $p < 10^{-3}$ ）的 SNP 位点里潜在的 eQTL。

我们还用 eQTL 数据研究了在通路中有高度代表性的 35 个基因中显著水平为 $p < 10^{-3}$ 的 SNP 位点是否与基因表达相关。通过查询三个公开可用的数据库（GTEx，seeQTL，Chicago eQTL），我们绘制了在人类组织样品中与三个基因有高度显著顺式 eQTL 关联的多个 SNP 位点，这三个基因包括 *MAP3K1*、*HLA-B* 和 *HLA-DPB1*。

我们通过查询 seeQTL 数据库，获得了在 35 个高度代表性基因里与长寿显著相关（ $p < 10^{-3}$ ）的 SNP 位点里潜在的 eQTL；通过查询芝加哥大学 Gilad/Pritchar 组的 eQTL 数据库，获得了在 35 个高度代表性基因里与长寿显著相关（ $p < 10^{-3}$ ）的 SNP 位点里潜在的 eQTL。

26.2.6　关联信号和转录调控子间的重叠

通过查询 RegulomeDB 数据库（Boyle et al.，2012），包括来自 ENCODE（DNA 元件数据百科全书）高通量、实验性数据，我们发现 *APOE* 上游的 rs405509，对淋巴母细胞系里 *ZNF226* 表达有着很强的顺式作用（Montgomery et al.，2010）。其他两个基因里的三个 SNP 位点也落在了调节性区域，包括 *IL6* 里的 rs2069837、*ASIC2* 里的 rs7212444 和 rs8064775。这三个变异展现出转录因子结合和脱氧核糖核酸酶 I 超敏性峰的证据。

26.3　讨　　论

下面我们总结和讨论我们的主要发现。

第一，我们的中国汉族人群 GWAS 研究发现了 11 个独立的与长寿关联的基因位点，并且在来自中国南方和北方区域的两个独立 GWAS 数据集中得到重复验证（表 26.2）。我们研究的独到之处在于发现了两个全新的基因多态性位点（rs2069837-IL6 和 rs2440012-ANKRD20A9P）达到了 GWAS 研究的显著性阈值；还发现了 9 个潜在的与长寿相关的显著性位点（$p < 3.65 \times 10^{-5}$），其中包括被广泛报道的与长寿负相关的基因位点，即 APOE 的 rs405509（Rebeck et al.，1994）。我们发现的与长寿相关度最强的位点是位于染色体 7p15.3 上 IL6 基因座上的 rs2069837（$p = 1.80 \times 10^{-9}$）。此位点与长寿负相关，与 IL6 基因作为健康状况不良人群的炎症标志物的发现结论一致（Bonafè et al.，2001；Cohen et al.，2003）。在荷兰的一项研究长寿的前瞻性队列中报道了一个同样位于 IL6 基因的不同 SNP 位点 rs2069827（Soerensen et al.，2013）。rs2069827 这个位点是欧洲人群特异的与长寿相关的基因变异，而 rs2069837 是中国汉族人群特异性的。另一个新的与中国汉族人群长寿强相关的基因是 ANKRD20A9P。这是一个属于 lncRNA 家族的假基因，其功能仍需要进一步研究。

第二，我们在中国汉族人群中验证了 8 个之前报道的 SNP 位点（$p < 10^{-4}$），这些位点之前分别被欧盟和美国新英格兰地区的长寿 GWAS 所报道。我们还确认了 4 个之前报道与长寿相关的 SNP 位点和发现两个新的 SNP 位点，这些位点分别位于被广泛报道的 TOMM40/APOE/APOC1 连锁不平衡区域。我们的发现提供了新的位点并验证了其在 TOMM40/APOE/APOC1 连锁不平衡区域与中国汉族人的长寿呈现负相关；还验证了之前被欧盟 GWAS 报道的 5q33.3 染色体区域影响长寿的结论。总之，我们证明了这些遗传关联在不同区域和人种之间存在相似性和差别。

第三，在信号通路层面，我们的研究发现了 4 条主要影响长寿的信号通路，包括淀粉、蔗糖和外源物质代谢，免疫，MAPK，钙离子信号。在这些信号通路中，p38 和 MAPK 在之前的很多研究中被报道与长寿相关（Asai et al.，2002；Apfeld et al.，2004；Anisimov et al.，2008；Naumova et al.，2011；Yao et al.，2015a，2015b）。我们的信号网络分析提示这 4 条主要通路是高度交错互作的。我们的发现强烈支持长寿是一种多基因、多信号通路交互影响的性状。值得注意的是，我们的研究中的 3 条信号通路（免疫、MAPK 和钙离子信号）在丹麦人群队列的全表观基因组关联研究（Epigenome-wide association study）中被报道过（Tan et al.，2016）。我们全新发现的淀粉、蔗糖和外源物质代谢信号通路与中国汉族人长寿显著相关，与该通路在果蝇中的研究发现一致（Troen et al.，2007）。总之，这些结论强调了整合已知的与长寿相关的 SNP 位点和基因可以汇聚出与健康衰老相关的信号通路。

和其他研究长寿的 GWAS 一样，本章的最大限制来自缺乏很好的模型系统去验证相关的基因功能。本章是有史以来最大规模的百岁老人 GWAS 研究，为分析预防疾病发生或者缓解疾病严重性的性状、通路和生物学机制提供了很有价值的参考。我们相信分享这些与长寿相关的基因变异位点和通路，将有助于激发研究衰老的生物学家去开展进一步的功能学实验去研究其功能。

　　本章研究的发现支持"人体响应来自环境的压力而产生的抵御机制（如免疫力）和饮食驱动的代谢是影响汉族人群长寿的关键因素"这种观点。饮食介导的机制也提示了影响极端环境生存的遗传和非遗传因素在不同文化与人种中是有差别的。这些发现也许可以为传统长寿理论提供新的视角，传统长寿理论更加强调重视与维持基因组完整性（如 DNA 修复）和与生殖力相关的基因（Baudisch and Vaupel，2012；Kirkwood and Kowald，2012；Sun et al.，2015）。我们和之前研究对免疫系统适应性和饮食等因素影响代谢的观点可以推导出一种假说：中国汉族百岁老人都经历过严峻的环境考验，他们携带的能增强机体抵抗力的性状与长寿密不可分。未来还需要更多的研究来进一步阐明我们发现的新位点和信号通路在长寿中发挥的作用。

第 27 章　长寿性别差异的全基因组关联分析[①]

27.1　长寿全基因组研究状况

　　研究分析发现百岁老人基因组中可能包含着与长寿和健康相关的遗传变异（Robine et al.，2009；Sebastiani et al.，2012；Deelen et al.，2014；Newman et al.，2010；Zeng et al.，2016a），这被以下事实支撑：与对照组中年人的基因组相比，百岁老人的基因组中对长寿和健康有益（或有害）的遗传变异比例明显更高（或更低）。这可能就是那些携带有利于长寿遗传变异的人群有更大概率可以活到 100 岁或更久，而那些携带着不利于长寿遗传变异的人活不到 100 岁的原因。这种关联已经被发现（Robine et al.，2009；Sebastiani et al.，2012；Deelen et al.，2014；Newman et al.，2010；Zeng et al.，2016a，2010），并通过相关的数学模型得以证实（Zeng et al.，2010）。因此，所有研究长寿的 GWAS 都使用百岁老人（和/或年龄≥90 岁或≥85 岁）作为样本，较年轻的成年人作为对照（Sebastiani et al.，2012；Deelen et al.，2014；Newman et al.，2010；Zeng et al.，2016a，2010）。

　　已发表的文献表明在男性和女性中，遗传变异与健康之间的关联存在显著差异（Hughes et al.，2012；Gilks et al.，2014；Mielke et al.，2014）。一项以父母去世的年龄作为结局变量的研究分析表明在男性和女性中，与长寿密切关联的基因可能是不相同的（Pilling et al.，2017）。然而，所有以前发表的研究长寿的 GWAS 文章都忽略了性别差异，因为它们使用的是将性别作为协变量而调整过的男女整合数据集（Sebastiani et al.，2012；Deelen et al.，2014；Newman et al.，2010；Zeng et al.，2016a）。一些研究长寿的 GWAS 研究对在男女整合数据集的发现和评估阶段中显著的基因位点进行性别特异分析，但没能发现这些显著的基因位点与性别特异性长寿相关（Sebastiani et al.，2012；Deelen et al.，2014；Newman et al.，2010；Zeng et al.，2016a）。从统计学上讲，这是因为，如果测试变量在一个性别中是显著的，但在另一个性别中并不显著，那么该变量在整合数据集中可能不显著以及

　　① 本章由汤碧瑶（浙江大学转化医学研究院博士研究生）、谢恩军（浙江大学转化医学研究院博士研究生）、宋秭君（浙江大学转化医学研究院博士研究生）、聂超（深圳华大基因研究院研究员）、闵军霞（浙江大学转化医学研究院教授）和曾毅（北京大学国家发展研究院教授、瑞意高等研究所首席科学家及杜克大学老龄和人类发展研究中心教授）根据 Zeng 等（2018）的英文论文翻译撰写。

不能被重复验证，这是因为任一性别的样本量比较，会对总体的结果造成一定的影响，两个性别的各自显著结果在整合数据集中相互抵消。换句话说，所有以前发表的关于长寿研究的 GWAS 都确定与性别无关的遗传变异，但性别差异被忽视。因此本章旨在填补该领域的空白，有助于更好地理解遗传中的性别差异与长寿的相关关系。

27.2　研　究　方　法

我们对中国老年健康调查中研究长寿的 GWAS 数据集进行详细分析，其中包括年龄在 100 岁或以上（平均年龄为 102.7 岁，标准差为 3.49）的 564 名男性和 1614 名女性参与者作为样本，年龄在 40 岁至 64 岁之间（平均年龄为 48.4 岁，标准差为 7.44）的 773 名男性和 1526 名女性参与者作为对照。所有参与者都是汉族。中国老年健康调查 GWAS 拥有世界上最大的百岁老人样本量，是第二大长寿 GWAS 队列的百岁老人样本量的 2.7 倍。中国老年健康调查 GWAS 包括每个百岁老人和对照组中每个中年人的 562 万个 SNP（82 万个基因型 SNP 和 480 万个估算的 SNP）（Zeng et al.，2016a）。中国老年健康调查 GWAS 根据加强遗传关联研究报告中对 GWAS 质量的控制（Little et al.，2009），包括基因分型错误、人口分层和哈迪-温伯格平衡，对项目进行评估，项目得分为 12 分，表明质量和完整性良好（Zeng et al.，2016a）。北京大学和杜克大学的伦理委员会批准了中国老年健康调查的人体受试者保护条例，包括受试者参与前签署知情同意书，再收集问卷数据和 DNA 样本。

汉族人口约占中国总人口的 93%，少数民族约占中国总人口的 7%。中国老年健康调查数据中任何少数民族的样本量太小，无法进行有意义的分析，因此本文研究中仅纳入汉族样本（Zeng et al.，2016a）。

我们采用了中国北方和南方地区的分层框架作为发现和评估样本，参考大多数已发表的样本—对照遗传研究。根据基本结构、遗传学（典型的分子标志物、微卫星 DNA 标志物、线粒体 DNA 和 Y 染色体 SNP 标志物）与在文献中报告的人类学研究和认知语言学对中国全国范围内的数据集进行分析（Xu et al.，2009）。

我们进行两个连续分析阶段，第一阶段通过性别特异性 GWAS 分析来确定候选的性别特异性基因位点和性别特异性信号途径，第二阶段通过多基因风险评分（polygenic risk score，PRS）来进行详细分析（图 27.1）。为避免出现较高的假阴性率以及充分利用可行且独立的中国北方和南方地区 GWAS 数据集，我们在性别特异性 GWAS 和 PRS 分析中应用双向发现和评估方法（Jia et al.，2012）。根据 GWAS 或 PRS 研究，在发现阶段中 SNP 的先验阈值 $p<10^{-5}$、$p<10^{-4}$ 或 $p<10^{-3}$ 或更高则定义候选的 SNP，而 $p<5\times10^{-8}$ 是全基因组显著性的标准（Beecham et al.，2013）。我们的目的是确定一组性别特异性 SNP，这些 SNP 位点单独存在时可能具有非常小的影响，但共同存在时可能产生大的影响。因此，发现阶段中对性别特异性单个的 SNP 位点进行分析时选择较小的先验阈值 $p<10^{-3}$ 和 $p<0.01$ 是合理的。我们使用 PLINK（版本 1.06）进行性别特异性 GWAS 分析（Purcell et al.，2007）。为了最大限度地减少人口分层效应，我们调整两个最大的特征向量，这几乎校正所有可以纠正的分层（Price et al.，2008）。在南北方整合数据分析中，我们还分别对北部和南部地区数据进行调整。

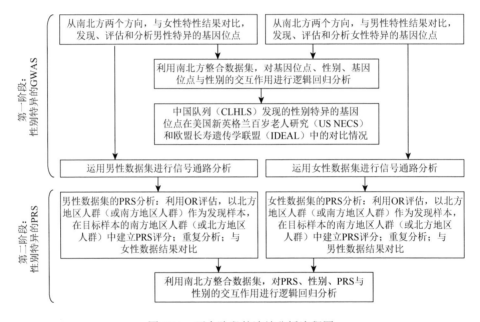

图 27.1　两个阶段的连续分析流程图

第一阶段是性别特异的 GWAS，包括基因位点和信号通路；第二阶段是性别特异的 PRS。CLHLS：中国老年健康调查（Chinese Longitudinal Healthy Longevity Study）。IDEAL：欧盟长寿遗传学联盟（European Union Longevity Genetics Consortium）。NECS：新英格兰百岁老人研究（New England Centenarians Study）。OR：比值比（odds ratio）

本章中［通过 PRSice 软件使用 BEST_FIT 命令计算出（Euesden et al.，2015）]拟合最佳 p 值截止值 0.0042 和 0.02 分别用来选出用于分析男性或女性特异通路的 SNP 位点。我们根据 i-GSEA4GWAS 数据库（Zhang et al.，2010）对 GWAS 进行改良，通过基因集富集分析将基因定位到途径。当性别特异性途径的基因组 $p < 0.005$，FDR < 0.05 时，则认为该途径与长寿显著相关。

在第二阶段，我们基于两个考虑因素对数据进行 PRS 分析。首先，第一阶段筛选出来的每个候选的性别特异基因位点具有非常小的作用，因此需要通过 PRS 分析进一步评估它们的共同效应。其次，在第一阶段挑选出来的候选性别特异基因位点在某个性别中单一存在时不具有显著性（$p > 0.05$），但是它们的共同效应在另一个性别中可能具有显著性；因此，PRS 分析能让我们评估和过滤那些不具有真正性别特异性的基因位点。

使用 PRSice 软件（Euesden et al.，2015）和标准方法（Purcell et al.，2009），我们构建 PRS 评分，具体的方法是每个候选基因位点的风险等位基因拷贝数的总和乘以相应的长寿 OR 值的对数，然后除以每个百岁老人和中年对照组候选基因位点的总数。我们进行包括基于连续 PRS 的 PRS-性别相互作用的分析。我们还使用 PRSice 聚丛方法排除所有具有连锁不平衡的 SNP 来选择出独立的基因位点（$r^2 > 0.1$）；最后仅用独立基因位点来计算 PRS。

按照标准程序（Purcell et al.，2009），我们使用基于北（或南）方的发现样本估计的性别 OR 值作为在南（或北）方目标样本中构建 PRS 的权重；我们还使用南北方整合数据集对在发现样本和目标样本中重复验证的性别特异性基因位点进行 PRS 分析。

27.3　研　究　结　果

27.3.1　单个 SNP 位点的分析

表 27.1 结果表明 11 个独立的男性特异的基因位点（包括 *MTHFD1* 基因中的 SNP rs1950902 位点）与长寿相关，并在北方和南方地区的男性发现和评估数据集中得到重复验证（在发现阶段中 $p < 10^{-3}$），而且在男性南北方整合数据集中达到 $p < 10^{-5}$ 且 FDR $< 10^{-4}$，但在女性南北方整合数据集中不显著（$p = 0.17 \sim 0.95$）。表明这些位点的位点—性别相互作用效应显著（$p = 8.40 \times 10^{-6} \sim 8.5 \times 10^{-4}$）。

如表 27.2 所示，我们鉴定出 11 个独立的女性特异的基因位点（包括 *FAM19A1* 基因的 SNP rs1027238 和 *TBX3* 附近的 SNP rs2161877）与长寿相关，并在北方和南

表 27.1 11 个男性特异的长寿相关基因位点及其在南北方数据集中的重复验证

基因座	染色体	基因	北方 p	北方 OR (95%置信区间)	南方 次要等位基因频率(对象对照)	南方 p	南方 OR (95%置信区间)	整合南北方 p	整合南北方 FDR	整合南北方 OR (95%置信区间)	女性数据集 次要等位基因频率(对象对照)	女性数据集 p	女性数据集 OR (95%置信区间)	基因位点与性别作用的 p	性别作为协变量回归调整 p	性别作为协变量回归调整 OR (95%置信区间)
rs1950902	14	MTHFD1	$5.0×10^{-4}$	1.515 (1.23~1.90)	0.37/0.26	$1.4×10^{-4}$	1.649 (1.24~2.20)	$1.1×10^{-7}$	$1.4×10^{-6}$	1.595 (1.34~1.90)	0.32/0.31	0.95	1.004 (0.90~1.12)	$8.4×10^{-6}$	$3.6×10^{-3}$	1.145 (1.05~1.26)
rs1157755	12	KCNA5	$3.0×10^{-4}$	2.565 (1.28~3.29)	0.08/0.03	$1.3×10^{-3}$	2.446 (1.88~7.15)	$1.9×10^{-6}$	$7.9×10^{-6}$	2.468 (1.70~3.58)	0.06/0.06	0.38	0.907 (0.73~1.13)	$5.5×10^{-6}$	$6.9×10^{-2}$	1.188 (0.98~1.42)
rs11136774	8	CSMD1	$1.8×10^{-4}$	1.600 (1.17~1.88)	0.30/0.21	$7.6×10^{-3}$	1.475 (1.14~2.13)	$2.6×10^{-6}$	$8.0×10^{-6}$	1.560 (1.30~1.88)	0.25/0.25	0.85	0.988 (0.88~1.11)	$5.0×10^{-5}$	$1.6×10^{-2}$	1.131 (1.02~1.25)
rs6453914	6	IMPG1	$9.1×10^{-4}$	1.581 (1.23~2.07)	0.23/0.16	$2.9×10^{-3}$	1.633 (1.11~2.26)	$4.1×10^{-6}$	$9.7×10^{-6}$	1.624 (1.32~2.00)	0.19/0.18	0.40	1.057 (0.93~1.20)	$5.7×10^{-4}$	$1.6×10^{-3}$	1.192 (1.07~1.33)
rs6740706	2	LRRFIP1	$9.4×10^{-7}$	0.536 (0.48~0.77)	0.20/0.29	$3.9×10^{-2}$	0.734 (0.47~0.90)	$2.3×10^{-7}$	$1.2×10^{-5}$	0.610 (0.51~0.74)	0.23/0.25	0.39	0.950 (0.85~1.07)	$2.9×10^{-4}$	$3.6×10^{-4}$	0.837 (0.76~0.92)
rs12199884	6	PKHD1	$9.8×10^{-4}$	0.365 (0.20~0.60)	0.04/0.08	$9.5×10^{-4}$	0.464 (0.29~0.79)	$4.1×10^{-6}$	$8.1×10^{-6}$	0.428 (0.30~0.61)	0.06/0.06	0.94	0.992 (0.80~1.24)	$9.8×10^{-5}$	$4.2×10^{-3}$	0.767 (0.65~0.93)
rs79072042	5	NUDT12	$3.7×10^{-5}$	0.470 (0.38~0.74)	0.09/0.15	$4.9×10^{-2}$	0.678 (0.39~0.93)	$7.2×10^{-6}$	$1.5×10^{-5}$	0.552 (0.43~0.72)	0.13/0.13	0.60	0.961 (0.83~1.12)	$8.3×10^{-5}$	$5.8×10^{-3}$	0.837 (0.73~0.94)
rs200536623	1	SYDE2	$7.4×10^{-5}$	5.917 (2.29~12.06)	0.04/0.01	$1.5×10^{-2}$	3.553 (1.22~11.6)	$8.8×10^{-6}$	$1.2×10^{-5}$	4.527 (2.33~8.81)	0.02/0.02	0.54	1.136 (0.75~1.71)	$5.5×10^{-4}$	$1.8×10^{-3}$	1.726 (1.25~2.48)
rs138863	22	BRD1	$6.9×10^{-3}$	0.270 (0.11~0.66)	0.01/0.04	$5.4×10^{-4}$	0.200 (0.07~0.50)	$9.5×10^{-6}$	$1.1×10^{-5}$	0.220 (0.12~0.44)	0.02/0.03	0.17	0.790 (0.57~1.10)	$8.5×10^{-4}$	$1.3×10^{-4}$	0.575 (0.44~0.77)
rs9894443	17	SLC39A11	$2.6×10^{-3}$	1.390 (1.13~1.70)	0.42/0.34	$6.3×10^{-4}$	1.560 (1.25~2.19)	$8.2×10^{-6}$	$1.2×10^{-5}$	1.450 (1.23~1.70)	0.35/0.37	0.41	0.960 (0.86~1.06)	$2.6×10^{-5}$	$8.8×10^{-2}$	1.078 (0.99~1.18)
rs73329622	5	STK10	$3.3×10^{-3}$	0.680 (0.57~0.93)	0.18/0.26	$9.5×10^{-4}$	0.600 (0.39~0.75)	$9.2×10^{-6}$	$1.0×10^{-5}$	0.640 (0.53~0.78)	0.22/0.22	0.88	0.990 (0.88~1.12)	$2.4×10^{-4}$	$9.1×10^{-3}$	0.872 (0.78~0.96)

注：①本表中的 OR 值不能解释基因型对长寿的绝对效应，因为它们是根据研究对象（百岁老人）和对照组（中年人）携带该基因型的比例差异来评估的，而这些比例又依赖于其他因素，如基因和环境的交互作用。②评价基因位点与性别交互作用效应的 p 值是基于南北方整合数据集的逻辑回归得到的，它包括基因位点、性别、基因位点与性别相互作用的数据

表 27.2　11 个女性特异的长寿相关基因位点及其在南北方数据集中的重复验证

基因座	染色体	基因	南北方人群中发现和评估女性特异的基因位点									男性数据集（整合南北方）			基因位点与性别交互作用的 p	性别作为协变量的回归调整（排除基因位点，使比例性别交互作用，使用整合数据集）	
			北方		南方			整合南北方					次要等位基因频率（对象/对照）	p	OR（95%置信区间）		p	OR（95%置信区间）
			p	OR（95%置信区间）	次要等位基因频率（对象/对照）	p	OR（95%置信区间）	次要等位基因频率（对象/对照）	p	FDR	OR（95%置信区间）							
rs12568089	1	ZFP69B	8.1×10^{-4}	1.350 (1.17~1.64)		1.1×10^{-3}	1.353 (1.06~1.56)	0.23/0.17	2.7×10^{-6}	3.1×10^{-5}	1.352 (1.19~1.53)	0.22/0.20	0.81	1.024 (0.85~1.24)	0.02	6.2×10^{-5}	1.237 (1.11~1.37)
rs3805586	5	PGGT1B	1.2×10^{-4}	1.342 (1.10~1.47)		2.4×10^{-2}	1.196 (1.08~1.50)	0.35/0.30	8.9×10^{-6}	1.1×10^{-5}	1.275 (1.15~1.42)	0.31/0.33	0.13	0.878 (0.74~1.04)	0.0003	2.7×10^{-3}	1.147 (1.05~1.26)
rs1027238	3	FAM19A1	4.6×10^{-4}	0.636 (0.49~0.80)		1.8×10^{-3}	0.667 (0.53~0.91)	0.07/0.11	2.8×10^{-6}	1.6×10^{-5}	0.652 (0.55~0.78)	0.09/0.08	0.37	1.136 (0.86~1.50)	0.001	5.1×10^{-4}	0.766 (0.66~0.89)
rs12711357	4	FSTL5	1.3×10^{-4}	0.736 (0.65~0.88)		0.01	0.786 (0.61~0.92)	0.20/0.25	9.1×10^{-6}	1.0×10^{-5}	0.763 (0.68~0.86)	0.23/0.24	0.75	0.970 (0.81~1.17)	0.03	7.9×10^{-5}	0.818 (0.74~0.90)
rs416352	6	NOTCH4	2.5×10^{-3}	0.810 (0.73~0.94)		5.1×10^{-4}	1.320 (1.18~1.65)	0.51/0.47	7.8×10^{-6}	1.5×10^{-5}	1.261 (1.14~1.40)	0.51/0.48	0.93	0.993 (0.86~1.18)	0.01	2.5×10^{-4}	1.173 (1.08~1.28)
rs73070152	19	KIR3DX1	1.3×10^{-3}	1.440 (1.17~1.81)		7.1×10^{-4}	1.600 (1.20~2.15)	0.12/0.08	8.0×10^{-6}	1.3×10^{-5}	1.477 (1.25~1.75)	0.10/0.10	0.97	1.004 (0.78~1.30)	0.01	1.9×10^{-4}	1.307 (1.14~1.50)
rs13406646	2	CYP1B1-AS1	6.6×10^{-3}	1.280 (1.08~1.52)		5.0×10^{-4}	1.430 (1.19~1.84)	0.21/0.16	9.8×10^{-6}	1.0×10^{-5}	1.348 (1.18~1.54)	0.19/0.19	0.78	0.972 (0.80~1.19)	0.007	6.1×10^{-4}	1.210 (1.08~1.35)
rs2161877	12	TBX3	2.9×10^{-3}	0.810 (0.69~0.90)		3.5×10^{-4}	0.750 (0.64~0.90)	0.39/0.46	2.7×10^{-6}	1.0×10^{-5}	0.778 (0.70~0.86)	0.41/0.42	0.72	0.971 (0.83~1.14)	0.02	5.2×10^{-5}	0.834 (0.76~0.91)
rs4972778	2	KIAA1715	1.5×10^{-3}	0.780 (0.65~0.87)		8.4×10^{-4}	0.720 (0.64~0.96)	0.20/0.26	5.4×10^{-6}	1.5×10^{-5}	0.759 (0.67~0.85)	0.24/0.25	0.70	1.036 (0.87~1.24)	0.004	3.0×10^{-4}	0.834 (0.76~0.92)
rs118113034	6	FRK	2.8×10^{-3}	0.410 (0.23~0.70)		6.9×10^{-4}	0.180 (0.04~0.45)	0.01/0.02	8.5×10^{-6}	1.2×10^{-5}	0.320 (0.19~0.53)	0.02/0.02	0.90	1.041 (0.57~1.91)	0.003	2.0×10^{-4}	0.487 (0.33~0.71)
rs12472681	2	LOC1720	1.3×10^{-3}	1.910 (1.16~2.44)		5.6×10^{-4}	2.280 (1.79~5.22)	0.05/0.02	5.5×10^{-6}	1.2×10^{-5}	2.004 (1.49~2.70)	0.03/0.04	0.54	0.868 (0.55~1.37)	0.003	3.3×10^{-5}	1.557 (1.22~1.98)

注：①本表中的 OR 值不能解释基因型对长寿的绝对效应，因为它们是根据基因型的比例差异来评估的，而这些比例又依赖于其他因素，如基因和环境的交互作用。②评价基因位点与性别交互作用的 p 值是基于南北方整合数据集的逻辑回归得到的，它包括基因位点、性别、基因位点与性别相互作用的数据

方地区的女性发现和评估数据集中得到重复验证（在发现阶段中 $p<10^{-3}$），而且在女性南北方整合数据集中达到 $p<10^{-5}$ 且 FDR$<10^{-4}$，但在男性南北方整合数据集不显著（$p=0.13\sim0.97$），说明这些女性特异性位点的位点—性别相互作用效应显著。

根据 PRS 文献中广泛使用的方法（Euesden et al.，2015；Purcell et al.，2009），除 11 个男性特异性基因位点和 11 个女性特异性基因位点之外，以更宽松的先前阈值做进一步的 PRS 分析，我们还鉴定出候选的性别特异性基因位点。在发现阶段中先验阈值为 $p<0.01$ 时，我们发现另外 47 个男性特异位点和 34 个女性特异位点当 $10^{-5}\leqslant p<10^{-4}$ 时在某个性别中与长寿相关，并在北方和南方样本中得到重复验证，但在另一性别中没有显著性，并且使用南北方整合数据集进行分析发现当 $p<0.05$ 时，基因位点—性别具有交互效应。如前所述，11 个男性特异位点和 11 个女性特异位点（$p<10^{-5}$），47 个男性特异位点和 34 个女性特异位点（$10^{-5}\leqslant p<10^{-4}$）被选为独立的性别特异长寿位点候选基因位点，再通过使用 PRS 分析来研究它们的共同效应是否具有真正的性别特异性。

中国人群中的性别特异性位点在一个性别中具有显著性（$p<10^{-4}$），但在另一性别中无显著性（$p>0.05$），在欧盟长寿遗传学联盟和美国新英格兰百岁老人研究中查找到中国人群中的性别特异性位点，对性别特异性位点进行了检测并得到了重复验证。Sebastiani 等（2012）和 Deelen 等（2014）对源于美国新英格兰百岁老人研究和欧盟长寿遗传学联盟的 GWAS 长寿样本数据进行分析。表 27.3 中显示的中国老年健康调查、美国新英格兰百岁老人研究和欧盟长寿遗传学联盟的比较结果显示 *LINC00871* 的 rs60210535 在中国女性（$p=9.0\times10^{-5}$）和美国女性（$p=4.6\times10^{-5}$）中得到重复验证，但在中国和美国男性中并不具有显著性（$p=0.49\sim0.69$）。另一个女性特异基因位点 *ABCG2* 的 rs2622624 在中国女性中 $p=6.8\times10^{-5}$，在欧洲女性中 $p=0.003$，但在中国和欧洲男性中均无显著差异（$p=0.08\sim0.59$）。ABCG2 是一种众所周知的乳腺癌耐药蛋白（BCRP）（Natarajan et al.，2012）。*LINC00871* 是一种非编码 RNA 基因，其功能尚不确定。

27.3.2　性别特异途径的分析

我们在影响人类长寿的生化信号通路中同样发现存在性别特异性差异。有 11 种信号通路与男性长寿显著相关（$p<0.005$ 和 FDR<0.05）。这些途径主要涉及免疫和炎症反应，其中包括免疫（TLR3）途径、炎性细胞因子、Toll 样受体（TLR）信号传导途径，以及促炎性细胞因子白细胞介素-6（IL-6）信号通路。在女性中，

表 27.3　中国汉族队列中的两个女性特异的长寿相关基因位点在美国新格兰百岁老人研究和
欧盟长寿遗传学联盟得到重复验证

SNP	染色体	位点	最近基因	编码/非编码等位基因	中国汉族（中国老年健康调查）						美国（新英格兰百岁老人研究）[1]				欧洲（欧盟长寿遗传学联盟）[2]			
					男性			女性			男性		女性		男性		女性	
					次要等位基因频率（对象/对照）	p	OR（95%置信区间）	次要等位基因频率（对象/对照）	p	OR（95%置信区间）	p	OR（95%置信区间）	p	OR（95%置信区间）	p	作用方向	p	作用方向
rs60210535	14	46635410	LINC00871	G/A	0.043/0.047	0.49	0.87 (0.59~1.28)	0.031/0.050	$9.0×10^{-5}$	0.58 (0.44~0.76)	0.69	0.95 (0.76~1.20)	$4.6×10^{-5}$	0.7 (0.59~0.83)	NA	NA	NA	NA
rs2622624	4	89069406	ABCG2	T/C	0.385/0.339	0.08	1.16 (0.98~1.36)	0.372/0.320	$6.8×10^{-5}$	1.24 (1.11~1.37)	0.24	1.11 (0.93~1.33)	0.28	0.93 (0.81~1.06)	0.59	+[3]	0.003	+[3]

1）新英格兰百岁老人研究有 801 位百岁老人（平均年龄为 104 岁）和 914 位对照人数（平均年龄为 75 岁）。2）荷兰、丹麦、冰岛、德国、意大利、英国和瑞典。对
于这个研究，效应方向是可用的，但不包括 OR 值和 95% 置信区间。3）表示一个等位基因的频率在大于等于 85 岁的人群中比年龄低于 65 年龄的人群中更大

34个途径显著富集（$p<0.005$ 和FDR <0.05）并聚集在代谢途径。色氨酸代谢途径和过氧化物酶体增殖物激活受体（peroxisome proliferator-activated receptor，PPAR）γ共激活因子-1α（PGC-1α）途径是聚集的代谢途径中特异性最好的两条通路。

27.3.3 PRS分析评估性别特定基因组对长寿的共同效应

用北方地区人群（或南方地区人群）数据集作为发现样本，南方地区人群（或北方地区人群）数据集作为目标样本进行PRS分析，发现11个男性特异基因位点和11个女性特异基因位点显示出性别特异性与寿命具有相关关系，并在北方地区和南方地区人群中得到重复验证。更具体地说，无论是使用北方样本作为发现样本并将南方样本作为目标样本，还是使用南方样本作为发现样本并将北方样本作为目标样本，11个男性特异基因位点和11个女性特异基因位点在同一性别中与长寿显著相关（$p=7.2\times10^{-22}\sim4.0\times10^{-12}$），但与另一性别的长寿无关（$p=0.15\sim0.76$）；PRS-性别的交互作用显著（$p=5.6\times10^{-20}\sim6.5\times10^{-8}$）（表27.4）。

基于前面概述的另外47个男性特异候选基因位点和34个女性特异候选基因位点，我们利用在PRS文献中广泛应用的阶梯式方法（Euesden et al.，2015；Purcell et al.，2009），并且使用PRSice方法和软件（Euesden et al.，2015）在特定性别中选出理想的p值截止值（p_T）以提供最适合的PRS；我们进一步确定35个在南方和北方人群中得到单独重复验证的男性特异基因位点，在男性中$p<10^{-4}$但在女性中$p>0.25$，以及25个女性特异基因位点在女性中$p<10^{-4}$，在男性中$p>0.35$。35个男性特异基因位点和25个女性特异基因位点在北方与南方地区人群样本中得到重复验证，结果表明这些性别特异基因位点与长寿具有相关性；换句话说，无论是使用北方样本作为发现样本，南方样本作为目标样本，或反之（表27.4），它们在某个性别中的共同效应与长寿显著相关（$p=5.4\times10^{-35}\sim1.8\times10^{-26}$），但在另一性别中与长寿不具有相关性，PRS-性别交互效应显著（$p=7.2\times10^{-30}\sim2.2\times10^{-16}$）。

使用南北方整合数据集的分析显示11个男性特异基因位点和11个女性特异基因位点（$p<10^{-5}$），35个男性特异基因位点和25个女性特异基因位点（$10^{-5}\leqslant p<10^{-4}$）在同一性别中与长寿相关且显著相关，但在另一性别中并不显著（$p=0.11\sim0.70$）；PRS-性别的交互作用显著（$p=4.8\times10^{-50}\sim1.2\times10^{-16}$）（表27.4）。

表 27.4　PRS 分析性别特异基因位点的联合作用与长寿的关系

分析	男性 PRS 的主要效应		女性 PRS 的主要效应		PRS-性别相互作用的 OR（95%置信区间）		PRS-性别相互作用的 p	伪 R^2
	OR（95%置信区间）	p	OR（95%置信区间）	p	男性	女性		
A. 利用北方数据集为发现样本，南方数据集为目标样本进行分析								
A1. 11 个男性的和 11 个女性的 $p<10^{-5}$ 的基因位点								
11 个在男性中 $p<10^{-5}$，但在女性中 $p>0.05$ 的基因位点	2.136 (1.73~2.64)	4.0×10^{-12}	1.040 (0.93~1.16)	0.48	2.054 (1.62~2.61)	0.487 (0.38~0.62)	4.1×10^{-9}	0.025
11 个在女性中 $p<10^{-5}$，但在男性中 $p>0.05$ 的基因位点	0.886 (0.75~1.05)	0.15	1.782 (1.58~2.01)	4.1×10^{-21}	0.497 (0.41~0.61)	2.011 (1.64~2.46)	2.2×10^{-11}	0.040
A2. 35 个男性的和 25 个女性特异的 $10^{-5}\leq p<10^{-4}$ 的基因位点								
35 个在男性特异的 $10^{-5}\leq p<10^{-4}$，但在女性中 $p>0.25$ 的基因位点	3.618 (2.86~4.58)	1.8×10^{-26}	1.005 (0.90~1.12)	0.92	3.599 (2.77~4.68)	0.278 (0.21~0.36)	8.5×10^{-22}	0.066
25 个在女性特异的 $10^{-5}\leq p<10^{-4}$，但在男性中 $p>0.35$ 的基因位点	0.920 (0.78~1.09)	0.33	2.229 (1.96~2.54)	2.5×10^{-34}	0.413 (0.33~0.51)	2.423 (1.96~2.99)	2.2×10^{-16}	0.069
B. 利用南方数据集为发现样本，北方数据集为目标样本进行分析								
B1. 11 个男性的和 11 个女性的 $p<10^{-5}$ 的基因位点								
11 个在男性中 $p<10^{-5}$，但在女性中 $p>0.05$ 的基因位点	2.473 (2.06~2.97)	7.2×10^{-22}	0.935 (0.85~1.03)	0.17	2.644 (2.15~3.25)	0.378 (0.31~0.46)	5.6×10^{-20}	0.044
11 个在女性中 $p<10^{-5}$，但在男性中 $p>0.05$ 的基因位点	0.976 (0.84~1.14)	0.76	1.626 (1.47~1.80)	1.3×10^{-20}	0.601 (0.50~0.72)	1.665 (1.38~2.00)	6.5×10^{-8}	0.037
B2. 35 个男性的和 25 个女性特异的 $10^{-5}\leq p<10^{-4}$ 的基因位点								
35 个在男性特异的 $10^{-5}\leq p<10^{-4}$，但在女性中 $p>0.25$ 的基因位点	3.509 (2.87~4.29)	4.2×10^{-34}	0.956 (0.87~1.05)	0.36	3.671 (2.93~4.59)	0.272 (0.22~0.34)	7.2×10^{-30}	0.072
25 个在女性特异的 $10^{-5}\leq p<10^{-4}$，但在男性中 $p>0.35$ 的基因位点	0.872 (0.75~1.01)	0.07	2.014 (1.80~2.25)	5.4×10^{-35}	0.433 (0.36~0.52)	2.31 (1.92~2.78)	6.3×10^{-19}	0.062

续表

分析	男性 PRS 的主要效应		女性 PRS 的主要效应		PRS-性别相互作用的 OR（95%置信区间）		PRS-性别相互作用的 p	伪 R^2
	OR（95%置信区间）	p	OR（95%置信区间）	p	男性	女性		
C. 利用南北方整合数据集进行分析								
C1. 11 个男性的和 11 个女性的 $p<10^{-5}$ 的基因位点								
11 个在男性中 $p<10^{-5}$，但在女性中 $p>0.05$ 的基因位点	2.579 (2.24~2.97)	1.3×10^{-39}	1.061 (0.99~1.14)	0.11	2.431 (2.08~2.84)	0.411 (0.35~0.48)	1.0×10^{-27}	0.043
11 个在女性中 $p<10^{-5}$，但在男性中 $p>0.05$ 的基因位点	0.978 (0.88~1.09)	0.70	1.741 (1.61~1.88)	2.8×10^{-42}	0.562 (0.49~0.64)	1.779 (1.55~2.04)	1.2×10^{-16}	0.040
C2. 35 个男性的和 25 个女性的 $10^{-5}\leq p<10^{-4}$ 的基因位点								
35 个在男性特异的 $10^{-5}\leq p<10^{-4}$，但在女性中 $p>0.25$ 的基因位点	3.996 (3.40~4.69)	1.5×10^{-64}	1.048 (0.97~1.13)	0.21	3.812 (3.20~4.55)	0.262 (0.22~0.31)	4.8×10^{-50}	0.079
25 个在女性特异的 $10^{-5}\leq p<10^{-4}$，但在男性中 $p>0.35$ 的基因位点	0.934 (0.84~1.04)	0.22	2.141 (1.97~2.33)	2.8×10^{-70}	0.436 (0.38~0.50)	2.293 (2.00~2.63)	4.3×10^{-32}	0.066

注：在 A 和 B 部分分析时，利用将特异基因位点的 OR 值进行评估，是以北方数据集（或南方数据集）为发现样本（或南方数据集）为发现样本，来建立以南方数据集（或北方数据集）为目标样本的 PRS 评分，依据参考文献中的标准程序进行

27.4　讨　　论

在与长寿相关的 11 个男性特异基因位点 SNP 中，*MTHFD1* 基因中的 rs1950902 位点是非同义 SNP，其在核苷酸 401 处引起 C 到 T 转变，导致第 13 位氨基酸精氨酸被赖氨酸取代（C401T；R134K）。已有研究发现 *MTHFD1* 可能具有降低男性患结肠癌和肝癌风险的保护作用（Moruzzi et al.，2017），其益害作用与本章研究一致，即 *MTHFD1* 与男性的长寿显著正相关（$p = 1.1 \times 10^{-7}$），但在女性中相关关系不显著（$p = 0.95$）（表 27.1）。

此外，*FAM19A1* 的 SNP rs1027238 被鉴定为新发现的 SNP，其与女性的长寿显著相关（$p = 2.8 \times 10^{-6}$），但在男性的 11 个特异基因位点中不显著（$p = 0.37$）。*TBX3* 附近的 SNP rs2161877 与女性的长寿显著相关，而在男性则不明显（$p = 0.72$），这也与先前的研究结果一致，即 *TBX3* 在乳腺发育和乳腺中起重要作用，以及其与癌症和雌激素有密切关联（Fillmore et al.，2010）。

临床数据表明，男性和女性对细菌与病毒攻击的先天性免疫、体液免疫和细胞介导的免疫反应不同（Klein et al.，2010）。例如，男性的抗体反应较低，疫苗效力显著低于女性。此外，众所周知，长寿与性别特异性在免疫系统方面是有关系的，并且随着年龄增长男性的免疫力逐渐失调，炎症反应逐渐下降（Goetzl et al.，2010；Hewagama et al.，2009）。与这些趋势一致，并且与此前的遗传学报道吻合（Marttila et al.，2013；Bonafè et al.，2001），我们此次研究也发现促炎性细胞因子 IL-6 通路与男性的长寿显著相关。此外，我们还发现 TLR3 信号通路是与男性长寿相关的最重要信号通路。其他研究也报道了 TLR3 信号通路在老年人中失调（Agrawal et al.，2007）的一些现象。TLR3 信号传导引起 IL-6 产生（Melkamu et al.，2013），并且它启动先天免疫的同时也通过促进树突状细胞的成熟来促进适应性免疫（Melkamu et al.，2013；Varthaman et al.，2016）。因此在此次 GWAS 研究中，IL-6 和 TLR3 信号通路的失调使得男性比女性更容易受到细菌与病毒感染的影响的假设是合理的。相反，之前也有报道，在长寿的男性中，改变的 IL-6 和 TLR3 信号传导途径可以为机体提供更好的保护来抵抗这些攻击（Kong et al.，2008）。

我们关于女性特异的与长寿相关的色氨酸代谢途径的发现可以联想到已报道的在女性百岁老人血清中色氨酸水平显著低于年轻女性对照组（$p < 0.001$），但男性百岁老人与年轻男性相比差异不显著（Collino et al.，2013）。色氨酸代谢在许多关键生物学过程中发挥作用，从调节先天免疫和适应性免疫（McGaha et al.，2012）到作为支持中间代谢产物，即通过提供烟酰胺腺嘌呤二核苷酸（NAD⁺）和烟酰胺腺嘌呤二核苷酸磷酸来生物合成 5-羟色胺和相关信号分子。PGC-1α 是线

粒体生物发生和功能发挥的主要调节因子,因为它可以促进 1000 多个核编码的线粒体基因中的众多基因的表达,并且参与先天免疫的调节(Colegio et al.,2014)。色氨酸代谢的产物之一——NAD^+是去乙酰化酶的辅助因子。去乙酰化酶与炎症、抗压和衰老有关。但是巧合的是,去乙酰化酶 1 使 PGC-1α 去乙酰化并增强 PGC-1α 活性(Cantó et al.,2009)。衰老与线粒体功能渐进障碍有关,虽然这种功能障碍的最终原因尚不完全清楚,但 NAD^+可用性和去乙酰化酶 1 酶活性不足可能是其促成因素(Cantó et al.,2009;Gomes et al.,2013)。

从生物学和药理学角度来讲,在考虑女性和男性长寿相关的生物学途径时,先天免疫系统在男性中的潜在参与以及色氨酸和 PGC-1 途径在女性免疫相关途径调节中的潜在参与表明女性与男性应当采用不同的干预手段来达到长寿的目的。

人们可能会质疑与女性长寿显著相关但在男性中没有显著性的位点是由于男性百岁老人的样本量明显小于女性百岁老人,但是这一样本量不均衡现象对涉及百岁老人的长寿队列研究来说很常见。然而我们认为情况并非如此,因为男性百岁老人的死亡率比女性百岁老人大得多,以 20 世纪 90 年代为例,中国每百万名男性中有 2.3 名男性百岁老人,而每百万名女性中有 7.8 名女性百岁老人(National Bureau of Statistics of China,2002)。无论是年轻还是年龄较大的时候,男性的死亡率明显高于女性。因此,男性特异基因位点—性别相互作用效应的 p 值(表 27.1)与女性特异基因位点—性别相互作用效应的 p 值(表 27.2)相比都小得多(即更显著)。这些现象都反映了男性百岁老人的死亡率更高,因而导致男性百岁老人存活到 100 岁及以上的人更少。很明显可以这样来解释,与女性百岁老人相比,男性百岁老人更高的死亡率可能部分抵消由样本量小而导致 SNP 被检测出来贡献量小的影响。

27.5　局　限　性

虽然我们的研究结果具有创新性,但本章研究还存在一些重要的局限性值得进一步研究和突破。未解答的问题有很多,包括与长寿的遗传关联在女性比男性中是否更强,以及与长寿正相关或负相关的遗传变异 SNP 的性别差异分别是什么。更多的重复实验、meta 分析、功能验证和性别特异性遗传变异与环境因素之间相互作用对健康结果影响的调查仍有待探索。这种进一步的调查可以为男性和女性老年人群提供更有效和更有针对性的个性化保健服务。

27.6　结　　论

本章研究的结果清楚地表明,在遗传学上性别差异与长寿相关。性别差异与长寿相关的四个特定集合，包括 11 个男性特异基因位点和 11 个女性特异基因位点（$p<10^{-5}$），在南北方发现样本和目标样本的单一性别数据集中得到重复验证的 35 个男性特异基因位点和 25 个女性特异基因位点。综合南北方整合数据集的分析显示，使用 PRS 的方法进行研究，这 4 组性别特异基因位点的合并效应在一个性别中与长寿显著相关（$p=2.9\times10^{-70}\sim1.3\times10^{-39}$），但在另一种性别中显著性不高（$p=0.11\sim0.70$），而 PRS 和性别之间的相互作用是明显的（$p=4.8\times10^{-50}\sim1.2\times10^{-16}$）。尽管我们认识到不同大陆种族之间存在巨大差异，但值得注意的是，中国和美国或欧洲人群之间有 2 个性别特异位点均得到了重复验证。此外，我们发现 11 种男性特异生物学代谢途径（主要涉及炎症和免疫基因）和 34 种女性特异代谢途径（主要包括色氨酸代谢和 PGC-1α 诱导）与长寿显著相关。

如表 27.1 和表 27.2 所示，如果使用男性—女性整合数据集以性别作为协变量进行回归矫正，而没有将在所有先前发布的在长寿方面的 GWAS 中使用的基因—性别相互作用作为交互项纳入模型进行评估（Sebastiani et al.，2012；Deelen et al.，2014；Newman et al.，2010；Zeng et al.，2016a），那么表 27.1、表 27.2 列出的所有南北方人群中得到重复验证的性别特异长寿位点的 p 值将显著增加，并且表 27.1 中 $p<10^{-5}$ 或 $p<10^{-4}$ 的位点都将变得不显著。这是因为如果在将性别作为协变量时使用男性—女性整合数据集，则性别特异性基因位点与长寿的关联基本上被另一性别的无意义所抵消。正如 27.1 节所述，所有以前发表的关于长寿的 GWAS 都发现了与性别无关的遗传变异（如 APOE、5q33.3、IL6、FOXO1A 和 FOXO3A）（Sebastiani et al.，2012；Deelen et al.，2014；Newman et al.，2010；Zeng et al.，2016；Broer et al.，2015），但遗漏了与长寿有关的性别特异位点和途径。这与"在设计和解释中忽略性别特异性影响的遗传研究未能确定导致复杂疾病风险的基因的这一重要部分"的结论是一致的（Ober et al.，2008）。本章研究有助于填补这一空白并确定在遗传学上的性别差异及其与长寿相关的显著性。

大量研究表明，遗传变异体对同一营养干预或药物治疗的反应存在性别差异，和单一因素适用于所有医疗保健的传统观念是相违背的（Moon et al.，2013；Kajinami et al.，2004；Zhang et al.，2007；Jameson and Longo，2015）。本章研究为进一步研究长寿和健康相关的性别特异性遗传变异提供了科学依据，以促进个性化的医疗保健。例如，在本章研究中发现的与长寿显著相关的性别特异基因位点和生物代谢途径可以作为性别特异基因组生物标志物的潜在候选物，用于深入研究，从而用于有效的个体化健康促进和干预。

第 28 章　*FOXO1A* 和 *FOXO3A* 基因在中国人群中与长寿的遗传关联研究[①]

28.1　研究背景介绍

人类长寿是一个受遗传和环境共同作用的复杂性状（Yashin et al., 1999；Vijg and Suh，2005）。在过去的几十年中，遗传因素如何影响长寿性状这个问题引起人们极大的兴趣。双生子研究发现遗传因素可以解释 25%的寿命性状的变化（Herskind et al., 1996a）。60 岁以后，遗传因素对寿命的作用逐渐增加（Iachine et al., 2006）。尽管长寿与健康状态可能不完全一致（Terry et al., 2008），但有文章报道，百岁老人的子女患心血管疾病的风险较常人更低，寿命也更长（Adams et al., 2008）。这说明，遗传因素对长寿的贡献至少部分是通过保护机体免于疾病而实现的。因此，发现长寿相关基因不仅有助于对人类衰老机制的理解，也是发现疾病诊疗潜在靶点的途径之一。

尽管越来越多的证据揭示了遗传对长寿的贡献，但由于环境的巨大影响和长寿性状的复杂性，长寿易感位点或基因的鉴定仍然十分困难。以往的全基因组连锁分析发现 4 号染色体上的 D4S1564 遗传标记与长寿表型相关（Puca et al., 2001；Reed et al., 2004），但也有文章对这一结论提出争议（Beekman et al., 2006）。除了 *APOE*，还有其他一些位点或基因也出现在某些研究中与长寿相关，但在另一些研究中不能被验证的现象（Novelli et al., 2008）。利用弗雷明汉人群开展的 GWAS 研究发现八个 SNP 位点与死亡年龄密切相关，其中的两个位点位于 *FOXO1A* 基因（Lunetta et al., 2007）。此外，*FOXO3A* 已经在日本人、德国人以及意大利人中被发现与长寿相关（Willcox et al., 2008；Flachsbart et al., 2009；Anselmi et al., 2009）。FOXO1A 和 FOXO3A 是 AKT1 信号通路的重要下游分子，参与细胞周期、凋亡、压力抵抗以及代谢等过程的调控（Cao et al., 2006；Burgering and Kops，2002；de Candia et al., 2008；Bonafè and Olivieri，2009）。已有研究发现，在秀丽线虫（daf-16）或黑腹果蝇（foxo）中干预 *FOXO* 家族基因会显著影响它们的最大寿命（Lin et al., 1997；Ogg et al., 1997；Giannakou et al., 2004），

[①] 本章由李扬（首都医科大学附属北京安贞医院北京心肺血管疾病研究所副研究员）根据 Li 等（2009）的英文论文翻译撰写。

说明 *FoxO* 家族基因在衰老过程中的重要作用（Cameron et al.，2007）。虽然目前仍然存在一些争议，但上述研究提示了遗传因素与人类长寿性状存在相关性（Kojima et al.，2004；Bonafè et al.，2003）。

　　除了遗传和环境因素，性别对长寿性状有很大的影响。众所周知，女性寿命普遍较男性长（Gjonça et al.，2005）。在百岁人群中，女性的比例远高于男性（Beregi and Klinger，1989）。在 1998 年中国纵向健康长寿研究的基线调查中，我们发现百岁老人中男性与女性的比例约为 1∶4（Zeng and Vaupelly，2004）。此外，性别对长寿的作用也会受到遗传和环境因素的影响（Catalano et al.，2008；Passarino et al.，2002）。但是，目前我们仍不清楚遗传因素如何与性别互作进而对长寿产生影响（Partridge et al.，2005）。以往的研究发现，黑腹果蝇中增加 foxo 水平将增加雌性的寿命但降低产卵力（Giannakou et al.，2004）。在人类中，*FOXO3A* 与两性的寿命延长有关。

　　在本章研究中，我们在中国汉族人群中检测了 *FOXO1A* 和 *FOXO3A* 基因与长寿性状的相关性。我们证明 *FOXO1A* 基因与女性长寿相关性较强，而 *FOXO3A* 基因在两个性别中都与长寿相关。我们的研究为人类长寿的遗传机制提供了新的视角。

28.2　*FOXO1A* 和 *FOXO3A* 基因与长寿性状关联分析结果

28.2.1　人群特征

　　本章研究用到的两组病例（百岁老人）和对照组人群均为中国汉族。一组（人群 1）来自华南，另一组则来自（人群 2）中国北部，如表 28.1 所示。两组人群中，百岁老人的平均年龄分别为 102.3±0.14 岁和 100.8±0.19 岁。人群 1 中，百岁老人的男女比例约为 1∶3，对照人群男女比例约为 1.8∶1。在人群 2 中，我们只收集了女性百岁老人和女性对照。两组人群的体重指数（body mass index，BMI）与收缩压和舒张压的平均值都列于表 28.1 中。病例与对照组之间在所列参数上的差异通过 *t* 检验进行评价。*p* 值小于 0.05 被认为有统计学意义。

表 28.1　人群特征

项目	人群 1			人群 2		
	百岁老人 (N=761)	对照 (N=1056)	p	百岁老人 (N=350)	对照 (N=350)	p
性别（男/女）	183/578	682/374		0/350	0/350	
年龄/岁	102.3±0.14	47.1±0.22	<0.001	100.8±0.19	41.4±0.48	<0.001
体重指数/(kg/m²)	19.9±0.18	24.9±0.05	<0.001	18.5±0.25	21.3±0.19	<0.001
收缩压/mmHg	146.3±0.91	129.3±0.50	<0.001	149.6±1.37	114.7±0.75	<0.001
舒张压/mmHg	82.5±0.48	84.0±0.30	0.010	83.3±0.73	72.9±0.49	<0.001

28.2.2　单个 SNP 位点的等位基因关联分析

采用直接测序的方法，我们在人群 1 的所有样本中进行了六个 SNP 位点（rs17630266、rs2755209 以及 rs2755213 位于 *FOXO1A* 基因；rs2253310、rs2802292 以及 rs4946936 位于 *FOXO3A* 基因）的遗传分型。对六个 SNP 位点的分型结果进行哈迪-温伯格平衡检验发现没有显著性偏倚。除 rs17630266 外，在混合性别的人群中，*FOXO1A* 的 rs2755209 和 rs2755213 两个位点的百岁老人次要等位基因频率均显著低于对照组。通过多重检验矫正后的 p 值（bp）位于 $3.0×10^{-4}$ 到 $9.0×10^{-3}$。相反，*FOXO3A* 所有 SNP 的次要等位基因频率在百岁老人组显著高于对照组（b$p=1.1×10^{-4}～2.3×10^{-4}$）。对于给定的样本大小，在 α 为 0.05 的设置中，统计效能为 $0.83～0.99$（表 28.2）。

表 28.2　*FOXO1A* 和 *FOXO3A* 与长寿的等位基因关联分析（群体 1，两性别合并）

SNP	等位基因（主要/次要）	功能	次要等位基因频率（百岁老人/对照）	p_{HWT}	OR（95%置信区间）	p	bp	效能（$\alpha=0.05$）
rs17630266	G/T	内含子	0.392/0.372	0.50	1.09（0.95～1.25）	0.221	0.221	NC
rs2755209	C/T	内含子	0.242/0.286	0.86	0.80（0.69～0.93）	$4.6×10^{-3}$	$9.0×10^{-3}$	0.83
rs2755213	C/T	内含子	0.352/0.420	0.53	0.75（0.65～0.86）	$7.4×10^{-5}$	$2.3×10^{-4}$	0.98
rs2253310	G/C	内含子	0.303/0.244	0.70	1.35（1.16～1.57）	$7.9×10^{-5}$	$2.3×10^{-4}$	0.97
rs2802292	T/G	内含子	0.302/0.240	0.74	1.36（1.18～1.60）	$2.9×10^{-5}$	$1.5×10^{-4}$	0.98
rs4946936	C/T	3 端非翻译区	0.283/0.221	0.40	1.40（1.19～1.64）	$1.8×10^{-5}$	$1.1×10^{-4}$	0.99

注：p_{HWT} 表示哈迪-温伯格平衡检验的 p 值。NC 表示没有计算，表 28.3～表 28.6、表 28.9 中 NC 含义同此

因为百岁老人和对照人群中性别比例有显著差异，我们比较了不同性别亚组中每个 SNP 频率在百岁老人和对照组之间的差异。在男性样本中，*FOXO1A* 的三个 SNP 的次要等位基因频率分布差异均无统计学意义。在女性样本中，*FOXO1A* 的两个 SNP（rs2755209 和 rs2755213）在百岁老人的次要等位基因频率比对照组显著降低（b$p=0.02～0.028$）。然而，来自 *FOXO3A* 的三个 SNP 在男性和女性百岁老人的次要等位基因频率都比对照组显著升高（表 28.3 和表 28.4）。

表 28.3　*FOXO1A* 和 *FOXO3A* 与男性长寿的等位基因关联分析（人群 1）

SNP	次要等位基因频率（百岁老人/对照）	p_{HWT}	OR（95%置信区间）	p	bp	效能（$\alpha=0.05$）
rs17630266	0.357/0.360	0.80	0.99（0.77～1.27）	0.914	0.91	NC
rs2755209	0.245/0.281	0.93	0.83（0.63～1.09）	0.166	0.33	NC

续表

SNP	次要等位基因频率 （百岁老人/对照）	p_{HWT}	OR（95% 置信区间）	p	bp	效能 （$\alpha = 0.05$）
rs2755213	0.371/0.423	0.17	0.80（0.63～1.03）	0.073	0.22	NC
rs2253310	0.327/0.248	0.48	1.47（1.13～1.90）	0.003	0.014	0.83
rs2802292	0.328/0.242	0.89	1.53（1.17～1.98）	0.001	0.006	0.89
rs4946936	0.298/0.225	0.78	1.46（1.11～1.91）	0.004	0.017	0.79

表 28.4　FOXO1A 和 FOXO3A 与女性长寿的等位基因关联分析（人群 1）

SNP	次要等位基因频率 （百岁老人/对照）	p_{HWT}	OR（95% 置信区间）	p	bp	效能 （$\alpha = 0.05$）
rs17630266	0.402/0.392	0.81	1.04（0.86～1.27）	0.680	0.680	NC
rs2755209	0.243/0.294	0.32	0.77（0.62～0.95）	0.014	0.028	0.66
rs2755213	0.348/0.413	0.84	0.76（0.62～0.92）	0.005	0.020	0.78
rs2253310	0.296/0.235	0.02	1.37（1.10～1.71）	0.004	0.022	0.81
rs2802292	0.295/0.236	0.06	1.36（1.09～1.69）	0.005	0.016	0.78
rs4946936	0.280/0.212	0.39	1.44（1.15～1.82）	0.001	0.008	0.89

28.2.3　基因型关联分析

为了检验 *FOXO1A* 和 *FOXO3A* 与长寿相关的遗传模式，我们使用 logistic 回归对显性、隐性和加性模型进行基于基因型的关联分析。回归过程中，BMI 和 SBP（systolic blood pressure，收缩压）作为协变量对模型进行校正。对于 *FOXO1A*，rs2755209 和 rs2755213 在显性和加性模型中与女性寿命相关（$p = 0.005 \sim 0.015$；表 28.5）。对于 *FOXO3A*，所有三个 SNP 都在显性和加性模型中与两个性别的长寿相关。

表 28.5　FOXO1A 和 FOXO3A 与长寿的基因型关联分析（人群 1）

SNP	模型	男性		女性	
		OR（95%置信区间）	p	OR（95%置信区间）	p
rs17630266	显性模型	NC	NC	1.02（0.78～1.35）	0.863
	隐性模型	NC	NC	1.10（0.77～1.58）	0.588
	加性模型	NC	NC	1.04（0.86～1.26）	0.685
rs2755209	显性模型	NC	NC	0.70（0.53～0.91）	0.007
	隐性模型	NC	NC	0.82（0.49～1.37）	0.442
	加性模型	NC	NC	0.77（0.62～0.95）	0.014

续表

SNP	模型	男性 OR(95%置信区间)	男性 p	女性 OR(95%置信区间)	女性 p
rs2755213	显性模型	NC	NC	0.71（0.54~0.94）	0.015
	隐性模型	NC	NC	0.67（0.46~0.97）	0.033
	加性模型	NC	NC	0.76（0.62~0.92）	0.005
rs2253310	显性模型	1.65（1.19~2.30）	0.003	1.67（1.27~2.18）	0.0002
	隐性模型	1.53（0.86~2.72）	0.149	0.94（0.57~1.56）	0.822
	加性模型	1.46（1.14~1.88）	0.003	1.37（1.10~1.70）	0.004
rs2802292	显性模型	1.73（1.24~2.41）	0.001	1.62（1.24~2.12）	0.0004
	隐性模型	1.68（0.92~3.05）	0.092	0.99（0.59~1.64）	0.957
	加性模型	1.54（1.19~1.99）	0.001	1.36（1.10~1.69）	0.005
rs4946936	显性模型	1.61（1.16~2.24）	0.005	1.66（1.26~2.18）	0.0003
	隐性模型	1.61（0.84~3.10）	0.151	1.24（0.69~2.21）	0.475
	加性模型	1.47（1.13~1.92）	0.004	1.46（1.16~1.83）	0.001

28.2.4 连锁不平衡和单体型关联分析

我们检验了频率大于5%的单体型与长寿的关系。我们共筛选了七种单体型，五种来自 *FOXO1A*，两种来自 *FOXO3A*，在女性样本中检测了它们与长寿的相关性。*FOXO1A* 的 TTG 和 CCG 单体型以及 *FOXO3A* 的 GTC 和 CGT 单体型的频率在百岁老人和对照组中分布存在显著的差异，统计效能大于等于 0.96。对于 *FOXO1A*，TTG 单体型的频率在百岁老人中显著较低，而单体型 CCG 则相反。我们用置换检验进行了多重检验矫正，得到的 *p* 值分别是 0.024 和 0.046（表 28.6）。对于 *FOXO3A*，GTC 没有通过置换检验，而 CGT 频率在百岁老人中显著增加（Perm *p* = 0.009）。此外，我们在男性样本中检测了来自 *FOXO3A* 的单体型与长寿的相关性，发现 GTC 单倍型的频率在百岁老人中显著较低，而单体型 CGT 则相反，经过置换检验后显著性依然存在（表 28.7）。

表 28.6 *FOXO1A* 和 *FOXO3A* 与女性长寿的单体型关联分析（人群 1）

基因	单倍体型	频率（百岁老人/对照）	OR（95%置信区间）	*p*	效能（α = 0.05）	Perm *p*
FOXO1A	CCT	0.392/0.380	1.05（0.86~1.28）	0.604	NC	NC
	TTG	0.230/0.292	0.72（0.58~0.90）	0.003	0.98	0.024
	CCG	0.248/0.192	1.38（1.08~1.76）	0.006	0.98	0.046

续表

基因	单倍体型	频率（百岁老人/对照）	OR（95%置信区间）	p	效能（α = 0.05）	Perm p
FOXO1A	CTG	0.116/0.127	0.55（0.68～1.24）	0.550	NC	NC
	CTT	0.008/0.004	2.59（0.90～8.43）	0.380	NC	NC
FOXO3A	GTC	0.692/0.749	0.75（0.60～0.94）	0.009	0.96	0.083
	CGT	0.270/0.201	1.47（1.16～1.86）	0.0009	0.99	0.009

注：Perm p 为置换检验（permutation test）的 p 值

表 28.7　FOXO3A 与男性长寿的单体型关联分析（人群 1）

单倍体型	频率（百岁老人/对照）	OR（95%置信区间）	p	效能（α = 0.05）	Perm p
GTC	0.657/0.742	0.67（0.51～0.86）	0.001	0.99	0.010
CGT	0.289/0.216	1.48（1.12～1.94）	0.004	0.99	0.033

28.2.5　独立人群重复验证

350 名女性百岁老人和 350 名地理上相匹配的年轻女性对照组成人群 2（表 28.1），用于重复验证 FOXO1A 与女性寿命相关的发现。验证结果显示，百岁老人中 SNP rs2755209 和 rs2755213 的次要等位基因频率显著降低（ap 值分别为 0.025 和 0.009），而 SNP rs17630266 差异不明显（表 28.8）。这些结果提示在人群 2 中 FOXO1A 与女性长寿有关。

表 28.8　FOXO1A 等位基因与中国女性长寿相关性的验证

SNP	人群 1					人群 2				
	次要等位基因频率（百岁老人/对照）	p_{HWT}	OR（95%置信区间）	p	ap	次要等位基因频率（百岁老人/对照）	p_{HWT}	OR（95%置信区间）	p	ap
rs17630266	0.402/0.392	0.81	1.04（0.86～1.27）	0.68	0.838	0.407/0.376	0.20	1.14（0.91～1.42）	0.240	0.203
rs2755209	0.243/0.294	0.32	0.77（0.62～0.95）	0.014	0.011	0.220/0.268	0.80	0.77（0.60～0.99）	0.039	0.025
rs2755213	0.348/0.413	0.84	0.76（0.62～0.92）	0.005	0.003	0.324/0.389	0.97	0.75（0.60～0.94）	0.011	0.009

注：ap 即 adjusted p，校正 BMI 后的 p 值

28.2.6　年龄和种族对长寿相关 SNP 和单体型次要等位基因频率分布的影响

我们根据采集血样时样本的年龄将男性和女性分为三组。我们发现女性中的

FOXO1A 的 SNP（rs2755209 和 rs2755213）随年龄增长次要等位基因频率减少。另外，*FOXO3A* 的所有三个 SNP 的次要等位基因频率在两种性别中均随年龄增长而增加（表 28.9）。在以往日本和德国的长寿研究中 *FOXO3A* 的 SNP 与本章研究中的 SNP 存在连锁不平衡关系，其在百岁老人和对照中的频率分布与本章研究相似（表 28.10）。

表 28.9　死亡年龄与次要等位基因频率的关系

性别	年龄/例数	rs17630266	rs2755209	rs2755213	rs2253310	rs2802292	rs4946936
	<80/682	NC	NC	NC	0.248	0.242	0.225
男性	80~100/41	NC	NC	NC	0.305	0.268	0.268
	>100/141	NC	NC	NC	0.333	0.345	0.306
	<80/374	0.392	0.294	0.413	0.235	0.236	0.212
女性	80~100/85	0.394	0.276	0.393	0.259	0.259	0.253
	>100/490	0.400	0.237	0.341	0.302	0.301	0.284

表 28.10　*FOXO3A* 与长寿相关性的种族差异

中国汉族（本章研究）			日本（Willcox et al., 2008）				德国（Flachsbart et al., 2009）			
SNP	次要等位基因频率（百岁老人/对照）	p	SNP	r^2	次要等位基因频率（百岁老人/对照）	p	SNP	r^2	次要等位基因频率（百岁老人/对照）	p
rs2253310	0.303/0.244	7.9×10^{-5}	rs2802292	1.00	0.371/0.255	<0.0001	rs768023	1.00	0.44/0.382	0.0070
			rs2764264	0.87	0.347/0.248	0.0002	rs2802288	1.00	0.445/0.385	0.0060
			rs13217795	0.93	0.340/0.248	0.0006	rs2802290	1.00	0.444/0.387	0.0100
							rs9400239	0.93	0.366/0.295	0.0007
rs2802292	0.302/0.240	2.9×10^{-5}	rs2764264	0.87	0.347/0.248	0.0002	rs768023	1.00	0.440/0.382	0.0070
			rs13217795	0.93	0.340/0.248	0.0006	rs2802288	1.00	0.445/0.385	0.0060
							rs2802290	1.00	0.444/0.387	0.0100
							rs9400239	0.93	0.366/0.295	0.0007
rs4946936	0.283/0.221	1.8×10^{-5}	rs2764264	0.80	0.347/0.248	0.0002	rs9400239	0.87	0.366/0.295	0.0007
			rs13217795	0.86	0.340/0.248	0.0006	rs1268170	0.81	0.397/0.347	0.0200

注：r^2 表示连锁不平衡的程度

28.3　针对研究结果的讨论

本章研究发现 *FOXO1A* 与人类女性寿命密切相关，并在中国汉族人群中证实了 *FOXO3A* 与寿命相关。*FOXO1A* 与男性寿命的相关性在我们的研究中没有统计学意义，可能是因为本章研究中的男性百岁老人样本较少，不足以揭示 *FOXO1A*

基因型与男性寿命之间较弱的关联性。但很显然，女性长寿更易受 *FOXO1A* 基因变异的影响。

人们已经认识到，女人比男人长寿。然而，对这种现象的遗传机制研究是非常有限的（Partridge et al.，2005）。Barbieri 等（2004）发现 PPAR γ-2 上使丙氨酸取代脯氨酸的外显子 SNP 在长寿男性和对照组之间的分布有显著差异（ *p* = 0.035），但女性组之间没有差异。最近有文章发现肿瘤坏死因子中的 SNP(A/G)-308 具有性别依赖性分布，其分布与男性预期寿命有特异相关性（ *p* = 0.019）（Cardelli et al.，2008）。在黑腹果蝇模型中，*foxo* 的表达增加仅与雌性寿命有关（Giannakou et al.，2004）。由于黑腹果蝇只有一种 *FOXO* 基因，因此不能提示哺乳动物中哪种 *FOXO* 基因贡献于雌性长寿。在本章研究中，我们的研究表明 *FOXO1A* 与人类女性长寿密切相关。

FOXO1A 是否与人类长寿有关是存在争议的（Willcox et al.，2008；Kojima et al.，2004；Bonafè et al.，2003），这至少部分归因于从两性中收集足够数量可用于遗传关联研究的长寿个体的困难。为了理解争论产生的可能原因，我们与其他三个研究进行了比较，发现除了种族之外，样本大小也有显著差异。此外，我们注意到以前的研究没有注意到 *FOXO* 基因与人类寿命相关性的性别差异。在我们研究的人群 1 中，百岁老人的总数是 761 人，在验证研究中是 350 人。但在其他三个研究中，分别只有 122 人、218 人和 213 人。小样本或不适当的性别组合，以及统计效能不足，都可能导致无法发现 *FOXO1A* 与人类女性寿命相关。本章研究充分利用了较大的百岁人群来确定 *FOXO1A* 和 *FOXO3A* 与两性长寿的关系。我们证实了先前在日本、德国和意大利人群中发现的 *FOXO3A* 与人类寿命的关联（Willcox et al.，2008；Flachsbart et al.，2009；Anselmi et al.，2009），并验证了 *FOXO1A* 与男性寿命无关的发现。更重要的是，我们证明了 *FOXO1A* 与女性寿命相关，为遗传因素如何影响人类寿命提供了新的见解。*FOXO1A* 和 *FOXO3A* 与人类长寿性状的关联表现在加性和显性模型中。此外，汉族人、日本人和德国人有相同的与长寿相关的 *FOXO3A* 单体型，这排除了人口分层对关联研究的可能影响。

FOXO1A 和 *FOXO3A* 是 *FOXO* 家族的成员，在胰岛素/胰岛素样生长因子信号通路中是 AKT1 的直接下游信号分子。在体内实验中，*FOXO1A* 和 *FOXO3A* 调节细胞周期和生长、凋亡、DNA 损伤反应和血管生成（Tsai et al.，2008；Bois et al.，2005；Furuyama et al.，2004；Brunet et al.，2001）。*FOXO1A* 或 *FOXO3A* 的功能障碍涉及各种癌症、胰岛素抵抗、免疫反应改变和器官损伤（Cao et al.，2006；Cameron et al.，2007；Katoh et al.，2004；Neufeld，2003；Crossland et al.，2008；Nabarro et al.，2005）。在心血管系统中，*FOXO1A* 和/或 *FOXO3A* 对糖尿病性心肌病（Turdi et al.，2007；Relling et al.，2006）、心肌肥厚（Ni et al.，2006；Li et al.，

2007）和缺血性心脏病（Dąbek et al.，2008；Barger et al.，2008）的发病具有重要作用。因此，*FOXO1A* 和 *FOXO3A* 可能通过多种途径影响寿命，如胰岛素抵抗、应激反应或易患疾病。早期的研究已经提供了几条证据表明 *FOXO1A* 和 *FOXO3A* 都与 HbA1c（糖化血红蛋白）水平和空腹血浆胰岛素相关（Kuningas et al.，2007；Li et al.，2009），表明它们对人类寿命的贡献可能是通过胰岛素/胰岛素样生长因子信号通路平衡胰岛素敏感性和胰岛素抵抗。但是为什么 *FOXO1A* 与人类女性长寿更紧密相关仍然是个问题。

据报道，在人和动物模型中，胰岛素敏感性在不同发育阶段或在不同压力下具有高度性别差异（Moran et al.，2008；Gómez-Pérez et al.，2008）。例如，在雄性大鼠中，高脂肪或高糖饮食会引起胰岛素抵抗，而雌性则不会出现此现象，表明女性具有性别依赖性保护作用（Galipeau et al.，2002；Hevener et al.，2002；Horton et al.，1997）。但当患有糖尿病等疾病时，老年女性胰岛素抵抗和心脏缺血性损伤易感性明显高于男性（Desrois et al.，2004）。这些结果表明，性别相关的长寿可能与胰岛素抵抗的性别差异有关。虽然 *FOXO1A* 和 *FOXO3A* 都是胰岛素/胰岛素样生长因子信号通路中 AKT1 的直接下游分子，它们的作用不尽相同。例如，没有 *FOXO1A* 的小鼠是胚胎致死的，但是没有 *FOXO3A* 是可存活的（Furuyama et al.，2004；Hosaka et al.，2004），这表明 *FOXO1A* 是不可缺少的，并且是介导胰岛素信号通路的主要因素（Barthel et al.，2005）。*foxo* 在黑腹果蝇中的过表达可以模拟受损的胰岛素信号通路，它只能保护雌性免受百草枯的侵害，增加它们的寿命（Giannakou et al.，2004）。这意味着 *FOXO1A* 通过调节依赖于性别的胰岛素敏感性在女性长寿中发挥作用。

此外，*FOXO1A* 在女性生殖系统，包括卵巢和子宫中高度表达，而 *FOXO3A* 在体内更普遍表达。一些研究表明，*FOXO1A* 在调节女性蜕膜化过程中起作用（Buzzio et al.，2006；Labied et al.，2006；Kim et al.，2005）。女性更年期推迟与死亡年龄有关，例如，如果在 50 岁以后发生绝经，死亡通常会推迟（Graham，1979）。黑腹果蝇中 *foxo* 的过度表达降低了雌性生殖力并延长了寿命（Giannakou et al.，2004）。理解 *FOXO1A* 是否通过调节生殖来影响女性寿命是非常有意义的，只是目前不清楚这一点是否就足以解释为什么 *FOXO1A* 与人类女性长寿相关。

综上所述，本章研究证明 *FOXO1A* 与女性寿命相关，而 *FOXO3A* 与两性的寿命相关。*FOXO1A* 和 *FOXO3A* 与人类长寿性状的相关性以加性或显性模式存在。汉族人群具有与日本和德国人群相同的长寿相关 *FOXO3A* 单体型。尽管在中国汉族人群和日本人群中都发现 *FOXO1A* 与男性寿命无关，但在这两项研究中，男性百岁老人数目相对较小，因此需要谨慎下此结论。*FOXO1A* 和 *FOXO3A* 与人类寿命的关联需要在更多的族群和更大的人群中进行验证。

28.4　本章研究所用到的方法

28.4.1　研究对象

我们在中国老年健康调查研究中进行了中国百岁老人的基线调查（Zeng et al.，2007）。调查中，我们采访了 9093 名年龄在 80～116 岁的老人，问卷包括 404 个问题和身体测试，遍布中国 85%的地区，其中 8441 例为汉族。本章研究选取华南地区 761 名百岁老人（长寿组）和 1056 名无亲缘关系的对照，作为人群 1，对所有6 个 SNP 进行初步筛选。我们还从中国北方筛选了 350 名女性百岁老人和 350 名对照，作为人群 2，对初步筛选发现的相关性进行必要的验证。本章研究的所有参与者都是汉族。百岁老人的血液样本通过指尖刺伤获取，血液滴于 S&S（Schleicher & Schuell）公司第 903 号滤纸上保存，并在血斑完全干燥后储存在 4℃的环境中。对照样本为 2～3ml 静脉血。所有参与者或其代表家庭成员均签署了知情同意书。研究人群的基本特征列于表 28.1 中。研究协议得到了北京大学生物医学伦理委员会的批准，符合《赫尔辛基宣言》中列出的原则。

28.4.2　SNP 分型

利用蛋白酶 K 裂解的方法（Tian and Wang，2006），我们从每个血斑或 EDTA抗凝血中分离出人类基因组 DNA。基于 HapMap（CHB＋JPT）数据，我们选择了 *FOXO1A* 和 *FOXO3A* 的标签 SNP。通过 PCR（polymerase chain reaction，合酶链式反应）扩增得到 200～350bp 包含 SNP 的 DNA 片段。扩增的 DNA 片段被纯化后，用 BigDye v1.1 试剂盒，在 ABI 3130XL 测序仪上进行直接测序，得到基因分型。PCR 扩增引物如下：5'-GGTGATGGCAGTGACTGTCTC-3'/5'-GTGGGTACAGCAGACAAGGCT-3'（rs17630266）；5'-GATCAGCTGGCATTCCCAG-3'/5'-CAGTGCCACTGTGTCTCTG-3'（rs2755209）；5'-TGTATATTCAAGGTATGTTCC-3'/5'-CTTAGTAAACAGACTATGTATCC-3'（rs2755213）；5'-GAGCTTGCTTTGGAGATGCA-3'/5'-CCCAGTCACTCACATAGTCCT-3'（rs2253310）；5'-CTGAGGCTAACAGCTGGGTCT-3'/5'-CACTGGCTGCCTGACACCTAT-3'（rs2802292）；5'-GGGTCCTGAGAACTTCTGAGT-3'/5'-GACATTCTGTAAGACATTCTGCCT-3'（rs4946936）。

28.4.3　统计方法

单个 SNP 的等位基因和基因型频率使用卡方检验进行哈迪-温伯格平衡测试。

百岁老人和对照的等位基因和基因型分布差异通过 logistic 回归进行分析。回归分析中纳入非遗传协变量进行矫正。不同的遗传模型的定义如下：显性模型 1（aa+Aa）与 0（AA）；隐性模型 1（aa）与 0（AA+Aa）；加性模型 0（AA）与 1（Aa）和 2（aa）；A 为主要等位基因，a 为次要等位基因。在等位基因关联试验中采用 Bonferroni 逐步法进行多重检验校正（Vialatte and Cichocki，2008）。

我们使用 Haploview 4.0 软件进行连锁不平衡和单体型块定义和分析。频率大于 5%的单体型被进行与长寿的相关性检验。在单体型分析中，置换检验模拟 100 000 次，得到置换检验的 p 值（Rice et al.，2008）。

对于所有的关联分析结果，我们给出双尾 p 值、OR 和 95%置信区间。在给定样本大小和显著性水平（0.05）情况下，我们使用 Stata 中的 sampsi 命令计算统计效能。

第29章 *FOXO*基因与饮茶交互作用对高龄老人认知功能的影响[①]

29.1 引　　言

过往研究发现 *FOXO3A* 基因与来自夏威夷的日裔美国人（Willcox et al.，2008）、意大利人（Anselmi et al.，2009）、德裔犹太人、加利福尼亚州和新英格兰的美国人（Pawlikowska et al.，2009），以及德国人的寿命长短有关（Flachsbart et al.，2009）；*FOXO1A* 和 *FOXO3A* 基因与中国汉族人的寿命长短有关联（Li et al.，2009；Zeng et al.，2010）。众所周知，在哺乳动物大脑中，*FOXO* 基因参与了许多与认知功能有关联的过程的调节（Moll and Schubert，2012；Yeo et al.，2013）。

目前学术界研究积累的数据表明饮茶可以改善健康状况，降低患有与年龄相关的慢性疾病［如中风（Arab et al.，2009）、抑郁症（Feng et al.，2013a）等］的风险，并有效地关闭高迁移率族蛋白-1（high mobility group box 1，HMGB1）诱导的炎症以拯救生命（Eagleton，2014）。不论是在人体还是在动物的研究中，饮茶都能改善认知功能（Feng et al.，2010，2012，2013b；Lardner，2014；Park et al.，2011）。有文献显示，在中国 80 岁以上的高龄老年人群中，饮茶与认知障碍（Feng et al.，2013b）和死亡率（Ruan et al.，2013）存在显著关联。

众多研究表明，基因型与社会/行为因素（$G \times E$）之间的交互作用对健康起到了关键作用（IOM Committee，2006），并且饮茶对疾病的影响因基因型而异（Yang and Wang，2010；Bonner et al.，2005；Yuan et al.，2005；Xu et al.，2007；Lin et al.，2012）。Belguise 等（2007）认为摄入绿茶多酚、表没食子儿茶素没食子酸酯（epigallocatechin gallate，EGCG）能激活 *FOXO3A* 基因表达，进而诱发雌激素受体（ER-α）表达，抑制小鼠体内的乳腺癌细胞表型突变。使用动物和人类细胞模型的其他几项研究表明，摄入茶化合物可激发 *FOXO* 基因表达并调节其生物功能（Anton et al.，2007；Bartholome et al.，2010；Reiter et al.，2010；Shankar et al.，2008，2013；Cameron et al.，2008）。

[①] 本章由陈华帅（湘潭大学商学院副教授，杜克大学医学院老龄化与人类发展研究中心高级研究员）、阮荣平（中国人民大学农业与农村发展学院）、程令国（南京大学商学院）和曾毅（北京大学国家发展研究院教授，杜克大学医学院老龄化与人类发展研究中心教授）根据 Zeng 等（2015）的英文论文翻译撰写。

　　基于在众多文献中提及的 *FOXO* 基因和茶多酚对于人类健康的重要作用以及动物和人体细胞模型中 *FOXO* 基因与茶的交互作用，我们提出了下面的研究问题：携带 *FOXO* 基因型和饮茶的 *G×E* 交互作用是否与高龄人群的认知功能障碍显著相关。

　　前人研究表明，通常来说遗传（包括 *G×E*）对健康和长寿的影响效应在高龄阶段更大（Iachine et al.，2006）。此外，客观上需要被照料、护理的高龄老年人群规模的增长速度远远快于包括中国在内的许多国家的年轻人群的增长速度（Zeng and George，2010），这意味着关注高龄老人是研究 *G×E* 对健康老龄化影响的一种有效方式。然而，该领域几乎所有研究都集中于年轻人和中年人群，很少关注老年人群体。此外，通过对文献的深入梳理我们发现，目前为止还没有文献研究过 *FOXO* 基因型与饮茶之间的 *G×E* 交互作用对人类健康老龄化的影响。

29.2　数据来源、变量说明和研究方法

29.2.1　数据来源

　　本章研究是基于 1998 年中国老年健康调查基线调查中的 822 名 92 岁以上高龄老人的基因遗传和表型数据。中国老年健康调查于 1998 年、2000 年、2002 年、2005 年、2008～2009 年以及 2011～2012 年分别在中国 31 个省区市中的 22 个省区市随机抽取一半的县市进行了跟踪调查（Zeng et al.，2008），并使用了针对中国文化和社会背景进行了修正的国际标准化问卷进行数据搜集。我们运用可靠性系数、因子分析和老人年龄分布指数等手段对数据进行了详细的质量评估，结果显示中国老年健康调查具有相当高的数据质量（Gu，2008；Goodkind，2009）。本章研究中使用的所有数据均来自中国汉族受访者。Li 等（2009）已经基于这些数据做过单个 SNP 关联分析、基因型关联分析、连锁不平衡和单倍体关联分析，我们在此不再重复。在本章后续内容中，我们将 *FOXO1A* 基因的 SNP（编码 rs17630266）简写为 FOXO1A-266，同样，把 *FOXO3A* 基因的两个 SNP（编码 rs2253310 和 rs2802292）分别简写为 FOXO3A-310 和 FOXO3A-292。

　　我们将简要讨论实证研究中的因变量、主要自变量和协变量，其描述性统计分布详见表 29.1，这些变量的定义比较简单直观，由于篇幅限制我们不详细讨论。

表 29.1　基本变量描述性统计

	变量	比例或均值		变量	比例或均值
因变量	MMSE 分值（0~30 分）	18.8	主要解释变量	FOXO1A-266（显性）	62.0%
	认知功能障碍（正常 = 0）	37.8%		FOXO1A-266（隐性）	16.2%
主要自变量	60 岁左右饮茶频率：			FOXO3A-310（显性）	53.8%
	几乎每天	17.6%		FOXO3A-292（显性）	53.8%
	有时	18.5%		男性（女性 = 0）	23.6%
	很少或从不	63.8%		年龄	100.4
	目前饮茶频率：			居住在城镇（农村 = 0）	28.0%
	几乎每天	20.7%	协变量	受过至少 1 年教育（否 = 0）	17.4%
	有时	15.6%		经常锻炼（否 = 0）	23.8%
	很少或从不	63.7%		近五年经常吸烟（否 = 0）	12.4%
				目前经常饮酒（否 = 0）	22.7%

29.2.2　因变量：认知障碍

在中国老年健康调查数据中，认知功能是用 MMSE 进行度量，这是一种国际标准化工具（Folstein et al.，1975），并结合了中国文化背景进行修正，在试点调查中对其信度和效度进行了认真测试（Zeng and Vaupel，2002）。问卷包含 24 个问项，包括定位、记录、注意力、计算能力、记忆力和语言等，分值范围为 0~30 分，并且要求被访样本在回答 MMSE 问项时必须由本人作答，不能由他人代答。根据以往研究中国老年人认知功能文献采用的做法（Cui et al.，2011），我们使用以下 MMSE 得分的临界值来定义认知功能障碍：对未受教育的人来说为 0~17 分，对受教育年限为 1~6 年的人来说为 0~20 分，对受过 6 年以上教育的人来说为 0~24 分。我们还会比较将认知功能障碍定义为连续变量与分类变量这两种不同评分方法的分析结果的差异。

29.2.3　主要自变量

FOXO 基因型——可以根据显性、隐性或加性模型来定义。在显性模型中，含有 1 个或 2 个次要等位基因拷贝的基因型被赋值为 1，即携带者；不包含任何

次要等位基因拷贝的基因型赋值为 0, 即非携带者（即 mm, Mm = 1; MM = 0; M 表示主要等位基因, m 表示次要等位基因）。在隐性模型中, 只有 mm 基因型被赋值为 1（即 mm = 1; Mm, MM = 0）。在加性模型中, 基因型 MM 被赋值为 0, Mm 为 1, mm 为 2[①]。

　　被访者目前饮茶（在 1998 年进行的基线调查）和 60 岁左右饮茶情况通过受访者回答以下问题："你现在经常饮茶吗？""你在 60 岁左右经常饮茶吗？"来度量。回答选项分为"几乎每天"、"有时"和"很少或从不", 如果答案是"几乎每天"或"有时", 则变量"饮茶"赋值为 1, 否则赋值为 0。经数据统计可知, 60 岁左右饮茶习惯和当前饮茶习惯高度相关, 相关系数达 0.70; 在 60 岁左右饮茶的人中, 有 81.1% 的人到了高龄阶段还继续饮茶, 而在 60 岁左右不饮茶的人中到了高龄阶段有 88.8% 的人仍然不饮茶[②]。

29.2.4　其他协变量

　　在以下所有的实证模型中, 协变量主要包括性别、年龄、居住地域（农村/城镇）、教育程度（受过 1 年以下教育/受过至少 1 年教育）、婚姻状态（目前已婚/未婚, 未婚包括从未结婚、离婚或丧偶）、经常锻炼（是/否）、近五年经常吸烟（是/否）和目前经常饮酒（是/否）。

29.2.5　统计分析

　　我们采用多元回归模型, 将认知功能障碍的分类变量作为因变量。我们遵循 Aiken 和 West（1991）提出的标准步骤, 进行了分组多元回归和卡方检验, 以检验包括交互项在内的模型（表 29.2 中模型Ⅰ-2、模型Ⅱ-2、模型Ⅲ-2、模型Ⅳ-2）和没有交互项的模型（表 29.2 中的模型Ⅰ-1、模型Ⅱ-1、模型Ⅲ-1、模型Ⅳ-1）之间的似然比差异是否具有统计显著性, 该检验还可显示回归中包含的交互项是否具有统计显著性。卡方检验的结果列示在表 29.2 的最后三行中, 并且与交互项的 p 值估计一致。辅助检验的结果显著, 这意味着交互效应估计结果中出现第Ⅰ类统计错误的可能性很低（Helm and Mark, 2012）。在实证研究中使用的软件是 Stata/SE 14.0。

---

　　① 我们主要使用显性和隐性模型（而不是加性模型）来定义本章研究中的基因型, 这是因为显性和隐性模型清晰地区分了基因型携带者和非携带者状态, 但加性模型并不能区分。此外, 在加性模型中对样本进一步的分组会在回归中产生更多的 $G×E$ 交互项, 会对回归结果产生负面影响并使本章的讨论复杂化。

　　② 我们还尝试将回答"几乎每天"的样本赋值为 1, 将回答"有时"和"很少或从不"的样本赋值为 0, 但与本章研究的做法（将"几乎每天"或"有时"这两个都赋值为 1）相比, 结果的显著性有所下降。

表 29.2　主要变量和 *G×E* 交互项对高龄老人认知障碍影响的 logit 回归

变量	I -1	I -2	II -1	II -2	III-1	III-2	IV-1	IV-2
60 岁左右经常饮茶（否 = 0）	0.87	1.41			0.87	1.33	0.87	1.32
目前经常饮茶（否 = 0）			0.62**	0.72#				
			(0.45, 0.87)	(0.51, 1.04)				
FOXO1A-266 显性携带（否 = 0）	0.84	1.11						
FOXO1A-266 隐性携带（否 = 0）			0.77	1.04				
FOXO3A-310 显性携带（否 = 0）					0.90	1.19		
FOXO3A-292 显性携带（否 = 0）							0.88	1.16
G×E 交互效应								
（FOXO1A-266 显性携带）×（60 岁左右经常饮茶）		0.46*						
		(0.23, 0.89)						
（FOXO3A-310 显性携带）×（60 岁左右经常饮茶）						0.45*		
						(0.23, 0.87)		
（FOXO3A-292 显性携带）×（60 岁左右经常饮茶）								0.46*
								(0.24, 0.88)
（FOXO1A-266 隐性携带）×（目前经常饮茶）				0.32*				
				(0.11, 0.92)				
协变量								
男性（女性 = 0）	0.51**	0.51**	0.51**	0.50**	0.53**	0.54*	0.52**	0.53*
年龄	1.06**	1.06**	1.06*	1.06*	1.06**	1.06*	1.06**	1.06*
居住在城镇（农村 = 0）	1.04	1.04	1.01	1.01	1.06	1.08	1.05	1.07
受过至少 1 年教育（否 = 0）	1.29	1.29	1.29	1.30	1.25	1.24	1.27	1.25
经常锻炼（否 = 0）	0.39**	0.39**	0.41**	0.41**	0.39**	0.38**	0.39**	0.38**
近五年经常吸烟（否 = 0）	0.88	0.90	0.92	0.91	0.88	0.87	0.89	0.87
目前经常饮酒（否 = 0）	0.87	0.84	0.88	0.89	0.87	0.88	0.86	0.87
−2 log likelihood	908.2	903.0	904	899.1	909.8	904.2	910.4	904.9
LR chi2		5.2		4.9		5.6		5.5
Prob＞chi2		0.031		0.040		0.021		0.023

注：第一列变量之后的括号中为参照组；使用 logistic 回归模型，输出的系数估计值为 OR 值，系数下方括号内为 95% 置信区间

#*p*＜0.1，*p＜0.05，**p＜0.01

29.3　实证分析结果

29.3.1　携带 *FOXO* 次要等位基因和饮茶之间的 *G×E* 交互项估计

表 29.2 中的结果表明，携带 FOXO1A-266 次要等位基因（隐性模型）与目前经常饮茶之间的 *G×E* 交互项与高龄阶段出现认知障碍的风险显著相关（OR = 0.32, *p* = 0.04）。表 29.2 结果还表明，携带 FOXO1A-266、FOXO3A-310 或 FOXO3A-292 次要等位基因（显性模型）与 60 岁左右经常饮茶之间的 *G×E* 交互项与高龄阶段出现认知障碍的风险显著相关（OR = 0.45 ～ 0.46, *p* = 0.02）[①]。如 29.2.2 节所述，我们依据 MMSE 得分临界值（依照前人的做法）来定义表 29.2 中的认知功能障碍变量，我们还在线性回归模型中使用连续型的 MMSE 得分作为因变量来衡量老年认知功能，结果与基于分类变量的 MMSE 得分的估计结果基本相同，只是显著性水平略有降低。

29.3.2　检验携带 *FOXO* 次要等位基因和饮茶之间 rGE 相关性的潜在影响

值得注意的是，回归中 *G×E* 交互项的估计值显著虽然表明了交互项与健康之间具有关联性，但可能无法准确反映 *G×E* 交互作用对健康产生的真实影响，因为该估计系数可能会被基因型与社会/行为因素之间的相关性混淆（缩写为rGE）（Rothman，2012）。针对表 29.2 中列出的所有显著的 *FOXO* 和饮茶的交互项，我们拟使用卡方检验来探讨 rGE 是否存在，即 *FOXO* 基因型的携带者和非携带者之间由饮茶带来的健康差异是否显著。如果 rGE 不具有统计显著性，则交互项的估计值代表了真正的 *G×E* 交互效应；否则，我们需要进一步采用结构方程模型，消除其他干扰因素的影响，以进一步探索基因遗传和社会/行为因素与健康指标的直接、间接和互动关联性（Zeng et al.，2011）。

表 29.3 中的卡方检验结果均不具有显著性，由此排除了携带 *FOXO* 次要等位基因与饮茶之间的 rGE 相关性。综上所述，表 29.2 以及 29.3.1 节讨论的携带 *FOXO1A* 或 *FOXO3A* 次要等位基因与饮茶之间的 *G×E* 交互项的模型表明，*G×E* 交互作用与老年认知障碍之间存在真实关联，且不受 rGE 相关性的影响。

---

① 如果我们用加性模型定义携带 FOXO1A-266、FOXO3A-310 或 FOXO3A-292 的基因型，也会发现 *FOXO* 与饮茶交互项对减少认知障碍的影响同样具有显著性，但是由于对样本进行分组且模型中 *G×E* 交互项增加而导致系数显著性水平稍有降低。

表 29.3　*FOXO* 基因与饮茶之间的 **rGE** 相关性的卡方检验结果

饮茶行为	基因位点类型	是	否	*p* 值
目前经常饮茶	FOXO1A-266 携带者占比（隐性模型）	14.7%	17.0%	0.408
60 岁左右经常饮茶	FOXO1A-266 携带者占比（显性模型）	63.5%	62.1%	0.690
	FOXO3A-310 携带者占比（显性模型）	55.1%	53.4%	0.646
	FOXO3A-292 携带者占比（显性模型）	54.4%	53.9%	0.891

29.3.3　饮茶对 *FOXO* 基因型携带者与非携带者之间认知障碍的影响差异：评估 *G × E* 交互作用的更直观方式

如果社会/行为因素与健康指标之间的关系在具有不同基因型的个体之间不相同，或者基因型与健康指标之间的关系在拥有不同社会/行为因素的个体之间存在差异（Institute of Medicine，2006），则存在社会/行为因素与基因型之间的交互作用。因此，除了查看表 29.2 中列出的 *G × E* 交互项的 OR 值之外，另一种更直观的方法是通过观察 *FOXO* 基因型携带者中饮茶和不饮茶的人之间认知障碍的 OR 值差异，以此来评估 *FOXO* 基因型与饮茶的交互作用（参见本章附录中的技术说明）。

由图 29.1（a）可以看出，对于 FOXO1A-266 次要等位基因（隐性模型）的携带者和非携带者来说，目前经常饮茶与认知功能障碍 OR 值的下降显著相关；FOXO1A-266 携带者的降低效应为 76.9%，远大于非携带者的降低效应 27.5%。如图 29.1（b）、图 29.2（a）和图 29.2（b）所示，在 FOXO3A-310、FOXO3A-292 或 FOXO1A-266 次要等位基因（均为显性模型）的携带者中，60 岁左右经常饮茶老年

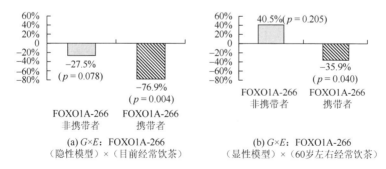

(a) *G×E*：FOXO1A-266　　　　　(b) *G×E*：FOXO1A-266
（隐性模型）×（目前经常饮茶）　　　（显性模型）×（60 岁左右经常饮茶）

图 29.1　目前经常饮茶（或 60 岁左右经常饮茶）对 *FOXO1A* 次要等位基因携带者与非携带者的认知功能障碍的影响比较

①图中的百分比是 *FOXO* 基因型携带者或非携带者中饮茶和不饮茶的人之间认知障碍的 OR 值的相对差异。这些百分比代表了饮茶（与不饮茶相比）对 *FOXO* 基因型携带者与非携带者的认知障碍的影响。②基因型携带者与非携带者中饮茶和不饮茶的 OR 值及其显著性水平详见附表 29.1 和附表 29.2

人（与 60 岁左右的非饮茶老年人相比）认知障碍的降低效应为 35.9% 到 40.1%。
然而，在没有携带这些基因型的老年人中，60 岁左右经常饮茶（与 60 岁左右的
非饮茶老年人相比）对认知障碍造成了与上面相反的影响，并且所有的估计结果
在统计上都不具有显著性［参见图 29.1（b）和图 29.2（a）及图 29.2（b），并参
见本章附录中的附表 29.1 和附表 29.2 以估算 OR 值及其显著性水平］。

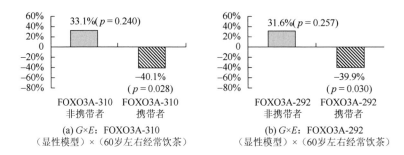

(a) $G \times E$：FOXO3A-310
（显性模型）×（60 岁左右经常饮茶）　　　　(b) $G \times E$：FOXO3A-292
（显性模型）×（60 岁左右经常饮茶）

图 29.2　60 岁左右经常饮茶对 *FOXO3A* 次要等位基因携带者与非携带者的认知功能障碍的影响比较

①图中的百分比是 *FOXO* 基因型携带者或非携带者中饮茶和不饮茶的人之间认知障碍的 OR 值的相对差异。这些
　百分比代表了饮茶（与不饮茶相比）对 *FOXO* 基因型携带者与非携带者的认知障碍的影响。②基因型携带者与非
　携带者中饮茶和不饮茶的 OR 值及其显著性水平详见附表 29.1 和附表 29.2

29.3.4　"*FOXO* 基因型—60 岁左右经常饮茶—目前经常饮茶"三向交互作用的影响

为了探讨 60 岁左右经常饮茶和目前经常饮茶的连续或间断的影响，我们进一
步分析了 *FOXO* 基因型的携带者或非携带者、60 岁左右经常饮茶和/或目前经常
饮茶的三向交互作用对认知功能障碍的影响，并在分析时控制了各协变量的作用。
如表 29.4 所示，尽管大多数三向交互作用的 OR 值在统计意义上不显著——这是
由于样本的进一步划分导致子样本数量显著减少，并且回归中的交互项从双向交
互作用分析中的一个（表 29.2）增加到三向交互作用分析中的七个（表 29.4）。第
一，在 *FOXO* 基因型的高龄携带者中，60 岁左右经常饮茶或目前经常饮茶对减少
认知障碍有很大帮助，特别是针对 60 岁左右和目前都经常饮茶的人而言（表 29.4
的最后三行，尤其是最后一行）。第二，与 *FOXO* 基因型的携带者相比，非携带
者饮茶似乎与减少认知障碍的相关性更小。例如，在 60 岁左右和更高龄阶段时，
未携带 *FOXO* 基因型且经常饮茶者出现认知功能障碍的 OR 值为 0.82～1.09，并
且四个估计值都不显著。第三，那些在 60 岁左右经常饮茶但是现在未饮茶的 *FOXO*
基因型非携带者，认知障碍的 OR 值为 1.47～2.94，并且在该组的四个估计值中，
有三个是显著的（ $p = 0.03$～0.05），一个不显著（ $p = 0.26$）。这些估计结果表明，
FOXO 基因型的非携带者如果停止饮茶，可能会增加高龄阶段出现认知障碍的风

险。这些估计值还可以解释为什么 60 岁左右经常饮茶的人群在高龄阶段出现认知功能障碍的平均 OR 值远大于 FOXO3A-310、FOXO3A-292 或 FOXO1A-266 次要等位基因（均为显性模型）的非携带者（尽管在统计上不显著）。更具体地说，在 60 岁左右经常饮茶的非携带者中有近 20%的比例在 92 岁以上高龄时停止饮茶，并且他们在所有未携带基因型且在 60 岁左右经常饮茶的高龄老人中，认知功能障碍的平均 OR 值大于 1。

综上所述，我们增加的三向交互作用分析再次印证了双向交互作用的结果，并表明相对于 *FOXO* 基因型的非携带者来说，饮茶与减少认知功能障碍的关联关系在高龄阶段的 *FOXO* 基因型携带者人群中更为明显。

表 29.4　"*FOXO* 基因—60 岁左右经常饮茶—目前经常饮茶"三向交互作用对高龄老人认知障碍影响的 logit 回归

三向交互作用组合	FOXO1A-266（显性模型）	FOXO1A-266（隐性模型）	FOXO3A-310（显性模型）	FOXO3A-292（隐性模型）
$G=0$，60 岁饮茶 = 0，目前饮茶 = 0	1.00（172）	1.00（367）	1.00（201）	1.00（201）
$G=0$，60 岁饮茶 = 0，目前饮茶 = 1	0.46（17）	0.62（48）	0.43#（32）（0.16，1.12）	0.45（30）
$G=0$，60 岁饮茶 = 1，目前饮茶 = 0	2.72*（23）（1.01，7.31）	1.47（47）	2.76*（22）（1.03，7.38）	2.94*（23）（1.11，7.79）
$G=0$，60 岁饮茶 = 1，目前饮茶 = 1	1.09（79）	0.82（192）	1.00（105）	0.97（106）
$G=1$，60 岁饮茶 = 0，目前饮茶 = 0	1.17（272）	1.13（77）	1.15（243）	1.13（244）
$G=1$，60 岁饮茶 = 0，目前饮茶 = 1	0.61（38）	—（7）	0.70（24）	0.65（26）
$G=1$，60 岁饮茶 = 1，目前饮茶 = 0	0.94（32）	0.91（8）	0.91（33）	0.82（32）
$G=1$，60 岁饮茶 = 1，目前饮茶 = 1	0.64#（147）（0.38，1.07）	0.32*（34）（0.13，0.83）	0.59*（121）（0.35，1.00）	0.59#（120）（0.35，1.01）

注：① "$G=1$ 或 0"表示"基因型的携带者（非携带者 = 0）"；"60 岁左右经常饮茶（很少或从不饮茶 = 0）"；"目前饮茶 = 1 或 0"表示"目前经常饮茶（很少或从不饮茶 = 0）"；②估计值括号中的数字是相应类别的观测样本统计数量，显著估计值下方括号内的数字为 95%置信区间；③"—"表示观察样本数量太少，无法产生有效估计

#$p<0.1$，*$p<0.05$

29.4　讨　　论

我们的研究首次（据我们所知）发现携带 FOXO1A-266、FOXO3A-310 或 FOXO3A-292 的次要等位基因与 60 岁左右或目前经常饮茶之间的 $G \times E$ 交互作用与减少高龄人群认知障碍的风险显著相关，此时携带 *FOXO* 次要等位

基因与饮茶之间相关性的潜在影响已被排除在外。基于先前使用动物或人类细胞模型的研究（Belguise et al.，2007；Cameron et al.，2008），我们推测目前的研究结果表明摄入茶化合物可以激活 *FOXO* 基因表达，从而延迟老年人的认知功能衰退过程。

　　我们的实证研究结果表明，某些营养干预措施（包括饮茶）所带来的健康收益可能部分取决于个体的遗传特征。这意味着如果本章研究中的探索性分析结果在未来的其他研究中被进一步证明，老年医学专家或其他医疗保健专业人员可能会建议携带 *FOXO* 基因型的老年人坚持饮茶来预防或减少认知障碍。同时，关于饮茶的这些建议可能不适用于未携带 *FOXO* 基因型的老年人，因此也许可以建议他们经常饮用一些经科学证明的对他们的健康更有益的其他饮料。

　　我们必须意识到，我们的实证研究中没有分析生物学机制的因果效应。由于基因型数据仅有 822 位 92 岁以上的高龄老人的数据，我们将目前的研究仅限于高龄人群。我们将饮茶分类为"是"或"否"而没有进行更细的频率分类，这是为了避免在样本量有限的情况下产生太多 $G \times E$ 交互项，增加分析模型的复杂性。此外，我们无法区分参与者过去饮茶的具体种类，因为在中国老年健康调查中尚未收集此类信息。由于我们的样本中只有 194 名男性老人样本，通过在回归模型中将性别作为协变量来控制性别带来的潜在效应，但是我们无法对老龄男性样本分类以进行更详尽的分析。当我们获得涵盖了所有老年人群的新的基因型/表型数据时，其样本量会远大于目前的样本量，以上这些局限就可以消除。

　　最后要强调的是，我们需要谨慎地解释我们的结果，并将其视为一项探索性的研究发现，进而期待后面进一步的研究。

本 章 附 录

　　本章附录介绍如何评估社会/行为因素对基因型携带者和非携带者之间健康指标影响的差异。

　　如果基因型携带者与非携带者的子样本量足够大，那么可以考虑分别对这两者进行回归分析，以评估社会/行为因素对基因型携带者和非携带者的健康的影响差异。但是，在许多情况下并不适合这样做。在这里我们提出了一个简单的操作程序，用基因型携带者和非携带者组合起来的总样本来评估社会/行为因素对两者健康指标影响的差异。该程序已经在之前的文献中使用过，但是没有系统地进行介绍（Zeng et al.，2011，2013b）。

　　令 OR_{EG} 代表一个健康指标（如本章研究中的认知功能障碍）的优比，该 OR 值是基于社会/行为因素（E）（如饮茶）和基因型的次要等位基因携带者状态（G）（如 FOXO1A-266 SNP）这两者的组合；$E=1$ 或 0 表示暴露或不暴露于社会/行为因素；$G=1$ 或 0 指基因型的携带者或非携带者。设 ORIT 表示使用标准软件估算的回归方程中交互项的 OR 值，则 ORIT 为（Hosmer and Lemeshow，1992）

$$ORIT = OR_{11}/(OR_{10} \times OR_{01})$$

$$OR_{11} = OR_{10}OR_{01}ORIT$$

　　然而我们通常不知道基于 OR_{10} 估计的 OR_{11}、OR_{01} 以及通常由统计软件产生的 ORIT 的显著性水平（即 p 值）。因此，我们通过在回归方程中设置三个专门的虚拟变量 $V10$、$V01$ 和 $V11$（无交互项）来估计 OR_{10}、OR_{01} 和 OR_{11} 及其 p 值：如果 $E=1$ 且 $G=0$，则 $V10=1$；如果 $E=0$ 且 $G=1$，则 $V01=1$；如果 $E=1$ 并且 $G=1$，则 $V11=1$。将 $V00$（$E=0$ 和 $G=0$）作为参考组，并且设定 $OR_{00}=1.0$。在这一替代回归模型中，可以得到 OR_{11}、OR_{10}、OR_{01} 及其显著性水平，并且可以基于 OR_{10}、OR_{01} 和 OR_{11} 的估计值来计算 ORIT。值得一提的是，在这一替代回归中 OR_{10}、OR_{01}、OR_{11} 和 ORIT 的估计值与标准统计软件采用常规程序（具有两个虚拟变量和一个交互项）得到的结果完全相同。

　　附表 29.1 和附表 29.2 显示了在上述替代回归中估计的 OR_{00}、OR_{10}、OR_{01}、OR_{11} 和 ORIT 的值，以及由于饮茶（E）与携带 *FOXO3A* 和 *FOXO1A* 基因型（G）的次要等位基因所导致的认知障碍（OR_{EG}）的 OR 值的差异。

附表 29.1　饮茶（E）与携带 *FOXO3A* 基因型（G）对认知障碍影响（OR_{EG}）的差异比较

FOXO3A-310（显性模型）			FOXO3A-292（显性模型）			
G：基因型状态	认知功能障碍 E：60 岁左右经常饮茶		G：基因型状态	认知功能障碍 E：60 岁左右经常饮茶		
	否（$E=0$）	是（$E=1$）	$E=1$ 与 0 差异百分比		否（$E=0$）	是（$E=1$）	$E=1$ 与 0 差异百分比
FOXO3A-310（$G=0$）非携带者的 OR_{EG}	1.00	1.33	33.1%	FOXO3A-292（$G=0$）非携带者的 OR_{EG}	1.000	1.32	31.6%
FOXO3A-310（$G=1$）携带者的 OR_{EG}	1.19	0.71	−40.1%	FOXO3A-292（$G=1$）携带者的 OR_{EG}	1.16	0.70	−39.9%
$G=1$ 与 0 差异百分比	19%	−46.6%		$G=1$ 与 0 差异百分比	16.0%	−47.0%	
$G \times E$ 交互作用	0.45^*（0.23，0.87）			$G \times E$ 交互作用	0.46^*（0.24，0.88）		

$^*p < 0.05$

附表 29.2　饮茶（E）与携带 FOXO1A-266 基因型（G）对认知障碍影响（OR_{EG}）的差异比较

FOXO1A-266（显性模型）				FOXO1A-266（隐性模型）			
G：基因型状态	认知功能障碍 E：60 岁左右经常饮茶			G：基因型状态	认知功能障碍 E：目前经常饮茶		
	否 ($E=0$)	是 ($E=1$)	$E=1$ 与 0 差异百分比		否 ($E=0$)	是 ($E=1$)	$E=1$ 与 0 差异百分比
FOXO1A-266（$G=0$）非携带者的 OR_{EG}	1.00	1.41	40.5%	FOXO1A-266（$G=0$）非携带者的 OR_{EG}	1.00	0.73*	−27.5%
FOXO1A-266（$G=1$）携带者的 OR_{EG}	1.11	0.71	−35.9%	FOXO1A-266（$G=1$）携带者的 OR_{EG}	1.04	0.24***	−76.9%
$G=1$ 与 0 差异百分比	11.0%	−49.6%		$G=1$ 与 0 差异百分比	4.0%	−67.1%	
$G \times E$ 交互作用	0.46* (0.23, 0.89)			$G \times E$ 交互作用	0.32* (0.11, 0.92)		

*$p<0.05$，***$p<0.001$

第30章　*ADRB2*基因与经常锻炼、社会休闲活动、负面情绪的交互作用显著影响高龄老人健康[①]

30.1　引言与文献综述

包括β2-肾上腺素受体基因（β2-adrenergic receptor gene，ADRB2）在内的β-肾上腺素能系统（β-adrenergic system），对调节血管张力（Chang et al.，2009）、细胞的生长和凋亡（Singh et al.，2010）、脂质代谢（Zee et al.，2006）和免疫应答（Woszczek et al.，2005）等都至关重要。此外，一项利用鼠类开展的研究显示β-肾上腺素能系统还与寿命以及承受压力的能力密切相关（Yan et al.，2007）。一项利用弗雷明汉心脏研究后代队列（Framingham heart study offspring cohort，男性平均年龄为36.4岁，女性平均年龄为36.0岁）开展的研究发现，*ADRB2*基因似乎与相当广泛的衰老相关表型有关，包括不同位点的癌症、心肌梗死、间歇性跛行和长寿等（Kulminski et al.，2010a）。他们的结论是，在进化的背景下，*ADRB2*基因很可能在健康衰老过程中发挥着重要的系统性作用，值得在其他人群中进行进一步探索。然而，正如同一研究团队在另一项研究中所指出的，他们研究的一个重要局限是高龄老人样本非常小，由此阻碍了他们将结论推广到高龄老人群体（Kulminski et al.，2010b）。

基于963名90岁以上长寿汉族老人（其中大多数存活至100岁以上）的基因分型数据，以及由1028名中年人构成的对照组，我们团队先前的一项研究揭示出两个同义SNP rs1042718（C/A）和rs1042719（G/C）与长寿（此处指从中年到高龄的存活率）显著相关（经性别调整后，$p = 0.0001 \sim 0.001$）（Zhao et al.，2012）。然而，我们的这项研究并没有探讨携带rs1042718或rs1042719次要等位基因与特定健康结果的关联，也没有研究基因型和社会/行为因素之间的交互作用与高龄老人健康状况的关联，而这恰恰是我们在本章中拟要研究的问题。为此，我们首先简要回顾相关文献，在此基础上建立理论上有意义的假设。

以往研究表明，*ADRB2*基因与长寿以及特定的心理健康结果有关：携带者较少发生恐慌症（Maddock et al.，1993）、敌意（Suarez et al.，1997）、精神运动性躁动（Mann et al.，1985）、紧张焦虑（Yu et al.，1999）和抑郁症（Magliozzi et al.，

① 本章由程令国（南京大学商学院副教授）和曾毅（北京大学国家发展研究院健康老龄与发展中心教授及杜克大学医学院健康老龄研究中心教授）根据 Zeng 等（2017）的英文论文翻译撰写。

1989）等。在利用儿童双胞胎数据（Connors et al.，2005）以及自闭症遗传资源交换队列（autism genetic resource exchange cohort，AGRE）开展的研究（Cheslack-Postava et al.，2007）中，*ADRB2* 基因的等位基因还被发现与自闭症有关。此外，β2-肾上腺素受体也被发现与阿尔茨海默病有关（Wang et al.，2010；Yu et al.，2008）。

　　肾上腺素受体的机能或调节作用与各种社会/行为压力因素密切相关，如生理或心理压力（Diatchenko et al.，2006；Dimsdale et al.，1994），同时与这些因素的交互作用也会产生易受病理状态影响的各种表型（Diatchenko et al.，2006）。一些研究已经考察了 *ADRB2* 基因及其与其他基因型或社会/行为因素的交互作用对特定疾病患者存活率的影响。我们从这些研究中受益很多，但这些研究的一个较大局限是样本量较小，样本容量通常从 22 个到 210 个不等（Dimsdale et al.，1994；Ferdinands et al.，2007；Graafsma et al.，1989；Kulminski et al.，2010b；Landi et al.，2008；Lanfear et al.，2006a，2006b；Nakada et al.，2010；Sehnert et al.，2008）。

　　显然，现有文献已表明 *ADRB2* 基因与心理健康密切相关，而 *ADRB2* 基因与社会/行为压力因子或压力释放因子（stressors or stress releasers）之间的交互作用也可能与心理健康有关。基于此，并结合我们手头上可以获得的基因分型和表型数据，我们拟探索性地考察以下问题。

　　（1）携带 *ADRB2* SNP 的次要等位基因（rs1042718 或 rs1042719）及其与经常锻炼或社交休闲活动（这些活动与压力释放有关）的交互作用，是否与高龄期的认知功能和自评健康等健康结果相关？

　　（2）携带 rs1042718 或 rs1042719 次要等位基因是否与负面情绪（与压力有关）显著相关？进一步，负面情绪与携带 rs1042718 或 rs1042719 次要等位基因之间的交互作用是否与认知功能和自评健康显著相关？

　　值得注意的是，之前的一些研究表明，一般来说，遗传因素对健康和长寿的影响在高龄阶段尤为突出（Iachine et al.，2006），这可能是由一些未观察到的和未经研究的异质性因素所导致的，其中也包括遗传和社会/行为因素之间交互作用的影响。但另一项研究却发现，*APOE4* 对死亡率的影响随着年龄的增长而减少（Ewbank，2002）。此外，更为重要的是，在许多国家，高龄老人数量增长的速度比其他任何较年轻年龄组都要快得多，而高龄老人更可能需要健康和日常生活照料。这些事实意味着，关注老年人是研究遗传及其与社会/行为因素交互作用对健康老龄影响的有效途径。然而，该领域目前几乎所有的研究都集中在年轻和中年成人组，很少关注老年人特别是高龄老人群体。在本章中，我们将通过考察中国高龄老人群体的遗传特征和基因—环境交互作用来克服这一局限。

30.2　数据、测量与方法

30.2.1　数据来源

本章研究所使用的基因分型和表型数据均来自中国老年健康调查 1998 年基线调查。中国老年健康调查 1998 年基线调查共访问了 8959 名 80 岁及以上的高龄老年人，这些老人是从全国 22 个省区市[①]将近一半的县或市中随机选取的（Zeng et al.，2008），因而抽样具有广泛的代表性。调查采用了国际通用的标准化问卷并根据中国的社会文化背景进行了适当调整。问卷内容涉及家庭结构、居住安排以及与子女居住距离远近、失能状况、身体机能表现、自评健康、生活满意度、认知功能、慢性病、医疗服务、社交和休闲活动、饮食、吸烟、饮酒、心理特征、经济资源、家庭照料和支持等各方面信息（Zeng and Vaupel，2002）。

在知情自愿的前提下，中国老年健康调查 1998 基线调查还收集了意愿参与者的干血斑样本。在此基础上，我们进一步按照国际标准化技术程序得到了 rs1042718 和 rs1042719 两个 SNP 的基因分型数据（Zhao et al.，2012）。有关基因分型检测流程的细节，等位基因关联分析，包括显性、隐性和加性模型[②]在内的基因型关联分析，以及关联不平衡和单体型关联分析等，在我们其他文章（Zhao et al.，2012）中已经做过详细介绍，在此不做重复。在这里，我们将使用 877 名（576 名女性和 301 名男性）汉族高龄老人（均在 90 岁及其以上）[③]的基因表型和分型数据进行新的统计分析。虽然中国老年健康调查也采访过其他年龄段的老年人，但由于本章重点关注的是高龄老人，同时也因为其他年龄组受访者的基因分型数据暂时不可得，我们在本章研究中仅包括了 90 岁以上的参与者。

---

①　这 22 个省区市分别是辽宁、吉林、黑龙江、河北、北京、天津、山西、陕西、上海、江苏、浙江、安徽、福建、江西、山东、河南、湖北、湖南、广东、广西、四川、重庆。

②　在显性模型中，任何含有 1 个或 2 个次要等位基因的基因型编码为 1；而不含有次要等位基因的基因型编码为 0（即 mm，Mm = 1，MM = 0。这里，M 为主等位基因，m 为次要等位基因）。对于隐性模型，组合 mm 基因型被编码为 1，其他方式组合为 0（即 mm = 1，Mm，MM = 0）。在加性模型中，基因型 MM 被编码为 0，Mm 为 1，mm 为 2。

③　注意 Zhao 等（2012）基本上使用了中国老年健康调查 1998 年基线调查收集的 893 名长寿汉族参与者血液干血斑样本的基因分型数据。在修改和重新提交文章的最后阶段，Zhao 等（2012）从医院的正常健康检查（而非中国老年健康调查）中收集了 70 个长寿个体的全血样本，主要用于某些生物功能分析，以加强对结果的解释。因此，如 Zhao 等（2012）所述，长寿个体样品的最终总数为 963 个。然而，最后添加的 70 个长寿个体并非中国老年健康调查参与者，并且 G×E 分析所需的表型数据无从获得，因此我们在本章中没有将它们包括在内。此外，有 16 名长寿中国老年健康调查参与者，虽然他们的基因分型数据可用，但他们的一些主要表型变量缺失，因此，我们在本章研究中只使用了 877 例长寿中国老年健康调查参与者的有效数据。

数据质量评估（包括系数和因子分析的可靠性等）表明中国老年健康调查调查数据的质量相当好（Zeng et al.，2008）。尤其是一系列国际比较研究（Coale and Li，1991；Poston and Luo，2004；Wang et al.，1998）已经确认和证实，中国汉族人口包括高龄老人的年龄报告相当准确，这主要是因为中国汉族人口具有记忆出生日期以确定重要生活事件如订婚日期、婚姻、开始建造住宅等的文化传统。这种文化传统尤其适合于 90 多年前出生的中国汉族老人。

本章研究中使用的所有基因分型和表型数据均来自中国的同一民族即汉族受访者。值得指出的是，与中国不同，美国和其他西方国家接收了来自世界其他国家或地区的众多移民，因此即便是在同一种族群体中其遗传构成也会涉及相当程度的异质性。而过去几十年间中国接受的国际移民非常少，因此汉族代表了一个基因上更加同质的群体。这是一个很大的比较优势，在研究遗传学和基因—社会/行为交互作用对健康的影响时有助于避免严重的人口分层问题。

杜克大学和北京大学的科学研究伦理委员会批准了针对中国老年健康调查每一轮受访者的人类受试对象保护（protection of human subject），包括 DNA 样本采集等。受访者在参与前均签署了知情同意书。

30.2.2　测量

1. 因变量：健康结果

认知功能状况。该指标的度量是在国际通用的 MMSE 基础上构建，并根据中国的文化传统对量表加以适当修改，且在试点调查中进行了仔细测试（Zeng and Vaupel，2002），是一种对认知功能的全面评估（Folstein et al.，1975）。问卷包括 24 个方面，涉及定向感、注意力、计算力、记忆力和语言能力等，总分为 0～30 分[①]。按照文献中的通用做法，我们使用 MMSE 的常用阈值将认知功能定义为"好"（≥24 分）、"中等（21～23 分）"或"差"（<21 分）[②]（Deb and Braganza，1999；Osterweil et al.，1994；Zeng and Vaupel，2002）。

自评健康状况（self-rated health，SRH）。自评健康状况是基于国际上通用的标准问题"你如何评价你目前的健康状况？"构建的。五个可能的答案包括："非常好""好""一般""坏""非常坏"。如果受访者回答"好"或"非常好"，则自评健康被认为是好的，并赋值为 1；否则，它被认为是差的，并赋值为 0。在人口

[①] MMSE 在国际上被广泛用于健康老龄调查，并且在非专业心理学研究中表现良好。

[②] 我们还尝试使用了连续取值的 MMSE 得分、四分赋值的 MMSE 得分（<10 分，10～17 分，18～23 分，≥24 分）以及二分赋值的 MMSE 得分。结果显示，无论是连续赋值还是四分或两分赋值，其估计结果与三分赋值模型基本一致，虽然显著性水平在连续赋值模型中适度降低，并且在四分赋值和二分赋值模型中略微降低。

健康研究中，自评健康指标经常被用于衡量潜在健康状况；二分赋值的自评健康在以往研究中也经常被使用（Mackenbach et al.，1997；Power et al.，1998；Shetterly et al.，1996）。已有研究表明，自评健康与死亡率密切相关（Singh-Manoux et al.，2007），并且能比临床因素更好地预测幸福感（wellbeing）的各个方面（Goldman et al.，2003；Østbye et al.，2006）。

　　由于本章研究中使用的所有因变量（MMSE 和 SRH）都是主观的，因此我们没有采用代理人回复。通常来讲，如果受访者无法回复，则可以由代理人（如受访者的亲密家庭成员）提供相应的描述性自变量信息（负面情绪除外）。本章研究中分析的 877 名老年参与者均有自我报告的 MMSE、自评健康和负面情绪（无法自我报告这些主观变量信息的个体事先被剔除），同时，代理人回复其他非主观解释变量的情形在我们的样本中也罕见。

　　2. 自变量

　　主要自变量。基于显性模型，对于 rs1042718 和 rs1042719 两个 SNP 中的每一个，如果某个体携带 1 个或 2 个次要等位基因，则标记此个体为"携带者"，并赋值为 1；否则，标记为"非携带者"，且赋值为 0。除主要自变量外，我们选择了以下人口学特征和社会经济变量作为协变量。

　　人口学特征和社会经济变量包括年龄、性别、居住地（农村与城市）、教育（受教育年限≥1 年或不到一年[①]）、家庭支持和联系、行为和社会参与因素。

　　家庭支持和联系包括婚姻状况和与成年子女居住距离的远近。婚姻状况是指目前有偶或无偶（包括未婚、离婚或丧偶）。与子女居住距离的远近采用二分法测量：如果受访老人与子女住在一起或至少有一个子女住在同一个村庄或同一个城市社区，则被认为有子女就近居住，并赋值为 1；否则，被认为没有子女就近居住，且赋值为 0。

　　行为和社会参与因素包括"负面情绪"（与压力有关）、"经常锻炼"和"社会休闲活动"（与压力释放相关）。正如文献中所指出的那样，负面情绪是一种对健康不利的心理方面的社会/行为因素。例如，有研究表明负面情绪与认知功能负向相关（Kaslow et al.，1984）。这里，我们根据受访者对中国老年健康调查提出的三个问题的回答构建了这一指标：①你是否经常感到你越老越无用？（45.3% 的老年人回答是）；②你是否经常感到恐惧或焦虑？（14.6% 的老年人回答是）；③你是否经常感到孤独？（17.4% 的老年人回答是）。回答"总是"或"经常"的受访者，其回答被视为"是"；回答"有时""很少""从不"的受访者，其回答被视为"否"；那些无法回答问题的人被认为是数据缺失。值得注意的是，在中国文化背景下无

---

　　① 中国 90 岁以上老年人中约有 78% 的人没有受过教育。

用感常被认为是负面情绪的一种表现。焦虑和孤独也是负面情绪的典型指标。这三个指标之间的相关系数相当高：焦虑和孤独之间相关系数为 0.31，无用感和孤独之间相关系数为 0.21，无用感和焦虑之间相关系数为 0.18；所有这些相关性在统计上都高度显著（$p < 0.0001$）。这三个指标 Cronbach' α 值为 0.452，虽然这一数值相对较小，但这主要是指标数量较少的缘故。鉴于这三个指标之间存在密切的相关关系，而且在中国文化背景下它们都是负面情绪的症状或表征，我们构建了一个名为"负面情绪"的变量来概括从这三个问题中收集的信息。如果参与者对三个问题中的至少一个回答"是"，则赋值为 1；如果他们对三个问题中的任何一个都回答"否"，则赋值为 0。我们在之前发表的文章中已经成功地使用、验证和测试了负面情绪这一指标及其测量方法（Zeng et al.，2013a）。

我们将通过以下问题定义"经常锻炼"："您目前是否经常锻炼？"。回答选项分别为"是"和"否"，分别赋值为 1 和 0。在中国老年健康调查问卷和访问员手册中，经常锻炼被定义为"为改善健康而进行的活动，如散步、打球、慢跑、太极、气功等，不包括家务劳动"。

社交休闲活动得分取决于以下七项活动的参与频率：个人户外活动、园艺、养家禽或宠物、打牌或麻将、参加有组织的社交活动、阅读报纸或书籍以及看电视和/或收听广播。回答"每周一次或多次参与活动"的受访者赋值为 1；否则，赋值为 0。在此基础上，我们加总得到七项活动的总得分（范围从 0 分到 7 分），并进一步将社交休闲活动得分二分化处理为一个二元变量：≥2 分和<2 分[①]。

请注意，上述讨论的作为协变量包含在回归模型中的人口学特征和社会经济变量都与我们正在考察的健康状况因变量相关。这些变量的选取均基于已有文献（Institute of Medicine，2006），以及我们对中国社会文化背景的理解和之前使用中国老年健康调查数据的各类出版物（Zeng et al.，2013a，2008）。因此，在回归中包含这些变量将有助于减少或消除潜在的混淆偏差（confounding bias）。表 30.1 列出了我们的回归模型中所包含变量的抽样分布。

表 30.1　本章研究相关变量的抽样分布（中国老年健康调查 1998 基线调查）

变量	比例（或均值）	变量	比例（或均值）
基因型（显性模型）		除基因型以外的其他协变量	
rs1042718 次要等位基因携带者	0.56	城镇居民	0.31
rs1042719 次要等位基因携带者	0.72	受教育 1 年及以上	0.22
健康指标		有偶	0.06

---

① 参与社会休闲活动取决于老年人的兴趣，也受到时间限制。因此，不一定是老年人参与的社会休闲活动数量越多就越活跃。同时，使用连续变量来衡量社会休闲活动可能没有意义。在尝试不同的组合之后，我们发现对社会休闲活动得分进行二分化处理时选择采用"得分≥2 分"和"得分<2 分"的划分是最佳选择。

续表

变量	比例（或均值）	变量	比例（或均值）
MMSE 得分≥24 分	0.35	有子女就近居住	0.77
MMSE 得分 21～23 分	0.14	经常锻炼	0.21
MMSE 得分<21 分	0.51	社会休闲活动得分（取值范围为 0～7 分；其中 27.7%≥2 分，72.3%<2 分）	1.01
自评健康差	0.45	负面情绪	0.54

注：女性受访者的最小/最大年龄、平均年龄和标准离差分别为 90 岁/113 岁、98.6 岁和 3.34；男性受访者的相应数值为 90 岁/113 岁、101.0 岁和 2.78

30.2.3 统计分析模型

我们将使用逻辑回归（根据因变量的不同测量相应使用有序或二元逻辑回归）来估计携带 *ADRB2* 次要等位基因与认知功能（MMSE）和自评健康等健康变量之间的相关关系。经过 Wald 统计检验证实，我们的有序逻辑回归模型满足比例比值比（proportional odds ratio）假设。

值得注意的是，在上述回归模型中，我们所估得的统计上显著的基因型（如携带或不携带本章研究中的 *ADRB2* 次要等位基因）与社会/行为因素（$G \times E$）之间交互项系数代表的实际上是一种协同效应（synergistic effect）或协同关联（synergistic association）。这一协同效应可能并不能完全反映基因型和社会/行为因素对健康结果的交互作用（interaction effect），因为这一估计结果可能会受到基因型和社会/行为因素之间的相关性（rGE）的混淆。这里，rGE 指的是某些基因型与社会/行为因素相关并通过这些途径间接影响健康结果的可能性（Rothman，2012）。

为了估计 $G \times E$ 交互项与健康结果之间的真正关联，需要对 rGE 潜在相关性进行调整。基于我们在之前发表的论文（Zeng et al.，2011）中提出的想法（未经测试），我们在本章中进一步创新性地开发并经验性地测试了一个三步法程序，该程序结合了标准回归和结构方程方法。

第 1 步：估计协同关联。这一步中，我们可以使用标准回归方法（如逻辑回归）估计基因—社会/行为交互项，例如，携带或不携带 *ADRB2* 次要等位基因与经常锻炼或社交休闲活动或负面情绪，对健康结果的影响。

第 2 步：检测 rGE 是否存在。对于在第 1 步中发现的所有统计上显著的基因—社会/行为因素交互项（即协同关联），可以使用卡方检验（对于离散的社会/行为因素）或 ANOVA 模型（对于连续的社会/行为因素）或针对相关协变量调整的多元回归模型来检测 rGE 是否存在。换句话说，这一步本质上是要检测社会/行为因素（如本章研究中的经常锻炼或社交休闲活动或负面情绪）在靶向基因型携带者和非携带者之间是否具有统计学意义上的显著差异。

第 3 步：路径分析，以达到更深入的理解。对于在第 2 步中检测到的所有统计上显著的 rGE，可以使用结构方程模型进行进一步的路径分析，针对各种混杂因素进行调整，以进一步探索遗传和社会/行为因素对健康结果的直接、间接和交互作用。图 30.1 给出了一个分析框架。

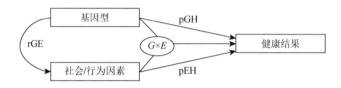

图 30.1　探索基因型对健康结果的直接（pGH）、间接 [pEH，通过其与社会/
行为因素的相关性（rGE）] 以及交互（$G \times E$）作用的分析框架

本章中的逻辑回归分析是利用 Stata/SE 12.0 软件进行的，而结构方程分析则是利用 Mplus 6.1 软件进行的（Muthén L K and Muthén B O，2014）。

30.3　结　　果

30.3.1　携带 ADRB2 次要等位基因与健康结果之间相关性的逻辑回归分析（直接效应）

我们的逻辑回归分析显示，携带 rs1042718 或 rs1042719 次要等位基因与认知功能和自评健康在通常显著性水平下无显著相关性（表 30.2 中模型 Ⅰ 和 Ⅱ）。当（ADRB2 基因型×负面情绪）交互项包含到回归模型中时，携带 rs1042718 次要等位基因与认知功能和自评健康均在 $p < 0.1$ 边际显著性水平下相关（表 30.2 中模型 Ⅰ-A4 和 Ⅱ-A4），而携带 rs1042719 次要等位基因与认知功能在 $p < 0.10$ 边际显著性水平下相关（表 30.2 中的模型 Ⅰ-B4）。

30.3.2　$G \times E$ 交互项与健康结果之间相关性的逻辑回归分析（交互效应）

按照 Aiken 和 West（1991）的标准程序，我们进行了分块多元回归（blocked multiple regression）分析和卡方检验，以检验包含交互项变量模块（block）的全模型（表 30.2 模型-A2、-A3、-A4 以及-B2、-B3、-B4）与不包含交互项模块的部分模型（表 30.2 模型-A1 和-B1）之间的似然比是否存在统计学上的显著差

表 30.2　基于逻辑回归分析的与 MMSE 得分以及自评健康相关联的 OR 值

被解释变量	MMSE 得分（好/中/差）（模型 I 基于有序逻辑回归）								自评健康好（模型 II 基于二元逻辑回归）							
	rs1042718				rs1042719				rs1042718				rs1042719			
	I-A1	I-A2	I-A3	I-A4	I-B1	I-B2	I-B3	I-B4	II-A1	II-A2	II-A3	II-A4	II-B1	II-B2	II-B3	II-B4
rs1042718 携带者（非携带者）	1.00	0.83	0.99	1.54*					1.12	0.91	1.03	1.57*				
rs1042719 携带者（非携带者）					1.04	0.96	1.04	1.65*					0.97	0.73	0.77	1.14
男性（女性）	1.60**	1.61**	1.59**	1.56**	1.68***	1.68***	1.68***	1.65***	1.42*	1.42	1.41	1.40	1.39	1.39	1.36	1.37
城镇（农村）	1.03	1.04	1.03	1.04	1.06	1.06	1.06	1.05	1.24	1.26	1.25	1.26	1.27	1.28	1.27	1.27
年龄	0.97	0.97	0.97	0.96	0.97	0.97	0.97	0.97	1.03	1.03	1.03	1.03	1.03	1.04	1.03	1.03
受教育超过 1 年（否）	1.91***	1.85***	1.91***	1.98***	1.85***	1.82***	1.85***	1.92***	0.85	0.82	0.85	0.87	0.90	0.86	0.93	0.91
有配偶（否）	1.52	1.55	1.53	1.51	1.51	1.53	1.51	1.47	1.14	1.17	1.16	1.13	1.13	1.19	1.21	1.13
有子女就近居住（否）	0.89	0.88	0.89	0.86	0.87	0.87	0.87	0.84	0.93	0.93	0.93	0.91	0.92	0.92	0.92	0.91
社会休闲活动得分 ≥2 分（<2 分）	1.94***	1.92***	1.89**	1.99***	1.98***	1.98***	1.97***	1.97***	2.18***	2.16***	1.86***	2.21***	2.13***	2.14***	1.19	2.12***
经常锻炼（否）	1.87***	1.21	1.87***	1.91***	1.86***	1.44	1.86***	1.90***	1.77***	1.05	1.76***	1.79***	1.79***	0.71	1.77***	1.80***
负面情绪（否）	0.47***	0.46***	0.47***	0.73	0.48***	0.48***	0.48***	0.85	0.63***	0.62***	0.63***	0.87	0.61***	0.60***	0.62***	0.74
G×E 交互项																
ADRB2×经常锻炼		2.26**				1.44				2.68**				3.77***		
p 值		0.026				0.358				0.013				0.002		
ADRB2×社会休闲活动			1.06				1.01				1.36				2.29**	
p 值			0.873				0.978				0.398				0.034	
ADRB2×负面情绪				0.47**				0.45**				0.56*				0.77
p 值				0.014				0.022				0.076				0.474
LR chi2		4.96	0.03	6.02		0.84	0.00	5.23		6.20	0.72	3.15		9.61	4.47	5.94
Prob>chi2		0.03	0.87	0.01		0.36	0.98	0.02		0.01	0.40	0.08		0.00	0.03	0.48
−2 log likelihood	1308.6	1303.6	1308.6	1302.6	1299.9	1299.1	1299.9	1294.7	907.5	901.3	906.8	904.4	901.1	891.5	896.6	900.6

注：①对所有有交互项，我们还给出了确切的 p 值。②LR chi2 使用模型-A1 或-B1 作为基准来计算

*$p<0.1$，**$p<0.05$，***$p<0.01$

异。此类检验还可用于检测回归中所包含的交互项变量模块本身是否具有统计显著性。表 30.2 的最后三行列出了这些附加检验的结果，结果表明这些检验与回归分析的交互作用项的统计显著性水平完全一致。这些附加检验的显著结果也意味着我们对交互项系数的估计中犯第Ⅰ类错误的可能性很小（Helm and Mark，2012）。

携带 rs1042718 次要等位基因与经常锻炼之间的 $G \times E$ 交互项与认知功能（$p <$ 0.05；表 30.2 模型Ⅰ-A2）和自评健康（$p < 0.05$；表 30.2 模型Ⅱ-A2）均显著正相关。携带 rs1042719 次要等位基因与经常锻炼之间的 $G \times E$ 交互项也与自评健康显著正相关（$p < 0.01$；表 30.2 模型Ⅱ-B2）。此外，携带 rs1042719 次要等位基因与较高社会休闲活动得分之间的 $G \times E$ 交互项与自评健康显著正相关（$p < 0.05$；表 30.2 模型Ⅱ-B3）。我们还发现表 30.2 模型Ⅰ-A4 和Ⅰ-B4 中携带 rs1042718 或 rs1042719 次要等位基因和负面情绪之间的 $G \times E$ 交互项的系数估计值具有统计显著性（$OR = 0.47$, $p < 0.05$ 或 $OR = 0.45$, $p < 0.05$）。

卡方检验排除了携带 *ADRB2* 次要等位基因与经常锻炼或社会休闲活动之间的 rGE 相关性（表 30.3 和表 30.4）。因此，上面讨论的携带 *ADRB2* 次要等位基因与经常锻炼或社会休闲活动（表 30.2 中的参考模型Ⅰ-A2、Ⅱ-A2、Ⅱ-B2 和Ⅱ-B3）之间 $G \times E$ 交互项的系数估计代表的是一种真正的对健康结果的 $G \times E$ 交互作用。

表 30.3　关于评估携带 rs1042718 次要等位基因与社会/行为因素相关性是否存在的卡方检验

项目	经常锻炼		负面情绪	
	是	否	是	否
rs1042718 携带者占比	56.8%	55.3%	52.2%	59.3%
卡方检验的 p 值	$p = 0.723$		$p = 0.055$	
rGE 是否存在	rGE 不存在		rGE 边际水平上存在	

表 30.4　关于评估携带 rs1042719 次要等位基因与社会/行为因素相关性是否存在的卡方检验

项目	经常锻炼		社会休闲活动		负面情绪	
	是	否	得分≥2 分	得分<2 分	是	否
rs1042719 携带者占比	71.4%	71.9%	70.3%	72.5%	69.0%	74.6%
卡方检验的 p 值	$p = 0.886$		$p = 0.513$		$p = 0.094$	
rGE 是否存在	rGE 不存在		rGE 不存在		rGE 边际水平上存在	

30.3.3　采用结构方程方法的路径分析

如表 30.3 和表 30.4 所示，卡方检验表明，不能排除携带 *ADRB2* 次要等位基因与负面情绪之间的 rGE 相关性（估计值在边际水平上显著，$p < 0.1$）。此外，我们发现在控制年龄、性别、城乡、教育、家庭/社会关系特征（如婚姻状况、是否有子女就近居住、社会休闲活动得分）和健康行为（如经常锻炼）后，携带 rs1042718 或 rs1042719 次要等位基因与负面情绪显著负相关（$p < 0.05$，表 30.5）。因此，表 30.2 中模型 Ⅰ-A4 和 Ⅰ-B4 中所呈现的统计上显著的 *ADRB2* 基因型与负面情绪之间的 $G \times E$ 交互项系数估计可能会受到携带 *ADRB2* 次要等位基因和负面情绪之间 rGE 相关性的混淆。而且，*ADRB2* 基因型可能会通过负面情绪与认知功能发生间接联系（见图 30.1 及 30.2.3 节中关于三步法程序的相关讨论）。

表 30.5　与负面情绪关联的 OR 值（基于二元逻辑回归分析）

解释变量	*ADRB2* 次要等位基因携带者（非携带者）	男性（女性）	城镇（农村）	年龄	受教育年限 ≥1（否）	已婚（否）	有子女就近居住（否）	社会休闲活动得分 ≥2（<2）	经常锻炼（否）
	被解释变量：负面情绪（是或否）								
rs1042718	0.69**	0.70*	0.86	1.03	1.08	1.5	0.91	0.67**	0.79
rs1042719	0.69**	0.74	0.86	1.02	1.03	1.47	0.93	0.69**	0.78

$*p < 0.1$，$**p < 0.05$

　　因此，我们进一步使用结构方程方法进行路径分析，以深入探索 *ADRB2* 基因型与 MMSE 的直接关联，通过其和负面情绪的相关性（rGE）与 MMSE 所发生的间接关联，以及 *ADRB2* 基因型—负面情绪交互项与 MMSE 之间的关联，即 $G \times E$ 对 MMSE 真正的交互作用（参见第 30.2.3 节和图 30.1 分析框架）。

　　结果显示，基于结构方程方法估得的 *ADRB2* 基因型与 MMSE 得分和负面情绪直接关联的 OR 值（表 30.6）与基于逻辑回归方法估得的相应似然比（likelihood ratio）非常接近（表 30.2）。然而，结构方程分析提供了额外的新结果和见解。携带 rs1042718 或 rs1042719 次要等位基因与认知功能之间的间接关联（通过与负面情绪 rGE 相关性）的 OR 值分别为 1.12 或 1.04（见表 30.6 的最后一行）。尽管 Mplus 6.1 软件没有提供间接关联的 p 值估计值（$= a \times b$，见表 30.6），但这些 OR 值不太可能具有统计显著性，因为它们非常接近 1.0。结果进一步表明，在调整 rGE 相关性的混杂效应后，携带 rs1042718 或 rs1042719 次要等位基因与负面情绪之间的 $G \times E$ 交互项与认知功能显著负相关。OR 值分别为 0.47（$p < 0.05$）和 0.46（$p < 0.05$）（表 30.6）[①]，这一结果与逻辑回归的估计结果几乎完全相同（表 30.2）。

---

① 请注意，在本章研究中使用的结构方程模型和 Mplus 软件中，需要为遗传变量和社会/行为因素之间的交互项创建一个新变量（Mi et al., 2011）。我们使用了最大似然估计和 Monte-Carlo 选项来估计这一交互项变量的系数。

表 30.6 基于结构方程分析的系数和 OR 值的估计

项目	包含 rs1042718 和负面情绪的结构方程模型			包含 rs1042719 和负面情绪的结构方程模型		
	解释变量	系数	OR	解释变量	系数	OR
被解释变量：MMSE 得分（直接关联）	rs1042718 携带者（否）	$c=0.45^{*}$	1.58^{*}	rs1042719 携带者（否）	$c=0.51^{**}$	1.67^{**}
	年龄	−0.04	0.96	年龄	−0.04	0.96
	男性（女性）	0.42^{**}	1.52^{**}	男性（女性）	0.47^{**}	1.59^{**}
	城镇（农村）	0.06	1.06	城镇（农村）	0.07	1.07
	受教育年限≥1 年（否）	0.72^{***}	2.06^{***}	受教育年限≥1 年（否）	0.69^{***}	2.00^{***}
	有偶（否）	0.40	1.49	有偶（否）	0.38	1.46
	社会休闲活动得分≥2 分（<2 分）	0.70^{***}	2.01^{***}	社会休闲活动得分≥2 分（<2 分）	0.69^{***}	2.00^{***}
	经常锻炼（否）	0.66^{***}	1.93^{***}	经常锻炼（否）	0.65^{***}	1.92^{***}
	负面情绪（否）	$b=-0.31$	0.74	负面情绪（否）	$b=-0.16$	0.85
统计上显著的 $G×E$ 交互项						
	rs1042718×负面情绪	-0.75^{**}	0.47^{**}	rs1042719×负面情绪	-0.77^{**}	0.46^{**}
被解释变量：负面情绪（控制协变量混淆效应）	rs1042718 携带者（否）	$a=-0.34^{**}$	0.71^{**}	rs1042719 携带者（否）	$a=-0.33^{*}$	0.72^{*}
	年龄	0.03	1.03	年龄	0.02	1.02
	男性（女性）	−0.33	0.72	男性（女性）	−0.28	0.76
	城镇（农村）	−0.13	0.88	城镇（农村）	−0.13	0.88
	受教育年限≥1 年（否）	0.08	1.08	受教育年限≥1 年（否）	0.03	1.03
	有偶（否）	0.38	1.46	有偶（否）	0.36	1.44
	社会休闲活动得分≥2 分（<2 分）	-0.37^{**}	0.69^{**}	社会休闲活动得分≥2 分（<2 分）	-0.34^{*}	0.72^{*}
	经常锻炼（否）	−0.26	0.77	经常锻炼（否）	−0.26	0.77
ADRB2 与 MMSE 得分之间的间接关联	携带 rs1042718 通过与负面情绪之间存在的 rGE 对 MMSE 产生的间接关联	$a×b=(-0.34)$ $×(-0.31)=0.11$	$1.12=$ $\exp(0.11)$	携带 rs1042719 通过与负面情绪之间存在的 rGE 对 MMSE 产生的间接关联	$a×b=(-0.33)$ $×(-0.13)=0.04$	$1.04=$ $\exp(0.04)$

注：遵循结构方程模型方法估计一个解释变量通过另一个相关解释变量对因变量的间接影响的相关文献（Bollen，1987；Byrne，1998；Mi et al.，2011；Sobel，1982），携带 *ADRB2* 次要等位基因通过其对负面情绪的影响对 MMSE 产生的间接影响可以通过"$a×b$"来估算

$*p<0.1$，$**p<0.05$，$***p<0.01$

30.3.4 一种呈现和解释 $G×E$ 交互项与健康结果之间关联的更直观方式

我们说社会/行为因素与基因型对健康结果指标存在交互作用，如果社会/行为

因素与健康结果指标之间的关联在携带不同基因型的个体之间存在不同，或者如果基因型与健康结果指标之间的关联在具有不同社会/行为因素的个体之间存在差异（Institute of Medicine，2006）。因此，除了查看表 30.2 和表 30.6 中列出的 $G \times E$ 交互项的 OR 值之外，另一种呈现和解释 $G \times E$ 交互项与健康结果之间关联的更直观方式是比较暴露或未暴露于某种社会/行为因素的健康结果在基因型携带者或非携带者群体内的相对风险。

表 30.7 显示，在 rs1042718 次要等位基因非携带者中，经常锻炼与认知功能或自评健康的 OR 值增加无显著相关性。然而，在 rs1042718 次要等位基因的携带者中，经常锻炼使得与认知功能相关的优势比显著增加 173.5%，与自评健康相关的 OR 值显著增加 181.4%。表 30.8 显示了类似的模式：在 rs1042719 次要等位基因的非携带者中，经常锻炼和社会休闲活动与自评健康的 OR 值无显著相关性；而在携带者中，经常锻炼使得与自评健康相关的 OR 值显著增加 167.7%，较高的社会休闲活动得分使得与自评健康相关的 OR 值显著增加了 172.5%。显然，与非携带者相比，经常锻炼或参与社交休闲活动与认知功能或自评健康的正相关性在 rs1042718 或 rs1042719 次要等位基因的携带者中表现得更强。

表 30.7　按照社会/行为因素暴露状况（E）和 rs1042718 次要等位基因携带状态（G）分组的认知功能和自评健康的 OR 值差异（OR_{EG}）

G：基因型携带状况	认知功能（模型 I-A2，表 30.2）E：经常锻炼			自评健康（模型 II-A2，表 30.2）E：经常锻炼		
	否（$E=0$）	是（$E=1$）	$E=1$ 与 0 差异百分比	否（$E=0$）	否（$E=1$）	$E=1$ 与 0 差异百分比
OR_{E0}，rs1042718 非携带者（$G=0$）	1.00	1.21	21.0%	1.00	1.05	5.0%
OR_{E1}，rs1042718 携带者（$G=1$）	0.83	2.27***	173.5%	0.91	2.56***	181.4%
$G \times E$ 交互项	2.26** (1.10~4.62)			2.68** (1.23~5.85)		

注：①OR_{10}、OR_{01} 和 "$G \times E$ 交互项的 OR 值（ORIT）" 的估计值均取自表 30.2 中逻辑回归分析的模型 I-A2 和 II-A2。②根据文献（Bender and Lange，2001；Zeng et al.，2011），$ORIT = OR_{11}/(OR_{10} \cdot OR_{01})$，由此 $OR_{11} = OR_{10} \cdot OR_{01} \cdot ORIT$。$OR_{10}$、$OR_{01}$ 和 ORIT 的估计值基于通常的统计软件可以得到，从而基于上述公式我们可以比较容易地得到 OR_{11} 的估计值。然而，基于上述公式我们却很难得到 OR_{11} 的统计显著水平（即 p 值）。因此，我们通过在回归方程中设置三个专用虚拟变量 V_{10}、V_{01} 和 V_{11}（无交互项）来估计 OR_{10}、OR_{01} 和 OR_{11} 及其 p 值：如果 $E=1$ 且 $G=0$，则 $V_{10}=1$；如果 $E=0$ 且 $G=1$，则 $V_{01}=1$；如果 $E=1$ 且 $G=1$，则 $V_{11}=1$，同时考虑把 $V_{00}(E=0$ 和 $G=0)$ 作为参考组。在这种替代回归中，可以直接获得 OR_{11}、OR_{10}、OR_{01} 及其显著水平，进而可以基于 OR_{10}、OR_{01} 和 OR_{11} 的估计值来计算得到 ORIT 的估计值。请注意，在这种替代回归中估得的 OR_{10}、OR_{01}、OR_{11} 和 ORIT 与采用正常程序（具有两个虚拟变量和一个交互项）的估计结果完全相同

$p<0.05$，*$p<0.01$

表 30.8 按照社会/行为因素暴露状况（E）和 rs1042719 次要等位基因携带状态（G）分组的自评健康的 OR 值差异（OR_{EG}）

G：基因型携带状况	被解释变量					
	自评健康好（模型Ⅱ-B2，表 30.2）E：经常锻炼			自评健康好（模型Ⅱ-B3，表 30.2）E：社会休闲活动		
	否（$E=0$）	是（$E=1$）	$E=1$与0差异百分比	否（$E=0$）	是（$E=1$）	$E=1$与0差异百分比
OR_{E0}，rs1042719 非携带者（$G=0$）	1.00	0.71	−29.0%	1.00	1.19	19.0%
OR_{E1}，rs1042719 携带者（$G=1$）	0.73	1.95**	167.7%	0.77	2.10***	172.5%
$G×E$ 交互项	3.77*** (1.63~8.72)			2.29** (1.07~4.92)		

注：①OR_{10}、OR_{01} 和"$G×E$ 交互项 OR 值"的估计值取自表 30.2 中逻辑回归分析的模型Ⅱ-B2 和Ⅱ-B3。②与表 30.7 中的注释②相同

$p<0.05$，*$p<0.01$

进一步，如表 30.9 所示，在 rs1042718 或 rs1042719 次要等位基因的非携带者中，负面情绪使得与认知功能相关的 OR 值降低 26.0%或 15%，但是这一结果统计上并不显著。然而，在 rs1042718 或 rs1042719 次要等位基因的携带者中，负面情绪使得与认知功能相关的 OR 值下降 65.7%或 61.1%，并且这一结果具有统计显著性。

表 30.9 按照负面情绪暴露状况（E）和次要等位基因携带状态（G）分组的 MMSE 得分的 OR 值差异（OR_{EG}）

G：基因型携带状况	rs1042718			G：基因型携带状况	rs1042719		
	E：负面情绪				E：负面情绪		
	否（$E=0$）	是（$E=1$）	$E=1$与0差异百分比		否（$E=0$）	是（$E=1$）	$E=1$与0差异百分比
OR_{E0}，rs1042718 非携带者（$G=0$）	1.00	0.73	−26.0%	OR_{E0}，rs1042719 非携带者（$G=0$）	1.00	0.85	−15.0%
OR_{E1}，rs1042718 携带者（$G=1$）	1.54*	0.53***	−65.7%	OR_{E1}，rs1042719 携带者（$G=1$）	1.65*	0.63*	−61.1%
$G×E$ 交互项	0.47** (0.25~0.86)			$G×E$ 交互项	0.45** (0.23~0.89)		

注：①OR_{10}、OR_{01} 和"$G×E$ 交互项 OR 值"的估计值取自表 30.2 中逻辑回归分析的模型Ⅰ-A4 和Ⅰ-B4。②与表 30.7 中的注释②相同

*$p<0.1$，**$p<0.05$，***$p<0.01$

30.4 讨 论

本章报告的结果与已有其他研究所得结果基本一致。这些研究表明 *ADRB2*

基因型与承压能力（Yan et al.，2007）、心理障碍（Maddock et al.，1993；Magliozzi et al.，1989；Mann et al.，1985；Suarez et al.，1997；Yu et al.，1999）和抑郁（Carstens et al.，1987；Pandey et al.，1987）等密切相关。本章的研究至少在三个方面为文献做出了独特而有益的贡献。首先，这是第一项基于容量较大的高龄老人样本（包含年龄在 90 岁以上的 877 名高龄老人）[①]开展的关于携带 *ADRB2* 次要等位基因及其 G×E 交互项与健康结果相关性的研究。该领域内以往的以人类为对象的有关研究，主要针对 20～70 岁的成年人，且样本量通常非常小，从 22 个到 210 个不等（如引言部分所述）。其次，我们的研究结果首次表明，与非携带者相比，某些社会/行为因素与认知功能和自评健康状况的相关性在 *ADRB2* 次要等位基因携带者中表现得更强。这意味着基于个体遗传特征的个性化预防医学，在严格保护隐私前提下，可能有助于提高健康干预的成本效益以及健康老龄化政策的效率（Kahn，2007）。最后，除了估计携带 *ADRB2* 次要等位基因与认知功能的主要/直接关联之外，我们还通过其与负面情绪的 rGE 相关性来估得了携带 *ADRB2* 次要等位基因与认知功能的间接关联。调整了 rGE 相关性的混杂效应后，我们估计了 G×E 交互项（携带 *ADRB2* 次要等位基因×负面情绪）与认知功能之间的关联。据我们所知，这是文献中第一次基于我们创造性提出的结合逻辑回归和结构方程方法的三步法（表 30.6），来探讨 *ADRB2* 基因对认知功能的影响。

我们的研究也存在重要局限和未解决的问题。我们在中国老年健康调查中收集的关于自评健康的测量指标相对有限，因为这一调查是一项典型的人口统计学和流行病学调查，侧重于健康长寿的决定因素而不是专门的医学研究。此外，我们的探索性相关性研究没有深入考察这些新发现背后的生物学机制及其因果效应。未来的研究需要回答为什么经常锻炼或社会休闲活动与认知功能自评健康之间的正向关联，以及负面情绪与认知功能之间的负向关联，在 *ADRB2* 等位基因的携带者中比在非携带者中更强。由于同时具备基因分型和表型数据的情形仅适用于 877 名老年人，且仅限于 90 岁以上，因此我们目前的研究限制在高龄范围内，目前尚无法进行复制和验证研究。

生物统计学文献指出，测量多种健康结果和解释因素可能会导致多重比较（multiple comparison）问题，为此 p 值可能需要通过 Bonferroni 方法或其他类似方法进行调整。然而，如果零假设不是独立的并且多重比较是互补的，那么 p 值可能不需要进行校正（McDonald，2009；Motulsky，2014）。我们的多元逻辑回归和结构方程模型估计的统计显著性水平为 1%（$p < 0.01$）或 5%（$p < 0.05$），这些显著性水平在本章研究情形下可能不需要纠正。因为我们案例中的两个结果

---

① 我们通过将男性和女性放在一起来进行统计分析，同时控制性别将其作为协变量。我们还分别对男性和女性进行了分组逻辑回归分析，结果与我们提出的两性组合模型基本一致；但由于样本量减少，统计显著性水平明显降低。

指标和多个解释因素是互补的而不是彼此独立的。例如，rs1042718 和 rs1042719 的两个 SNP 高度相关且处于强连锁不平衡状态（70%）（Zhao et al., 2012）。因此，并无必要去校正与不同 SNP 相关的测试。而且，两个健康指标（认知功能和自评健康）也高度相关，且社会/行为因素（经常锻炼、社会休闲活动以及负面情绪）也高度相关。此外，在我们的探索性研究中，我们的数据是以客观的没有任何预先设定假设的方式收集的，在此情形下，通常不严格要求进行多重检验（multiple test）调整（Bender and Lange, 2001）。显然，在本章研究中，我们并没有必要对 p 值进行调整或校正，因为本章研究所涉及的多个检验彼此之间并不是独立的，而且我们的分析是探索性的。然而，我们必须谨慎地解释当前研究的估计值并将其视为探索性结果，而不是任何最终的结论性结果，因为由于存在多重比较、样本量和缺乏复制研究等问题，它们仍可能涉及一些假阳性错误。

30.5 结 论

我们的逻辑回归分析发现，在调整社会经济状况、家庭和社会联系或支持以及健康行为等各种潜在混淆因素后，经常锻炼与携带 rs1042718 次要等位基因之间的 $G \times E$ 交互项与认知功能显著相关（$p < 0.05$）；经常锻炼与携带 rs1042718 或 rs1042719 次要等位基因之间的 $G \times E$ 交互项与自评健康显著相关（$p < 0.05$ 或 $p < 0.01$）；社会休闲活动与携带 rs1042719 次要等位基因之间的 $G \times E$ 交互项与自评健康显著相关（$p < 0.05$）（表 30.2）。

我们的结构方程路径分析表明，负面情绪与携带 rs1042718 或 rs1042719 次要等位基因之间的 $G \times E$ 交互项与认知功能显著相关（$p < 0.05$）。我们还发现携带 rs1042718 或 rs1042719 次要等位基因与负面情绪显著相关（$p < 0.05$ 或 $p < 0.01$）。此外，携带 rs1042718 或 rs1042719 次要等位基因会通过与负面情绪之间的 rGE 相关性与认知功能间接相关，虽然这一结果在统计上并不显著（表 30.6）。

我们还发现，ADRB2 次要等位基因携带者的社会/行为因素（包括经常锻炼、社会休闲活动和负面情绪）与认知功能或自评健康之间的关联比非携带者更强（表 30.7～表 30.9）。这些研究结果表明，考虑到个体基因图谱（在保护隐私/保密前提下）的健康促进项目将为项目及其参与者带来更多的收益并降低成本。

正如 30.4 节所详述的那样，虽然我们对本章中报告的有趣且独特的发现感到满意，但我们的研究也存在一些重要局限性和未解决的问题；我们的研究结果是探索性的，并没有试图得出因果结论。显然，需要进一步的表观遗传学研究以及更复杂的心理指标来更深入了解携带 ADRB2 次要等位基因以及它们与社会/行为因素的交互项为什么以及如何影响了高龄老人的健康结果，即背后的生物机制和因果关系。未来的研究需要进一步扩展分析，以探讨 *ADRB2* 基因型与同老年人健康和长寿相关的其他基因型之间 $G \times G$ 交互作用的影响（如 *APOE4* 和 *FOXO* 基因型），并涵盖所有老年人群体（即 65～110 岁），从而从生命历程的角度充分了解健康老龄化的过程。我们还希望能够有更多的关于健康长寿的研究能够涉及相似或更大容量的 90 岁以上的老年人样本，这些研究将有助于复制并验证我们的探索性研究结果。

第 31 章 结语：进一步深入研究的展望①

本书汇集我们的中国健康老龄化课题团队历时五年的主要研究成果。全书分为四篇，合计 31 章。

第一篇的第 1 章对本课题研究的意义，国内外相关研究综述，研究目标和主要研究内容，以及本课题 5 年来包括论文、著作和政策咨询报告在内的主要研究成果及我们所收集的健康老龄大样本数据研究资源共享等进行概述和讨论。我们简要介绍了中国老年健康调查 1998～2018 年 20 年历程，着重阐述了于 2017～2018 年胜利完成的中国老年健康调查第 8 次调查的实施，以及其在样本规模方面由第 6、7 次调查只跟踪随访，扩展为第 8 次调查既跟踪随访又新增递补死亡失访老年调查对象，以及第 8 次调查在老年认知功能和心理健康数据收集的显著扩展。第一篇的其他章节分别报告了本课题在老年心理健康的动态变化特征及其社会经济行为影响因素，老年认知功能的动态变化特征及其影响因素，膳食多样性对老年认知功能的影响，心理健康对减少老年多种慢病共患的作用，心理弹性对老年人健康长寿的显著贡献，老年认知功能与死亡率的相关关系，以及老年心理健康对死亡率的影响等方面的实证及理论分析研究成果。作为一个地区研究案例，第一篇第 8 章还报告了对海南省百岁老人心理健康及影响因素的深入分析研究。

第二篇阐述讨论了中国老年人生理健康和社会参与的影响因素及干预途径，老年生理健康的动态变化特征及影响因素，高龄老人失能发展轨迹及死亡轨迹研究，儿童和成年期社会经济状况对老年生理健康的直接和间接影响，老年人社会参与的现状及其人口社会经济影响因素，社会参与视角下农村老人休闲活动研究，作为城市老年人社会参与路径的旅游研究，老年社会参与和社会支持对生理健康的影响探讨，老年社会休闲活动和旅游对老年生理健康的影响机理，以及旨在改善老年健康的社会参与和行为干预政策研究等。

第三篇报告了基于 2010 年人口普查数据估算全国分省分城乡男女生命表问题与方法评述，全国城乡男女 0～105 岁单岁生命表，31 个省区市分省分城乡男女单岁生命表编制和评估，婴孩和高龄老年人以及其他年龄组人口死亡率的调整，健康期望寿命的研究方法及其在全国和分省分城乡男女健康期望寿命的分析。

第四篇聚焦于遗传及其与环境交互作用对健康长寿的影响研究，包括高龄老

---

① 本章由本课题负责人曾毅代表本课题研究团队执笔撰写。

人健康长寿的家庭遗传调查数据实证分析，汉族长寿全基因组关联分析，长寿性别差异的全基因组关联分析，*FOXO1A* 与 *FOXO3A* 基因在中国人群中与长寿的遗传关联研究，*FOXO* 基因与饮茶交互作用对老龄健康的影响，以及 *ADRB2* 基因与经常锻炼、社会休闲活动、负面情绪的交互作用对高龄老人健康的显著影响等。

健康老龄影响因素和有效干预研究问题是国际近二十年不断发展的一个重点前沿领域。我国老年人口年均增长速度是西方大国的 2 倍以上。例如，我国 2010 年 65 + 岁老年人口占总人口比例比美国低 37.8%，但是在 2035 年后将显著超过美国，2050 年时我国老年人口比例将比美国高 16.6%。中国不仅面临着人口快速老化所带来的可能严重负面影响老、中、青、少生活质量的严峻挑战，而且由于经济和社会福利保障滞后于同样面临人口老龄化挑战的发达国家，我国"未富先老"问题无疑进一步加大了政府和全社会应对快速老龄化的难度。在此背景下，本书立足国际前沿方法与交叉学科视角，深入研究中国健康老龄影响因素和有效干预的基础科学问题，从积极提高老年人口健康水平与抗病能力，而不是被动的治疗疾病的角度，探索提升老年人群健康存活期，降低病残期比例的解决之道。这不仅有助于促进形成一整套有关中国老年健康影响因素和有效干预的研究方案与技术框架，同时为兼顾快速大规模老龄化的远虑（如何让老年人活得更健康）与近忧（如何降低社会家庭老人医疗与照料负担），改善人民生活质量，提供科学可行的研究依据。这对"未富先老"的中国来说，意义尤其重大，关系到国计民生、国家长治久安和可持续发展中不容忽视的全局性、战略性问题，既适应国家重大需求又具有重要科学意义。

然而，我们的研究离深刻认识我国健康老龄发展趋势及其宏观、中观、微观作用机制，社会、行为、环境与遗传因素及其交互作用如何影响老年生理心理健康和社会参与等既定最终目标尚远，现有的研究仍存在许多不足与局限，有待进一步深化。

根据广泛细致的文献检索，美国跟踪观测期已超过 28 年的老龄健康调查有 9 项，其中 Framingham 跟踪调查从 1948 年开始，至今已 73 年；Wisconsin 调查与 Baltimore 调查分别从 1957 年与 1958 年开始，至今已有 64 与 63 年；美国全国性的"退休与健康调查"自 1990 年开始，已有 31 年；这些跟踪调查至今都仍在进行。丹麦自 1954 年开始，至今仍在每年对全国所有的双胞胎儿童和成年人健康进行跟踪观察。荷兰的全国老龄调查自 1992 年开始，德国的全国老龄调查自 1996 年开始，这些国家的全国性老龄健康调查仍在进行。

我们的中国老年健康调查 1998 年基础调查和 2000 年随访加递补调查只包括了 80 岁及以上高龄老人，至 2018 年对高龄老人已跟踪 20 年；从 2002 年开始包括 65 岁及以上所有老人群体，至 2018 年对 65～79 岁中低龄老人已跟踪 16 年，无法与发达国家的老龄健康长期跟踪调查数十年的时间跨度相比。我们的研究离深刻理解老龄健康随社会经济发展而变化的趋势、规律及其影响因素和作用机制的要求还差得很远，尚需继续努力。同时，中国老年健康调查的世界上高龄老人样本最大并有相应适当中低龄老人对照组样本的独特研究潜力优势是国内外任何其他项目所不可替代的，必须继续长期进行。

我们的第 9 次调查问项在原有已经包括大量家庭相关问项基础上，又增加了关于家庭住房养老问项和家庭金融养老储备问项，扩展了兄弟姐妹问项，目前已有 65 项与家庭直接相关的问项，有的问项还包括多个子问项，例如，逐一询问每个一起居住家庭成员、逐一询问每个（包括不一起居住和已死亡）兄弟姐妹和子女多方面情况；与家庭直接相关的问项约占问项总数的 1/3。同时，我们的第 9 次调查在 27 个省区市面上调查中新增了比较详细的被访老人成年子女配对调查。因此，从第 9 次调查开始，标题"中国老年健康影响因素跟踪调查"适当扩展为"中国老年健康和家庭幸福影响因素跟踪调查"（简称"中国老年健康与家庭幸福调查"）；英文名称适当扩展为 Chinese Longitudinal Healthy Longevity and Happy Family Survey（CLHLS-HP）。

受国家科技支撑计划课题和国家自然科学基金等的资助，2021 年进行的中国老年健康与家庭幸福调查第 9 次调查由前 8 次调查覆盖全国 23 个省区市进一步扩展为覆盖全国 27 个省区市，为我国健康老龄化进一步深入研究提供更多的数据支持。北京大学健康老龄团队、中国人口与发展研究中心和中国疾控中心环境健康所正式达成合作协议，2021 年开展的中国老年健康与家庭幸福调查第 9 次调查全国 27 个省区市面上调查的组织实施工作由中国人口与发展研究中心组织实施；中国疾控中心环境健康所在 8 个长寿地区进行现场调查、基本健康体检和血样尿样样品收集。

我们衷心希望今后长期持续进行中国老年健康调查，为广大研究人员继续提供非常丰富的包括老年生理心理健康、认知功能、社会经济行为和遗传基因的个体层面数据以及社区环境数据，进行更加深入的交叉学科研究，进一步探索理解老年人群认知功能、心理和生理健康的影响因素及其机理，为我国健康老龄化干预策略和措施的制定奠定科学基础。

北京大学、中国人口与发展研究中心和中国疾控中心团队将在国家卫健委和国家老龄委等政府部门大力支持下，继续努力深入开展中国健康老龄化政策咨询及有效干预的相关应用和基础科学研究，例如，不同性别、年龄的城乡老年人口 1998～2018 年死亡率、心理生理健康（包括口腔健康）和社会参与变化趋势及其成因分析；居住模式和家庭结构对老年健康的影响、政策干预和应对诸如新冠肺炎疫情等灾害突发事件的改善老年健康有效干预及中长期人口对策研究；城镇基本医疗保险和新型农村合作医疗对老龄健康的影响及政策干预研究；老人家庭金融和养老财富储备的现状及其影响因素；生物医学指标与老年人尤其是高龄老人健康的相关关系及其调节作用和性别差异研究；空气等环境污染对老年健康的影响实证分析；老年人死亡前生活质量、照料需求和临终关怀的影响因素及其性别差异分析和社会干预研究等。

为什么同样的体质得了同样的病，吃了同样的药或同样的饮食营养，有人管用，有人不管用甚至起反作用？这和个体差异有很大关系，包括性别、年龄、社会经济特征、行为和遗传基因以及非常重要的方面——社会行为与遗传基因的交互作用（详见《人民日报》（海外版）《健康管理走向精准时代和健康管理 2050 公益工程》）。例如，我们团队在国际一流期刊发表的成果表明，喝茶与携带 FOXO 基因类型的交互作用显著影响高龄老人的认知功能；经常喝茶使携带 FOXO1A 基因类型对死亡率的负面影响逆转为显著正面影响；经常锻炼和参加社会休闲活动在携带 ADRB2 基因类型的高龄老人中对健康的影响比相同其他特征的不携带者显著大得多（详见本书第 29 章和第 30 章）。然而，我国在环境—遗传交互作用对老龄健康的影响这一非常重要研究领域仍然十分薄弱。我们将继续努力对我国为不同基因类型老人提供不同的饮食营养和社会行为等有效干预方案的精准健康管理研究开发做出应有贡献。

总之，我们团队将进一步持续开展中国老年健康调查包括长期跟踪调查，健康老龄影响因素和有效干预途径的交叉学科的深入研究，遗传基因和生物医学指标数据库建设，及时实现全国科研资源共享，有力推进我国健康老龄化的深入研究和学科发展。我们将一如既往，兢兢业业，竭诚尽力，勤奋严谨，求实创新，为国为民也为祖国的健康老龄化科学事业继续做出重要贡献。

参 考 文 献

白晨，顾昕. 2019. 高龄化、健康不平等与社会养老保障绩效研究——基于长期多维健康贫困指数的度量与分解. 社会保障研究，(2)：3-12.

包亚芳. 2009. 基于"推-拉"理论的杭州老年人出游动机研究. 旅游学刊，24（11）：47-52.

鲍思顿 D，方地. 1991. 中国婴儿死亡率模式. 人口研究，(3)：29-35.

布劳 Z S. 1993. 变迁社会与老年. 朱岑楼译. 北京：世界图书出版公司：229.

曹国新. 2004. 关于旅游起源的研究. 广西社会科学，(9)：155-158.

常峰，张冉，路云，等. 2018. 共病概念体系研究分析与设计. 中国全科医学，21（3）：256-260.

陈勃. 2008. 量与质互渗：从社会适应视角解析老年人口问题. 西北人口，29（5）：1-4，7.

陈成文，孙嘉悦. 2012. 社会融入：一个概念的社会学意义. 湖南师范大学社会科学学报，41（6）：66-71.

陈岱云，陈希. 2015. 人口新常态下服务于老年人社会参与问题研究. 山东社会科学，(7)：114-119.

陈俊勇. 2005. 中国老年消费市场研究. 经济界，(4)：68-70.

陈茗，林志婉. 2004. 城市老年人参与社会公益活动的意愿及其影响因素. 人口学刊，(3)：30-34.

陈未生，潘建雄，俞云，等. 1994. 上海农村地区老年抑郁症的流行病学调查. 中国老年学杂志，(5)：270-271.

陈雯. 2013. 老龄化、时间与老年人社会价值——基于中国与欧洲居民时间利用数据的比较分析. 华中师范大学博士学位论文.

陈霞飞. 2004. 老年营养与健康. 老年医学与保健，10（2）：65-66.

崔红艳，徐岚，李睿. 2013. 对 2010 年人口普查数据准确性的估计. 人口研究，37（1）：10-21.

党俊武. 2018. 老龄蓝皮书：中国城乡老年人生活状况调查报告（2018）. 北京：社会科学文献出版社.

邓志阳. 2001. 休闲与休闲经济. 南方经济，(12)：51-54.

董亭月. 2016. 中国老年人的政治参与及其影响因素研究——基于 2010 年 CGSS 调查数据的实证分析. 人口与发展，(5)：80-89.

杜本峰，王旋. 2013. 老年人健康不平等的演化、区域差异与影响因素分析. 人口研究，37（5）：81-90.

杜旻. 2017. 社会支持对老年人心理健康的影响研究. 人口与社会，33（4）：12-19.

杜鹏. 2013. 中国老年人口健康状况分析. 人口与经济，(6)：3-9.

杜鹏，董亭月. 2015. 促进健康老龄化：理念变革与政策创新——对世界卫生组织《关于老龄化与健康的全球报告》的解读. 老龄科学研究，3（12）：3-10.

杜鹏，武超. 2006. 中国老年人的生活自理能力状况与变化. 人口研究，(1)：50-56.

段白鸽，石磊. 2015. 中国高龄人口死亡率的动态演变——基于年份、城镇乡、性别的分层建模视角. 人口研究，（4）：3-18.

段世江，安素霞. 2011. 志愿者活动是城市老年人社会参与的主渠道——兼论老年志愿者活动开展的必然性. 河北大学学报（哲学社会科学版），36（3）：40-45.

段世江，张辉. 2008. 老年人社会参与的概念和理论基础研究. 河北大学成人教育学院学报，10（3）：82-84.

凡勃伦 T. 2011. 有闲阶级论. 赵伯英译. 西安：陕西人民出版社.

范振国，陈加美，卢胜利，等. 1994. 湖州市城区老年期抑郁症的流行病学调查. 中华老年医学杂志，（2）：73-75.

封婷，郑真真. 2015. 老年人养老负担和家庭承载力指数研究. 人口研究，39（1）：50-62.

冯颖，陈霞飞. 2001. 老年人营养状况对生存质量影响的研究. 老年医学与保健，（3）：153-155.

符文华，康晓平，谷渊，等. 2004. 应用捕获-再捕获法估计5岁以下儿童死亡漏报率及死亡率. 中国卫生统计，（1）：21-23.

付文，何晓燕，曹日芳，等. 2018. 2型糖尿病患者情绪、应对及心理控制源调查. 现代预防医学，45（6）：1149-1152.

高向阳，康晓平. 2010. 基于多状态生命表对中国高龄老人健康期望寿命分析. 中国卫生统计，27（5）：455-458.

高怡宁. 2012. 考虑死亡率组内差异的Lee-Carter模型的改进与应用. 统计与决策，（15）：77-79.

葛米娜. 2007. 基于老年消费者的旅游消费决策模型研究——以武汉市为例. 现代商业，（17）：241-242.

谷琳，乔晓春. 2006. 我国老年人健康自评影响因素分析. 人口学刊，（6）：25-29.

顾大男. 2004. 中国高龄老人生活自理能力多变量多状态生命表分析. 人口与经济，（4）：15-21，53.

顾大男. 2007. 旅游和健身锻炼与健康长寿关系的定量研究. 人口学刊，（3）：41-46.

顾大男. 2009. 中国老年人健康累计赤字指数及其效度分析. 人口与经济，（5）：52-57.

顾大男，仇莉. 2003. 中国高龄老人认知功能特征和影响因素分析. 南京人口管理干部学院学报，（2）：3-9，13.

顾大男，曾毅，柳玉芝. 2001. 健康预期寿命计算方法述评. 市场与人口分析，（4）：9-17.

顾大男，曾毅，柳玉芝，等. 2007. 中国老年人虚弱指数及其与痛苦死亡的关系研究. 人口研究，（5）：35-41.

郭重庆. 2013. 人口政策与应对老龄化策略//曾毅，顾宝昌，梁建章，等. 生育政策调整与中国发展. 北京：社会科学文献出版社.

国家统计局. 2018. 中国统计年鉴. 北京：中国统计出版社.

国家统计局，国务院第六次全国人口普查领导小组办公室. 2012. 我国人口平均预期寿命达到74.83岁. http://www.stats.gov.cn/tjsj/tjgb/rkpcgb/qgrkpcgb/201209/t20120921_30330.Html[2012-09-21].

国家卫生和计划生育委员会. 2013. 中国卫生统计年鉴. 北京：中国协和医科大学出版社.

国家卫生计生委统计信息中心. 2013. 第五次国家卫生服务调查分析报告. 北京：中国协和医科大学出版社.

国家卫生健康委员会. 2019. 老年人心理健康者不足1/3国家卫健委推进老年人心理关爱项目. http://www.ce.cn/cysc/yy/hydt/201906/11/t20190611_32321035.shtml[2019-06-11].

国务院人口普查办公室，国家统计局人口和就业统计司. 2012. 中国2010年人口普查资料. 北京：中国统计出版社.

韩猛，王晓军. 2010. Lee-Carter 模型在中国城市人口死亡率预测中的应用与改进. 保险研究，
（10）：3-9.

韩青松. 2007. 老年社会参与的现状、问题及对策. 南京人口管理干部学院学报，（4）：41-44.

郝虹生. 1995. 中国人口死亡率的性别差异研究. 中国人口科学，（2）：2-11.

郝虹生，阿瑞葛 E，班尼斯特 J. 1988. 中国分省死亡率分析. 人口研究，4：1-10.

洪岩璧，陈云松. 2017. 教育影响健康的群体差异（2005—2012）：资源替代与劣势叠加. 社会
发展研究，4（1）：1-18，242.

胡宏伟，李延宇，张楚，等. 2017. 社会活动参与、健康促进与失能预防——基于积极老龄化框
架的实证分析. 中国人口科学，（4）：87-96，128.

胡宏伟，郑翾翾，袁水苹. 2018. 积极老龄化：构建老年社会参与促进与保障综合体系. 中国社
会工作，（17）：24-25.

胡明月，李嫱，包其郁，等. 2011. VDR 基因多态性与环境交互作用对体能影响. 中国公共卫生，
27（2）：219-220.

胡晓茜，高奇隆，赵灿，等. 2019. 中国高龄老人失能发展轨迹及死亡轨迹. 人口研究，43（5）：
43-53.

胡秀英，龙纳，吴琳娜，等. 2013. 中国老年人健康综合功能评价量表的研制. 四川大学学报（医
学版），44（4）：610-613.

黄匡时. 2015. Lee-Carter 模型在模型生命表拓展中的应用——以中国区域模型生命表为例. 人
口研究，39（5）：37-48.

黄匡时. 2018a. 健康预期寿命的基础性和前瞻性研究. 保险理论与实践，（3）：43-81.

黄匡时. 2018b. 健康预期寿命指标中的健康概念及其测量研究. 中国卫生政策研究，11（8）：
36-43.

黄荣清. 2000. 1995 年中国不同地区死亡水平的测定——人口抽样死亡率估计的新方法. 中国人
口科学，（4）：19-26.

黄荣清. 2003. 年龄别死亡率数据异常的检验与讨论. 人口与经济，6：10-15.

黄荣清. 2005. 20 世纪 90 年代中国人口死亡水平. 中国人口科学，（3）：11-20，95.

黄荣清，曾宪新. 2013. "六普"报告的婴儿死亡率误差和实际水平的估计. 人口研究，37（2）：
3-16.

黄润龙. 1995. 中国女性死亡概率分布的模型研究. 人口与经济，（3）：16-22.

黄润龙. 2016. 1991—2014 年我国婴儿死亡率变化及其影响因素. 人口与社会，32：67-75.

黄润龙. 2017. 2010 年人口普查死亡登记误差及其调整探索. 西北人口，38（3）：26-32.

黄顺林，王晓军. 2010. 加入出生年效应的死亡率预测及其在年金系数估计中的应用. 统计与信
息论坛，25（5）：81-86.

纪竟垚，代丽丹. 2018. 中国老年人的老化态度：基本状况、队列差异与影响因素. 南方人口，
（4）：57-70.

季忠. 2001. 休闲的哲学意义. 自然辩证法研究，（5）：64.

贾亚娟. 2014. 旅游对陕西农村地区老年人口生活自理能力的影响. 中国老年学杂志，34（6）：
1615-1617.

江克忠，陈友华. 2016. 亲子共同居住可以改善老年人的心理健康吗？——基于 CLHLS 数据的

证据. 人口学刊, 38 (6)：77-86.

姜向群, 魏蒙, 张文娟. 2015. 中国老年人口的健康状况及影响因素研究. 人口学刊, 37 (2)：46-56.

姜昱汐, 李兴斯. 2005. 估计死亡率分布的一个最大熵模型. 运筹与管理, 14 (4)：7-10.

蒋承, 顾大男, 柳玉芝, 等. 2009. 中国老年人照料成本研究——多状态生命表方法. 人口研究, (3)：81-88.

蒋正华, 张为民, 朱力为. 1984. 中国人口平均期望寿命的初步研究. 统计研究, (3)：19-29.

蒋祖云, 乐祖康. 1993. "两江一湖" 开拓老年旅游客源市场探微. 旅游学刊, 8 (3)：30-32, 62.

焦开山. 2009. 中国老人生活自理能力与死亡风险的关系研究. 医学与哲学 (人文社会医学版), 30 (7)：33-35.

靳永爱, 赵梦晗. 2013. 第六次人口普查数据中的年龄误报与分析. 人口研究, 37 (1)：54-65.

黎筱筱, 马晓龙. 2006. 基于群体心理特征的老年旅游产品谱系构建——以关中地区为例. 人文地理, 21 (1)：45-50.

李成, 米红, 孙凌雪. 2018. 利用 DCMD 模型生命表系统对 "六普" 数据中死亡漏报的估计. 人口研究, 42 (2)：99-112.

李成福, 王海涛, 王勇, 等. 2018. 婚姻对老年人健康预期寿命影响的多状态研究. 老龄科学研究, 6 (6)：38-44.

李春华, 吴望春. 2017. 代际互动对老年人死亡风险的影响——基于 CLHLS 2002～2014 年数据. 人口学刊, 39 (3)：78-87.

李佳绮. 2012. 老年人社会参与制度研究. 长春理工大学硕士学位论文.

李建新, 李毅. 2009. 性别视角下中国老年人健康差异分析. 人口研究, (2)：48-57.

李建新, 刘保中. 2015. 健康变化对中国老年人自评生活质量的影响——基于 CLHLS 数据的固定效应模型分析. 人口与经济, 6 (213)：1-11.

李建新, 刘瑞平, 张莉. 2018. 中国城乡生命表编制方法探析. 中国人口科学, (3)：62-72, 127.

李漫漫, 付轶男, 吴茂春, 等. 2017. 老年人心理弹性及其对健康结局影响的研究进展. 中国护理管理, 17 (10)：1435-1439.

李强, 汤哲. 2002. 多状态生命表法在老年人健康预期寿命研究中的应用. 中国人口科学, (6)：42-50.

李芹. 2009. 老龄化社会的新理念—— "产出性老龄化" 学术研讨会综述. 探索与争鸣, (9)：80.

李芹. 2010. 城市社区老年志愿服务研究——以济南为例. 社会科学, (6)：72-79, 189.

李树茁. 1994. 80 年代中国人口死亡水平和模式的变动分析——兼论对 1990 年人口普查死亡水平的调整. 人口研究, 18 (2)：37-44.

李树茁. 1996. 中国婴幼儿死亡率的性别差异、水平、趋势与变化. 中国人口科学, (1)：7-21.

李顺芳. 2004. 论老年人旅游市场拓展策略. 闽西职业大学学报, (2)：26-29.

李为群, 张秀敏, 刘莹圆, 等. 2016. 长春市社区老年人焦虑、抑郁状况与社会支持水平调查. 医学与社会, 29 (11)：96-98, 101.

李细香. 2016. 积极老龄化视角下低龄老年人社区参与的难点与对策. 社会福利, (12)：19-21.

李向云, 刘晓冬, 马丽敏, 等. 2009. GM (1, 1) 灰色模型在拟合我国婴儿死亡率中的应用. 中国医院统计, 16 (1)：33-35.

李晓荣. 2012. 农村老人娱乐方式. 继续教育研究, (11)：23-25.

李翌萱, 2016. 积极老龄化视域下中国老年人经济活动参与研究. 兰州学刊, （5）: 156-163.

李月, 陆杰华. 2018. 我国老年人社会参与: 内涵、现状及挑战. 人口与计划生育, （11）: 14-17.

李志生, 刘恒甲. 2010. Lee-Carter 死亡率模型的估计与应用——基于中国人口数据的分析. 中国人口科学, （3）: 46-56, 111.

李宗华. 2009a. 近 30 年来关于老年人社会参与研究的综述. 东岳论丛, 30 （8）: 60-64.

李宗华. 2009b. 老年人社会参与的理论基础及路径选择. 山东省农业管理干部学院学报, 25 （4）: 92-94.

李宗华, 高功敬. 2009. 积极老龄化背景下城市老年人社会参与的实证研究. 学习与实践, （12）: 114-121.

李宗华, 李伟峰, 高功敬. 2011. 城市老年人社区参与意愿的影响因素. 山东社会科学, （3）: 112-117.

林宝. 2015. 中国农村人口老龄化的趋势、影响与应对. 西部论坛, （2）: 73-81.

林思宇, 刘香兰. 2012. 老年旅游市场实证调查——基于湖南省新宁县 300 位老年人的调查. 中国商贸, （31）: 181-186.

刘昌平, 汪连杰. 2017. 社会经济地位对老年人健康状况的影响研究. 中国人口科学, （5）: 40-50, 127.

刘洁, 曲波, 郭海强, 等. 2011. ARIMA 模型在中国 5 岁以下儿童死亡率预测中应用. 中国公共卫生, 27 （2）: 237-238.

刘力. 2017. 城市空巢与非空巢老人旅游行为对比研究. 四川旅游学院学报, （2）: 77-80.

刘倩辉. 2013. 体育锻炼对老年人生存质量的影响研究. 山东大学硕士学位论文.

刘睿, 李星明. 2009. 老年群体旅游心理类型与特征分析. 旅游论坛, 2 （2） 188-192.

刘颂. 2006. 积极老龄化框架下老年社会参与的难点及对策. 南京人口管理干部学院学报, 22 （4）: 5-9.

刘贤臣, 唐茂芹, 胡蕾, 等. 1996. 匹兹堡睡眠质量指数的信度和效度研究. 中华精神科杂志, 29 （2）: 103-107.

刘宣文, 周贤. 2004. 复原力研究与学校心理辅导. 教育发展研究, （2）: 87-89.

刘洋, 陈洪岩. 2013. 大学生主观幸福感现状及与其休闲方式关系的研究. 中国高等医学教育, （12）: 49-50.

龙建新. 2008. 城镇老年人休闲现状与对策研究——以江西宜春市为例. 科技信息, （35）: 31-32.

楼嘉军. 2003. 休闲产业初探. 旅游科学, （2）: 13-16.

陆杰华, 郭冉. 2016. 从新国情到新国策: 积极应对人口老龄化的战略思考. 国家行政学院学报, （5）: 27-34, 141-142.

陆杰华, 李月. 2015. 中国大陆轻度认知障碍老人死亡风险的影响因素研究. 人口学刊, 37 （5）: 94-103.

陆杰华, 李月, 郑冰. 2017a. 中国大陆老年人社会参与和自评健康相互影响关系的实证分析——基于 CLHLS 数据的检验. 人口研究, 41 （1）: 15-26.

陆杰华, 阮韵晨, 张莉. 2017b. 健康老龄化的中国方案探讨: 内涵、主要障碍及其方略. 国家行政学院学报, （5）: 40-47, 145.

罗栋. 2015. 人口老龄化背景下中国老年旅游产业发展研究. 武汉大学博士学位论文.

马桂顺, 龙江智, 李恒云. 2012. 不同特质银发族旅游目的地选择影响因素差异[J]. 地理研究,

31（12）：2185-2196.

马惠娣. 2001. 21世纪与休闲经济、休闲产业、休闲文化. 自然辩证法研究，17（1）：48-52.

马惠娣. 2003. 人类文化思想史中的休闲——历史·文化·哲学的视角. 自然辩证法研究，（1）：55-65.

马惠娣. 2011. 西方老年休闲学研究述评——兼及中国老龄化社会进程中的休闲问题. 洛阳师范学院学报，30（3）：1-7.

马克思 K H. 1975. 资本论. 中共中央马克思恩格斯列宁斯大林著作编译局译. 北京：人民出版社.

茅范贞，陈俊泽，苏彩秀，等. 2015. 老年健康功能多维评定量表的研制. 中国卫生统计，32（3）：379-382.

米德 M. 1987. 文化与承诺：一项有关代沟问题的研究. 石家庄：河北人民出版社.

米红，纪敏，刘卫国. 2019. 青岛市长期护理保险研究. 北京：中国劳动社会保障出版社：58-59.

苗建军. 2003. 中心城市：休闲经济的空间视点. 自然辩证法研究，（11）：73-78.

穆光宗，张团. 2011. 我国人口老龄化的发展趋势及其战略应对. 华中师范大学学报（人文社会科学版），50（5）：29-36.

聂晓璐，王红英，孙凤，等. 2013. 2000—2012年中国社区人群老年期抑郁情绪检出率——系统综述和更新的 meta 分析. 中国心理卫生杂志，27（11）：805-814.

潘金洪，帅友良，孙唐水，等. 2012. 中国老年人口失能率及失能规模分析——基于第六次全国人口普查数据. 南京人口管理干部学院学报，（4）：3-6.

裴晓梅. 2004. 从"疏离"到"参与"：老年人与社会发展关系探讨. 学海，（1）：113-120.

彭青云，朱晓. 2017. 影响城市老年人经济活动参与的家庭因素分析. 人口与发展，（3）：68-75，105.

皮珀 J. 2005. 闲暇：文化的基础. 刘森尧译. 北京：新星出版社.

齐莉莉，方玲梅. 2011. 城市老年人休闲行为时空特征研究——以芜湖市为例. 巢湖学院学报，13（2）：37-42，47.

乔晓春. 2004. 性别偏好、性别选择与出生性别比. 中国人口科学，（1）：16-24，81.

乔晓春. 2009. 健康寿命研究的介绍与评述. 人口与发展，15（2）：53-66.

邱玥珣，陈国成，陆旭. 2000. 老年人团体旅游前后心理状况调查. 旅行医学科学，6（1）：28-29.

冉思燕. 2010. 影响老年旅游者消费水平的因素研究——以重庆市主城区为例. 西南大学硕士学位论文.

任明丽，洪秋妹. 2016. 家户特征、行为能力对老年家户旅游消费水平的影响研究——基于CHARLS 2013年追踪调查数据. 中国旅游评论，（2）：62-80.

任明丽，李群绩，何建民. 2018. 身体状况还是积极心态？——关于中国老年家庭出游限制因素的经验分析. 旅游学刊，（5）：26-43.

荣培君. 2012. 老年人休闲行为及其制约因素研究——以开封市为例. 河南大学硕士学位论文.

上海市民政局，上海市老龄工作委员会，上海市统计局. 2012. 上海市老年人口和老龄事业监测统计调查制度. 上海.

沈斌煊，陈南水. 1994. 沿海农村老人闲暇生活的变迁. 社会，（2）：32-33.

沈可. 2008. 儿童时期的社会经济地位对中国高龄老人死亡风险的影响. 中国人口科学，（3）：56-63，96.

沈祖祥. 1999. 旅游文化概论. 福州：福建人民出版社：2.

世界卫生组织. 1946. 世界卫生组织组织法. http://www.who.int/about/mission/zh/[2019-12-28].

世界卫生组织. 2016. 关于老龄化与健康的全球报告. 纽约：世界卫生组织：121.

宋璐，李亮，李树茁. 2013. 照料孙子女对农村老年人认知功能的影响. 社会学研究，（6）：215-237，246.

苏琨，郝索，刘迎辉. 2013. 福利旅游研究进展——一个文献综述. 北京第二外国语学院学报，34（1）：33-40.

粟路军，何学欢. 2009. 城市居民主观幸福感与游憩行为关系研究——以长沙市为例. 北京第二外国语学院学报，31（3）：79-86.

孙福滨，李树茁，李南. 1993. 中国第四次人口普查全国及部分省区死亡漏报研究. 中国人口科学，（2）：20-25.

孙樱，陈田，韩英. 2001. 北京市区老年人口休闲行为的时空特征初探. 地理研究，20（5）：537-546.

谈志娟，黄震方，吴丽敏，等. 2016. 基于 Probit 模型的老年健康休闲旅游决策影响因素研究——以江苏省为例. 南京师大学报（自然科学版），39（1）：117-123.

覃健，何敏，张志勇，等. 2011. 广西巴马长寿人群 ACE 基因多态性与环境因素的交互作用. 中国老年学杂志，31（12）：2163-2166.

汤哲，项曼君，Zimmer Z，等. 2005. 北京市老年人健康预期寿命及其变化. 中华流行病学杂志，（12）：939-942.

唐丹. 2013. 简版老年抑郁量表（GDS-15）在中国老年人中的使用. 中国临床心理学杂志，21（3）：402-405.

唐启国. 2009. 我国休闲产业发展与战略对策研究. 青岛科技大学学报（社会科学版），25（4）：1-6.

陶涛，李龙. 2016. 城市老年人闲暇时间安排及对健康的影响. 人口学刊，38（3）：58-66.

陶裕春，申昱. 2014. 社会支持对农村老年人身心健康的影响. 人口与经济，（34）：3-14.

田玲. 2014. 农村留守老人养老现状及养老保障支撑体系研究——基于宝鸡市 464 位农村留守老人的调查. 西北工业大学学报（社会科学版），34（4）：33-37.

佟新. 2010. 人口社会学. 北京：北京大学出版社：212-235.

王翠. 2011. 不同健康状况的老年人社会参与和主观幸福感的关系研究. 湖南师范大学硕士学位论文.

王德刚. 2009. 旅游权利论. 旅游科学，23（4）：1-5.

王德文，叶文振，朱建平，等. 2004. 高龄老人日常生活自理能力及其影响因素. 中国人口科学，（S1）：93-97，177.

王洁丹，朱建平，付荣. 2013. 函数型死亡率预测模型. 统计研究，30（9）：87-93.

王金营. 2013. 1990 年以来中国人口寿命水平和死亡模式的再估计. 人口研究，37（4）：3-18.

王金营，戈艳霞. 2013. 2010 年人口普查数据质量评估以及对以往人口变动分析校正. 人口研究，37（1）：22-33.

王莉莉. 2011. 中国老年人社会参与的理论、实证与政策研究综述. 人口与发展，17（3），35-43.

王莉莉，关富龙，朱仁英，等. 2011. 社区慢性病病人的社会支持与自我效能相关性研究. 护理研究，（8）：2061-2062.

王琳，王黎君，蔡玥，等.2011.2006—2008 年全国疾病监测系统死亡漏报调查分析.中华预防
 医学杂志，（12）：1061-1064.

王萍.2012.城市老年人社会参与对其精神生活满意度的影响研究——以长沙市为例.中南大
 学硕士学位论文.

王晓军，蔡正高.2008.死亡率预测模型的新进展.统计研究，25（9）：80-84.

王笑菲.2016.社会经济地位对老年健康影响的机理分析——以虚弱指数为例.北京大学博士
 学位论文.

王洵.1996.“健康老龄化”研究的回顾与展望.人口研究，（3）：71-75.

韦伯 M.2010.新教伦理与资本主义精神.康乐，简惠美译.桂林：广西师范大学出版社.

位秀平.2015.中国老年人社会参与和健康的关系及影响因子研究.华东师范大学博士学位
 论文.

魏立华，丛艳国.2001.老龄人口旅游空间行为特征及其对旅游业发展的启示.人文地理，
 16（1）：20-23.

魏蒙，王红漫.2017.中国老年人失能轨迹的性别、城乡及队列差异.人口与发展，23（5）：
 74-81，98.

邬沧萍.2016.全面建成小康社会积极应对人口老龄化.北京：中国人口出版社.

邬沧萍，姜向群.2006.老年学概论.北京：中国人民大学出版社.

邬沧萍，彭青云.2018.重新诠释“积极老龄化”的科学内涵.中国社会工作，（17）：28-29.

巫锡炜.2009.中国高龄老人残障发展轨迹的类型：组基发展建模的一个应用.人口研究，
 33（4）：54-67.

巫锡炜，甘雪芹.2013.中国人口普查年龄数据准确性检验：总和修正惠普尔指数的应用.人口
 研究，37（1）：34-41.

吴帆.2008.认知、态度和社会环境：老年歧视的多维解构.人口研究，（4）：57-65.

吴俊.2018.长三角城市老年人旅游决策前因及策略研究——基于具体认知视角.浙江工商大
 学博士学位论文.

吴凌菲.2013.基于休闲方式的城市居民休闲满意度研究.统计与决策，（24）：146-148.

吴晓坤，李姚洁.2016.Lee-Carter 模型外推预测死亡率及偏差纠正.统计与决策，（20）：19-21.

吴艳乔，熊庆，王艳萍，等.1998.妇幼卫生信息系统中漏报率的估计方法.现代预防医学，（3）：
 296-298.

吴玉韶，党俊武，刘芳.2014.老龄蓝皮书：中国老龄产业发展报告（2014）.北京：社会科学
 文献出版社.

伍小兰，李晶，王莉莉.2010.中国老年人口抑郁症状分析.人口学刊，（5）：43-47.

伍小兰，刘吉.2018.中国老年人生活自理能力发展轨迹研究.人口学刊，（4）：59-71.

伍延基.2006.休闲、旅游及其相关概念之辨析.旅游学刊，（12）：5-6.

夏翠翠，李建新.2018.社会经济地位对中老年人口慢性疾病患病的影响分析——以心脑血管疾
 病和慢性呼吸系统疾病为例.人口学刊，（3）：82-92.

夏翠翠，李建新，陆杰华.2018.儿童期社会经济地位对中国老年健康的影响分析及相关政策建
 议//曾毅.中国健康老龄发展趋势和影响因素研究.北京：科学出版社：376-388.

向运华，姚虹.2016.城乡老年人社会支持的差异以及对健康状况和生活满意度的影响.华中农
 业大学学报（社会科学版），（6）：85-92，145.

肖飞. 2009. 论公民旅游的民生特征. 旅游学刊，24（8）：30-33.

肖红梅. 2008. 中国人口老龄化进程中的休闲问题. 体育科技文献通报，（5）：80-81.

谢立帆. 2018. 老龄化背景下中国养老现状调查报告. 中国卫生产业，（14）：158-160.

谢立黎，汪斌. 2019. 积极老龄化视野下中国老年人社会参与模式及影响因素. 人口研究，
　　43（3）：17-30.

熊波. 2018. 老龄化如何成功？——国外成功老龄化研究的取向与评述. 国外社会科学，（2）：
　　68-76.

熊茜，钱勤燕，王华丽. 2016. 社区养老服务体系的构建——基于居家老人需求状况的分析. 山
　　东大学学报（哲学社会科学版），（5）：60-68.

徐玲，雷鹏，吴擢春. 2011. 中国城市老年人自感健康与社会网络的关系研究. 中国健康教育，
　　27（7）：494-497，501.

许斗斗. 2001. 休闲、消费与人的价值存在——经济的和非经济的考察. 自然辩证法研究，
　　17（5）：50-53，74.

许玲丽，周亚虹，徐琳玲，等. 2017. 休闲方式你选对了吗？——基于主观幸福感的研究. 上海
　　财经大学学报，19（6）：46-59.

许琪. 2018. 居住安排对中国老年人精神抑郁程度的影响——基于CHARLS追踪调查数据的实
　　证研究. 社会学评论，6（4）：47-63.

杨菲. 2009. 上海市老年人休闲行为研究. 社科纵横（新理论版），（3）：67-68.

杨风雷，陈甸. 2012. 社会参与、老年健康与老年人力资源开发. 劳动保障世界理论版，（1）：
　　34-37.

杨磊，孟兆敏. 2019. 老年人无用感与认知功能障碍风险的关系研究. 人口与发展，25（2）：50-56.

杨磊，王延涛. 2016. 中国老年人虚弱指数与死亡风险及队列差异. 人口与经济，（2）：48-57.

杨双江. 2015. 旅游：促进积极老龄化的功能探讨. 决策与信息（下旬刊），（8）：225-226.

杨宗传. 2000. 再论老年人口的社会参与. 武汉大学学报（人文社会科学版），（1）：61-65.

姚远. 2003. 非正式支持理论与研究综述. 中国人口科学，（1）：69-74.

姚尧，刘淼，杨姗姗，等. 2018. 海南省百岁老人健康自评状况及其影响因素研究. 中华流行病
　　学杂志，39（3）：264-267.

姚尧，赵亚力，杨珊珊，等. 2017. 海南省百岁老人日常生活活动能力现状及影响因素分析. 中
　　华流行病学杂志，38（10）：1342-1346.

伊密. 2010. 重视老年人的社会参与问题. 北京观察，（9）：32-36.

佚名. 2017. 老年游产业报告：万亿市场的四大突破口. http://www.pinchain.com/article/125669
　　[2018-12-15].

殷召雪，施小明，徐建伟，等. 2012. 高龄老人高敏C反应蛋白与糖尿病的关系. 中国糖尿病杂
　　志，20（5）：332-335.

尹德挺，陆杰华. 2007. 中国高龄老人日常生活自理能力的个体因素和区域因素分析——HLM
　　模型在老年健康领域中的应用[J]. 人口研究，（2）：60-70.

于光远，马惠娣. 2006. 关于"闲暇"与"休闲"两个概念的对话录. 自然辩证法研究，22（9）：
　　86-91，114.

于肖楠，张建新. 2005. 韧性（resilience）——在压力下复原和成长的心理机制. 心理科学进展，
　　13（5）：658-665.

曾光. 2006. 中国公共卫生与健康新思维. 北京：人民出版社.

曾宪新. 2010. 老年健康综合指标——虚弱指数研究进展. 中国老年学杂志, 30（21）：3220-3223.

曾毅. 2011. 老龄健康影响因素的跨学科研究国际动态. 科学通报, 56（35）：2929-2940.

曾毅. 2015. 建议尽快实施"普遍允许二孩软着陆"政策. 改革内参·高层报告, 8.

曾毅. 2017. 马尔萨斯人口论仍然是错的. 科学通报, 62（21）：2335-2345.

曾毅. 2018-11-08. 以全面开放生育应对人口严峻挑战. 社会科学报,（1）.

曾毅, 陈华帅, 王正联. 2012. 21 世纪上半叶老年家庭照料需求成本变动趋势分析. 经济研究, （10）：134-149.

曾毅, 冯秋石, Hesketh T，等. 2017. 中国高龄老人健康状况和死亡率变动趋势. 人口研究, 41（4）：22-32.

曾毅, 顾大男, Purser J，等. 2014. 社会、经济与环境因素对老年健康和死亡的影响——基于中国 22 省份的抽样调查. 中国卫生政策研究, 7（6）：53-62.

曾毅, 顾大男, 凯·兰德. 2007. 健康期望寿命估算方法的拓展及其在中国高龄老人研究中的应用. 中国人口科学,（6）：2-13, 95.

曾毅, 胡鞍钢. 2016-07-22. 整合卫生、计划生育与老龄工作, 促进亿万家庭福祉. 北京大学中国经济研究中心讨论稿,（47）.

曾毅, 金沃泊. 2004. 中国高龄死亡模式及其与瑞典、日本的比较分析. 人口与经济,（3）：8-16.

曾毅, 柳玉芝, 萧振禹, 等. 2004. 中国高龄老人的社会经济与健康状况. 中国人口科学,（S1）：6-15, 17.

曾毅, 柳玉芝, 张纯元, 等. 2004. 健康长寿影响因素分析. 北京：北京大学出版社.

曾毅, 陆杰华, 雷晓燕, 等. 2018. 中国健康老龄发展趋势和影响因素研究. 北京：科学出版社.

曾毅, 沈可. 2010. 中国老年人口多维度健康状况分析. 中华预防医学杂志, 44（2）：108-114.

曾毅, 王正联. 2010. 我国 21 世纪东、中、西部人口家庭老化预测和对策分析. 人口与经济,（2）：1-10, 37.

曾毅, 萧振禹, 张纯元, 等. 2001. 中国 1998 年健康长寿调查及高龄老人生活自理期望寿命. 中国人口科学,（3）：9-16.

翟振武. 1993.1990 年婴儿死亡率的调整及生命表估计. 人口研究, 17（2）：9-16.

张安民. 2013. 我国居民休闲参与的影响机制研究——基于 CGSS2006 的数据应用. 人文地理, 28（4）：120-125, 139.

张二力, 路磊. 1992. 对中国 1990 年人口普查成年人口死亡登记完整率的估计. 中国人口科学,（3）：27-29.

张广瑞, 宋瑞. 2001. 关于休闲的研究. 社会科学家,（5）：17-20.

张浩, 李建新. 2018. 老年人的低体重指数与其死亡风险的关系. 人口与经济,（3）：81-91.

张华初. 2014. 我国老年人旅游参与的内在因素分析. 西北人口,（1）：74-78.

张晶晶, 姚晓光, 周玲, 等. 2014. SoCS3、STEAP4、MK2 和 ZFP36 基因间及基因-环境交互作用与新疆维吾尔族人群高血压的关联研究. 医学研究杂志, 43（2）：22-27.

张莉, 崔臻晖. 2017. 休闲活动对我国老年人认知功能的影响. 心理科学, 40（2）：380-387.

张秋霞. 2004. 高龄老人心理状况与健康长寿关系研究. 中国人口科学,（S1）：88-92, 177.

张文娟, 王东京. 2018. 中国老年人口的健康状况及变化趋势. 人口与经济,（4）：86-98.

张文娟, 魏蒙. 2016. 中国人口的死亡水平及预期寿命评估——基于第六次人口普查数据的分析.

人口学刊，38（3）：18-28.

张文娟，赵德宇．2015. 城市中低龄老年人的社会参与模式研究. 人口与发展，21（1）：78-88.

张祥晶．2006. 杭州市老年人口休闲状况调查与分析——基于一个小样本的分析. 西北人口，
　　（4）：54-57.

张秀华．2005. 中国老年人健康现状与老年人体育锻炼的研究综述. 温州师范学院学报（自然科
　　学版），26（2）：103-107.

张雪华．2000. 论发展老年旅游业. 广西经济管理干部学院学报，12（3）：30-32.

张月云，李建新．2018. 老年人失能水平与心理健康：年龄差异及社区资源的调节作用. 学海，
　　（4）：65-72.

张韵．2018. 生活方式对老龄健康及其不平的影响研究. 北京大学博士学位论文.

张震．2004. 中国家庭代际支持对老年健康长寿的影响. 北京大学博士学位论文.

张震，戴志杰，杨菁．2017. 二维死亡模型对中国人口死亡模式的适用性研究. 中国人口科学，
　　（1）：81-91，127-128.

章杰宽．2011. 老年游客旅游决策影响因素之多元逐步回归分析. 旅游研究，（3）：36-42.

赵梦晗，杨凡．2013. 六普数据中婴儿死亡率及儿童死亡概率的质疑与评估. 人口研究，（5）：
　　68-80.

郑真真，封婷．2018. 老年人健康和生活满意度的自我评价及其影响因素//曾毅等. 中国健康老
　　龄发展趋势和影响因素研究. 北京：科学出版社.

郑真真，周云．2019. 中国老年人临终生活质量研究. 人口与经济，（2）：44-54.

中国财政科学研究院课题组，罗文光，杨良初，等. 2018-11-29. 2020：积极应对人口老龄化的
　　挑战. 社会科学报，（1）.

中国老龄产业协会与同城旅游编写组．2017. 中国中老年人旅游消费行为研究报告 2016.

中国老龄科学研究中心课题组，张恺悌，孙陆军，等. 2011. 全国城乡失能老年人状况研究. 残
　　疾人研究，（2）：11-16.

中华人民共和国国家旅游局编写组．2017. 中国旅游统计年鉴. 北京：中国旅游出版社.

钟军，陈育德，饶克勤．1996. 健康预期寿命指标计算方法的研究. 中国人口科学，（6）：11-16.

仲亚琴，高月霞，王健．2014. 中国农村老年人自评健康和日常活动能力的性别差异. 医学与哲
　　学（A），35：37-39.

周莉．2006. 论我国老年旅游市场的开发. 东南大学硕士学位论文.

周萍，孙喜斌，刘曙正，等. 2008. 应用捕获-再捕获法估计 5 岁以下儿童死亡人数. 中国慢性
　　病预防与控制，16（1）：29-31.

周舒阳．2015. 农村老人娱乐方式现状调查——以新乡、驻马店、信阳等地区为例. 商，（9）：52.

周晓军，李雪梅，黄仕芬，等. 2009. 应用捕获-再捕获法估算活产婴儿漏报率的探讨. 中国预
　　防医学杂志，（2）：146-147.

周璇，唐秀花，周兰姝．2018. 社会参与概念的研究进展. 中国康复医学杂志，33（4）：475-478.

周云，常亮亮．2020. 老年人"社会参与"的概念界定及其研究视角. 老龄科学研究，8（6）：
　　38-49.

周云，封婷．2015. 老年人晚年照料需求强度的实证研究. 人口与经济，（1）：1-10.

周云，彭书婷，欧玄子．2018. 农村老年人临终照料研究. 老龄科学研究，6（12）：13-26.

Academy of Medical Sciences. 2018. Multimorbidity：a priority for global health research. https://

acmedsci.ac.uk/policy/policy-projects/multimorbidity[2021-09-12].

Adams E R，Nolan V G，Andersen S L，et al. 2008. Centenarian offspring：start healthier and stay healthier. Journal of the American Geriatrics Society，56（11）：2089-2092.

Agrawal A，Agrawal S，Cao J N，et al. 2007. Altered innate immune functioning of dendritic cells in elderly humans：a role of phosphoinositide 3-kinase-signaling pathway. Journal of Immunology，178（11）：6912-6922.

Aiken L S，West S G. 1991. Multiple Regression：Testing and Interpreting Interactions. Newbury Park：Sage Publications.

Akyurek G，Bumin G，Crowe T K. 2020. The factors associated with community participation：employment and education of people with disabilities in Turkey. Scandinavian Journal of Occupational Therapy，27（1）：28-38.

Albert S M，Gurland B，Maestre G，et al. 1995. APOE genotype influences functional status among elderly without dementia. American Journal of Medical Genetics，60（6）：583-587.

Alemayehu B，Warner K E. 2004. The lifetime distribution of health care costs. Health Services Research，39（3）：627-642.

Alkema L，New J R. 2014. Global estimation of child mortality using a Bayesian B-spline Bias-reduction model. The Annals of Applied Statistics，8（4）：2122-2149.

Almedom A M. 2005. Social capital and mental health：an interdisciplinary review of primary evidence. Social Science & Medicine，61（5）：943-964.

Alzheimer's Association. 2019. 2019 Alzheimer's disease facts and figures. Alzheimer's & Dementia，15（3）：321-387.

Amagasa S，Fukushima N，Kikuchi H，et al. 2017. Types of social participation and psychological distress in Japanese older adults：a five-year cohort study. PLoS One，12（4）：e0175392.

An R P，Liu G G. 2016. Cognitive impairment and mortality among the oldest-old Chinese. International Journal of Geriatric Psychiatry，31（12）：1345-1353.

Andersen S L，Sebastiani P，Dworkis D A，et al. 2012. Health span approximates life span among many supercentenarians：compression of morbidity at the approximate limit of life span. The Journals of Gerontology Series A：Biological Sciences and Medical Sciences，67（4）：395-405.

Andersen-Ranberg K，Christensen K，Jeune B，et al. 1999. Declining physical abilities with age：a cross-sectional study of older twins and centenarians in Denmark. Age and Ageing，28（4）：373-377.

Andersson T，Alfredsson L，Källberg H，et al. 2005. Calculating measures of biological interaction. European Journal of Epidemiology，20（7）：575-579.

Andresen E M，Malmgren J A，Carter W B，et al. 1994. Screening for depression in well older adults：evaluation of a short form of the CES-D. American Journal of Preventive Medicine，10（2）：77-84.

Ang S. 2018. Social participation and health over the adult life course：does the association strengthen with age？. Social Science & Medicine，206：51-59.

Anisimov V N，Berstein L M，Egormin P A，et al. 2008. Metformin slows down aging and extends life span of female SHR mice. Cell Cycle (Georgetown, Tex), 7 (17): 2769-2773.

Anselmi C V, Malovini A, Roncarati R, et al. 2009. Association of the FOXO3A locus with extreme longevity in a southern Italian centenarian study. Rejuvenation Research, 12 (2): 95-104.

Anton S, Melville L, Rena G. 2007. Epigallocatechin gallate (EGCG) mimics insulin action on the transcription factor FOXO1a and elicits cellular responses in the presence and absence of insulin. Cellular Signalling, 19 (2): 378-383.

Apfeld J, O'Connor G, McDonagh T, et al. 2004. The AMP-activated protein kinase AAK-2 links energy levels and insulin-like signals to lifespan in C. elegans. Genes & Development, 18 (24): 3004-3009.

Arab L, Liu W Q, Elashoff D. 2009. Green and black tea consumption and risk of stroke: a meta-analysis. Stroke, 40 (5): 1786-1792.

Asai T, Tena G, Plotnikova J, et al. 2002. MAP kinase signalling cascade in Arabidopsis innate immunity. Nature, 415 (6875): 977-983.

Audrain-McGovern J, Lerman C, Wileyto E P, et al. 2004. Interacting effects of genetic predisposition and depression on adolescent smoking progression. The American Journal of Psychiatry, 161 (7): 1224-1230.

Auyeung T W, Lee J S W, Leung J, et al. 2013. Cognitive deficit is associated with phase advance of sleep-wake rhythm, daily napping, and prolonged sleep duration—a cross-sectional study in 2, 947 community-dwelling older adults. AGE, 35 (2): 479-486.

Balfour J L, Kaplan G A. 2002. Neighborhood environment and loss of physical function in older adults: evidence from the Alameda County Study. American Journal of Epidemiology, 155 (6): 507-515.

Ball K, Berch D B, Helmers K F, et al. 2002. Effects of cognitive training interventions with older adults: a randomized controlled trial. JAMA, 288: 2271-2281.

Barbieri M, Bonafè M, Rizzo M R, et al. 2004. Gender specific association of genetic variation in peroxisome proliferator-activated receptor (PPAR) γ-2 with longevity. Experimental Gerontology, 39 (7): 1095-1100.

Barger J L, Kayo T, Pugh T D, et al. 2008. Short-term consumption of a resveratrol-containing nutraceutical mixture mimics gene expression of long-term caloric restriction in mouse heart. Experimental Gerontology, 43 (9): 859-866.

Barker D J, Martyn C N. 1992. The maternal and fetal origins of cardiovascular disease. Journal of Epidemiology and Community Health, 46 (1): 8-11.

Barthel A, Schmoll D, Unterman T G. 2005. FoxO proteins in insulin action and metabolism. Trends in Endocrinology & Metabolism, 16 (4): 183-189.

Bartholome A, Kampkötter A, Tanner S, et al. 2010. Epigallocatechin gallate-induced modulation of FoxO signaling in mammalian cells and C. elegans: FoxO stimulation is masked via PI3K/Akt activation by hydrogen peroxide formed in cell culture. Archives of Biochemistry and Biophysics, 501 (1): 58-64.

Barzilai N, Gabriely I, Gabriely M, et al. 2001. Offspring of centenarians have a favorable lipid profile. Journal of the American Geriatrics Society, 49 (1): 76-79.

Bassuk S S，Wypij D，Berkman L F. 2000. Cognitive impairment and mortality in the community-dwelling elderly. American Journal of Epidemiology，151（7）：676-688.

Batty G D，Deary I J，Zaninotto P. 2016. Association of cognitive function with cause-specific mortality in middle and older age：follow-up of participants in the English longitudinal study of ageing. American Journal of Epidemiology，183（3）：183-190.

Baudisch A，Vaupel J W. 2012. Getting to the root of aging. Science，338（6107）：618-619.

Baumgart M，Snyder H M，Carrillo M C，et al. 2015. Summary of the evidence on modifiable risk factors for cognitive decline and dementia：a population-based perspective. Alzheimer's & Dementia，11（6）：718-726.

Bebbington A C. 1992. Expectation of life without disability measured from the OPCS disability surveys. Studies on Medical and Population Subjects，54：23-32.

Beecham A H，Patsopoulos N A，Xifara D K，et al. 2013. Analysis of immune-related loci identifies 48 new susceptibility variants for multiple sclerosis. Nature Genetics，45（11）：1353-1360.

Beekman A T，Copeland J R，Prince M J. 1999. Review of community prevalence of depression in later life. The British Journal of Psychiatry，174：307-311.

Beekman M，Blauw G J，Houwing-Duistermaat J J，et al. 2006. Chromosome 4q25，microsomal transfer protein gene，and human longevity：novel data and a meta-analysis of association studies. The Journals of Gerontology Series A：Biological Sciences and Medical Sciences，61（4）：355-362.

Belguise K，Guo S Q，Sonenshein G E. 2007. Activation of FOXO3a by the green tea polyphenol epigallocatechin-3-gallate induces estrogen receptor alpha expression reversing invasive phenotype of breast cancer cells. Cancer Research，67（12）：5763-5770.

Bender R，Lange S. 2001. Adjusting for multiple testing—when and how?. Journal of Clinical Epidemiology，54（4）：343-349.

Benito-León J，Bermejo-Pareja F，Vega S，et al. 2009. Total daily sleep duration and the risk of dementia：a prospective population-based study. European Journal of Neurology，16（9）：990-997.

Benjamins M R，Hummer R A，Eberstein I W，et al. 2004. Self-reported health and adult mortality risk：an analysis of cause-specific mortality. Social Science & Medicine，59（6）：1297-1306.

Bennett K M. 2002. Low level social engagement as a precursor of mortality among people in later life. Age and Ageing，31（3）：165-168.

Beregi E，Klinger A. 1989. Health and living conditions of centenarians in Hungary. International Psychogeriatrics，1（2）：195-200.

Bergdahl E，Allard P，Lundman B，et al. 2007. Depression in the oldest old in urban and rural municipalities. Aging & Mental Health，11（5）：570-578.

Berkman L F，Glass T. 2000. Social integration，social networks，social support and health//Berkman L F，Kawachi I. Social Epidemiology. New York：Oxford University Press：158-162.

Beydoun M A，Beydoun H A，Gamaldo A A，et al. 2014. Epidemiologic studies of modifiable factors associated with cognition and dementia：systematic review and meta-analysis. BMC Public Health，14（1）：643.

Black S A，Markides K S，Ray L A. 2003. Depression predicts increased incidence of adverse health outcomes in older Mexican Americans with type 2 diabetes. Diabetes Care, 26（10）: 2822-2828.

Blackwell T, Yaffe K, Ancoli-Israel S, et al. 2006. Poor sleep is associated with impaired cognitive function in older women: the study of osteoporotic fractures. The Journals of Gerontology Series A: Biological Sciences and Medical Sciences, 61（4）: 405-410.

Blackwell T, Yaffe K, Ancoli-Israel S, et al. 2011. Association of sleep characteristics and cognition in older community-dwelling men: the MrOS sleep study. Sleep, 34（10）: 1347-1356.

Blackwell T, Yaffe K, Laffan A, et al. 2014. Associations of objectively and subjectively measured sleep quality with subsequent cognitive decline in older community-dwelling men: the MrOS sleep study. Sleep, 37（4）: 655-663.

Blazer D G. 2003. Depression in late life: review and commentary. The Journals of Gerontology Series A: Biological Sciences and Medical Sciences, 58（3）: 249-265.

Blazer D G, Fillenbaum G, Burchett B. 2001. The APOE-E4 allele and the risk of functional decline in a community sample of African American and white older adults. The Journals of Gerontology Series A: Biological Sciences and Medical Sciences, 56（12）: M785-M789.

Bois P R J, Izeradjene K, Houghton P J, et al. 2005. FOXO1a Acts as a selective tumor suppressor in alveolar rhabdomyosarcoma. The Journal of Cell Biology, 170（6）: 903-912.

Bollen K A. 1987. Total, direct, and indirect effects in structural equation models. Sociological Methodology, 17: 37-69.

Bonafè M, Olivieri F. 2009. Genetic polymorphism in long-lived people: cues for the presence of an insulin/IGF-pathway-dependent network affecting human longevity. Molecular and Cellular Endocrinology, 299（1）: 118-123.

Bonafè M, Barbieri M, Marchegiani F, et al. 2003. Polymorphic variants of insulin-like growth factor I（IGF-I）receptor and phosphoinositide 3-kinase genes affect IGF-I plasma levels and human longevity: cues for an evolutionarily conserved mechanism of life span control. The Journal of Clinical Endocrinology and Metabolism, 88（7）: 3299-3304.

Bonafè M, Olivieri F, Cavallone L, et al. 2001. A gender-dependent genetic predisposition to produce high levels of IL-6 is detrimental for longevity. European Journal of Immunology, 31（8）: 2357-2361.

Bonner M R, Rothman N, Mumford J L, et al. 2005. Green tea consumption, genetic susceptibility, PAH-rich smoky coal, and the risk of lung cancer. Mutation Research/Genetic Toxicology and Environmental Mutagenesis, 582（1/2）: 53-60.

Bowling A, Dieppe P. 2005. What is successful ageing and who should define it?. BMJ, 331（7531）: 1548-1551.

Boyd C M, Kent D M. 2014. Evidence-based medicine and the hard problem of multimorbidity. Journal of General Internal Medicine, 29（4）: 552-553.

Boyd C M, Lucas G M. 2014. Patient-centered care for people living with multimorbidity. Current Opinion in HIV and AIDS, 9（4）: 419-427.

Boyd C M, Wolff J L, Giovannetti E, et al. 2014. Healthcare task difficulty among older adults with multimorbidity. Medical Care, 52: S118-S125.

Boyle A P, Hong E L, Hariharan M, et al. 2012. Annotation of functional variation in personal genomes using RegulomeDB. Genome Research, 22 (9): 1790-1797.

Bravo G, Hébert R. 1997. Age-and education-specific reference values for the Mini-Mental and Modified Mini-Mental State Examinations derived from a non-demented elderly population. International Journal of Geriatric Psychiatry, 12 (10): 1008-1018.

Broer L, Buchman A S, Deelen J, et al. 2015. GWAS of longevity in CHARGE consortium confirms APOE and FOXO3 candidacy. The Journals of Gerontology Series A: Biological Sciences and Medical Sciences, 70 (1): 110-118.

Bruce M L, Hoff R A, Jacobs S C, et al. 1995. The effects of cognitive impairment on 9-year mortality in a community sample. The Journals of Gerontology Series B: Psychological Sciences and Social Sciences, 50 (6): 289-296.

Brunet A, Park J, Tran H, et al. 2001. Protein kinase SGK mediates survival signals by phosphorylating the forkhead transcription factor FKHRL1 (FOXO3a). Molecular and Cellular Biology, 21 (3): 952-965.

Bukov A, Maas I, Lampert T. 2002. Social participation in very old age: cross-sectional and longitudinal findings from BASE. Berlin Aging study. The Journals of Gerontology Series B: Psychological Sciences and Social Sciences, 57 (6): 510-517.

Burgering B M T, Kops G J P L. 2002. Cell cycle and death control: long live Forkheads. Trends in Biochemical Sciences, 27 (7): 352-360.

Buzzio O L, Lu Z X, Miller C D, et al. 2006. FOXO1A differentially regulates genes of decidualization. Endocrinology, 147 (8): 3870-3876.

Byrne B M. 1998. Structural Equation Modeling with LISREL, PRELIS, and SIMPLIS: Basic Concepts, Applications, and Programming, Mahwah: Lawrence Erlbaum associates.

Cameron A R, Anton S, Melville L, et al. 2008. Black tea polyphenols mimic insulin/insulin-like growth factor-1 signalling to the longevity factor FOXO1a. Aging Cell, 7 (1): 69-77.

Cantó C, Gerhart-Hines Z, Feige J N, et al. 2009. AMPK regulates energy expenditure by modulating NAD + metabolism and SIRT1 activity. Nature, 458 (7241): 1056-1060.

Cao Y H, Kamioka Y, Yokoi N, et al. 2006. Interaction of FoxO1 and TSC2 induces insulin resistance through activation of the mammalian target of rapamycin/p70 S6K pathway. Journal of Biological Chemistry, 281 (52): 40242-40251.

Cardelli M, Cavallone L, Marchegiani F, et al. 2008. A genetic-demographic approach reveals male-specific association between survival and tumor necrosis factor (A/G) -308 polymorphism. The Journals of Gerontology Series A: Biological Sciences and Medical Sciences, 63 (5): 454-460.

Carstens M E, Engelbrecht A H, Russell V A, et al. 1987. Beta-adrenoceptors on lymphocytes of patients with major depressive disorder. Psychiatry Research, 20 (3): 239-248.

Carvalhais S M, Lima-Costa M F, Peixoto S V, et al. 2008. The influence of socio-economic conditions on the prevalence of depressive symptoms and its covariates in an elderly population with slight income differences: the Bambuí Health and Aging Study (BHAS). The International Journal of Social Psychiatry, 54 (5): 447-456.

Catalano R, Bruckner T, Smith K R. 2008. Ambient temperature predicts sex ratios and male longevity. Proceedings of the National Academy of Sciences of the United States of America, 105（6）: 2244-2247.

Cawley J, Han E, Norton E C. 2011. The validity of genes related to neurotransmitters as instrumental variables. Health Economics, 20（8）: 884-888.

Chan K Y, Wang W, Wu J J, et al. 2013. Epidemiology of Alzheimer's disease and other forms of dementia in China, 1990—2010: a systematic review and analysis. Lancet, 381: 2016-2023.

Chang L, Villacorta L, Zhang J F, et al. 2009. Vascular smooth muscle cell-selective peroxisome proliferator-activated receptor-γ deletion leads to hypotension. Circulation, 119（16）: 2161-2169.

Chen F, Short S E. 2008. Household context and subjective well-being among the oldest old in China. Journal of Family Issues, 29（10）: 1379-1403.

Chen R, Copeland J R M, Wei L. 1999. A meta-analysis of epidemiological studies in depression of older people in the People's Republic of China. International Journal of Geriatric Psychiatry, 14（10）: 821-830.

Chen J C, Espeland M A, Brunner R L, et al. 2016a. Sleep duration, cognitive decline, and dementia risk in older women. Alzheimer's & Dementia, 12（1）: 21-33.

Chen J H, Lauderdale D S, Waite L J. 2016b. Social participation and older adults' sleep. Social Science & Medicine, 149: 164-173.

Cheslack-Postava K, Fallin M D, Avramopoulos D, et al. 2007. β2-Adrenergic receptor gene variants and risk for autism in the AGRE cohort. Molecular Psychiatry, 12（3）: 283-291.

Chiao C. 2019. Beyond health care: volunteer work, social participation, and late-Life general cognitive status in Taiwan. Social Science & Medicine, 229: 154-160.

Chiao C, Weng L J, Botticello A L. 2011. Social participation reduces depressive symptoms among older adults: an 18-year longitudinal analysis in Taiwan. BMC Public Health, 11: 292.

Chiao C Y, Lee S H, Liao W C, et al. 2013. Social participation and life expectancy—the case of older adults in Taiwan from 1996 to 2003. International Journal of Gerontology, 7（2）: 97-101.

Chida Y, Steptoe A. 2008. Positive psychological well-being and mortality: a quantitative review of prospective observational studies. Psychosomatic Medicine, 70（7）: 741-756.

Cho J, Martin P, Margrett J, et al. 2011. The relationship between physical health and psychological well-being among oldest-old adults. Journal of Aging Research, 2011: 605041.

Cho J, Martin P, Poon L W. 2015. Successful aging and subjective well-being among oldest-old adults. The Gerontologist, 55（1）: 132-143.

Christensen K. 2008. Human biodemography: some challenges and possibilities. Demographic Research, 19: 1575-1586.

Christensen K, McGue M, Petersen I, et al. 2008. Exceptional longevity does not result in excessive levels of disability. Proceedings of the National Academy of Sciences of the United States of America, 105（36）: 13274-13279.

Christensen K, Thinggaard M, Oksuzyan A, et al. 2013. Physical and cognitive functioning of people older than 90 years: a comparison of two Danish cohorts born 10 years apart. The Lancet, 382（9903）: 1507-1513.

Christiansen L, Bathum L, Frederiksen H, et al. 2004. Paraoxonase 1 polymorphisms and survival.

European Journal of Human Genetics, 12（10）: 843-847.

Coale A J, Li S M. 1991. The effect of age misreporting in China on the calculation of mortality rates at very high ages. Demography, 28（2）: 293-301.

Cohen H J, Harris T, Pieper C F. 2003. Coagulation and activation of inflammatory pathways in the development of functional decline and mortality in the elderly. The American Journal of Medicine, 114（3）: 180-187.

Cohen S, Wills T A. 1985. Stress, social support, and the buffering hypothesis. Psychological Bulletin, 98（2）: 310-357.

Colegio O R, Chu N Q, Szabo A L, et al. 2014. Functional polarization of tumour-associated macrophages by tumour-derived lactic acid. Nature, 513（7519）: 559-563.

Collino S, Montoliu I, Martin F P, et al. 2013. Metabolic signatures of extreme longevity in northern Italian centenarians reveal a complex remodeling of lipids, amino acids, and gut microbiota metabolism. PLoS One, 8（3）: e56564.

Collins A L, Goldman N, Rodríguez G. 2008. Is positive well-being protective of mobility limitations among older adults?. The Journals of Gerontology Series B: Psychological Sciences and Social Sciences, 63（6）: 321-327.

Connor K M, Davidson J R. 2003. Development of a new resilience scale: the Connor-Davidson Resilience Scale（CD-RISC）. Depression and Anxiety, 18（2）: 76-82.

Connors M H, Sachdev P S, Kochan N A, et al. 2015. Cognition and mortality in older people: the Sydney Memory and Ageing Study. Age and Ageing, 44（6）: 1049-1054.

Connors S L, Crowell D E, Eberhart C G, et al. 2005. β2-Adrenergic receptor activation and genetic polymorphisms in autism: data from dizygotic twins. Journal of Child Neurology, 20（11）: 876-884.

Cornwell E Y, Waite L J. 2009. Social disconnectedness, perceived isolation, and health among older adults. Journal of Health and Social Behavior, 50（1）: 31-48.

Craig C, Chadborn N, Sands G, et al. 2015. Systematic review of EASY-care needs assessment for community-dwelling older people. Age and Ageing, 44（4）: 559-565.

Crimmins E M, Saito Y, Reynolds S L. 1997. Further evidence on recent trends in the prevalence and incidence of disability among older Americans from two sources: the LSOA and the NHIS. The Journals of Gerontology Series B: Psychological Sciences and Social Sciences,（2）: S59-S71.

Croezen S, Avendano M, Burdorf A, et al. 2015. Social participation and depression in old age: a fixed-effects analysis in 10 European countries. American Journal of Epidemiology, 182（2）: 168-176.

Crossland H, Constantin-Teodosiu D, Gardiner S M, et al. 2008. A potential role for Akt/FOXO signalling in both protein loss and the impairment of muscle carbohydrate oxidation during sepsis in rodent skeletal muscle. The Journal of Physiology, 586（22）: 5589-5600.

Cui G H, Yao Y H, Xu R F, et al. 2011. Cognitive impairment using education-based cutoff points for CMMSE scores in elderly Chinese people of agricultural and rural Shanghai China. Acta Neurologica Scandinavica, 124（6）: 361-367.

Da Ronch C, Canuto A, Volkert J, et al. 2015. Association of television viewing with mental health and mild cognitive impairment in the elderly in three European countries, data from the MentDis_ICF[65+] project. Mental Health and Physical Activity, 8: 8-14.

Dąbek J, Owczarek A, Gąsior Z, et al. 2008. Oligonucleotide microarray analysis of genes regulating apoptosis in chronically ischemic and postinfarction myocardium. Biochemical Genetics, 46(5/6): 241-247.

Dahan-Oliel N, Gelinas I, Mazer B. 2008. Social participation in the elderly: what does the literature tell us?. Critical Reviews in Physical and Rehabilitation Medicine, 20 (2): 159-176.

Dalgard O S, Lund Håheim L. 1998. Psychosocial risk factors and mortality: a prospective study with special focus on social support, social participation, and locus of control in Norway. Journal of Epidemiology and Community Health, 52 (8): 476-481.

Dalton M, O'Neill B, Prskawetz A, et al. 2008. Population aging and future carbon emissions in the United States. Energy Economics, 30 (2): 642-675.

Das Gupta M, Jiang Z H, Li B H, et al. 2003. Why is Son preference so persistent in East and South Asia? A cross-country study of China, India and the Republic of Korea. The Journal of Development Studies, 40 (2): 153-187.

Daskalopoulou I. 2018. Civic participation and soft social capital: evidence from Greece. European Political Science, 17 (3): 404-421.

de Candia P, Blekhman R, Chabot A E, et al. 2008. A combination of genomic approaches reveals the role of FOXO1a in regulating an oxidative stress response pathway. PLoS One, 3 (2): e1670.

de Groot V, Beckerman H, Lankhorst G J, et al. 2003. How to measure comorbidity: a critical review of available methods. Journal of Clinical Epidemiology, 56 (3): 221-229.

de Mutsert R, Jager K J, Zoccali C, et al. 2009. The effect of joint exposures: examining the presence of interaction. Kidney International, 75 (7): 677-681.

Deb S, Braganza J. 2001. Comparison of rating scales for the diagnosis of dementia in adults with Down's syndrome. Journal of Intellectual Disability Research, 43 (5): 400-407.

Deeg D J, Hofman A, van Zonneveld R J. 1990. The association between change in cognitive function and longevity in Dutch elderly. American Journal of Epidemiology, 132: 973-982.

Deelen J, Beekman M, Uh H W, et al. 2014. Genome-wide association meta-analysis of human longevity identifies a novel locus conferring survival beyond 90 years of age. Human Molecular Genetics, 23 (16): 4420-4432.

Dekker P, Uslaner E M. 2003. Social Capital and Participation in Everyday Life. London: Routledge.

Desrois M, Sidell R J, Gauguier D, et al. 2004. Gender differences in hypertrophy, insulin resistance and ischemic injury in the aging type 2 diabetic rat heart. Journal of Molecular and Cellular Cardiology, 37 (2): 547-555.

Devore E E, Grodstein F, Schernhammer E S. 2016. Sleep duration in relation to cognitive function among older adults: a systematic review of observational studies. Neuroepidemiology, 46 (1): 57-78.

Diatchenko L, Anderson A D, Slade G D, et al. 2006. Three major haplotypes of the β2 adrenergic receptor define psychological profile, blood pressure, and the risk for development of a common musculoskeletal pain disorder. American Journal of Medical Genetics Part B: Neuropsychiatric

Genetics，141B（5）：449-462.

Dichgans M，Wardlaw J，Smith E，et al. 2016. METACOHORTS for the study of vascular disease and its contribution to cognitive decline and neurodegeneration：an initiative of the Joint Programme for Neurodegenerative Disease Research. A lzheimer's & Dementia，12（12）：1235-1249.

Dijkers M P. 2010. Issues in the conceptualization and measurement of participation：an overview. Archives of Physical Medicine and Rehabilitation，91（9）：S5-S16.

Dimsdale J E，Mills P，Patterson T，et al. 1994. Effects of chronic stress on beta-adrenergic receptors in the homeless. Psychosomatic Medicine，56（4）：290-295.

Doblhammer G，Kytir J. 2001. Compression or expansion of morbidity？ Trends in healthy-life expectancy in the elderly Austrian population between 1978 and 1998. Social Science & Medicine，52（3）：385-391.

Dodge H H，Zhu J，Lee C W，et al. 2014. Cohort effects in age-associated cognitive trajectories. The Journals of Gerontology Series A：Biological Sciences and Medical Sciences，69（6）：687-694.

Donnelly E A，Hinterlong J E. 2010. Changes in social participation and volunteer activity among recently widowed older adults. The Gerontologist，50（2）：158-169.

Drubbel I，Numans M E，Kranenburg G，et al. 2014. Screening for frailty in primary care：a systematic review of the psychometric properties of the frailty index in community-dwelling older people. BMC Geriatrics，14（1）：27.

Dury S，de Donder L，De Witte N，et al. 2015. To volunteer or not：the influence of individual characteristics，resources，and social factors on the likelihood of volunteering by older adults. Nonprofit and Voluntary Sector Quarterly，44（6）：1107-1128.

Dury S，Willems J，De Witte N，et al. 2016. Municipality and neighborhood influences on volunteering in later life. Journal of Applied Gerontology，35（6）：601-626.

Eagleton M. 2014. Turn off the Cytokine switch. Life Extension.

Ellaway A，MacIntyre S. 2007. Is social participation associated with cardiovascular disease risk factors？. Social Science & Medicine，64（7）：1384-1391.

Elovainio M，Hakulinen C，Pulkki-Råback L，et al. 2017. Contribution of risk factors to excess mortality in isolated and lonely individuals：an analysis of data from the UK Biobank cohort study. The Lancet Public Health，2（6）：e260-e266.

Euesden J，Lewis C M，O'Reilly P F. 2015. PRSice：polygenic risk score software. Bioinformatics，31（9）：1466-1468.

Ewbank D C. 2002. Mortality differences by APOE genotype estimated from demographic synthesis. Genetic Epidemiology，22（2）：146-155.

Eyssen I C，Steultjens M P，Dekker J，et al. 2011. A systematic review of instruments assessing participation：challenges in defining participation. Archives of Physical Medicine and Rehabilitation，92（6）：983-997.

Fan Y，Sheng J，Liang C M，et al. 2020. Association of blood lead levels with the risk of depressive symptoms in the elderly Chinese population：baseline data of a cohort study. Biological Trace Element Research，194（1）：76-83.

Faubel R，López-García E，Guallar-Castillón P，et al. 2009. Usual sleep duration and cognitive function in older adults in Spain. Journal of Sleep Research, 18 (4): 427-435.

Feng L, Gwee X, Kua E H, et al. 2010. Cognitive function and tea consumption in community dwelling older Chinese in Singapore. The Journal of Nutrition, Health & Aging, 14(6): 433-438.

Feng L, Li J, Ng T P, et al. 2012. Tea drinking and cognitive function in oldest-old Chinese. The Journal of Nutrition, Health & Aging, 16 (9): 754-758.

Feng L, Ng T P, Zeng Y, et al. 2013a. Tea and cognitive function of elderly people: evidence from neurobiology and epidemiology//Preedy V. Tea in Health and Disease Prevention. London: Academic Press: 1325-1336.

Feng L, Yan Z R, Sun B L, et al. 2013b. Tea consumption and depressive symptoms in older people in rural China. Journal of the American Geriatrics Society, 61 (11): 1943-1947.

Feng Q S, Wang Z L, Gu D N, et al. 2011. Household vehicle consumption forecasts in the United States, 2000 to 2025. International Journal of Market Research, 53 (5): 593-618.

Feng Q, Son J, Zeng Y. 2015. Prevalence and correlates of successful ageing: a comparative study between China and South Korea. European Journal of Ageing, 12 (2): 83-94.

Ferdinands J M, Mannino D M, Gwinn M L, et al. 2007. ADRB2 Arg16Gly polymorphism, lung function, and mortality: results from the Atherosclerosis Risk in Communities study. PLoS One, 2 (3): e289.

Ferreira L, Ferreira Santos-Galduróz R, Ferri C P, et al. 2014. Rate of cognitive decline in relation to sex after 60 years-of-age: a systematic review. Geriatrics & Gerontology International, 14 (1): 23-31.

Ferrer J G, Sanz M F, Ferrandis E D, et al. 2016. Social tourism and healthy ageing. International Journal of Tourism Research, 18 (4): 297-307.

Ferrie J E, Shipley M J, Akbaraly T N, et al. 2011. Change in sleep duration and cognitive function: findings from the Whitehall II Study. Sleep, 34 (5): 565-573.

Ferrie M, Durá E, Garcés J. 2013. Functional health benefits for elderly people related to social tourism policy promotion. International Journal of Multidisciplinary Social Sciences, 1: 1-8.

Fillenbaum G G, Smyer M A. 1981. The development, validity, and reliability of the OARS multidimensional functional assessment questionnaire. Journal of Gerontology, 36(4): 428-434.

Fillmore C M, Gupta P B, Rudnick J A, et al. 2010. Estrogen expands breast cancer stem-like cells through paracrine FGF/Tbx3 signaling. Proceedings of the National Academy of Sciences of the United States of America, 107 (50): 21737-21742.

Finucane M M, Stevens G A, Cowan M J, et al. 2011. National, regional, and global trends in body-mass index since 1980: systematic analysis of health examination surveys and epidemiological studies with 960 country-years and 9·1 million participants. The Lancet, 377 (9765): 557-567.

Flachsbart F, Caliebe A, Kleindorp R, et al. 2009. Association of FOXO3A variation with human longevity confirmed in German centenarians. Proceedings of the National Academy of Sciences of the United States of America, 106 (8): 2700-2705.

Fleischer A, Pizam A. 2002. Tourism constraints among Israeli seniors. Annals of Tourism Research, 29 (1): 106-123.

Fletcher J M, Lehrer S F. 2009. The effects of adolescent health on educational outcomes: causal evidence using genetic lotteries between siblings. Forum for Health Economics & Policy, 12（2）：1-33.

Folstein M F, Folstein S E, McHugh P R. 1975. "Mini-mental state": a practical method for grading the cognitive state of patients for the clinician. Journal of Psychiatric Research, 12（3）：189-198.

Friborg O, Hjemdal O, Rosenvinge J H, et al. 2003. A new rating scale for adult resilience: what are the central protective resources behind healthy adjustment?. International Journal of Methods in Psychiatric Research, 12（2）：65-76.

Fries J F. 2003. Measuring and monitoring success in compressing morbidity. Annals of Internal Medicine, 139：455-459.

Fung H H, Carstensen L L, Lutz A M. 1999. Influence of time on social preferences: implications for life-span development. Psychology and Aging, 14（4）：595-604.

Furuyama T, Kitayama K, Shimoda Y, et al. 2004. Abnormal angiogenesis in Foxo1（fkhr）-deficient mice. Journal of Biological Chemistry, 279（33）：34741-34749.

Galipeau D, Verma S, McNeill J H. 2002. Female rats are protected against fructose-induced changes in metabolism and blood pressure. American Journal of Physiology Heart and Circulatory Physiology, 283（6）：H2478-H2484.

Gallant M P, Dorn G P. 2001. Gender and race differences in the predictors of daily health practices among older adults. Health Education Research, 16（1）：21-31.

Gana K, Broc G, Saada Y, et al. 2016. Subjective wellbeing and longevity: Findings from a 22-year cohort study. Journal of Psychosomatic Research, 85：28-34.

Ganzeboom H B G, de Graaf P M, Treiman D J. 1992. A standard international socio-economic index of occupational status. Social Science Research, 21（1）：1-56.

Gao M, Kuang W, Qiu P, et al. 2017. The time trends of cognitive impairment incidence among older Chinese people in the community: based on the CLHLS cohorts from 1998 to 2014. Age and Ageing, 46（5）：787-793.

Gao M, Sa Z H, Li Y Y, et al. 2018. Does social participation reduce the risk of functional disability among older adults in China? A survival analysis using the 2005-2011 waves of the CLHLS data. BMC Geriatrics, 18（1）：224.

Gavrilov L A, Gavrilova N S. 2011. Mortality measurement at advanced ages: a study of the social security administration death master file. North American Actuarial Journal, 15（3）：432-447.

GBD 2016 Risk Factors Collaborators. 2017. Global, regional, and national comparative risk assessment of 84 behavioural, environmental and occupational, and metabolic risks or clusters of risks, 1990-2016: a systematic analysis for the global burden of disease study 2016. The Lancet, 390（10100）：1345-1422.

Gerstorf D, Herlitz A, Smith J. 2006. Stability of sex differences in cognition in advanced old age: the role of education and attrition. The Journals of Gerontology Series B: Psychological Sciences and Social Sciences, 61（4）：245-249.

Giannakou M E, Goss M, Jünger M A, et al. 2004. Long-lived drosophila with overexpressed dFOXO in adult fat body. Science, 305（5682）：361.

Gibson H, Yiannakis A. 2002. Tourist roles: needs and the lifecourse. Annals of Tourism Research,

29（2）：358-383.

Gildner T E，Liebert M A，Kowal P，et al. 2014. Associations between sleep duration，sleep quality，and cognitive test performance among older adults from six middle income countries：results from the Study on Global Ageing and Adult Health（SAGE）. Journal of Clinical Sleep Medicine，10（6）：613-621.

Gilks W P，Abbott J K，Morrow E H. 2014. Sex differences in disease genetics：evidence，evolution，and detection. Trends in Genetics，30（10）：453-463.

Giltay E J，Geleijnse J M，Zitman F G，et al. 2007. Lifestyle and dietary correlates of dispositional optimism in men：the Zutphen Elderly Study. Journal of Psychosomatic Research，63（5）：483-490.

Gjonça A，Tomassini C，Toson B，et al. 2005. Sex differences in mortality，a comparison of the United Kingdom and other developed countries. Health Statistics Quarterly，（26）：6-16.

Glei D A，Landau D A，Goldman N，et al. 2005. Participating in social activities helps preserve cognitive function：an analysis of a longitudinal，population-based study of the elderly. International Journal of Epidemiology，34（4）：864-871.

Goetzl E J，Huang M C，Kon J，et al. 2010. Gender specificity of altered human immune cytokine profiles in aging. The FASEB Journal，24（9）：3580-3589.

Goldman N. 1993. Marriage selection and mortality patterns：inferences and fallacies. Demography，30（2）：189-208.

Goldman N，Lin I F，Weinstein M，et al. 2003. Evaluating the quality of self-reports of hypertension and diabetes. Journal of Clinical Epidemiology，56（2）：148-154.

Goldstein J R. 2011. A secular trend toward earlier male sexual maturity：evidence from shifting ages of male young adult mortality. PLoS One，6：e14826.

Gomes A P，Price N L，Ling A J Y，et al. 2013. Declining NAD+ induces a pseudohypoxic state disrupting nuclear-mitochondrial communication during aging. Cell，155（7）：1624-1638.

Gómez-Pérez Y，Amengual-Cladera E，Català-Niell A，et al. 2008. Gender dimorphism in high-fat-diet-induced insulin resistance in skeletal muscle of aged rats. Cellular Physiology and Biochemistry，22：539-548.

Goodkind D. 2009. Review on the book Healthy Longevity in China：Demographic，Socioeconomic，and Psychological Dimensions. Population Studies，63（3）：1-7.

Gow A J，Mortensen E L，Avlund K. 2012. Activity participation and cognitive aging from age 50 to 80 in the glostrup 1914 cohort. Journal of the American Geriatrics Society，60（10）：1831-1838.

Graafsma S J，van Tits L J，van Heijst P，et al. 1989. Adrenoceptors on blood cells in patients with essential hypertension before and after mental stress. Journal of Hypertension，7（7）：519-524.

Graham C E. 1979. Reproductive function in aged female chimpanzees. American Journal of Physical Anthropology，50（3）：291-300.

Graziane J A，Beer J C，Snitz B E，et al. 2016. Dual trajectories of depression and cognition：a longitudinal population-based study. The American Journal of Geriatric Psychiatry，24（5）：364-373.

Groenewegen P P，Westert G P，Boshuizen H C. 2003. Regional differences in healthy life expectancy in the Netherlands. Public Health, 117 (6): 424-429.

Grundy E. 2000. Living arrangements and the health of older persons in developed countries. New York: Population Division, Department of Economic and Social Affairs, United Nations Secretariat.

Gu D. 2008. General data assessment of the Chinese longitudinal healthy longevity survey in 2002//Zeng Y, Poston D L, Vlosky D A, et al. Healthy Longevity in China: Demographic, Socioeconomic, and Psychological Dimensions. Dordrecht: Springer Publisher: 39-59.

Gu D, Dupre M E, Sautter J, et al. 2009. Frailty and mortality among Chinese at advanced ages. The Journals of Gerontology Series B: Psychological Sciences and Social Sciences, (2): 279-289.

Gu D, Feng Q S. 2018. Psychological resilience of Chinese centenarians and its associations with survival and health: a fuzzy set analysis. The Journals of Gerontology Series B: Psychological Sciences and Social Sciences, 73 (5): 880-889.

Gu D, Huang R, Andreev K, et al. 2016. Assessments of mortality at oldest-old ages by province in China's 2000 and 2010 censuses. International Journal of Population Studies, 2 (2): 1-25.

Guidi I, Galimberti D, Lonati S, et al. 2006. Oxidative imbalance in patients with mild cognitive impairment and Alzheimer's disease. Neurobiology of Aging, 27: 262-269.

Guillen L, Coromina L, Saris W E. 2011. Measurement of social participation and its place in social capital theory. Social Indicators Research, 100 (2): 331-350.

Guo G, Roettger M E, Cai T J. 2008. The integration of genetic propensities into social-control models of delinquency and violence among male youths. American Sociological Review, 73 (4): 543-568.

Guo K, Yin P, Wang L J, et al. 2015. Propensity score weighting for addressing under-reporting in mortality surveillance: a proof-of-concept study using the nationally representative mortality data in China. Population Health Metrics, 13 (1): 1-11.

Gurland B, Kuriansky J, Sharpe L, et al. 1977. The comprehensive assessment and referral evaluation (CARE) —rationale, development and reliability. The International Journal of Aging and Human Development, 8 (1): 9-42.

Han K M, Han C S, Shin C, et al. 2018. Social capital, socioeconomic status, and depression in community-living elderly. Journal of Psychiatric Research, 98: 133-140.

Han W J, Shibusawa T. 2015. Trajectory of physical health, cognitive status, and psychological well-being among Chinese elderly. Archives of Gerontology and Geriatrics, 60 (1): 168-177.

Hardy S E, Concato J, Gill T M. 2002. Stressful life events among community-living older persons. Journal of General Internal Medicine, 17: 841-847.

Hare D L, Toukhsati S R, Johansson P, et al. 2014. Depression and cardiovascular disease: a clinical review. European Heart Journal, 35 (21): 1365-1372.

Hassing L B, Johansson B, Berg S, et al. 2002. Terminal decline and markers of cerebro-and cardiovascular disease: findings from a longitudinal study of the oldest old. The Journals of Gerontology Series B: Psychological Sciences and Social Sciences, 57 (3): 268-276.

Haviland A M, Jones B L, Nagin D S. 2011. Group-based trajectory modeling extended to account for nonrandom participant attrition. Sociological Methods & Research, 40 (2): 367-390.

Hawkley L C, Cacioppo J T. 2003. Loneliness and pathways to disease. Brain, Behavior, and Immunity, 17 (1): 98-105.

Hawkley L C, Masi C M, Berry J D, et al. 2006. Loneliness is a unique predictor of age-related differences in systolic blood pressure. Psychology and Aging, 21 (1): 152-164.

Hayward M D, Gorman B K. 2004. The long arm of childhood: the influence of early-life social conditions on men's mortality. Demography, 41 (1): 87-107.

He K, Zhou T, Shao J F, et al. 2014. Dynamic regulation of genetic pathways and targets during aging in Caenorhabditis elegans. Aging, 6 (3): 215-230.

He Y, Zhao Y L, Yao Y, et al. 2018. Cohort profile: the China Hainan centenarian cohort study (CHCCS). International Journal of Epidemiology, 47 (3): 694-695.

Helm R, Mark A. 2012. Analysis and evaluation of moderator effects in regression models: state of art, alternatives and empirical example. Review of Managerial Science, 6 (4): 307-332.

Helmer C, Damon D, Letenneur L, et al. 1999. Marital status and risk of Alzheimer's disease: a French population-based cohort study. Neurology, 53 (9): 1953-1958.

Herskind A M, McGue M, Holm N V, et al. 1996a. The heritability of human longevity: a population-based study of 2872 Danish twin pairs born 1870-1900. Human Genetics, 97 (3): 319-323.

Herskind A M, McGue M, Iachine I A, et al. 1996b. Untangling genetic influences on smoking, body mass index and longevity: a multivariate study of 2464 Danish twins followed for 28 years. Human Genetics, 98 (4): 467-475.

Hevener A, Reichart D, Janez A, et al. 2002. Female rats do not exhibit free fatty acid-induced insulin resistance. Diabetes, 51 (6): 1907-1912.

Hewagama A, Patel D, Yarlagadda S, et al. 2009. Stronger inflammatory/cytotoxic T-cell response in women identified by microarray analysis. Genes and Immunity, 10 (5): 509-516.

Hills P, Argyle M. 1998. Positive moods derived from leisure and their relationship to happiness and personality. Personality and Individual Differences, 25 (3): 523-535.

Hitt R, Young-Xu Y, Silver M, et al. 1999. Centenarians: the older you get, the healthier you have been. The Lancet, 354 (9179): 652.

Horiuchi S, Wilmoth J R. 1998. Deceleration in the age pattern of mortality at olderages. Demography, 35 (4): 391-412.

Horton T J, Gayles E C, Prach P A, et al. 1997. Female rats do not develop sucrose-induced insulin resistance. American Journal of Physiology-Regulatory, Integrative and Comparative Physiology, 272 (5): R1571-R1576.

Hosaka T, Biggs W H, Tieu D, et al. 2004. Disruption of forkhead transcription factor(FOXO)family members in mice reveals their functional diversification. Proceedings of the National Academy of Sciences of the United States of America, 101 (9): 2975-2980.

Hosmer D W, Lemeshow S. 1992. Confidence interval estimation of interaction. Epidemiology, 3 (5): 452-456.

House J S. 1981. Work Stress and Social Support. Middlesex: Addition-Wesley.

House J S, Robbins C, Metzner H L. 1982. The association of social relationships and activities with mortality: prospective evidence from the Tecumseh community health study. American Journal of Epidemiology, 116（1）: 123-140.

Howard S, Dryden J, Johnson B. 1999. Childhood resilience: review and critique of literature. Oxford Review of Education, 25（3）: 307-323.

Howrey B T, Hand C L, Pruchno R. 2018. Measuring social participation in the health and retirement study. The Gerontologist, 59（5）: e415-e423.

Hsu C H C, Cai L A, Wong K K F. 2007. A model of senior tourism motivations——anecdotes from Beijing and Shanghai. Tourism Management, 28（5）: 1262-1273.

Hsu H C. 2007. Does social participation by the elderly reduce mortality and cognitive impairment?. Aging & Mental Health, 11（6）: 699-707.

Hughes T, Adler A, Merrill J T, et al. 2012. Analysis of autosomal genes reveals gene-sex interactions and higher total genetic risk in men with systemic lupus erythematosus. Annals of the Rheumatic Diseases, 71（5）: 694-699.

Hu X Q, Gu S Y, Sun X S, et al. 2019. Cognitive ageing trajectories and mortality of Chinese oldest-old. Archives of Gerontology and Geriatrics, 82: 81-87.

Hjelmborg J V, Iachine I, Skytthe A, et al. 2006. Genetic influence on human lifespan and longevity. Human Genetics, 119（3）: 312-321.

Ichida Y, Hirai H, Kondo K, et al. 2013. Does social participation improve self-rated health in the older population? A quasi-experimental intervention study. Social Science & Medicine, 94: 83-90.

Idler E L, Benyamini Y. 1997. Self-rated health and mortality: a review of twenty-seven community studies. Journal of Health and Social Behavior, 38（1）: 21-37.

Idler E, Leventhal H, McLaughlin J, et al. 2004. In sickness but not in health: self-ratings, identity, and mortality. Journal of Health and Social Behavior, 45（3）: 336-356.

Imai H, Chen W L, Fukutomi E, et al. 2015. Depression and subjective economy among elderly people in Asian communities: Japan, Taiwan, and Korea. Archives of Gerontology and Geriatrics, 60（2）: 322-327.

Institute of Medicine. 2006. Genes, Behavior and the Social Environment: Moving Beyond the Nature/Nurture Debate. Washington D.C.: National Academies Press.

Institute of Medicine. 2015. Cognitive Aging: Progress in Understanding and Opportunities for Action. Washington D.C.: National Academies Press.

Jagger C, Robine J M. 2011. Healthy Life Expectancy. Dordrecht: Springer Netherlands.

Jakovljević M, Reiner Ž, Miličić D, et al. 2010. Comorbidity, multimorbidity and personalized psychosomatic medicine: epigenetics rolling on the horizon. Psychiatria Danubina, 22（2）: 184-189.

James B D, Boyle P A, Buchman A S, et al. 2011. Relation of late-life social activity with incident disability among community-dwelling older adults. The Journal of Gerontology: Series A, 66A（4）: 467-473.

Jameson J L, Longo D L. 2015. Precision medicine——personalized, problematic, and promising. Obstetrical & Gynecological Survey, 70（10）: 612-614.

Jamrozy U，Uysal M. 1994. Travel motivation variations of overseas German visitors. Global Tourist Behavior，6（3/4）：135-160.

Jang S S，Bai B，Hu C，et al. 2009. Affect，travel motivation，and travel intention：a senior market. Journal of Hospitality & Tourism Research，33（1）：51-73.

Jang S，Wu C M E. 2006. Seniors'travel motivation and the influential factors：an examination of Taiwanese seniors. Tourism Management，27（2）：306-316.

Janssen J，Koekkoek P S，Moll van Charante E P，et al. 2017. How to choose the most appropriate cognitive test to evaluate cognitive complaints in primary care. BMC Family Practice，18：101.

Jette A M，Haley S M，Coster W J，et al. 2002. Late life function and disability instrument：I. development and evaluation of the disability component. The Journals of Gerontology：Series A，57（4）：M209-M216.

Jeune B，Vaupel J W. 1995. Exceptional longevity：from prehistory to the present. Odense：Odense university press.

Ji J S，Zhu A N，Bai C，et al. 2019. Residential greenness and mortality in oldest-old women and men in China：a longitudinal cohort study. The Lancet Planetary Health，3（1）：e17-e25.

Ji T. 2012. A study of Chinese senior citizens' attitudes toward travel attributes. Dissertations & Theses-Gradworks. Purdue University.

Jia P，Wang L，Fanous A H，et al. 2012. Network-assisted investigation of combined causal signals from genome-wide association studies in schizophrenia. PLoS Computational Biology，8（7）：e1002587.

John A，Patel U，Rusted J，et al. 2019. Affective problems and decline in cognitive state in older adults：a systematic review and meta-analysis. Psychological Medicine，49（3）：353-365.

Jones B L，Nagin D S. 2013. A note on a stata plugin for estimating group-based trajectory models. Sociological Methods & Research，42（4）：608-613.

Ju Y E S，Lucey B P，Holtzman D M. 2014. Sleep and alzheimer disease pathology—a bidirectional relationship. Nature Reviews Neurology，10（2）：115-119.

Jung C G. 1933. Modern Man in Search of a Soul. New York：Harcourt.

Kahn A J. 2007. Epigenetic and mitochondrial mechanisms in aging and longevity：a report of a meeting of the longevity consortium，Napa，California，October 25-27，2006. The Journals of Gerontology：Series A，62（6）：577-582.

Kahneman D，Krueger A B. 2006. Developments in the measurement of subjective well-being. Journal of Economic Perspectives，20（1）：3-24.

Kajinami K，Brousseau M E，Ordovas J M，et al. 2004. Polymorphisms in the multidrug resistance-1 （MDR1）gene influence the response to atorvastatin treatment in a gender-specific manner. The American Journal of Cardiology，93（8）：1046-1050.

Kanamori S，Kai Y，Aida J，et al. 2014. Social participation and the prevention of functional disability in older Japanese：the Jages cohort study. PLoS One，9（6）：e99638.

Kaplan R M，Anderson J P. 1988. A general health policy model：update and applications. Health Services Research，23（2）：203-235.

Karch C M，Cruchaga C，Goate A M. 2014. Alzheimer's disease genetics：from the bench to the clinic.

Neuron, 83（1）: 11-26.

Karlamangla A S, Miller-Martinez D, Aneshensel C S, et al. 2009. Trajectories of cognitive function in late life in the United States: demographic and socioeconomic predictors. American Journal of Epidemiology, 170（3）: 331-342.

Kaslow N J, Rehm L P, Siegel A W. 1984. Social-cognitive and cognitive correlates of depression in children. Journal of Abnormal Child Psychology, 12（4）: 605-620.

Katagiri K, Kim J H. 2018. Correction: Factors determining the social participation of older adults: a comparison between Japan and Korea using EASS 2012. PLoS One, 13（5）: e0197865.

Katoh Masuko, Katoh Masaru. 2004. Human FOX gene family. International Journal of Oncology, 25（5）: 1495-1500.

Katon W, Lin E H B, Kroenke K. 2007. The association of depression and anxiety with medical symptom burden in patients with chronic medical illness. General Hospital Psychiatry, 29（2）: 147-155.

Katz S, Branch L G, Branson M H, et al. 1983. Active life expectancy. The New England Journal of Medicine, 309: 1218-1224.

Katz S, Ford A B, Moskowitz R W, et al. 1963. Studies of illness in the aged. the index of ADL: a standardized measure of biological and psychosocial function. The Journal of The American Medical Association,（12）: 914-919.

Katz S. 1983. Assessing self-maintenance: activities of daily living, mobility, and instrumental activities of daily living. Journal of the American Geriatrics Society, 31（12）: 721-727.

Kawachi I, Kennedy B P, Lochner K, et al. 1997. Social capital, income inequality, and mortality. American Journal of Public Health, 87（9）: 1491-1498.

Kay T, Jackson G. 1991. Leisure despite constraint: the impact of leisure constraints on leisure participation. Journal of Leisure Research, 23（4）: 301-313.

Keage H A D, Banks S, Yang K L, et al. 2012. What sleep characteristics predict cognitive decline in the elderly?. Sleep Medicine, 13（7）: 886-892.

Kennedy G, Ballard T, Dop M C. 2011. Guidelines for Measuring Household and Individual Dietary Diversity. Rome: Food and Agriculture Organization of the United Nations.

Kim G M, Lim J Y, Kim E J, et al. 2019. Resilience of patients with chronic diseases: a systematic review. Health & Social Care in the Community, 27（4）: 797-807.

Kim J J, Buzzio O L, Li S, et al. 2005. Role of FOXO1A in the regulation of insulin-like growth factor-binding protein-1 in human endometrial cells: interaction with progesterone receptor. Biology of Reproduction, 73（4）: 833-839.

Kingston A, Davies K, Collerton J, et al. 2015. The enduring effect of education-socioeconomic differences in disability trajectories from age 85 years in the Newcastle 85 + Study. Archives of Gerontology and Geriatrics, 60（3）: 405-411.

Kirkwood T B, Kowald A. 2012. The free-radical theory of ageing-older, wiser and still alive: modelling positional effects of the primary targets of ROS reveals new support. BioEssays, 34（8）: 692-700.

Kleiber D, McGuire F A, Aybar-Damali B, et al. 2008. Having more by doing less: the paradox of leisure constraints in Later Life1. Journal of Leisure Research，40（3）：343-359.

Klein S L，Jedlicka A，Pekosz A. 2010. The Xs and Y of immune responses to viral vaccines. The Lancet Infectious Diseases，10（5）：338-349.

Kohli M，Rosenow J，Wolf J. 1983. The social construction of ageing through work：economic structure and life-World. Ageing & Society，3（1）：23-42.

Koivumaa-Honkanen H，Honkanen R，Viinamäki H，et al. 2000. Self-reported life satisfaction and 20-year mortality in healthy Finnish adults. American Journal of Epidemiology，152（10）：983-991.

Koivumaa-Honkanen H，Kaprio J，Honkanen R，et al. 2004. Life satisfaction and depression in a 15-year follow-up of healthy adults. Social Psychiatry and Psychiatric Epidemiology，39（12）：994-999.

Kojima T，Kamei H，Aizu T，et al. 2004. Association analysis between longevity in the Japanese population and polymorphic variants of genes involved in insulin and insulin-like growth factor 1 signaling pathways. Experimental Gerontology，39（11/12）：1595-1598.

Kong K F，Delroux K，Wang X，et al. 2008. Dysregulation of TLR3 impairs the innate immune response to West Nile virus in the elderly. Journal of Virology，82（15）：7613-7623.

Krebs-Smith S M，Smiciklas-Wright H，Guthrie H A，et al. 1987. The effects of variety in food choices on dietary quality. Journal of the American Dietetic Association，87（7）：897-903.

Kuhn M，Szklarczyk D，Pletscher-Frankild S，et al. 2014. STITCH 4：integration of protein- chemical interactions with user data. Nucleic Acids Research，42（D1）：D401-D407.

Kulminski A M，Culminskaya I V，Ukraintseva S V，et al. 2010b. Polymorphisms in the ACE and ADRB2 genes and risks of aging-associated phenotypes：the case of myocardial infarction. Rejuvenation Research，13（1）：13-21.

Kulminski A M，Culminskaya I，Ukraintseva S V，et al. 2010a. Beta2-adrenergic receptor gene polymorphisms as systemic determinants of healthy aging in an evolutionary context. Mechanisms of Ageing and Development，131（5）：338-345.

Kuningas M，Mägi R，Westendorp R G J，et al. 2007. Haplotypes in the human Foxo1a and Foxo3a genes：impact on disease and mortality at old age. European Journal of Human Genetics，15（3）：294-301.

Laaksonen M，Silventoinen K，Martikainen P，et al. 2007. The effects of childhood circumstances，adult socioeconomic status，and material circumstances on physical and mental functioning：a structural equation modelling approach. Annals of Epidemiology，17（6）：431-439.

Labied S，Kajihara T，Madureira P A，et al. 2006. Progestins regulate the expression and activity of the forkhead transcription factor FOXO1 in differentiating human endometrium. Molecular Endocrinology，20（1）：35-44.

Laditka S B，Wolf D A. 1998. New methods for analyzing active life expectancy. Journal of Aging and Health，10（2）：214-241.

Lagona F，Zhang Z. 2010. A missing composite covariate in survival analysis：a case study of the Chinese longitudinal health and longevity survey. Statistics in Medicine，29（2）：248-261.

Lahelma E. 2010. Health and social stratification. The New Blackwell Companion to Medical

Sociology. Oxford: Wiley-Blackwell.

Lakdawalla D, Goldman D P, Bhattacharya J, et al. 2003. Forecasting the nursing home population. Medical Care, 41 (1): 8-20.

Lambert J C, Ibrahim-Verbaas C A, Harold D, et al. 2013. Meta-analysis of 74, 046 individuals identifies 11 new susceptibility loci for Alzheimer's disease. Nature Genetics, 45 (12): 1452-1458.

Lamond A J, Depp C A, Allison M, et al. 2009. Measurement and predictors of resilience among community-dwelling older women. Journal of Psychiatric Research, 43 (2): 148-154.

Land K C, Rogers A. 1981. Multidimensional Mathematical Demography. Pittsburgh: Academic Press inc.

Landi M T, Dracheva T, Rotunno M, et al. 2008. Gene expression signature of cigarette smoking and its role in lung adenocarcinoma development and survival. PloS One, 3 (2): e1651.

Lanfear D E, Jones P G, Marsh S, et al. 2006a. β2-adrenergic receptor genotype and survival among patients receiving β-blocker therapy after an acute coronary syndrome. Digest of the World Core Medical Journals, 294 (12): 1526-1533.

Lanfear D E, Spertus J A, McLeod H L. 2006b. β2-adrenergic receptor genotype predicts survival: implications and future directions. Journal of Cardiovascular Nursing, 21 (6): 474-477.

Langa K M, Larson E B, Karlawish J H, et al. 2008. Trends in the prevalence and mortality of cognitive impairment in the United States: is there evidence of a compression of cognitive morbidity?. Alzheimer's & Dementia, 4: 134-144.

Lardner A L. 2014. Neurobiological effects of the green tea constituent theanine and its potential role in the treatment of psychiatric and neurodegenerative disorders. Nutritional Neuroscience, 17 (4): 145-155.

Larson R, Richards M H. 1995. Divergent realities: the emotional lives of mothers, fathers, and adolescents. Journal of Research, 29 (1): 822.

Lavery L L, Dodge H H, Snitz B, et al. 2009. Cognitive decline and mortality in a community-based cohort: the monongahela valley independent elders survey. Journal of the American Geriatrics Society, 57 (1): 94-100.

Lawton M P, Brody E M. 1970. Assessment of older people: self-maintaining and instrumental activities of daily living. Nursing Research, (3): 278.

Le Carret N, Lafont S, Letenneur L, et al. 2003. The effect of education on cognitive performances and its implication for the constitution of the cognitive reserve. Developmental Neuropsychology, 23 (3): 317-337.

Lee H Y, Yu C P, Wu C D, et al. 2018. The effect of leisure activity diversity and exercise time on the prevention of depression in the middle-aged and elderly residents of Taiwan. International Journal of Environmental Research and Public Health, 15 (4): 654.

Lee J, Park H, Chey J. 2018. Education as a protective factor moderating the effect of depression on memory impairment in elderly women. Psychiatry Investigation, 15 (1): 70-77.

Lee L O, James P, Zevon E S, et al. 2019. Optimism is associated with exceptional longevity in 2 epidemiologic cohorts of men and women. Proceedings of the National Academy of Sciences, 116 (37): 18357-18362.

Lee R D, Carter L R. 1992. Modeling and forecasting U. S. mortality. Journal of the American Statistical Association, 87 (419): 659-671.

Lee Y, Jean Y W J. 2019. Gender matters: productive social engagement and the subsequent cognitive changes among older adults. Social Science & Medicine, 229: 87-95.

Legh-Jones H, Moore S. 2012. Network social capital, social participation and physical inactivity in an urban adult population. Social Science & Medicine, 74 (9): 1362-1367.

Lei X Y, Sun X T, Strauss J, et al. 2014. Depressive symptoms and SES among the mid-aged and elderly in China: evidence from the China health and retirement longitudinal study national baseline. Social Science & Medicine, 120: 224-232.

Leone T, Hessel P. 2016. The effect of social participation on the subjective and objective health status of the over-fifties: evidence from share. Ageing & Society, 36 (5): 968-987.

Leung G T Y, Fung A W T, Tam C W C, et al. 2011. Examining the association between late-life leisure activity participation and global cognitive decline in community-dwelling elderly Chinese in Hong Kong. International Journal of Geriatric Psychiatry, 26 (1): 39-47.

Levasseur M, Cohen A A, Dubois M F, et al. 2015. Environmental factors associated with social participation of older adults living in metropolitan, urban, and rural areas: the nuage study. American Journal of Public Health, 105 (8): 1718-1725.

Levasseur M, Desrosiers J, Noreau L. 2004. Is social participation associated with quality of life of older adults with physical disabilities?. Disability and Rehabilitation, 26 (20): 1206-1213.

Levasseur M, Richard L, Gauvin L, et al. 2010. Inventory and analysis of definitions of social participation found in the aging literature: proposed taxonomy of social activities. Social Science & Medicine, 71 (12): 2141-2149.

Li D, Zhang D J, Shao J J, et al. 2014. A meta-analysis of the prevalence of depressive symptoms in Chinese older adults. Archives of Gerontology and Geriatrics, 58 (1): 1-9.

Li H H, Willis M S, Lockyer P, et al. 2007. Atrogin-1 inhibits Akt-dependent cardiac hypertrophy in mice via ubiquitin-dependent coactivation of forkhead proteins. The Journal of Investigative Medicine, 117 (11): 3211-3223.

Li J, Wang Y J, Zhang M, et al. 2011. Vascular risk factors promote conversion from mild cognitive impairment to alzheimer disease. Neurology. 76 (17): 1485-1491.

Li L W, Ding D, Wu B, et al. 2017. Change of cognitive function in U. S. Chinese older adults: a population-based study. Journals of Gerontology Series A, Biomedical Sciences and Medical Sciences, 72: S5-S10.

Li X Z, Long J T, He T G, et al. 2015. Integrated genomic approaches identify major pathways and upstream regulators in late onset alzheimer's disease. Scientific Reports, 5 (1): 12393.

Li Y, Wang W J, Cao H Q, et al. 2009. Genetic association of FOXO1A and FOXO3A with longevity trait in Han Chinese populations. Human Molecular Genetics, 18 (24): 4897-4904.

Liang J, McCarthy J F, Jain A, et al. 2000. Socioeconomic gradient in old age mortality in Wuhan, China. The Journals of Gerontology: Series B, 55 (4): S222-S233.

Liang Y J, Song A Q, Du S F, et al. 2015. Trends in disability in activities of daily living among Chinese older adults, 1997—2006: the China health and nutrition survey. The Journals of

Gerontology: Series A Biological Sciences and Medical Sciences, 70 (6): 739-745.

Liechty T. 2010. The role of body image in older women's leisure. Journal of Leisure Research, 40 (1): 90-109.

Lieux E M, Weaver P A, McCleary K W. 1994. Lodging preferences of the senior tourism market. Annals of Tourism Research, 21 (4): 712-728.

Liguori C, Romigi A, Nuccetelli M, et al. 2014. Orexinergic system dysregulation, sleep impairment, and cognitive decline in alzheimer disease. JAMA Neurology, 71 (12): 1498-1505.

Lin I H, Ho M L, Chen H Y, et al. 2012. Smoking, green tea consumption, genetic polymorphisms in the insulin-like growth factors and lung cancer risk. PloS One, 7 (2): e30951.

Lin K, Dorman J B, Rodan A, et al. 1997. Daf-16: an HNF-3/forkhead family member that can function to double the life-span of caenorhabditis elegans. Science, 278 (5341): 1319-1322.

Lin N, Dean A, Ensel W M. 1981. Social support scales: a methodological note. Schizophrenia Bulletin, 7 (1): 73-89.

Lindbergh C A, Dishman R K, Miller L S. 2016. Functional disability in mild cognitive impairment: a systematic review and meta-analysis. Neuropsychology Review, 26 (2): 129-159.

Lipnicki D M, Makkar S R, Crawford J D, et al. 2019. Determinants of cognitive performance and decline in 20 diverse ethno-regional groups: a COSMIC collaboration cohort study. PLoS Medicine, 16 (7): e1002853.

Little J, Higgins J P T, Ioannidis J P A, et al. 2009. Strengthening the reporting of genetic association studies (STREGA) ——an extension of the STROBE statement. Human Genetics, 125 (2): 131-151.

Littman G S, Mode C J. 1977. A non-markovian stochastic model for the taichung medical IUD experiment. Mathematical Biosciences, 34: 279-302.

Liu B, Floud S, Pirie K, et al. 2016. Does happiness itself directly affect mortality? The prospective UK million women study. The Lancet, 387 (10021): 874-881.

Liu I Y, Lacroix A Z, White L R, et al. 1990. Cognitive impairment and mortality: a study of possible confounders. American Journal of Epidemiology, 132 (1): 136-143.

Liu J, Rozelle S, Xu Q, et al. 2019. Social engagement and elderly health in China: evidence from the China health and retirement longitudinal survey (CHARLS). International Journal of Environmental Research and Public Health, 16 (2): 278.

Livingston G, Sommerlad A, Orgeta V, et al. 2017. Dementia prevention, intervention, and care. Lancet, 390 (10113): 2673-2734.

Low D V, Wu M N, Spira A P. 2019. Sleep duration and cognition in a nationally representative sample of U. S. older adults. The American Journal of Geriatric Psychiatry, 27 (12): 1386-1396.

Lu Q Y, Tao F B, Hou F L, et al. 2016. Emotion regulation, emotional eating and the energy-rich dietary pattern. A population-based study in Chinese adolescents. Appetite, 99: 149-156.

Lunetta K L, D'Agostino R B, Karasik D, et al. 2007. Genetic correlates of longevity and selected age-related phenotypes: a genome-wide association study in the Framingham study. BMC Medical Genetics, 8 (S1): S13.

Luthar S S, Cicchetti D, Becker B. 2000. The construct of resilience: a critical evaluation and guidelines for future work. Child Development，71（3）：543-562.

Lv X，Li W，Ma Y，et al. 2019. Cognitive decline and mortality among community-dwelling Chinese older people. BMC Medicine，17（1）：63.

Lyyra T M，Heikkinen E，Lyyra A L，et al. 2006a. Self-rated health and mortality：could clinical and performance-based measures of health and functioning explain the association?. Archives of Gerontology and Geriatrics，42（3）：277-288.

Lyyra T M，Törmäkangas T M，Read S，et al. 2006b. Satisfaction with present life predicts survival in octogenarians. The Journals of Gerontology：Series B，61（6）：319-326.

Mackenbach J P，Kunst A E，Cavelaars A E J M，et al. 1997. Socioeconomic inequalities in morbidity and mortality in western Europe. The lancet，（9066）：517-518.

Maddock R J，Carter C S，Magliozzi J R，et al. 1993. Evidence that decreased function of lymphocyte beta adrenoreceptors reflects regulatory and adaptive processes in panic disorder with agoraphobia. The American Journal of Psychiatry，150（8）：1219-1225.

Magliozzi J R，Gietzen D，Maddock R J，et al. 1989. Lymphocyte beta-adrenoreceptor density in patients with unipolar depression and normal controls. Biological Psychiatry，26（1）：15-25.

Mahorney F. 1965. Functional evaluation：the barthel index. A simple index of independence useful in scoring improvement in the rehabilitation of the chronically ill. Maryland State Medical Journal. 14：61-65.

Mai Y H，Peng X J，Chen W. 2013. How fast is the population ageing in China?. Asian Population Studies，9（2）：216-239.

Maier H，Klumb P L. 2005. Social participation and survival at older ages：is the effect driven by activity content or context?. European Journal of Ageing，2（1）：31-39.

Mann J J，Brown R P，Halper J P，et al. 1985. Reduced sensitivity of lymphocyte beta-adrenergic receptors in patients with endogenous depression and psychomotor agitation. The New England Journal of Medicine，313（12）：715-720.

Manton K G. 1982. Changing concepts of morbidity and mortality in the elderly population. The Milbank Memorial Fund Quarterly Health and Society，60（2）：183-244.

Margrett J，Martin P，Woodard J L，et al. 2010. Depression among centenarians and the oldest old：contributions of cognition and personality. Gerontology，56（1）：93-99.

Marioni R E，Proust-Lima C，Amieva H，et al. 2014. Cognitive lifestyle jointly predicts longitudinal cognitive decline and mortality risk. European Journal of Epidemiology，29（3）：211-219.

Mars G M J，Kempen G I J M，Mesters I，et al. 2008. Characteristics of social participation as defined by older adults with a chronic physical illness. Disability and Rehabilitation，30（17）：1298-1308.

Marsh C，Agius P A，Jayakody G，et al. 2018. Factors associated with social participation amongst elders in rural Sri Lanka：a cross-sectional mixed methods analysis. BMC Public Health，18（1）：636.

Martin L G，Zimmer Z，Lee J. 2017. Foundations of activity of daily living trajectories of older Americans. The Journals of Gerontology：Series B，72（1）：129-139.

Martin P，Long M V，Poon L W. 2002. Age changes and differences in personality traits and states of the old and very old. The Journals of Gerontology：Series B，57（2）：144-152.

Marttila S, Jylhävä J, Nevalainen T, et al. 2013. Transcriptional analysis reveals gender-specific changes in the aging of the human immune system. PLoS One, 8 (6): e66229.

Mathers C. 1991. Health Expectancies in Australia, 1981 and 1988. Canberra: Australian Institute of Health.

Mathers C D, Robine J M. 1997. How good is Sullivan's method for monitoring changes in population health expectancies?. Journal of Epidemiology & Community Health, 51 (1): 80-86.

Mayhew L D. 2000. Health and Elderly Care Expenditure in an Aging World. Laxenburg: International Institute for Applied Systems Analysis.

McAuley E, Konopack J F, Motl R W, et al. 2006. Physical activity and quality of life in older adults: influence of health status and self-efficacy. Annals of Behavioral Medicine, 31 (1): 99-103.

McCabe S. 2009. Who needs a holiday? Evaluating social tourism. Annals of Tourism Research, 36 (4): 667-688.

McCabe S, Joldersma T, Li C X. 2010. Understanding the benefits of social tourism: linking participation to subjective well-being and quality of life. International Journal of Tourism Research, 12 (6): 761-773.

McDonald J H. 2009. Handbook of Biological Statistics (Second Edition). Baltimore: Sparky House Publishing.

McGaha T L, Huang L, Lemos H, et al. 2012. Amino acid catabolism: a pivotal regulator of innate and adaptive immunity. Immunological Reviews, 249 (1): 135-157.

Melkamu T, Kita H, O'grady S M. 2013. TLR3 activation evokes IL-6 secretion, autocrine regulation of Stat3 signaling and TLR2 expression in human bronchial epithelial cells. Journal of Cell Communication and Signaling, 7 (2): 109-118.

Mercer S, Salisbury C, Fortin M. 2014. ABC of Multimorbidity. Hoboken: John Wiley & Sons.

Mezuk B, Eaton W W, Albrecht S, et al. 2008. Depression and type 2 diabetes over the lifespan: a meta-analysis. Diabetes Care, 31 (12): 2383-2390.

Mhaoláin A M, Gallagher D, Connell H O, et al. 2012a. Subjective well-being amongst community-dwelling elders: what determines satisfaction with life? Findings from the Dublin healthy aging study. International Psychogeriatrics, 24 (2): 316-323.

Mhaoláin A M N, Gallagher D, Crosby L, et al. 2012b. Frailty and quality of life for people with alzheimer's dementia and mild cognitive impairment. American Journal of Alzheimer's Disease & Other Dementias, 27 (1): 48-54.

Mi X J, Eskridge K M, George V, et al. 2011. Structural equation modeling of gene-environment interactions in coronary heart disease. Annals of Human Genetics, 75 (2): 255-265.

Mielke M M, Vemuri P, Rocca W A. 2014. Clinical epidemiology of alzheimer's disease: assessing sex and gender differences. Clinical Epidemiology, 6: 37-48.

Min J W. 2018. A longitudinal study of cognitive trajectories and its factors for Koreans aged 60 and over: a latent growth mixture model. International Journal of Geriatric Psychiatry, 33 (5): 755-762.

Min J Y, Lee K J, Park J B, et al. 2012. Social engagement, health, and changes in occupational status: analysis of the Korean longitudinal study of ageing. PLoS One, 7 (10): e46500.

Minagawa Y，Saito Y. 2015. Active social participation and mortality risk among older people in Japan：results from a nationally representative sample. Research on Aging，37（5）：481-499.

Minnaert L，Maitland R，Miller G. 2009. Tourism and social policy：the value of social tourism. Annals of Tourism Research，36（2）：316-334.

Mirmiran P，Azadbakht L，Esmaillzadeh A，et al. 2004. Dietary diversity score in adolescents-a good indicator of the nutritional adequacy of diets：Tehran lipid and glucose study. Asia Pacific Journal of Clinical Nutrition，13（1）：56-60.

Mitnitski A B，Mogilner A J，Rockwood K. 2001. Accumulation of deficits as a proxy measure of aging. The Scientific World Journal，1：323-336.

Moal-Ulvoas G，Taylor V A. 2014. The spiritual benefits of travel for senior tourists. Journal of Consumer Behaviour，13（6）：453-462.

Molarius A，Janson S. 2002. Self-rated health，chronic diseases，and symptoms among middle-aged and elderly men and women. Journal of Clinical Epidemiology，55（4）：364-370.

Moll L，Schubert M. 2012. The role of insulin and insulin-like growth factor-1/FoxO-mediated transcription for the pathogenesis of obesity-associated dementia. Current Gerontology and Geriatrics Research，2012：384094.

Mong J A，Cusmano D M. 2016. Sex differences in sleep：impact of biological sex and sex steroids. Philosophical Transactions of the Royal Society of London Series B，Biological Sciences，371（1688）：1-11.

Mong S，Xiang MJ. 1997. Survey of depressive symptoms and structure analysis of CES-D in old people in urban districts of Beijing. Journal of China Psychological Health，11：55-58.

Montgomery S B，Sammeth M，Gutierrez-Arcelus M，et al. 2010. Transcriptome genetics using second generation sequencing in a Caucasian population. Nature，464（7289）：773-777.

Moon H，Lopez K L，Lin G I，et al. 2013. Sex-specific genomic biomarkers for individualized treatment of life-threatening diseases. Disease Markers，35（6）：661-667.

Moran A，Jacobs D R，Steinberger J，et al. 2008. Changes in insulin resistance and cardiovascular risk during adolescence：establishment of differential risk in males and females. Circulation，117（18）：2361-2368.

Moruzzi S，Guarini P，Udali S，et al. 2017. One-carbon genetic variants and the role of MTHFD1 1958G＞A in liver and colon cancer risk according to global DNA methylation. PLoS One，12（10）：e0185792.

Motulsky H，2014. Intuitive Biostatistics：A Nonmathematical Guide to Statistical Thinking，Oxford：Oxford University Press.

Moultrie T A，Dorrington R E，Hill A G，et al. 2013. Tools for Demographic Estimation. Paris：International Union for the Scientific Study of Population.

Moussavi S，Chatterji S，Verdes E，et al. 2007. Depression，chronic diseases，and decrements in health：results from the world health surveys. The Lancet，370（9590）：851-858.

Muthén L K，Muthén B O. 2014. Mplus：Statistical Analysis with Latent Variables；（Version 6）. Los Angeles：Muthén & Muthén.

Nabarro S，Himoudi N，Papanastasiou A，et al. 2005. Coordinated oncogenic transformation and inhibition of host immune responses by the PAX3-FKHR fusion oncoprotein. Journal of Experimental Medicine, 202 (10): 1399-1410.

Naghavi M, Wang H D, Lozano R, et al. 2015. Global, regional, and national age-sex specific all-cause and cause-specific mortality for 240 causes of death, 1990-2013: a systematic analysis for the Global Burden of Disease Study 2013. Lancet, 385 (9963): 117-171.

Nagi S Z. 1991. Disability concepts revisited: implications for prevention//Pope A M E, Tarlov A R E. Disability in America: Toward a National Agenda for Prevention. Washington D.C.: National Academy Press.

Nagin D S, Odgers C L. 2010. Group-based trajectory modeling in clinical research. Annual Review of Clinical Psychology, 6: 109-138.

Nagin D. 2005. Group-based modeling of development. Cambridge. Cambridge: Harvard University Press.

Nakada T A, Russell J A, Boyd J H, et al. 2010. β2-adrenergic receptor gene polymorphism is associated with mortality in septic shock. American Journal of Respiratory and Critical Care Medicine, 181 (2): 143-149.

Natarajan K, Xie Y, Baer M R, et al. 2012. Role of breast cancer resistance protein (BCRP/ABCG2) in cancer drug resistance. Biochemical Pharmacology, 83 (8): 1084-1103.

National Bureau of Statistics of China. 2002. Population Census Office Under the State Council and Department of Population, Social, Science and Technology Statistics, National Bureau of Statistics of the People's Republic of China. Tabulations of the 2000 Census of China. Beijing: China Statistics Press.

Naumova E, Ivanova M, Pawelec G. 2011. Immunogenetics of ageing. International Journal of Immunogenetics, 38 (5): 373-381.

Neufeld T P. 2003. Shrinkage control: regulation of insulin-mediated growth by FOXO transcription factors. Journal of Biology, 2: 18.

Newman A B, Walter S, Lunetta K L, et al. 2010. A meta-analysis of four genome-wide association studies of survival to age 90 years or older: the cohorts for heart and aging research in genomic epidemiology consortium. The Journals of Gerontology: Series A, 65A (5): 478-487.

Ng T P, Broekman B F P, Niti M, et al. 2009. Determinants of successful aging using a multidimensional definition among Chinese elderly in Singapore. The American Journal of Geriatric Psychiatry, 17 (5): 407-416.

Ni Y G, Berenji K, Wang N, et al. 2006. Foxo transcription factors blunt cardiac hypertrophy by inhibiting calcineurin signaling. Circulation, 114 (11): 1159-1168.

Noreau L, Desrosiers J, Robichaud L, et al. 2004. Measuring social participation: reliability of the LIFE-H in older adults with disabilities. Disability and Rehabilitation, 26 (6): 346-352.

Novelli V, Anselmi C V, Roncarati R, et al. 2008. Lack of replication of genetic associations with human longevity. Biogerontology, 9 (2): 85-92.

Nunnally J C. 1967. Psychometric Theory. New York: McGraw-Hill.

Nyaupane G P, Andereck K L. 2008. Understanding travel constraints: application and extension of a leisure constraints model. Journal of Travel Research, 46 (4): 433-439.

Nyberg A，Peristera P，Hanson L L M，et al. 2018. Socio-economic predictors of depressive symptoms around old age retirement in Swedish women and men. Aging & Mental Health，23（5）：558-565.

Nygren B，Aléx L，Jonsén E，et al. 2005. Resilience，sense of coherence，purpose in life and self-transcendence in relation to perceived physical and mental health among the oldest old. Aging & Mental Health，9（4）：354-362.

Ober C，Loisel D A，Gilad Y. 2008. Sex-specific genetic architecture of human disease. Nature Reviews Genetics，9（12）：911-922.

O'Dowd T. 2014. Depression and multimorbidity in psychiatry and primary care. Journal of Clinical Psychiatry，75（11）：e1319-e1320.

Ogg S，Paradis S，Gottlieb S，et al. 1997. The fork head transcription factor DAF-16 transduces insulin-like metabolic and longevity signals in C. elegans. Nature，389（6654）：994-999.

Okun M A，Michel J. 2006. Sense of community and being a volunteer among the young-old. Journal of Applied Gerontology，25（2）：173-188.

Olaya B，Bobak M，Haro J M，et al. 2017. Trajectories of verbal episodic memory in middle-aged and older adults：evidence from the English longitudinal study of ageing. Journal of the American Geriatrics Society，65（6）：1274-1281.

Oldewage-Theron W H，Kruger R. 2008. Food variety and dietary diversity as indicators of the dietary adequacy and health status of an elderly population in Sharpeville，South Africa. Journal of Nutrition in for the Elderly，27（1/2）：101-133.

Olshansky S J，Rudberg M A，Carnes B A，et al. 1991. Trading off longer life for worsening health. Journal of Aging and Health，3（2）：194-216.

Omran A R. 2005. The epidemiologic transition：a theory of the epidemiology of population change. The Milbank Quarterly，83（4）：731-757.

Østbye T，Krause K M，Norton M C，et al. 2006. Ten dimensions of health and their relationships with overall self-reported health and survival in a predominately religiously active elderly population：the cache county memory study. Journal of the American Geriatrics Society，54（2）：199-209.

Osterweil D，Mulford P，Syndulko K，et al. 1994. Cognitive function in old and very old residents of a residential facility：relationship to age，education，and dementia. Journal of the American Geriatrics Society，42（7）：766-773.

Otsuka R，Nishita Y，Tange C，et al. 2017. Dietary diversity decreases the risk of cognitive decline among Japanese older adults. Geriatrics & Gerontology International，17（6）：937-944.

Otsuka T，Tomata Y，Zhang S，et al. 2018. Association between social participation and incident risk of functional disability in elderly Japanese：the Ohsaki cohort 2006. Journal of Psychosomatic Research，111：36-41.

Oxman T E，Freeman D H，Manheimer E D. 1995. Lack of social participation or religious strength and comfort as risk factors for death after cardiac surgery in the elderly. Psychosomatic Medicine，57（1）：5-15.

Pandey G N，Janicak P G，Davis J M. 1987. Decreased beta-adrenergic receptors in the leukocytes of depressed patients. Psychiatry Research，22（4）：265-273.

Park S K，Jung I C，Lee W K，et al. 2011. A combination of green tea extract and l-theanine improves memory and attention in subjects with mild cognitive impairment: a double-blind placebo-controlled study. Journal of Medicinal Food, 14 (4): 334-343.

Partridge L, Gems D, Withers D J. 2005. Sex and death: what is the connection?. Cell, 120 (4): 461-472.

Passarino G, Calignano C, Vallone A, et al. 2002. Male/female ratio in centenarians: a possible role played by population genetic structure. Experimental Gerontology, 37 (10/11): 1283-1289.

Passmore A, French D. 2001. Development and administration of a measure to assess adolescents' participation in leisure activities. Adolescence, 36 (141): 67-75.

Patel V, Kleinman A. 2003. Poverty and common mental disorders in developing countries. Bulletin of the World Health Organization, 81 (8): 609-615.

Paterniti S, Verdier-Taillefer M, Dufouil C, et al. 2002. Depressive symptoms and cognitive decline in elderly people: longitudinal study. British Journal of Psychiatry, 181: 406-410.

Patuelli R, Nijkamp P. 2015. Travel motivations of seniors: a review and a meta-analytical assessment. Working Paper, 22 (4): 847-862.

Pavot W, Diener E. 2008. The satisfaction with life scale and the emerging construct of life satisfaction. Journal of Positive Psychology, 3 (2): 137-152.

Pawlikowska L, Hu D L, Huntsman S, et al. 2009. Association of common genetic variation in the insulin/IGF1 signaling pathway with human longevity. Aging Cell, 8 (4): 460-472.

Perls T T, Wilmoth J, Levenson R, et al. 2002. Life-long sustained mortality advantage of siblings of centenarians. Proceedings of the National Academy of Sciences of the United States of America, 99 (12): 8442-8447.

Pilling L C, Kuo C L, Sicinski K, et al. 2017. Human longevity: 25 genetic loci associated in 389, 166 UK biobank participants. Aging, 9 (12): 2504-2520.

Pinto J M, Fontaine A M, Neri A L. 2016. The influence of physical and mental health on life satisfaction is mediated by self-rated health: a study with Brazilian elderly. Archives of Gerontology and Geriatrics, 65: 104-110.

Piškur B, Daniëls R, Jongmans M J, et al. 2014. Participation and social participation: are they distinct concepts?. Clinical Rehabilitation, 28 (3): 211-220.

Polenick C A, Renn B N, Birditt K S. 2018. Dyadic effects of depressive symptoms on medical morbidity in middle-aged and older couples. Health Psychology, 37 (1): 28-36.

Pongiglione B, De Stavola B L, Ploubidis G B. 2015. A systematic literature review of studies analyzing inequalities in health expectancy among the older population. PLoS One, 10 (6): e0130747.

Poston D L, Luo H. 2004. Zhongguo 2000 nian shaoshu minzu de nian ling dui ji he shu zi pian hao (Age structure and composition of the Chinese minorities in 2000). Zhongguo Shaoshu Minzu Renkou (Chinese Minority Populations), 19 (3): 9-15.

Potvin O, Lorrain D, Forget H, et al. 2012. Sleep quality and 1-year incident cognitive impairment in community-dwelling older adults. Sleep, 35 (4): 491-499.

Power C, Matthews S, Manor O. 1998. Inequalities in self-rated health: explanations from different stages of life. The Lancet, 351 (9108): 1009-1014.

Pozuelo L, Tesar G, Zhang J P, et al. 2009. Depression and heart disease: what do we know, and where are we headed?. Cleveland Clinic Journal of Medicine, 76 (1): 59-70.

Pressman S D, Cohen S, Miller G E, et al. 2005. Loneliness, social network size, and immune response to influenza vaccination in college freshmen. Health Psychology, 24 (3): 297-306.

Preston S H, Hill M E, Drevenstedt G L. 1998. Childhood conditions that predict survival to advanced ages among African-Americans. Social Science & Medicine, 47 (9): 1231-1246.

Price A L, Butler J, Patterson N, et al. 2008. Discerning the ancestry of European Americans in genetic association studies. PLoS Genetics, 4 (1): e236.

Prince M, Patel V, Saxena S, et al. 2007. No health without mental health. Lancet, 370 (9590): 859-877.

Prskawetz A, Jiang L W, O'Neill B C. 2004. Demographic composition and projections of car use in Austria//Fent T, Prskawetz A (eds.). Vienna Yearbook of Population Research. Vienna: Austrian Academy of Sciences Press: 274-326.

Puca A A, Daly M J, Brewster S J, et al. 2001. A genome-wide scan for linkage to human exceptional longevity identifies a locus on chromosome 4. Proceedings of the National Academy of Sciences of the United States of America, 98 (18): 10505-10508.

Purcell S M, Wray N R, Stone J L, et al. 2009. Common polygenic variation contributes to risk of schizophrenia and bipolar disorder. Nature, 460 (7256): 748-752.

Purcell S, Neale B, Todd-Brown K, et al. 2007. PLINK: a tool set for whole-genome association and population-based linkage analyses. The American Journal of Human Genetics, 81 (3): 559-575.

Quiñones A R, Allore H G, Botoseneanu A, et al. 2020. Tracking multimorbidity changes in racial/ethnic diverse populations over time: issues and considerations. The Journals of Gerontology: Series A, 75 (2): 297-300.

Rabin J S, Schultz A P, Hedden T, et al. 2018. Interactive associations of vascular risk and β-amyloid burden with cognitive decline in clinically normal elderly individuals: findings from the Harvard aging brain study. JAMA Neurology, 75 (9): 1124-1131.

Radloff L S. 1977. The CES-D scale: a self-report depression scale for research in the general population. Applied Psychological Measurement, 1 (3): 385-401.

Rathnayake K M, Madushani P, Silva K. 2012. Use of dietary diversity score as a proxy indicator of nutrient adequacy of rural elderly people in Sri Lanka. BMC Research Notes, 5: 469.

Rebeck G W, Perls T T, West H L, et al. 1994. Reduced apolipoprotein ε4 allele frequency in the oldest old Alzheimer's patients and cognitively normal individuals. Neurology, 44 (8): 1513.

Reed T, Dick D M, Uniacke S K, et al. 2004. Genome-wide scan for a healthy aging phenotype provides support for a locus near D4S1564 promoting healthy aging. The Journals of Gerontology Series A, 59 (3): B227-B232.

Reiter C E N, Kim J, Quon M J. 2010. Green tea polyphenol epigallocatechin gallate reduces endothelin-1 expression and secretion in vascular endothelial cells: roles for AMP-activated protein kinase, Akt, and FOXO1. Endocrinology, 151 (1): 103-114.

Relling D P, Esberg L B, Fang C X, et al. 2006. High-fat diet-induced juvenile obesity leads to cardiomyocyte dysfunction and upregulation of Foxo3a transcription factor independent of lipotoxicity and apoptosis. Journal of Hypertension，24（3）：549-561.

Remund A，Camarda C G，Riffe T. 2018. A cause-of-death decomposition of young adult excess mortality. Demography，55（3）：957-978.

Repetti R L，Taylor S E，Seeman T E. 2002. Risky families：family social environments and the mental and physical health of offspring. Psychological Bulletin，128（2）：330-366.

Reppermund S，Brodaty H，Crawford J D，et al. 2013. Impairment in instrumental activities of daily living with high cognitive demand is an early marker of mild cognitive impairment：the Sydney memory and ageing study. Psychological Medicine，43（11）：2437-2445.

Rice T K，Schork N J，Rao D C. 2008. Methods for handling multiple testing. Advances in Genetics，60：293-308.

Rico-Uribe L A，Caballero F F，Martín-María N，et al. 2018. Association of loneliness with all-cause mortality：a meta-analysis. PLoS One，13（1）：e0190033.

Rist P M，Liu S Y，Glymour M M. 2016. Families and disability onset：are spousal resources less important for individuals at high risk of dementia？. The American Journal of Geriatric Psychiatry，24（7）：585-594.

Robine J M，Michel J P. 2004. Looking forward to a general theory on population aging. The Journals of Gerontology：Series A，59（6）：M590-M597.

Robine J M，Romieu I，Michel J P. 2002. Trends in health expectancies//Robine J M，Jagger C，Mathers C D，et al. Determining Health Expectancies. Chichester：John Wiley & Sons Ltd.：75-101.

Robine J M，Saito Y，Jagger C. 2009. The relationship between longevity and healthy life expectancy. Quality in Ageing and Older Adults，10（2）：5-14.

Rockwood K，Mitnitski A B，MacKnight C. 2002. Some mathematical models of frailty and their clinical implications. Reviews in Clinical Gerontology，12（2）：109-117.

Rogers A，Rogers R G，Belanger A. 1990. Longer life but worse health？Measurement and dynamics. The Gerontologist，30（5）：640-649.

Rogers R G，Rogers A，Belanger A. 1989. Active life among the elderly in the United States：multistate life-table estimates and population projections. The Milbank Quarterly，67（3/4）：370-411.

Rosengren A，Hawken S，Ôunpuu S，et al. 2004. Association of psychosocial risk factors with risk of acute myocardial infarction in 11 119 cases and 13 648 controls from 52 countries（the INTERHEART study）：case-control study. The Lancet，364（9438）：953-962.

Ross C E，Mirowsky J. 2006. Sex differences in the effect of education on depression：resource multiplication or resource substitution？. Social Science & Medicine，63（5）：1400-1413.

Rothman K J. 2012. Epidemiology：An Introduction. New York：Oxford University Press.

Rowe J W，Kahn R L. 1997. Successful aging. The Gerontologist，37（4）：433-440.

Rozanski A，Bavishi C，Kubzansky L D，et al. 2019. Association of optimism with cardiovascular events and all-cause mortality：a systematic review and meta-analysis. JAMA Network Open，2（9）：e1912200.

Ruan R P，Feng L，Li J L，et al. 2013. Tea consumption and mortality in the oldest-old Chinese. Journal of the American Geriatrics Society，61（11）：1937-1942.

Ruel M T. 2003. Operationalizing dietary diversity: a review of measurement issues and research priorities. The Journal of Nutrition, 133 (11): 3911S-3926S.

Russell R V. 1990. Recreation and quality of life in old age: a causal analysis. Journal of Applied Gerontology, 9 (1): 77-90.

Rutter M, Silberg J. 2002. Gene-environment interplay in relation to emotional and behavioral disturbance. Annual Review of Psychology, 53: 463-490.

Ryff C D, Singer B H. 2005. Social environments and the genetics of aging: advancing knowledge of protective health mechanisms. The Journals of Gerontology: Series B, 60 (Special_Issue_1): 12-23.

Sacuiu S, Gustafson D, Sjögren M, et al. 2010. Secular changes in cognitive predictors of dementia and mortality in 70-year-olds. Neurology, 75 (9): 779-785.

Sadana R, Blas E, Budhwani S, et al. 2016. Healthy ageing: raising awareness of inequalities, determinants, and what could be done to improve health equity. The Gerontologist, 56: S178-S193.

Sainsbury A, Seebass G, Bansal A, et al. 2005. Reliability of the Barthel index when used with older people. Age and Ageing, 34 (3): 228-232.

Saito Y, Qiao X C, Jitapunkul S. 2002. Health expectancy in Asian countries//Robine J M, Jagger C, Mather C D, et al. Determining Health Expectancies. Chichester: John Wiley & Sons Ltd: 289-317.

Samieri C, Perier M C, Gaye B, et al. 2018. Association of cardiovascular health level in older age with cognitive decline and incident dementia. JAMA, 320 (7): 657-664.

Sanders B S. 1964. Measuring community health levels. American Journal of Public Health and the Nations Health, 54 (7): 1063-1070.

Sarfati D, Gurney J, Lim B T, et al. 2016. Identifying important comorbidity among cancer populations using administrative data: prevalence and impact on survival. Asia-Pacific Journal of Clinical Oncology, 12 (1): e47-e56.

Sarfati D, Gurney J. 2016. What is comorbidity? //Koczwara B. Cancer and Chronic Conditions. Singapore: Springer Singapore: 1-33.

Schalk R, van Veldhoven M, de Lange A H, et al. 2010. Moving European research on work and ageing forward: overview and agenda. European Journal of Work and Organizational Psychology, 19 (1): 76-101.

Scheetz L T, Martin P, Poon L W. 2012. Do centenarians have higher levels of depression? Findings from the Georgia centenarian study. Journal of the American Geriatrics Society, 60(2): 238-242.

Schmutte T, Harris S, Levin R, et al. 2007. The relation between cognitive functioning and self-reported sleep complaints in nondemented older adults: results from the Bronx aging study. Behavioral Sleep Medicine, 5 (1): 39-56.

Schulz R, Martire L M, Beach S R, et al. 2000. Depression and mortality in the elderly. Current Directions in Psychological Science, 9 (6): 204-208.

Schupf N, Tang M X, Albert S M, et al. 2005. Decline in cognitive and functional skills increases mortality risk in nondemented elderly. Neurology, 65 (8): 1218-1226.

Scott D, Willits F K. 1998. Adolescent and adult leisure patterns: a reassessment. Journal of Leisure

Research，30（3）：319-330.

Scott K M，Lim C，Al-Hamzawi A，et al. 2016. Association of mental disorders with subsequent chronic physical conditions：world mental health surveys from 17 countries. JAMA Psychiatry，73（2）：150-158.

Sebastiani P，Nussbaum L，Andersen S L，et al. 2016. Increasing sibling relative risk of survival to older and older ages and the importance of precise definitions of "aging," "life span," and "longevity". The Journals of Gerontology：Series A，71（3）：340-346.

Sebastiani P，Solovieff N，DeWan A T，et al. 2012. Genetic signatures of exceptional longevity in humans. PLoS One，7（1）：e29848.

Sehnert A J，Daniels S E，Elashoff M，et al. 2008. Lack of association between adrenergic receptor genotypes and survival in heart failure patients treated with carvedilol or metoprolol. Journal of the American College of Cardiology，52（8）：644-651.

Semchyshyn H M，Lozinska L M，Miedzobrodzki J，et al. 2011. Fructose and glucose differentially affect aging and carbonyl/oxidative stress parameters in Saccharomyces cerevisiae cells. Carbohydrate Research，346（7）：933-938.

Serrat R，Villar F，Celdrán M. 2015. Factors associated with Spanish older people's membership in political organizations：the role of active aging activities. European Journal of Ageing，12（3）：239-247.

Shankar S，Chen Q H，Srivastava R K. 2008. Inhibition of PI3K/AKT and MEK/ERK pathways act synergistically to enhance antiangiogenic effects of EGCG through activation of FOXO transcription factor. Journal of Molecular Signaling，3：7.

Shankar S，Marsh L，Srivastava R K. 2013. EGCG inhibits growth of human pancreatic tumors orthotopically implanted in Balb C nude mice through modulation of FKHRL1/FOXO3a and neuropilin. Molecular and Cellular Biochemistry，372（1/2）：83-94.

Shen K，Zeng Y. 2011. The association between resilience and survival among Chinese elderly//Allen R S，Haley P，Harris G M，et al. Resilience in Aging. New York：Springer：217-229.

Shen K，Zeng Y. 2014. Direct and indirect effects of childhood conditions on survival and health among male and female elderly in China. Social Science & Medicine，119：207-214.

Shetterly S M，Baxter J，Mason L D，et al. 1996. Self-rated health among Hispanic vs non-Hispanic white adults：the San Luis Valley health and aging study. American Journal of Public Health，86（12）：1798-1801.

Shoemaker S. 2000. Segmenting the mature market：10 years later. Journal of Travel Research，39（1）：11-26.

Shoemaker S. 1989. Segmentation of the senior pleasure travel market. Journal of Travel Research，27（3）：14-21.

Siahpush M，Spittal M，Singh G K. 2008. Happiness and life satisfaction prospectively predict self-rated health，physical health，and the presence of limiting，long-term health conditions. American Journal of Health Promotion，23（1）：18-26.

Singh M，Roginskaya M，Dalal S，et al. 2010. Extracellular ubiquitin inhibits beta-AR-stimulated apoptosis in cardiac myocytes：role of GSK-3beta and mitochondrial pathways. Cardiovascular

Research，86（1）：20-28.

Singh-Manoux A，Guéguen A，Martikainen P，et al. 2007. Self-rated health and mortality：short-and long-term associations in the Whitehall II study. Psychosomatic Medicine，69（2）：138-143.

Sirven N，Debrand T. 2008. Social participation and healthy ageing：an international comparison using SHARE data. Social Science & Medicine，67（12）：2017-2026.

Smith G D. 2011. Use of genetic markers and gene-diet interactions for interrogating population-level causal influences of diet on health. Genes & Nutrition，6（1）：27-43.

Smith J，Gerstorf D，Li Q. 2008. Psychological resources for well-being among octogenarians，nonagenarians，and centenarians：differential effects of age and selective mortality. Healthy Longevity in China，20：329-346.

Smith K P，Christakis N A. 2008. Social networks and health. Annual Review of Sociology，34（1）：405-429.

Smith S K，Rayer S，Smith E A. 2008. Aging and disability：implications for the housing industry and housing policy in the United States. Journal of the American Planning Association，74（3）：289-306.

Smith S K，Rayer S，Smith E，et al. 2012. Population aging，disability and housing accessibility：implications for sub-national areas in the United States. Housing Studies，27（2）：252-266.

Smith S M，Soubhi H，Fortin M，et al. 2012. Managing patients with multimorbidity：systematic review of interventions in primary care and community settings. BMJ，345：e5205.

Sobel M E. 1982. Asymptotic confidence intervals for indirect effects in structural equation models. Sociological Methodology，13：290-312.

Soerensen M，Dato S，Tan Q H，et al. 2013. Evidence from case-control and longitudinal studies supports associations of genetic variation in APOE，CETP，and IL6 with human longevity. AGE，35（2）：487-500.

Sohn K. 2015. Is leg length a biomarker of early life conditions？Evidence from a historically short population. American Journal of Human Biology，27（4）：538-545.

Spiers N，Jagger C，Clarke M，et al. 2003. Are gender differences in the relationship between self-rated health and mortality enduring？Results from three birth cohorts in Melton Mowbray，United Kingdom. The Gerontologist，43（3）：406-411.

Steffens D C，Skoog I，Norton M C，et al. 2000. Prevalence of depression and its treatment in an elderly population：the Cache County study. Archives of General Psychiatry，57（6）：601-607.

Stubbs B，Vancampfort D，Veronese N，et al. 2017. Depression and physical health multimorbidity：primary data and country-wide meta-analysis of population data from 190 593 people across 43 low-and middle-income countries. Psychological Medicine，47（12）：2107-2117.

Suarez E C，Shiller A D，Kuhn C M，et al. 1997. The relationship between hostility and beta-adrenergic receptor physiology in healthy young males. Psychosomatic Medicine，59（5）：481-487.

Sugisawa H，Liang J，Liu X. 1994. Social networks，Social support，and mortality among older people in Japan. Journal of Gerontology，49（1）：S3-S13.

Sullivan D F. 1971. A single index of mortality and morbidity. HSMHA Health Reports，86（14）：

347-354.

Sun F，Sebastiani P，Schupf N，et al. 2015. Extended maternal age at birth of last child and women's longevity in the long life family study. Menopause（New York，N Y），22（1）：26-31.

Sun R J. 2017. Re-examining the role of engaging in activities：does its effect on mortality change by age among the Chinese elderly？Ageing International，42（1）：78-92.

Sundquist K，Lindström M，Malmström M，et al. 2004. Social participation and coronary heart disease：a follow-up study of 6900 women and men in Sweden. Social Science & Medicine，58（3）：615-622.

Takagi D，Kondo K，Kawachi I. 2013. Social participation and mental health：moderating effects of gender，social role and rurality. BMC Public Health，13：701.

Talmud P J，Bujac S R，Hall S，et al. 2000. Substitution of asparagine for aspartic acid at residue 9（D9N）of lipoprotein lipase markedly augments risk of ischaemic heart disease in male smokers. Atherosclerosis，149（1）：75-81.

Tan Q H，Heijmans B T，Hjelmborg J V B，et al. 2016. Epigenetic drift in the aging genome：a ten-year follow-up in an elderly twin cohort. International Journal of Epidemiology，45（4）：1146-1158.

Tan Q H，Jacobsen R，Sørensen M，et al. 2013. Analyzing age-specific genetic effects on human extreme age survival in cohort-based longitudinal studies. European Journal of Human Genetics，21（4）：451-454.

Tani Y，Fujiwara T，Kondo N，et al. 2016. Childhood socioeconomic status and onset of depression among Japanese older adults：the JAGES prospective cohort study. The American Journal of Geriatric Psychiatry，24（9）：717-726.

Taniguchi Y，Kitamura A，Murayama H，et al. 2017. Mini-mental state examination score trajectories and incident disabling dementia among community-dwelling older Japanese adults. Geriatrics & Gerontology International，17（11）：1928-1935.

Taylor C A，Bouldin E D，McGuire L C. 2018. Subjective cognitive decline among adults aged≥45 years-United States，2015-2016. Morbidity and Mortality Weekly Report，67（27）：753-757.

Terry D F，Nolan V G，Andersen S L，et al. 2008. Association of longer telomeres with better health in centenarians. The Journals of Gerontology：Series A，63（8）：809-812.

Terry D F，Wilcox M A，McCormick M A，et al. 2004. Lower all-cause，cardiovascular，and cancer mortality in centenarians' offspring. Journal of the American Geriatrics Society，52（12）：2074-2076.

Thatcher A R，Kannisto V，Vaupel J W. 1998. The Force of Mortality at Ages 80 to 120. Odense：Odense University Press.

Tian X L，Wang Q K. 2006. Generation of transgenic mice for cardiovascular research//Wang Q K. Cardiovascular Disease. Clifton：Humana Press：69-81.

Tigani X，Artemiadis A K，Alexopoulos E C，et al. 2012. Self-rated health in centenarians：a nation-wide cross-sectional Greek study. Archives of Gerontology and Geriatrics，54（3）：e342-e348.

Tinsley H E A，Teaff J D，Colbs S L，et al. 1985. A system of classifying leisure activities in terms of

the psychological benefits of participation reported by older persons. Journal of Gerontology，
40（2）：172-178.

Troemel E R，Chu S W，Reinke V，et al. 2006. p38 MAPK regulates expression of immune response
genes and contributes to longevity in C. elegans. PLoS Genetics，2（11）：e183.

Troen A M，French E E，Roberts J F，et al. 2007. Lifespan modification by glucose and methionine
in drosophila melanogaster fed a chemically defined diet. AGE，29（1）：29-39.

Troncale J A. 1996. The aging process. Physiologic changes and pharmacologic implications.
Postgraduate Medicine，99（5）：111-122.

Tsai W B，Chung Y M，Takahashi Y，et al. 2008. Functional interaction between FOXO3a and ATM
regulates DNA damage response. Nature Cell Biology，10（4）：460-467.

Tsankova N，Renthal W，Kumar A，et al. 2007. Epigenetic regulation in psychiatric disorders. Nature
Reviews Neuroscience，8（5）：355-367.

Tu L H，Lv X Z，Yuan C Z，et al. 2020. Trajectories of cognitive function and their determinants in
older people：12 years of follow-up in the Chinese longitudinal healthy longevity survey.
International Psychogeriatrics，32（6）：765-775.

Turdi S，Li Q，Lopez F L，et al. 2007. Catalase alleviates cardiomyocyte dysfunction in diabetes：
role of Akt，forkhead transcriptional factor and silent information regulator 2. Life Sciences，
81（11）：895-905.

UN IGME. 2015. Levels and trends in child mortality：Report 2015.

UN IGME. 2017. Levels and trends in child mortality：Report 2017.

UNDP. 2017. World Population Prospects：The 2017 Revision. New York：United Nations.

UN IGME. 2017. Child Mortality Estimations and Explanatory Notes. http://www.childmortality.
org[2021-09-12].

United Nations Dynamics. World Population Prospects：The 2019 Revision. https://population.un.
org/wpp/Download/Probabilistic/Fertility/[2020-12-31].

University of California，Berkeley（USA），Max Planck Institute for Demographic Research
（Germany）. The Human Mortality Database. www.mortality.org[2021-09-12].

Unützer J，Patrick D L，Simon G，et al. 1997. Depressive symptoms and the cost of health services in
HMO patients aged 65 years and older. A 4-year prospective study. JAMA，277（20）：1618-1623.

UNWTO. 1999. Global Code of Ethics for Tourism.

Utz R L，Carr D，Nesse R，et al. 2002. The effect of widowhood on older adults' social participation：
an evaluation of activity，disengagement，and continuity theories. The Gerontologist，42（4）：
522-533.

Uysal M，Jurowski C. 1994. Testing the Push and Pull factors. Annals of Tourism Research，21（4）：
844-846.

van Weel C，Schellevis F G. 2006. Comorbidity and guidelines：conflicting interests. Lancet，
367（9510）：550-551.

Varthaman A，Moreau H D，Maurin M，et al. 2016. TLR3-induced maturation of murine dendritic
cells regulates CTL responses by modulating PD-L1 trafficking. PLoS One，11（12）：e0167057.

Vaupel J W. 2010. Biodemography of human ageing. Nature，464（7288）：536-542.

Veenstra G. 2000. Social capital，SES and health：an individual-level analysis. Social Science & Medicine，50（5）：619-629.

Verbrugge L M. 1984. Longer life but worsening health?. Trends in health and mortality of middle-aged and older persons. The Milbank Memorial Fund Quarterly Health and Society，62（3）：475-519.

Vialatte F B，Cichocki A. 2008. Split-test Bonferroni correction for QEEG statistical maps. Biological Cybernetics，98（4）：295-303.

Vijg J，Suh Y. 2005. Genetics of longevity and aging. Annual Review of Medicine，56（1）：193-212.

Villalonga-Olives E，Wind T R，Kawachi I. 2018. Social capital interventions in public health：a systematic review. Social Science & Medicine，212：203-218.

Vogelsang E M. 2016. Older adult social participation and its relationship with health：rural-urban differences. Health & Place，42：111-119.

von Heydrich L，Schiamberg L B，Chee G. 2012. Social-relational risk factors for predicting elder physical abuse：an ecological bi-focal model. International Journal of Aging & Human Development，75（1）：71-94.

Wagnild G M，Young H M. 1993. Development and psychometric evaluation of the resilience scale. Journal of Nursmg Measurement，1（2）：165-178.

Wagnild G. 2003. Resilience and successful aging. Comparison among low and high income older adults. Journal of Gerontological Nursing，29（12）：42-49.

Waidmann T，Bound J，Schoenbaum M. 1995. The illusion of failure：trends in the self-reported health of the US elderly. The Milbank Quarterly，73（2）：253-287.

Wang D，Govindaiah G，Liu R，et al. 2010. Binding of amyloid beta peptide to beta2 adrenergic receptor induces PKA-dependent AMPA receptor hyperactivity. FASEB Journal，24（9）：3511-3521.

Wang H P，Liang J，Kuo L M，et al. 2017. Trajectories of nutritional status and cognitive impairment among older Taiwanese with hip fracture. The Journal of Nutrition，Health & Aging，21（1）：38-45.

Wang J F，Chen T Y，Han B X. 2014. Does co-residence with adult children associate with better psychological well-being among the oldest old in China?. Aging & Mental Health，18（2）：232-239.

Wang X Q，Chen P J. 2014. Population ageing challenges health care in China. Lancet，383（9920）：870.

Wang Z，Zeng Y，Jeune B，et al. 1998. Age validation of Han Chinese centenarians. Genus，54（1/2）：123-141.

Warren Andersen S，Trentham-Dietz A，Gangnon R E，et al. 2013. The associations between a polygenic score，reproductive and menstrual risk factors and breast cancer risk. Breast Cancer Research and Treatment，140（2）：427-434.

Warren J R，Luo L，Halpern-Manners A，et al. 2015. Do different methods for modeling age-graded trajectories yield consistent and valid results?. American Journal of Sociology，120（6）：1809-1856.

Watson R R. 2008. Handbook of Nutrition in the Aged. Los Angeles：CRC Press.

Wee L E，Yong Y Z，Chng M W X，et al. 2014. Individual and area-level socioeconomic status and their association with depression amongst community-dwelling elderly in Singapore. Aging & Mental Health，18（5）：628-641.

Wei S，Milman A. 2002. The impact of participation in activities while on vacation on seniors' psychological well-being: a path model application. Journal of Hospitality & Tourism Research，26（2）：175-185.

Weir B S，Hill W G. 2002. Estimating F-statistics. Annual Review of Genetics，36（1）：721-750.

Westwood A J，Beiser A，Jain N，et al. 2017. Prolonged sleep duration as a marker of early neurodegeneration predicting incident dementia. Neurology，88（12）：1172-1179.

Whitson H E，Thielke S，Diehr P，et al. 2011. Patterns and predictors of recovery from exhaustion in older adults: the cardiovascular health study. Journal of the American Geriatrics Society，59（2）：207-213.

WHO. 2001. International Classification of Functioning，Disability，and Health: Children & Youth Version: ICF-CY. Geneva: World Health Organization.

WHO. 2002. Active Ageing: A Policy Framework. Geneva: World Health Organization.

WHO. 2006. Basic Documents，Forty-fifth edition. Geneva: World Health Organization.

WHO. 2010. WHO Healthy Workplace Framework and Model: Background and Supporting Literature and Practices. http://www.who.int/occupational_health/publications/healthy_workplaces_background_documentdfinal.pdf[2011-10-20].

WHO. 2011a. Global Status Report on Noncommunicable Diseases 2010. Geneva: World Health Organization.

WHO. 2011b. Scaling up action against noncommunicable diseases: How much will it cost? Geneva: World Health Organization.

WHO. 2017. Mental health of older adults. https://www. who. int/news-room/fact-sheets/detail/mental-health-of-older-adults.[2017-10-12].

WHO. 2018. Ageing and health. https://www. who. int/news-room/fact-sheets/detail/ageing-and-health.[2019-09-07].

WHO. 2019. Risk reduction of cognitive decline and dementia. https://www.who.int/publications/i/item/risk-reduction-of-cognitive-decline-and-dementia[2019-09-03].

WHO. What is the WHO definition of health? https://www.who.int/about/frequently-asked-questions [2019-03-04].

Wiener J M，Hanley R J，Clark R，et al. 1990. Measuring the activities of daily living: comparisons across national surveys. Journal of Gerontology，45（6）：S229-S237.

Willcox B J，Donlon T A，He Q，et al. 2008. FOXO3A genotype is strongly associated with human longevity. Proceedings of the National Academy of Sciences of the United States of America，105（37）：13987-13992.

Wilson R S，Beckett L A，Bennett D A，et al. 1999. Change in cognitive function in older persons from a community population: relation to age and alzheimer disease. Archives of Neurology，56（10）：1274-1279.

Wilson V L，Jones P A. 1983. DNA methylation decreases in aging but not in immortal cells.

Science，220（4601）：1055-1057.

Windle G，Woods R，Markland D. 2008. The effect of psychological resilience on the relationship between chronic illness and subjective well-being. The Gerontologist，（S2）：179.

Woo J，Goggins W，Sham A，et al. 2006. Public health significance of the frailty index. Disability and Rehabilitation，28（8）：515-521.

Woszczek G，Borowiec M，Ptasinska A，et al. 2005. β2-ADR haplotypes/polymorphisms associate with bronchodilator response and total IgE in grass allergy. Allergy，60（11）：1412-1417.

Wu J W，Li J X. 2018. The impact of social participation on older people's death risk：an analysis from CLHLS. China Population and Development Studies，2（2）：173-185.

Wu L，Sun D L，Tan Y. 2017. A systematic review and dose-response meta-analysis of sleep duration and the occurrence of cognitive disorders. Sleep and Breathing，22（3）：805-814.

Wu Z，Schimmele C M. 2006. Psychological disposition and self-reported health among the "oldest-old" in China. Ageing and Society，26（1）：135-151.

Xu L，Jiang C Q，Lam T H，et al. 2014. Sleep duration and memory in the elderly Chinese：longitudinal analysis of the Guangzhou biobank cohort study. Sleep，37（11）：1737-1744.

Xu S H，Jin L. 2008. A genome-wide analysis of admixture in uyghurs and a high-density admixture map for disease-gene discovery. The American Journal of Human Genetics，83（3）：322-336.

Xu S H，Yin X Y，Li S L，et al. 2009. Genomic dissection of population substructure of Han Chinese and its implication in association studies. The American Journal of Human Genetics，85（6）：762-774.

Xu W H，Dai Q，Xiang Y B，et al. 2007. Interaction of soy food and tea consumption with CYP19A1 genetic polymorphisms in the development of endometrial cancer. American Journal of Epidemiology，166（12）：1420-1430.

Xu X L，Mishra G D，Dobson A J，et al. 2018. Progression of diabetes，heart disease，and stroke multimorbidity in middle-aged women：a 20-year cohort study. PLoS Medicine，15（3）：e1002516.

Xu X L，Mishra G D，Jones M. 2017. Mapping the global research landscape and knowledge gaps on multimorbidity：a bibliometric study. Journal of Global Health，7（1）：010414.

Xu X L，Mishra G D，Jones M. 2019. Depressive symptoms and the development and progression of physical multimorbidity in a national cohort of Australian women. Health Psychology，38（9）：812-821.

Yan L，Vatner D E，O'Connor J P，et al. 2007. Type 5 adenylyl cyclase disruption increases longevity and protects against stress. Cell，130（2）：247-258.

Yang C S，Wang X. 2010. Green tea and cancer prevention. Nutrition and Cancer，62（7）：931-937.

Yang L，Martikainen P，Silventoinen K，et al. 2016. Association of socioeconomic status and cognitive functioning change among elderly Chinese people. Age and Ageing，45（5）：674-680.

Yang Y Q，Wen M. 2015. Psychological resilience and the onset of activity of daily living disability among older adults in China：a nationwide longitudinal analysis. The Journals of Gerontology Series B，70（3）：470-480.

Yao H S，Takashima Y，Araki Y，et al. 2015a. Leisure-time physical inactivity associated with vascular depression or apathy in community-dwelling elderly subjects: the sefuri study. Journal of Stroke and Cerebrovascular Diseases, 24 (11): 2625-2631.

Yao Y H, Tsuchiyama S, Yang C Y, et al. 2015b. Proteasomes, Sir2, and Hxk2 form an interconnected aging network that impinges on the AMPK/Snf1-regulated transcriptional repressor Mig1. PLoS Genetics, 11 (1): e1004968.

Yashin A I, De Benedictis G, Vaupel J W, et al. 1999. Genes, demography, and life span: the contribution of demographic data in genetic studies on aging and longevity. The American Journal of Human Genetics, 65 (4): 1178-1193.

Yeo H, Lyssiotis C A, Zhang Y Q, et al. 2013. FoxO3 coordinates metabolic pathways to maintain redox balance in neural stem cells. The EMBO Journal, 32 (19): 2589-2602.

Yin Z X, Shi X M, Kraus V B, et al. 2012. High normal plasma triglycerides are associated with preserved cognitive function in Chinese oldest-old. Age and Ageing, 41 (5): 600-606.

Yin Z X, Shi X M, Kraus V B, et al. 2014. Gender-dependent association of body mass index and waist circumference with disability in the Chinese oldest old. Obesity, 22 (8): 1918-1925.

You X R, O'Leary J T. 1999. Destination behaviour of older UK travellers. Tourism Recreation Research, 24 (1): 23-34.

You X R, O'Leary J T. 2000. Age and cohort effects: an examination of older Japanese travelers. Journal of Travel &Tourism Marketing, 9 (1/2): 21-42.

You X R, O'Leary J. Morrison A, et al. 2000. A cross-cultural comparison of travel push and pull factors. International Journal of Hospitality & Tourism Administration, 1 (2): 1-26.

Yu B H, Dimsdale J E, Mills P J. 1999. Psychological states and lymphocyte β-adrenergic receptor responsiveness. Neuropsychopharmacology, 21 (1): 147-152.

Yu J T, Tan L, Ou J R, et al. 2008. Polymorphisms at the β2-adrenergic receptor gene influence Alzheimer's disease susceptibility. Brain Research, 1210: 216-222.

Yu J, Li J, Cuijpers P, et al. 2012. Prevalence and correlates of depressive symptoms in Chinese older adults: a population-based study. International Journal of Geriatric Psychiatry, 27 (3): 305-312.

Yuan J M, Koh W P, Sun C L, et al. 2005. Green tea intake, ACE gene polymorphism and breast cancer risk among Chinese women in Singapore. Carcinogenesis, 26 (8): 1389-1394.

Zacher H. 2015. Successful aging at work. Work, Aging and Retirement, 1 (1): 4-25.

Zaninotto P, Batty G D, Allerhand M, et al. 2018. Cognitive function trajectories and their determinants in older people: 8 years of follow-up in the English longitudinal study of ageing. Journal of Epidemiology and Community Health, 72 (8): 685-694.

Zborowski M, Eyde L D. 1962. Aging and social participation. Journal of Gerontology, 17 (4): 424-430.

Zee R Y, Cook N R, Cheng S, et al. 2006. Polymorphism in the beta2-adrenergic receptor and lipoprotein lipase genes as risk determinants for idiopathic venous thromboembolism: a multilocus, population-based, prospective genetic analysis. Circulation, 113 (18): 2193-2200.

Zeng Y, Chen H S, Ni T, et al. 2015. GxE interactions between *FOXO* genotypes and tea drinking are significantly associated with cognitive disability at advanced ages in China. The Journals of

Gerontology: Series A, 70（4）: 426-433.

Zeng Y, Chen H S, Ni T, et al. 2016b. Interaction between the *FOXO1A-209* genotype and tea drinking is significantly associated with reduced mortality at advanced ages. Rejuvenation Research, 19（3）: 195-203.

Zeng Y, Chen H S, Shi X M, et al. 2013a. Health consequences of familial longevity influence among the Chinese elderly. The Journals of Gerontology: Series A, 68（4）: 473-482.

Zeng Y, Cheng L G, Chen H S, et al. 2010. Effects of FOXO genotypes on longevity: a biodemographic analysis. The Journals of Gerontology: Series A, 65（12）: 1285-1299.

Zeng Y, Cheng L G, Zhao L, et al. 2013b. Interactions between social/behavioral factors and ADRB2 genotypes may be associated with health at advanced ages in China. BMC Geriatrics, 13（1）: 91.

Zeng Y, Feng Q S, Hesketh T, et al. 2017. Survival, disabilities in activities of daily living, and physical and cognitive functioning among the oldest-old in China: a cohort study. Lancet, 389（10079）: 1619-1629.

Zeng Y, George L K. 2010. Population ageing and old-age insurance in China//Dannefer D. The SAGE Handbook of Social Gerontology. London: SAGE Pubications Ltd: 420.

Zeng Y, Gu D N, Land K C. 2007. The association of childhood socioeconomic conditions with healthy longevity at the oldest-old ages in China. Demography, 44（3）: 497-518.

Zeng Y, Hesketh T. 2016. The effects of China's universal two-child policy. The Lancet, 388（10054）: 1930-1938.

Zeng Y, Hughes C L, Lewis M A, et al. 2011. Interactions between life stress factors and carrying the APOE4 allele adversely impact self-reported health in old adults. The Journals of Gerontology Series A, Biological Sciences and Medical Sciences, 66（10）: 1054-1061.

Zeng Y, Land K C, Wang Z L, et al. 2006. U. S. family household momentum and dynamics: An extension and application of the ProFamy method. Population Research and Policy Review, 25（1）: 1-41.

Zeng Y, Land K C, Wang Z L, et al. 2013c. Household and living arrangement projections at the subnational level: an extended cohort-component approach. Demography, 50（3）: 827-852.

Zeng Y, Land K C, Wang Z L, et al. 2014. Household and Living Arrangement Projections: The Extended Cohort-Component Method and Applications to the U. S. and China. New York: Springer Publisher.

Zeng Y, Nie C, Min J X, et al. 2016a. Novel loci and pathways significantly associated with longevity. Scientific Reports, 6: 21243.

Zeng Y, Nie C, Min J X, et al. 2018. Sex differences in genetic associations with longevity. JAMA Network Open, 1（4）: e181670.

Zeng Y, Poston D L, Vlosky D A, et al. 2008. Healthy Longevity in China. Dordrecht: Springer Netherlands.

Zeng Y, Shen K. 2010. Resilience significantly contributes to exceptional longevity. Current Gerontology and Geriatrics Research, 2010: 525693.

Zeng Y, Vaupel J W, Xiao Z Y, et al. 2002. Sociodemographic and health profiles of the oldest old in China. Population and Development Review, 28（2）: 251-273.

Zeng Y，Vaupel J W. 2002. Functional capacity and self-evaluation of health and life of oldest old in China. Journal of Social Issues，58（4）：733-748.

Zeng Y，Vaupel J W. 2003. Oldest-old mortality in China. Demographic Research，8：215-244.

Zeng Y，Vaupel J W. 2004. Association of late childbearing with healthy longevity among the oldest-old in China. Population Studies，58（1）：37-53.

Zeng Y. 2010. Challenges of population aging in China. China Economic Journal，2（3）：277-283.

Zeng Y. 2012. Toward deeper research and better policy for healthy aging—using the unique data of Chinese longitudinal healthy longevity survey. China Economic Journal，5（2/3）：131-149.

Zhang C C，Lei X Y，Strauss J，et al. 2017. Health insurance and health care among the mid-aged and older Chinese：evidence from the national baseline survey of CHARLS. Health Economics，26（4）：431-449.

Zhang H，Liu J，Sun S，et al. 2015. Calcium signaling，excitability，and synaptic plasticity defects in a mouse model of Alzheimer's disease. Journal of Alzheimer's Disease，45（2）：561-580.

Zhang K L，Cui S J，Chang S H，et al. 2010. I-GSEA4GWAS：a web server for identification of pathways/gene sets associated with traits by applying an improved gene set enrichment analysis to genome-wide association study. Nucleic Acids Research，38：W90-W95.

Zhang L，Xu Y，Nie H W，2011. Prevalence of depression among Chinese elderly people in 2000-2010：a meta-analysis. Chinese Journal of Gerontology，31（17）：3349-3352.

Zhang W G，Liu G P. 2007. Childlessness，psychological well-being，and life satisfaction among the elderly in China. Journal of Cross-Cultural Gerontology，22（2）：185-203.

Zhang W，Press O A，Haiman C A，et al. 2007. Association of methylenetetrahydrofolate reductase gene polymorphisms and sex-specific survival in patients with metastatic colon cancer. Journal of Clinical Oncology，25（24）：3726-3731.

Zhang W，Wu Y Y. 2017. Individual educational attainment，neighborhood-socioeconomic contexts，and self-rated health of middle-aged and elderly Chinese：exploring the mediating role of social engagement. Health & Place，44：8-17.

Zhang W. 2008. Religious participation and mortality risk among the oldest old in China. The Journals of Gerontology：Series B，63（5）：S293-S297.

Zhang Y T，Gu Y H，Zhang Y P，et al. 2019. Effect of sociodemographic and physical activity on cognitive function in older adults：a nationwide cross-sectional survey. International Journal of Geriatric Psychiatry，34（2）：243-248.

Zhang Z M，Liu J Y，Li L，et al. 2018. The long arm of childhood in China：Early-Life conditions and cognitive function among middle-aged and older adults. Journal of Aging and Health，30（8）：1319-1344.

Zhang Z M. 2006. Gender differentials in cognitive impairment and decline of the oldest old in China. The Journals of Gerontology：Series B，61（2）：S107-S115.

Zhao L，Yang F，Xu K，et al. 2012. Common genetic variants of the β2-adrenergic receptor affect its translational efficiency and are associated with human longevity. Aging Cell，11（6）：1094-1101.

Zhao Z W. 2003. On the Far Eastern pattern of mortality. Population Studies，57（2）：131-147.

Zhao Z，Chen C，Jin Y. 2016. Recent mortality trends in China//Guilmoto C Z，Jones G W，et al. Contemporary Demographic Transformations in China，India and Indonesia. Berlin：Springer International Publishing.

Zhong B L，Chen S L，Tu X，et al. 2017. Loneliness and cognitive function in older adults：findings from the Chinese longitudinal healthy longevity survey. The Journals of Gerontology：Series B，72（1）：120-128.

Zhou M G，Wang H D，Zhu J，et al. 2016. Cause-specific mortality for 240 causes in China during 1990-2013：a systematic subnational analysis for the global burden of disease study 2013. The Lancet，387（10015）：251-272.

Zhou Y. 2016. Care issues at the end-of-life in China. Development and Society，45（2）：231-254.

Zhou Z，Wang P，Fang Y. 2018. Social engagement and its change are associated with dementia risk among Chinese older adults：a longitudinal study. Scientific Reports，8：1551.

Zhu A N，Yan L J，Shu C，et al. 2020. APOE ε4 modifies effect of residential greenness on cognitive function among older adults：a longitudinal analysis in China. Scientific Reports，10（1）：1-8.

Zimmer Z，Martin L G，Chang M C. 2002. Changes in functional limitation and survival among older Taiwanese，1993，1996 and 1999. Population Studies，56（3）：265-276.

Zimmer Z，Martin L G，Nagin D S，et al. 2012. Modeling disability trajectories and mortality of the oldest-old in China. Demography，49（1）：291-314.